中医非物质文化遗产临床经典名著

医碥

清·何梦瑶　著
李　刚　校注

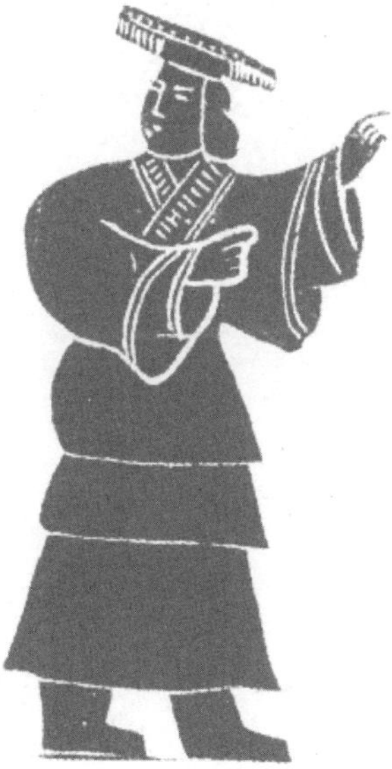

中国医药科技出版社

图书在版编目（CIP）数据

医编／（清）何梦瑶著；李刚校注．—北京：中国医药科技出版社，2014.1（2025.2重印）
（中医非物质文化遗产临床经典名著／吴少祯主编）
ISBN 978-7-5067-5478-1
Ⅰ．①医…　Ⅱ．①何…②李…　Ⅲ．①中医学：临床医学—中国—清代
Ⅳ．① R24
中国版本图书馆 CIP 数据核字（2012）第 078803 号

版式设计　郭小平

出版　中国医药科技出版社
地址　北京市海淀区文慧园北路甲 22 号
邮编　100082
电话　发行：010-62227427　邮购：010 - 62236938
网址　www.cmstp.com
规格　787 × 1092mm 1/16
印张　19
字数　368 千字
版次　2014 年 1 月第 1 版
印次　2025 年 2 月第 2 次印刷
印刷　北京盛通印刷股份有限公司
经销　全国各地新华书店
书号　ISBN 978-7-5067-5478-1
定价　59.00 元

内容提要

本书为清代医家何梦瑶（1692 ~ 1764 年）著。全书共 7 卷，包括基础理论、内科病证、四诊及方药四部分内容。对当时流行的温补治法，何氏由于“目睹时弊，不得不救正其失”，因而著述立论公允，对各种病证的阐述，上自灵素，下至各家，悉皆收录，且掺以个人之学术见解，内容博而不繁。然其对温补一法并非全盘否定，而是批判的吸收，充分体现了其严谨的治学态度和科学的治学方法。

本书“文约而义赅”，“用以阶梯初学”，颇切实用，且其说理透彻，对培养中医思维方式非常有用，适合中医院校师生及中医爱好者研习之用。

《中医非物质文化遗产临床经典名著》
编 委 会

出版者的话

中华医学源远流长，博大精深。早在西汉时期，中医就具备了系统的理论与实践，这种系统性主要体现在中医学自身的完整性及其赖以存续环境的不可分割性。在《史记·扁鹊仓公列传》中就明确记载了理论指导实践的重要作用。在中医学的发展过程中，累积起来的每一类知识如医经、经方、本草、针灸、养生等都是自成系统的。其延续与发展也必须依赖特定的社会人文、生态环境等，特殊的人文文化与生态环境正是构成中医学地域性特征的内在因素，这点突出体现在运用“天人合一”、“阴阳五行”解释生命与疾病现象。

但是，随着经济全球化趋势的加强和现代化进程的加快，我国的文化生态发生了巨大变化，中国的传统医学同许多传统文化一样，正在受到严重冲击。许多传统疗法濒临消亡，大量有历史、文化价值的珍贵医药文物与文献资料由于维护、保管不善，遭到损毁或流失。同时，对传统医药知识随意滥用、过度开发、不当占有的现象时有发生，形势日益严峻。我国政府充分意识到了这种全球化对本民族文化造成的冲击，积极推动非物质文化遗产保护，2005年《国务院办公厅关于加强我国非物质文化遗产保护工作的意见》指出：“我国非物质文化遗产所蕴含的中华民族特有的精神价值、思维方式、想象力和文化意识，是维护我国文化身份和文化主权的基本依据。”

中医药是中华民族优秀传统文化的代表，是国家非物质文化遗产保护的重要内容。中医古籍是中医非物质文化遗产最主要的载体。杨牧之先生在《新中国古籍整理出版工作的回顾与展望》一文中说：“古代典籍是一个民族历史文化的重要载体，传世古籍历经劫难而卓然不灭，必定是文献典籍所蕴含精神足以自传。……我们不能将古籍整理出版事业仅仅局限于一个文化产业的位置，要将它放到继承祖国优秀文化传统、弘扬中华民族精神、建设有中国特色的社会主义的高度来认识，从中华民族的文化传统和社会主义精神文明建设的矛盾统一关系中去理解。”《保护非物质文化遗产公约》指出要“采取措施，确保非物质文化遗产的生命力，包括这种遗产各个方面的确认、立档、研究、保存、保护、宣传、承传和振兴”。因此，立足于非物质文化遗产的保护，确立和展示中医非物质文化遗产博大精深的内容，使之得到更好的保护、传承和利用，对中医古籍进行整理出版是十分必要的。

而且，中医要发展创新，增强其生命力，提高临床疗效是关键。而提高临床疗效的捷径，就是继承前人宝贵的医学理论和丰富的临床经验。在中医学中，经典之所以不朽是因其经过了千百年临床实践的证明。经典所阐述的医学原理和诊疗原则，已成为后世医学的常规和典范，也是学习和研究医学的必由门径，通过熟读经典可以启迪和拓宽治疗疾病的思路，提高临床治疗的效果。纵观古今，大凡著名的临床家，无不是在熟读古籍，继承前人理论和经验的基础上成为一代宗师的。因此，“读经典做临床”具有重要的现实意义。

意识到此种危机与责任，我社于2008年始，组织全国中医权威专家与中医文献研究的权威机构推荐论证，按照“中医非物质文化遗产”分类原则组织整理了本套丛书。本套丛书包括《中医非物质文化遗产临床经典读本》与《中医非物质文化遗产临床经典名著》两个系列，本套丛书所选精当，涵盖了大量为历代医家推崇、尊为必读的经典著作，也包括近年来越来越受关注的，对临床具有很好指导价值的近代经典之作。

本次整理突出了以下特点：①力求准确，每种医籍均由专家遴选精善底本，加以严谨校勘，为读者提供准确的原文；②服务于临床，在书目选择上重点选取了历代对临床具有重要指导价值的作品；③紧密围绕中医非物质文化遗产这一主题，选取和挖掘了很多记载中医独特疗法的作品，尽量保持原文风貌，使读者能够读到原汁原味的中医经典医籍。

期望本套丛书的出版，能够真正起到构筑基础、指导临床的作用，并为中国乃至世界，留下广泛认同，可供交流，便于查阅. 利用的中医经典文化。

本套丛书在整理过程中，得到了作为本书学术顾问的各位专家学者的指导和帮助，在此表示衷心的感谢。本次整理历经数年，几经修改，然疏漏之处在所难免，敬请指正。

中国医药科技出版社

2013年10月

校注说明

一、版本选择

本书版本计有：①初版乾隆年间刻本（1751 年，下称“乾隆本”）；②同文堂刻本（下称“同文堂本”）；③光绪年间刻本；④广东书局《医方全书》收《医碥》7 卷（1918 年）；⑤千顷堂石印本（1922 年，下称“千顷堂本”）；⑥上海科学技术出版社简体横排本（1982 年，该本以同文堂本排印，下称“科技版”）；⑦人民卫生出版社繁体竖排本（1994 年，下称“人卫本”）；⑧中国中医药出版社简体横排本（2009 年）。

比较以上各版本，乾隆本最佳，字体清晰而少错漏，但缺损较多。同文堂本年代较早，书无残缺，虽错漏较多，但基本可以通过他本校出。因此，此次校勘以 2002 年上海古籍出版社出版的《续修四库全书》影印同文堂本为底本，乾隆本为主校本，后世各版为旁校本，并参考其他相关医籍。

二、校勘原则

在校勘整理中，以对校为主，本校、他校、理校并用。

1. 以底本与主校本的对校为主，凡底本正确，主校本错误者，不做改动，出注。

2. 凡底本有明显的脱、讹、衍、倒等错误，则依主校本改正，出注。

3. 凡底本与校本文字不同，文义并通者，出注。

4. 凡底本疑有误，诸本皆同，参以本校、他校、理校，出注。

5. 凡底本疑有误，对校、本校、他校、理校不能确定者，保留底本文字，出注提出修改意见。

三、文字处理

1. 底本为繁体竖排，今一律改为简体横排。凡原标识版面位置之“左”或“右”，皆径改为“下”或“上”，余义则不改。

2. 底本明显的刻写错误，不影响文义者，径改。

3. 底本刻写错误，影响文义者，参校本改正并出注。

4. 对通假字或异体字，一律径改为简体字，不出注。

5. 对生僻字词加注音并释义，方便读者阅读。

由于本次校注时间紧迫，加之学识有限，不足之处在所难免，敬请读者提出宝贵意见。

校注者

2011 年 11 月

辛　序

王金坛先生《证治准绳》脍炙人口，予友何西池称为近代医书之冠，虑其奥博难读，因作《医碥》以羽翼之。其书文约而义该[1]，深入而显出，当与《准绳》并传无疑。盖皆以文学名儒，而发轩岐之秘，宜其足以行远也。独是金坛之作《准绳》也以罢黜，而西池之作《医碥》也以幽忧之疾，倘所谓穷愁著书者，非耶？因念西池少时，妻子仆婢财十数人，有田数十亩，足供饘[2]粥，意兴甚豪，酒后耳热，纵谈古今世事，烛屡跋不肯休。又尝与予极论西历、平弧、三角、八线等法，及填词度曲之理，片言印合，欣然起舞，初不知人世有穷愁事。一行作吏，田园荒芜，而食指且半千，于是引疾里居，悬壶自结，曩[3]时豪兴索然矣。予尝过其家，老屋数椽，仅蔽风雨，琴囊药裹[4]，外无长物。有数岁儿，破衣木履，得得晴阶间，遽前揖人，婉娈[5]可爱。问之，则其孙阿黄也。予谓西池，同年中惟君与孔兼容能医，又皆工诗，而其穷亦相若。兼容自宜春解组归，为小儿医，日获百钱，即弹琴歌商，浩浩自得，岂医与诗皆能穷人耶？抑廉吏固不可为耶？今兼容补官有日矣，西池尚高卧不起，窥其意，似欲以医终老者。然则贫固其所甘，而穷愁著书，又其所乐者矣。或曰：多文为富。西池尝举鸿博，著述追步金坛，何富如之？是编又继《准绳》行世，可以不朽，视富贵利达朝荣夕萎者，所得孰多？宜西池不以彼易此也。噫，知言哉！

赐进士出身翰林院检讨加一级前翰林院汉书庶吉士壬子科乡试
福建文闱同考官己酉科解元年眷弟辛昌五顿首拜撰

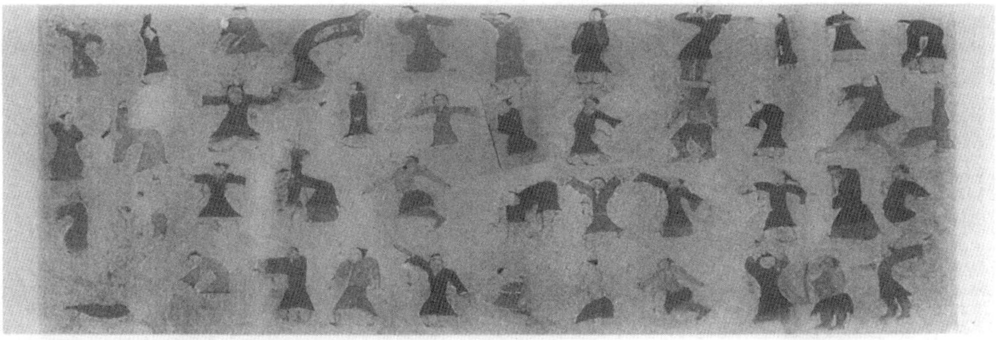

---

[1] 该：同“赅”，完备之意，下同。
[2] 饘（zhān）：饘粥，即稠粥。
[3] 曩（nǎng）：从前，过去的。
[4] 药裹：即药包，药囊。
[5] 婉娈：年少美好之意。

赵　序

予友何君西池，年三十八始成进士，其成晚，故得博通诸艺。能医，尤其笃嗜而专精者也。然自其为诸生时，即文名藉甚，学士惠公称为南海明珠。于是，西池之见知于人者，独著于诗文，余技遂为所掩。己酉选拔策询水利，西池以医喻，娓娓且千言，学士顾公亟赏之，拔置第一。予亦与选，得读其文，然后知西池之旁通于医，而犹未悉其妙也。西池联捷后，寻观政西粤，历宰[1]义宁、阳朔、岑溪、思恩诸邑，迁牧辽阳，则又但以善政闻。然其在思恩也，疠疫流行，西池广施方药，饮者辄起。制府策公下其方于诸邑，存活甚众。辽阳民王洪，病风年余，狂易多力，投入秫火中，焦烂无完肤，敷以药，数日愈。于是西池坐厅事，呼伍伯缚王洪庭柱间，且詈且歌，州人聚观如堵。西池先威以刑令怖，旋予汤液，两人持耳灌之，有顷，暴吐下，其病遽失，人咸惊为神。嗣是，西池之医遂稍稍著矣。庚午夏，予内子病，两月不少间，诸医皆束手，已治木矣。适西池请告归里，亟延诊。先后处大承气、白虎、小柴胡数十剂，效若桴鼓。予谓西池：诸医皆言阳虚宜扶阳，非参、附勿用，子独反之，何也？曰：此非粗工所知，且此辈妄引《易》义，动言扶阳抑阴。夫《易》阳，君子；阴，小人，故当扶抑。医言阴阳，俱气耳。气非正则邪，正虚无论阴阳均当扶，邪胜无论寒热均当抑，何得牵西补东耶？人以温补为起死回生，而不识热伏于内而妄投桂、附，竟不明其误服杀人。而承气汤，大黄、朴、硝即回阳之上品，故能扶。补泻初无定名，盖视病之寒热以为去留。今不问何证，概从温补，何异惩[2]溺，而[3]水趋火灭，不亦惑乎？又曰：医有偏黠，庸医不知温补之能杀人也，以为平稳而用之；黠医知温补之能杀人，而人不怨，以为可以藏拙而用之。于是，景岳书徒遍天下，而河

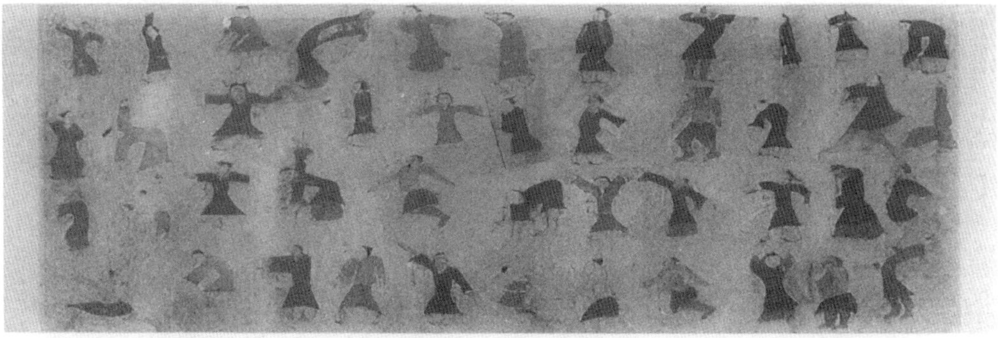

❶ 宰：主管，掌管。
❷ 惩：苦于。
❸ 而：原作“一”，诸本同，据文意改。

间、丹溪之学绝矣。距[1]邪闲[2]正，吾能已乎？西池之言若此，然则西池之医、之著，于天下也所系固不少矣。西池所辑医书凡数种，向欲梓以问世，而不名一钱。此编乃朋好所醵刻先行者。工竣，命予弁其端。予惟西池自序简括精妙，无可复益。聊缀拾其言论案验之未著于篇者告诸世，使知西池之所长，不独在文章政事间，而象[3]着之，以嘉惠天下也，是为序。

赐进士出身截选知县年眷同学弟赵林临拜识

---

❶ 距：古同“拒”，抵御，抵抗。《史记·高祖本纪》：“楚闻之，发兵距之阳夏，不得前。”
❷ 闲：坚守，捍卫之意。
❸ 象：原作“众”，据医籍考改。

自　序

文以载道，医虽小道，亦道也，则医书亦载道之车也。顾其文繁而义晦，读者卒未易得其指归，初学苦之。瑶少多病失学，于圣贤大道无所得，雅[1]不欲为浮靡之辞，以贴虚车诮[2]。因念道之大者以治心，其次以治身。庄子曰：哀莫大于心死，而身死次之。医，所以治身也，身死则心无所寄，固小道中之大者。爰取少日所诵岐黄家言，芟[3]其繁芜，疏其湮郁[4]，参以己见，泐[5]为一书，用以阶梯初学，非敢谓是载道之车，欲使升车者借此以登，如履碥石云耳，故以碥名编。或曰：方今《景岳全书》盛行，桂、附之烈，等于崐冈[6]，子作焦头烂额客数矣。人咸谓：子非医病，实医医[7]，是书出，其时医之药石欤！碥当作砭，予笑而不敢言。

乾隆十六年岁次辛未季春望日南海何梦瑶书于乐只堂

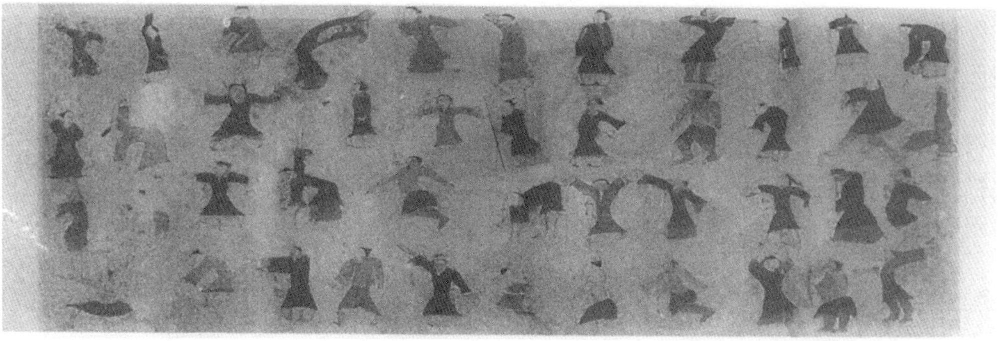

---

❶ 雅：极，甚之意。如雅以为美，雅不欲为。
❷ 诮（qiào）：讥讽之意。
❸ 芟（shān）：割草，引申为删除。
❹ 湮郁：不通之意。
❺ 泐（lè）：通“勒”，记录，书写。
❻ 崐（kūn）冈：《尚书》：“火炎崐冈，玉石俱焚。”以此喻桂附之害甚于火之害玉。
❼ 医：原无，据乾隆本补。

凡　例

——论证须明其所以然，则所当然者不言而喻。兹集务穷其源，故论证详而系方略（如《怒》、《太息》等篇，并不系一方，但明其理，则方在其中，如必欲考古人成法，于《准绳》等书检求可也）。

——论中所引古人成说，欲令读者易晓，不无修饰之处，既非古人原文，故多不著其名氏，非掠美也，谅之。

——议论多出臆见，间与古人牴牾❶，不避不敏，求正有道，幸恕狂瞽❷。

——河间言暑火，乃与仲景论风寒对讲，丹溪言阴虚，乃与东垣论阳虚对讲，皆以补前人所未备，非偏执也。后人动议刘、朱偏用寒凉，矫以温补，立论过当，遂开酷烈之门。今日桂、附之毒，等于刀锯。梦瑶目睹时弊，不得不救正其失，初非偏执，读者幸勿以辞害意。

——是集宦游所作，自粤西而辽左，十余年来，风鹢❸烟江，霜轮沙碛❹，偶有所得，随付小史录之，以故体裁无定，亦欲改从画一，而多事仓卒，未能也。

——论目、方目各下注页数，而方目之前，复冠以门目两页，下注方目页数，使先得方目页数，而后查诸方页数，皆以便检寻也。

——诸方有在论外者（如《关格门》方全在论外，《虫门》取虫积二方在论外是也），检方目即得。

——论中主治诸方，隶别门者，注明见某门字样。其不注者，即本门方。或虽隶别门，而一篇之中重出数见，亦但于首见者注之，余不复注。

——方下例系主治，以著本方之功，即以明用药之理（知某药为某病设也）。凡品味厖❺杂者，必所治之证不一，丹溪所谓杂合之病，须用杂合之药治之也。本宜备录，以锓❻板力绌❼删之，用方者当因病加减，更详考原方主治为佳（诸方多从《准绳》录入，按门索之）。

---

❶ 牴（dǐ）牾（wù）：抵触，矛盾。
❷ 瞽（gǔ）：盲人，瞎子。比喻不达事理，没有见识。
❸ 鹢（yì）：头上画着鹢的船，亦泛指船。
❹ 碛（qì）：水中沙堆，引申为沙漠。
❺ 厖（máng）：杂，乱。
❻ 锓（qǐn）：雕刻，刻板。
❼ 绌（chù）：不足，不够。

——药品分两轻重古今不同，炮制亦异，当酌宜用之。

——此书只论杂证，尚有《伤寒论近言》、《妇科辑要》、《幼科辑要》、《痘疹辑要》、《本草韵语》、《针灸吹云集》等书，俟续刻呈教。

——五卷四诊，宰思恩时辑以教邑医者，本自为一书，今附《医碥》之末，颇多改窜，与旧本歧出，当以今刻为定。

目录

卷之一

杂　症

脏腑说

喉在咽前，其系坚空，连接肺本，为气息之路。呼吸出入，由肺橐龠[1]。肺居胸上，覆诸脏腑，故称华盖。虚如蜂窠，下无透窍，吸气则满，呼气则虚。肺气上通鼻窍，故谓[2]肺开窍于鼻也。肺下为心，心[3]有系络，上系于肺。心中有窍，多寡[4]不同。心气上通于舌，故谓心开窍于舌按舌之腠理，即窍也。《原[5]病式》注云：舌知味，不可云无窍，但细微，不似耳目等窍[6]之大耳。故守真曰：玄府者，玄微府也。脏腑皮毛骨肉筋膜，无处不有，乃气出入升降之门路。以此推之，则心窍在舌，可默会矣。若泥耳目等窍求之，固矣。心外有心包络，即膻中也。形如仰盂，以包裹此心，使邪不能犯。犯者，包络当之。若犯至心即死矣。脾、胃、肝、胆、肾、膀胱各有一系，系于包络之旁，以通于心。此三者，皆在膈上。膈者，隔[7]也。有膜与脊胁周回相着，遮藏[8]膈下浊气，使不得上熏心肺。膈膜之下为肝，肝气上通于目，故谓[9]肝开窍于目。肝叶中有胆，胆中有汁，藏而不泻。以上肺、心、心包络、肝、胆，皆从喉之一路而下者也。咽在喉后，咽系柔空，下接胃本，为饮食之路，水谷由此入胃，与喉之气道不相犯。盖喉窍有一会厌覆之，如皮如膜，发声则开，咽[10]食则闭。故水谷下咽，了不犯喉。若当食而发声，则会厌忽开，食错入喉，喉不容物，遂呛而出矣。胃在膈膜之下，其上之左有脾，形如刀镰，能动而磨食使消化。脾气上通于口，故谓脾开窍于口也。胃之下口连小肠，小肠后附脊膂，前附脐之上，左环周回叠积，共二[11]十六曲。小肠之下口，右[12]接大肠亦名回肠，当脐左回周叠积，亦盘十六曲。其下为广肠，附脊左环叠积。其下名直肠，出肛门，为粪道广肠，即大肠下节之更大者。直肠，又广肠之末节耳。广肠之左侧为膀胱，膀胱上无窍，只有下口出尿。饮食入胃，得脾消运，其精华之气，上升于肺。肺布之周身，以充血液，其余下入小肠。小肠受三焦之气化，泌别清浊，糟粕趋大肠以出，水饮渗入膀胱小肠与膀胱，虽皆无窍相通，而得气运化，腠理可以渗灌[13]，为尿以出。此全赖三焦气化施行，若气不施

---

[1] 橐（tuó）龠（yuè）：橐，古代的一种鼓风吹火器；龠，古代乐器，形状像笛。在此指呼吸功能由肺来鼓动。

[2] 故谓：原作“诸请”，据乾隆本改。

[3] 心：原作“匕”，据乾隆本改。

[4] 多寡：原作“名肺”，据乾隆本改。

[5] 原：原作“此”，据乾隆本改。

[6] 窍：原作“藏”，据乾隆本改。

[7] 隔：原作“膈”，据乾隆本改。

[8] 藏：乾隆本作“蔽”，可参。

[9] 谓：原作“诸”，据乾隆本改。

[10] 咽：原作“熏”，据乾隆本改。

[11] 二：疑误，参下文“亦盘十六曲”，乾隆本亦作“盘”，可参。

[12] 右：原作“左”，据乾隆本改。

[13] 灌：原作“产”，据乾隆本改。

化，则闭塞不通而病矣。以上脾、胃、小肠、大肠、膀胱，皆从咽之一路而下者也。肾有两，形如豆，左右相对，而附于脊，各有二系，上系系于心，下系系于脊。肾气上通于耳，故谓肾开窍于耳也。心、肺、脾、肝、肾为五脏。脏者，藏也，所藏惟精气，藏而不泻者也。胆、胃、大小肠、膀胱为腑，腑如库之贮物。胆所贮者汁，亦藏而不泻。余所贮者水谷，则泻而不藏。虽有泻、不泻之殊，而均有所贮，则均谓之腑。但[1]胆所贮者乃精汁，与水谷之滓[2]秽不同，故胆独名为清净之腑也。心属火，肾属水，肝属木，肺属金，脾属土。而小肠与心经脉相连，故从心属火；膀胱与肾经脉相连，故从肾属水；胆与肝经脉相连，故从肝属木；大肠与肺经脉相连，故从肺属金；胃与脾经脉相连，故从脾属土。而脏属阴，则配乙、丁、己、癸、辛之阴干。故肝称乙木，心称丁[3]火，脾称己土，肾称癸水，肺称辛金。腑为阳，则配甲[4]、丙、戊[5]、庚、壬之阳干。故胆称甲木，小肠称丙火，胃称戊土，大肠称庚金，膀胱称壬水也。五脏五腑，两其五行而为十干止矣。而益以心包络与三焦为十二，何也？此千古所未明，而不可不言者，说见后篇。

心包络三焦说

心包络，《难经》谓其无形。然考《内经》论十二官，无心包络之名，而有膻中之号。盖膻中乃心之窝，心藏窝中，若包裹然，则膻中固即心包络，非无形也。三焦，经谓：上焦如雾上焦，膈以上也。清阳之分，其气如雾，中焦如沤中焦，膈下脐上也。水谷之区，停留如沤，下焦如渎下焦，脐以下也。便溺所出，如决渎，亦未言其形状。论者纷纷，皆如捕风捉影，毫无实指。惟张景岳谓即腔子，脏腑如物，腔子如囊之括物，人但知物之为物，而不知囊之亦为一物。其说甚通古谓三焦，有名无形者，盖指腔子内、脏腑外之空际言，乃三焦火气游行之处也。予因是而思，人之脏腑只有十，而以心为君，余为臣。三焦即腔子窃谓焦当作椎，人身脊骨二十一椎，上焦乃上七椎，中焦乃中七椎，下焦乃下七椎也。椎别作焦耳。观《灵枢·背腧》篇五、七、九、十一、十四各椎俱[6]作焦可见，如京城，君臣所同居也。心包络即膻中，如宫城，君所独居也。宫城在内，京城在外，内为阴，外为阳，故三焦亦称腑，而心包络亦称脏耳。三焦既即腔子，则为有形，有形则有经脉。凡腔子中之经脉，皆三焦之经脉[7]，但不分地立名，难于指称。故将其与各脏腑络系者，分属所络系之脏腑，名曰某脏某腑经脉。而以其无所系[8]属者，名三焦经脉。犹之九州之地皆王土，而除分封诸侯外，余为王畿耳。心包经脉，亦三焦经脉之络系于膻[9]中者所分属，为十二经也奇经八脉，亦即三焦经脉，另立名目分出，如王畿内[10]有公卿大夫采地也。

五脏配五行八卦说

心肺位居膈上，而肺尤高，天之分也，故属乾金。肝肾位下，而肾尤下，

---

[1] 但：原作“俱”，据乾隆本改。
[2] 滓：原作“浡”，据乾隆本改。
[3] 丁：原作“了”，据乾隆本改。
[4] 甲：原作“早”，据乾隆本改。
[5] 戊：原作“戍”，据乾隆本改。
[6] 俱：原作“供”，据乾隆本改。
[7] 皆三焦之经脉：此句原脱，据乾隆本补入。
[8] 系：原作“采”，据乾隆本改。
[9] 膻：原作“胎”，据乾隆本改。
[10] 内：原作“丙”，据乾隆本改。

为黄泉之分，故属坎水。坎外阴而内阳，阳气潜藏于黄泉之中。静极复动，故冬至而一阳生，惊蛰而雷出于地。肾水得命门之火所蒸，化气以上，肝受之而升腾，故肝于时为春，于象为木，于卦为震雷、巽风肝之怒而气盛如之。阳气上升，至心而盛，阳盛则为火，故心属火，于卦为离。离，南方之卦也。圣人向明而治，心居肺下，乾卦之九五❶也。实为君主，神明出焉。离，乾中画之变也。兑，乾上画之变也。肺居心上，乾之上画也。上画变而为兑，于时为秋，于象为金，金性沉降，秋气敛肃，阳气升极而降，由肺而降，故肺又属兑金心火上炎，肾水下润，坎离之定位也。火在上而下降，水在下而上升，坎离之交媾也。肾水上升，由肝木之汲引，地道左旋而上于天也。心火下降，由肺金之敛抑，天道右旋而入于地也。脾脏居中，为上下升降之枢纽。饮食入胃，脾为行运其气于上下内外，犹土之布化于四时，故属土。于卦为坤、为艮。金、木、土皆配两卦，而水、火各主一卦，故五行惟水火之用为独专也。

水火说

男女媾精以成胎，精即水也，精中之气即火也。水火精气，妙合而凝，是为胎元。精以成形，气以成神，以其原于父母，故曰先天。然五官百骸，皆本此精以为质，而无非此水所灌充也。呼吸运动，皆本此气以为机，而无非此火所流行也。其独指肾为先天者，则以精气先结胞胎，中起一茎，形如莲蕊。一茎，即脐带也。莲蕊，即两肾也。两肾为水，命门之火寓焉。一阳藏于二阴之中，于卦为坎，以脏腑之始结在此，故独以肾中水火为先天也。先天水足，则儿肥盛而润泽；火足，则儿强健而精明。水得火，则气常温而不至于寒；火得水，则形常润而不至于槁❷。苟先天水火，一有偏胜，则禀受失其中和，而后天培养之功，为不可少矣。人生一日不再食则饥，故有资于饮食，则脾胃❸司之。胃主进纳，脾主运化，饮食之气味精华，由脾胃以灌输周身。气日盛而体日充，先天之水火赖此滋养，以生生不息，故以脾胃为后天之本也。总之，人身中润泽之气即水也，温暖之气即火也。一有偏胜，其致自饮食者，调之甚易，其禀于胎气者，治之甚难，故先天为重。然不以畏难而废治，全赖饮食以救弊补偏，故后天为要也。

火根于肾，而属诸心，何也？曰：肾于卦为坎，于令为冬，于位为北，本水之宅也。而阳根于阴，则火生焉，下潜而上升。心于卦为离，于令为夏，于位为南，则火之宅也。至其宅而后旺，故从其旺而属之心也。其曰：心为君火，肾为相火。又曰：君火以明，相火以位。何也？曰：君者主也，向明以治。心为一身之主，神明出焉，故称君。相者竭其才能以奉君出治者也。肾位于下，输其火于心，以为神明之用，犹相臣竭其才力以奉君出治，故称相。位以职掌言，明以功能言也。火者，人身温和之气也。五脏六腑，皆有此温和之气，各归其部，则各有其位，各效❹其能，则各有其明。肾中相火，非无明也，阳方潜藏，光未破乎❺四表，职司封蛰，龙不离于深渊，

❶ 九五：指乾卦从下至上数第五个爻，其位极尊。古称帝王为“九五之尊”，此指代心。

❷ 槁：原作“稿”，据千顷堂本改。
❸ 脾胃：原作“饥故”，据乾隆本改。
❹ 效：乾隆本作“有”，可参。
❺ 未破乎：乾隆本“气不能”，可参。

故不言明而言位。失其位，则有飞扬僭越之患矣。心中君火，非无位也，君主无为，不与臣下较职守，神明有觉，独从方寸著虚灵，故不言位而言明也。失其明，则有昏惑晦昧之忧矣。然则君火、相火，皆吾身阳和之正气，而不可无者。而或指之为邪，谓君火可直折，相火不可直折，何也？曰：失其正则为邪，失其和则为热。故谓君、相火为邪火者，乃指君火、相火之邪热者言，非君火、相火之本为邪也。直折犹云正治，治热以寒，治之正也。君火属心，居于上焦，其病无与于下。无与于下，则根本之真阳无恙，特炎于上者过乎赫曦[1]，故可以寒凉治其有余之邪，使归于正，无所损于本原也。若肾中相火，居于下焦，病则必干乎上，无论下焦为寒为热，热固上僭，寒亦上浮。盖肾中水火同根，本无偏胜，若热盛而水亏，则火必致上炎；寒盛而火虚，亦必火因寒逼，不安其宅而上浮也。故言相火为病者，乃因其在上之热，而直探其在下之根言之。病既根于下，则不可以治上者治之矣，何也？火虚而治以寒凉，是益助其下焦之寒，火愈被逼而上浮矣。且为寒所逼之火，本无根之残焰，而又以寒折之，有不消灭者乎？水虚而火炎，若无妨于寒凉，不知火炎本乎水虚，不用平润之剂以补水，而徒用苦寒以制火，是何异因金银之缺少，而凿平马[2]以相称，必[3]致并伤其火而后已，故曰不可直折也。相火静而藏则属肾，动而发则属肝胆，此火布护于三[4]焦，而心包络为三焦之脏，若肝之配胆，故又曰：肝胆、三焦、心包络相火也。

[1] 赫曦：指火运太过。《素问・五常政大论》："帝曰：太过何谓？岐伯曰：……火曰赫曦。"
[2] 平马：平，指库平。马，指筹码。
[3] 称必：此二字原缺。据乾隆本补入。
[4] 三：原作"二"，据乾隆本改。

命门说

《难经》谓：肾有两枚，非皆肾也，左为肾，属水，右为命门，属火。后人非之，谓两肾皆属水，命门在两肾之中，当脊骨自上数下第十四椎陷中；若自下数上，则为第七椎，正与脐对。引《内经》：鬲肓之上，中有父母谓心也，七节即第七椎之旁，中有小心为证。谓两肾在七节之旁，两肾中间，即七节之陷中也，小心即命门。《医贯[5]》又以中字为解，以太极形容。谓一中分太极，中篆作φ[6]，○，太极也；丨分太极为（ ）[7]者。丨象人之脊骨，（ ）[8]象人之两肾，两肾（ ）[9]相合，仍为一太极○。其中空白处，象命门。又两肾既分为两仪，则左肾为阴水，右肾为阳水。阳水者，气之液也，坎水也。坎以一阳陷于二阴，水气潜行地中，为万物受命根本。《月令》于仲秋云：杀气如盛，阳气衰，水始涸[10]。是水之涸，地之死也。于仲冬云：水泉动。是月一阳生，是水之动，地之生也。阴水者，形也。兑，泽也。一阴上彻于二阳之上，兑以有形之水，普施万物，下降为资生之利泽，其说甚有理。然与《难经》所言，大致亦自无殊。盖皆言肾虽属水，而水中有火耳。所用补火之药，总属一样，岂有分别此味则入右肾，彼[11]味则入七节？忧其歧误，致烦辨正哉。至赵氏谓命火乃先天之元阳，肾水乃先天之元阴，为生命之根本，治病必须求本。故凡寒之不寒用寒药以治热，而热不退，是无

[5] 贯：原作"贵"，据乾隆本改。
[6] φ：原作"!"，据乾隆本改。
[7] （ ）：原作"○"，据乾隆本改。
[8] （ ）：原作"○"，据乾隆本改。
[9] （ ）：原作"○"，据乾隆本改。
[10] 涸：原作"洄"，据乾隆本改。
[11] 彼：原作"六"，据乾隆本改。

水也。无水者，壮水之主主水者肾以制阳光，当主六味丸。热之不热，是无火也。无火者，益火之原，以消阴翳，当主八味丸并见虚损。遵其说而用之败证，效诚如神。若初起遽以此投之，则谬矣。何则？初病止伤其后天之血气，未遽累及先天之水火，故但热之则寒消，寒之则热退，随手立应，何必他求。乃不去其邪，而遽补其正，有不迁延时日，坐失事机者哉？何今之为医者，泥于《医贯》之说，不论新病久病，非六味则八味，非补中见气，则归脾见血。竟若历古方书，皆可删却，亦惑之甚矣。或问：气即火也，血即水也，儿在胎中，气血已具，是气血亦先天所生；六味补水，八味补火，是水火亦后天所养。今谓气血为后天，水火为先天，毋乃轻气血而重水火乎？曰：气血者，水火之大纲也。人身呼吸运动，知觉神明，皆此火之为之也。气可以言呼吸运动，不可以言知觉神明，是气虽即火，而不足以尽火。人身之血液精髓，皆此水之为之也。血特水中之赤者耳，不可以概其余，故血虽即水，而不足以尽水。有生之初，胎孕始结，形如露珠，父母之精气也。是水火乃先天之先天，数月形成，而后血气具，是血气为先天之后天。若夫既生之后，饮食所长养之气血，其为后天，又不待言矣。此水火、气血，先后天之分如此。先天实为后天之根，故水火为气血之原，而下焦又为中上之根，故肾命为水火之本。其轻重之分，固不能以无别也先天水火，又互相为根，如嘘气成水，阴根于阳也；蒸水成气，阳根于阴也。

五脏生克说

五脏生克，须实从气机病情讲明，若徒作五行套语，茫然不知的实，多致错误。今略著其概如下。饮食入胃，脾为运行其精英之气，虽曰周布诸脏，实先上输于肺气亲上[1]也，肺先受其益，是为脾土生肺金。肺受脾之益，则气愈旺，化水下降，泽及百体，是为肺金生肾水。肾受肺之生，则水愈足，为命门之火所蒸，化气上升，肝先受其益，是为肾水生肝木。肝受肾之益，则气愈旺，上资心阳，发为光明，是为肝木生心火。脾之所以能运化饮食者，气也。气寒则凝滞而不行，得心火以温之，乃健运而不息，是为心火生脾土。此五脏相生之气机也。肺在心上，心火上炎，肺受其伤，此为心火克肺金也。若由脾胃积热，或由肝肾相火，或由本经郁热，皆与心无涉。肾阴太盛，寒气上冲，心为之悸；或肾寒甚，而逼其龙火上乘，心为之烦，皆肾水克心火也。若饮水过多，停蓄不行，心火被逼不安而悸者，与肾无涉。脾气过燥，则肾水为其所涸而失润；或过湿，则肾水为其所壅而不流，皆脾土克肾水也。若他脏之燥，外感之湿，与脾无涉。肝木疏泄太过，则脾胃因之而气虚；或肝气郁结太甚，则脾胃因之而气滞，皆肝木克脾土也。若自致耗散，自致凝滞，及由他脏腑所致者，与肝无涉。气有降则有升，无降则无升，纯降则不升，何则？浊阴从肺右降，则胸中旷若太虚，无有窒塞，清阳得以从肝左升，是谓有降有升。若浊阴壅满[2]胸中，不肯下降，则肝气被遏，欲升不能，是谓无降无升东垣谓：食填太阴，为金克木，即此说。详见伤饮食门。肺金肃敛太过，有秋无春，是谓纯降不升。无降无升，纯

---

[1] 上：原作“土”，据乾隆本改。
[2] 满：千顷堂本作“塞”，可参。

降不升，皆肺金克肝木❶也。若肝木自沉，或因他脏之寒郁，与肺无涉。此五脏相克之病情也。不足，则欲其生；太过，则欲其克。故木疏土而脾滞以行，金得火而肺寒以解，肾得脾之健运，而水无泛滥之虞，肝得金之敛抑，而木无疏散之患。人但知生之为生，而不知克之为生。心火偏胜，则克肺金，若肾水充足，则火有所制，不但不克金，且温脾以生金，余脏同此论之。此平人之无病，实由五脏互相克制，故不至偏胜为灾。即经所谓：亢则害亢，太盛也；害，克也，承乃制承，相承也，水之承金，如子之承父，火来克金，水乃制之也，制❷生化火受水制，则不特不克金，且益土以生金。化，犹生也。若已病之人，则火盛者，不但刑金，且复涸水，肝脾皆被焚灼矣。不治之，而望❸其自然承制，有此理乎？乃医者见其热极血瘀而舌黑也，热伏于内而外反寒慄也，谓黑为水色，寒慄为水象，是火极而反兼水化，乃金之子水，为母报火之仇，即亢害承制之理。其说虽本前人，终欠的当。《医贯》曰：人皆曰水克火，予独曰水养火。盖水克火者，后天有形之水火也。水养火者，先天无形之水火也先天水火，互相为根，故水养火，如灯得油而愈明也。人皆曰金生水，予独曰水生金。盖肺气，夜卧则归藏于肾水之中，肾中火炎，则金为火刑而不能归；无火则水冷金寒，亦不能归。凡气从脐下逆奔而上者，肾虚不能纳气归元也。毋徒治肺，或壮水之主此即承制之理，肾水❹心火一也，或益火之元所谓水冷金寒用丙丁也，即制生化以克为生之理，金向水中生矣。人皆曰土克水，予独于水中补土。八味丸从水中补火，以蒸腐水谷是也寻常土寒，止须补脾胃之阳，若命门火衰，犹釜底无薪，必须八味丸。人皆曰木克土，予独升木以培土。盖木者，春生之气也，与胃气同出异名。当遂其发生之性，木气升发，即胃气升发也。及其发达既久，生意已竭，又当敛归水土之中，以为来春发生之本明此则金之克木，正所以敛聚其生意，不使散也，亦以克为生之理，焉有伐之之理？此东垣《脾胃论》用升、柴以升木气，谆谆言之详也土性中和，有升有降。郁而不升，虽曰木病，亦即土病，故升木即是培土。由是言之，若有升无降，则降金亦未始非培土矣。愚按赵氏之说甚有理，诚能触类引申，则五脏互相关系之故，无不了然矣。赵氏又论五行各有五，其说颇凿，未甚的当。予谓五脏无一脏无血液，是皆有水也；无一脏无气，是皆有火也；无一脏不发生，是皆有木也；无一脏不藏敛，是皆有金也。有气、有血、有发、有敛，是无一脏不和平，则皆有土也。知五脏各具五行，则其互相关涉之故，愈推愈觉无穷，而生克之妙，不愈可见哉。

五邪说

五脏互相关涉，则五脏皆得为一脏之病，故有本脏自病者，有他脏传来者，何以别❺之？以症之先后见者别❻之。如只见腰热、足心热，尺脉沉数，是肾水虚而热也。若先见目赤胁痛，左关脉数，而后见前脉症，是子病及母也。若先见咳嗽喘满，右寸脉数，而后见前脉症，是母病及子也。若先见腹痛肚热，大便秘结，右关

❶ 木：原作“本”，据乾隆本改。
❷ 制：原作“刑”，据乾隆本改。
❸ 望：原作“治”，据乾隆本改。
❹ 水：乾隆本作“火”，可参。
❺ 别：原作“刖”，据乾隆本改。
❻ 别：原作“刖”，据乾隆本改。

脉数，而后见前脉症，是夫病传妻也。若先见心烦舌赤，小便赤涩，左寸脉数，而后见前脉症，是妻病传夫也。他脏仿此。《难经》论五邪，谓假令心病，因伤暑得之，为正邪暑属心火，本经自病。因中风得之，为虚邪，乃从后来者也木向前[❶]生火，是火在木前，木在火后，心病自肝传来，故曰从后来也。因饮食劳倦得之，为实邪，从前来者也。因伤寒犹言因肺受寒得之，为微邪，从所胜来者也。因中湿《难经》以湿属肾，以湿即水也得之，为贼邪，从所不胜来者也。《脉诀》又以脉言之，谓心火当夏令时，反见肝脉，为虚邪，虚则补其母，难愈。反见脾脉，为实邪，实则泻其子，易愈。反见肺脉，为微邪，虽不治，自愈。盖以夏令心火当权，脉应洪大，今犹见春脉，是至而不至，不得乘时正位，为火气不足，故见伤风飧[❷]泄之证，须用辛温之品以补肝，使木气上升以生火，而补正难于速效也。又脾脉未及长夏而先见，为土气有余，故见饮食停滞、大便燥结等症[❸]，须用苦寒以泻其子，一泻而邪即去，易于为力也。又火令当权，金偶来乘，立即避去，不逐自退。如夏月偶然感寒咳嗽，即不发表，而暑月多汗，邪随汗散，不药而愈也。然《脉诀》又谓：春得脾而难疗，冬见心而不治，反以微邪为可畏者。何也？解者谓：本脉得令[❹]，而兼带妻脉，则为微邪，不治自愈如夏令[❺]见洪肺，略带涩也。若本脉全无，而独见妻脉，则不可以微邪论也如夏令脉涩而不洪，是全见妻脉也，恐金生水来克火，故不治。当细察之。

❶ 前：原作“间”，据乾隆本改。
❷ 飧：原作“餐”，诸本同，当作“飧”。
❸ 症：原作“延”，据千顷堂本改，乾隆本作“证”。
❹ 令：原作“合”，据乾隆本改。
❺ 令：原作“合”，据乾隆本改。

十二经配三阳三阴说

心经脉名手少阴经，小肠经脉名手太阳经，肺经脉[❻]名手太阴经，大肠经脉名手阳明经，心包络经脉名手厥阴经，三焦经脉名手少阳经，以各脉俱行于手，故言手，以别于足经也。肾经脉名足少阴经，膀胱经脉名足太阳经，脾经脉名足太阴经，胃经脉名足阳明经，肝经脉名足厥阴经，胆经脉名足少阳经，以各经俱行于足，故言足，以别于手经也。阴阳之分，则从其所系之脏腑而命之耳。然太阳、少阳、太阴、少阴，四象也。四象之外，又增阳明、厥阴名色，非蛇足乎？则何不直以心经、小[❼]肠经等称称之之为得乎？又《内经》尝以厥阴为一阴，少阴为二阴，太阴为三阴；少阳为一阳，阳明为二阳，太阳为三阳矣。则又何不以一阴、二阴等称称之乎？窃谓五脏配五行，六经配六爻。三阴经，坤之三画也；三阳经，乾之三画也。以一、二、三为序命之，似为妥当。而必立此太、少、厥等名色，且泥此生解，支离牵强，无当病情，千古相沿[❽]不改。此莊生所谓，呼牛者姑应以牛，呼马姑[❾]应以马耳。

六气说

六气，风、热、暑、湿、燥、寒也。风属木；暑、热皆属火，而分热为君火，暑为相火此与心为君火，肾为相火之说各别；湿属土；燥属金；寒属水，此《内

❻ 脉：原作“肺”，据乾隆本，千顷堂本改。
❼ 小：原作“水”，据乾隆本改，千顷堂本作“大”。
❽ 沿：原作“治”，据乾隆本改。
❾ 姑：原作“始”，据乾隆本、千顷堂本改。

经》之说也。夫四时之气，春则温，夏则热，秋则凉，冬则寒。然温热蒸而为湿，凉寒肃而为燥，此四气之外，又添燥、湿二气也。湿极于夏，燥始于秋，故系湿于长夏，系燥于秋。一以终言，一以始言，乃互文以见意，非谓春无湿而冬无燥也。又四时皆有风，而属巽木，故系之春，岂夏秋冬无风乎？不言温凉者，以寒热为举隅，非谓春必当以风易温，秋必当以燥易凉也。此等最宜活看，倘若执运气之说，则于理难通矣。何则？阴阳水火，相为对待，本无偏胜，故四序不愆。若泥分大寒、立春、雨水、惊蛰属风木，则混冬月之节令入于春矣。分[1]春分、清明、谷雨、立夏属热火，小满、芒种、夏至、小暑属暑火，则春夏混乱，火令过多矣。分大暑、立秋、处暑、白露属湿土，则秋气反多于夏，而土[2]为失位矣。九秋皆属燥气，而割三节以与相反之湿，只存秋分、寒露、霜降三节，反取立冬一节以益之，牵混破碎，节序皆愆，尚可信乎？虽云阳有余、阴不足，亦何至火二而水一。因分火为热暑二气，以致此盈彼缩，而四序皆愆，亦何为乎？窃谓温凉寒热四气，分布四时，铁板不易。燥湿二气，皆属之土，有寒湿，有热湿，有寒燥，有热燥，分布四季[3]，月辰未[4]为湿土，温热之所蒸也；戌丑为燥土，寒凉之所肃也，是为热湿寒燥。又火在地中而土燥，坤土次于离火之后是也。水在地中而土湿，艮土次于坎水之后是也。是为热燥寒湿。盖土德兼该，有如是也。风则无时不有，而秋冬更为凛烈，合之为七气，夫何不[5]可之有哉。昔人谓《内经》非岐黄书，乃后人之假托，要未必出于[6]一手，故有醇有疵，分别观之可耳。

六气后论

有在天之六气，有在人之六气。上篇所言，天之六气也。此篇所言，人身之六气也。经曰：人身之气，以天地之疾风名之，是人身之气，可名之为风也。各脏腑皆有气，皆可名风，而属之肝者，以风为动物，肝主动也。经曰：在天为风，在地为木，在人为肝。故古人于肝，或名之为木，或名之为风。凡医书中所言风证，作外感风寒看不合者，作肝气看则合，初学之士，不可不知也。若误作外邪治，妄行发散，则非矣。然内风亦有当发散者，以肝气郁抑于中，则与之升发，或服药后，温覆以取微汗，令之外发，或但服药令之内升，不用温覆取汗，酌之可也。外感之风多属寒，虽夏月得风亦凉，可见也。内生之风则多属热。何者？人身之气，有寒有热，气寒则微，气热则盛，盛则鼓荡飘忽而风生焉，所谓热极生风。又谓风从火断，汗之宜也。风既为热气所生，则其气必热。而亦有寒者，以火气暴盛者，元气被其冲激，煽而为风，风动而生凉也。验之焚燎，火起则风发风即虚空之气耳，不搧不动，火之冲激，与用扇搧之无异也，习习生凉可见。故丹溪谓：寒气自下上冲为火，即此义也。火在天为热气经以属之春分后四气、暑气经以属之小满后四气，在地为五行之火，在人身为君相之火，已详水火论。湿，在天为湿气，在地为土，在人为脾胃，故古人言脾胃，往往

---

❶ 分：原作“公”，据乾隆本改。
❷ 土：原作“上”，据乾隆本改。
❸ 季：原作“黍”，据乾隆本改。
❹ 未：原作“耒”，据乾隆本改。
❺ 不：原作“家”，据乾隆本改。
❻ 于：原作“行”，据乾隆本改。

以土名之，或以湿名之。然脾胃居中，兼该六气，六气皆能为之病，不独主[1]湿恶湿也。燥，在天为清气，在地为金，在人为肺，故古人言肺，往往以金名之，以燥名之。而或主寒燥言，或主热燥言，则当细与辨别，庶不致错误。寒，在天为寒气，在地为水，在人为肾，故古人言肾，往往以水名之，以寒名之。经曰：冬伤于寒。寒字即肾字之替身，非言时令之寒也。人身六气为病，有自生者，有与天之六气相感应而生者，故外感内伤，大端最宜分晰也。

运气说

运气之说，拘牵不通，固为有识者所不信。然其大指，在详举六气有许多变幻，寒中有热，热中有寒，邪正交错，蕃变纷纭，莫可纪极。一以明人之病源，一以例人之病情耳。明人之病源者，言人感六气而生病，欲人细推所感之气，其中有无夹杂他[2]气，当兼治也。例人之病情者，天地之气变幻无定，则人身之气亦变幻无定，而病情不可以一律拘也。如冬月固属寒气司令，然亦有客热加临，故冬月亦有温时，所谓非时之暖也。人于冬月病外感，则未知为感寒而病欤？抑感非时之温而病欤？是其源所当察也。寒气在上[3]，则阳伏地中，故土上凛烈，而井泉温暖。以验人身，则外感于寒，而内郁为热也，是其情之有可例也。此言运气者之大指。取其大者，略其烦碎，弃其纰谬，而实实体验于人身，是在善读书者耳。

❶ 主：千顷堂本作“生”。
❷ 他：原作“也”，据乾隆本改。
❸ 上：原作“土”，据乾隆本改。

虚实寒热说

虚者，正虚也，谓其人气血虚衰也。实者，邪实也一切内外寒热诸邪，不论有形无形，但着滞[4]为患，亟宜消散者，皆为实邪，非谓其人气血壮实也。故曰虚中有实，实中有虚所谓正自虚，而邪自实也。虚而不实者，只用补。虚而实者，必攻补兼施。若实而不虚，则直攻之而已。如虚人伤食，轻则于补剂中加消导之品，重则加下利之药，顷刻收功矣。庸医乃谓须与纯补，俟其气旺，则食自运行[5]。迁延时日，坐失事机，往往变生他证。即幸而奏效，病者受苦久矣，未有久苦于病，而元气不伤者也。名曰补之，实以伤之，亦何为哉？有虚寒，有实寒如多食生冷，及寒痰停滞之类，有虚热，有实热，知实热而不知虚热，与知虚寒而不知实寒，皆庸医也。

补泻论

泻此即补彼如泻火即是补水，补此即泻彼如补火即是驱寒，故泻即补也，补即泻也。寒以补阴，故夏月饮水，热以补阳，故冬日饮汤。必以温热为补，寒凉为泻者，谬也。张子和谓：良工治病，先治其实，后治其虚，亦有不治其虚时。庸工治病，纯补其虚，不敢治其实。以为先固其气，元气实，邪自去。不知邪之中人，轻则传久而自尽，颇甚则传久而难已，更甚则暴死。补之，真气未胜，邪已交驰横骛[6]，而不可制矣。惟脉虚下脱，无邪无积之人，方可议补。其余有邪积之人，必

❹ 滞：原作“滞”，据乾隆本改。
❺ 行：人卫本原缺，底本、乾隆本均有。
❻ 骛：原作“鹜”，据乾隆本改。

以吐、汗、下三法，先攻其邪，邪去而元气自复也。又曰：汗、吐、下，以药石草木治病者也，犹君之刑罚。补者，以谷肉果菜养口体者也，犹君之德教。故曰：德教兴平之粱肉，刑罚治乱之药石。若人无病，粱肉而已，及其有病，当先诛伐，病之去也，粱肉补之。如世已治矣，刑措而不用，岂可以药石为补哉。又曰：胸以上[1]大满大实，病如胶粥，微丸微散，皆儿戏也，非吐，病安能出。又曰：风寒暑湿之气，入于皮肤之间而未深，欲亟去之，莫如发汗。又曰：人知下之为泻，而不知下[2]之为补，陈莝去而肠胃洁，癥[3]瘕尽而荣卫昌，不补之中有真补者存焉。又曰：人之食饮，酸咸甘[4]苦，百味皆聚于胃，壅而不行，荡其旧而新之，亦脾胃之所望也。其言可谓名通。按子和治病，不论何证，皆以吐、汗、下三法取效，此有至理存焉。盖万病非热则寒，寒者气不运而滞，热者气亦壅而不运，气不运则热郁痰生，血停食积，种种阻塞于中矣。人身气血，贵通而不贵塞，非三法何由通乎？又去邪即所以补正，邪去则正复，但以平淡之饮食调之，不数日而精神勃发矣。故妇人不孕者，此法行后即孕，阴阳和畅也。男子亦阳道骤兴子和云：病久否闭，忽得涌泄，血气冲和，心肾交媾，阳事必举，宜切戒房室，非其明验乎？丹溪倒仓法，实于此得悟。后人不明其理，而不敢用，但以温补为稳，杀人如麻，可叹也。

反治论

以热治寒，以寒治热，谓之正治，又谓之逆治逆其性也。以热治热，以寒治寒，谓之反治，又谓之从治从其性也。而有真反假反之分。假反[5]者，如热邪内陷，阳气不达于外，故身冷肢厥，战慄恶寒，以大承气汤下之而愈。不识者，见其外证似寒，用寒讶其相反。识者谓其内证真热，用寒实为正治，乃假反而非真反也。真反者，如风火暴盛，痰涎上涌，闭塞[6]咽喉，非辛热之品，不能开散，不得已，暂用星、半、乌、附、巴豆等热药，是则真反也。又有寒热并用者，因其人寒热之邪夹杂于内，不得不用寒热夹杂之剂。古人每多如此。昧者訾为杂乱，乃无识也。然亦有纯寒而于热剂中少加寒品，纯热而于寒剂中少加热药者，此则名为反佐。以纯热证虽宜用纯寒，然虑火因寒郁，则不得不于寒剂中少佐辛热之品，以行散之，庶免凝闭郁遏之患寒药热服，亦此意也。纯寒证虽宜用纯热，然虑热性上升，不肯下降，则不得不于热剂中少佐沉寒[7]之品，以引热药下行如加胆汁、童便入热药中，引入肝肾之类。又热药寒服，亦此意也，此反佐之义也。知此诸义，则上病取下如心火上炎，由肾水下虚，滋阴则火自降，下病取上如小便不摄，由肺气虚者，则益肺气，左病取右，右病取左如左半身痰凝不遂，由右半身火气逼注使然，则泻右之火气，而左自宽，欲升先降浊降而后清可得而升，如水停气不化津而渴，用五苓去水升清，则津生渴止是也，欲降先升如小便不通用吐法，欲行先止如气虚散漫，不能运行，须先收敛其气，凝聚不散，盛则自运，所谓塞因塞用也，欲止先行如食积，泻用承气去积则已，所谓通因通用也等法，皆触类贯通矣。

---

[1] 上：原作“土”，据乾隆本改。
[2] 下：原作“不”，据乾隆本改。
[3] 癥：原作“病”，据乾隆本改。
[4] 甘：原作“苦”，据乾隆本改。
[5] 反：原作“戌”，据乾隆本改。
[6] 塞：原作“寒”，据乾隆本改。
[7] 沉寒：原作“辛热”，据乾隆本改。

标本说

标本中气之说，出于《内经》。有谓天之六气为本，人之六经为标，经之相为表里者为中气。所谓少阳之上，火气治之，中见厥阴天在人上，故曰上。言少阳感天之火气而病，少阳与厥阴为表里，病每相连，故其中兼见厥阴证也。余仿此。阳明之上，燥气治之，中见太阴。太阳之上，寒气治之，中见少阴。厥阴之上，风气治之，中见少阳。少阴之上，热气治之，中见太阳。太阴之上，湿气治之，中见阳明是也。有谓人之脏腑为本，六经为标，脏腑之相为表里者为中气。如胃为本，足阳明经为标，脾为中气。脾为本，足太阴经为标，胃为中气是也。有谓病之先受者为本，病之后变者为标。如病本于伤食，因而症见吐泻是也。又此脏此经先病，后乃转属他脏他经是也。经谓病有生于本[1]者，有生于标者，有生于中气者。有在标而求之于标，在本而求之于本。有在本而求之于标，在标而求之于本。先病而后逆者因病而致气血之逆，先逆而后病者，先寒或热而后病者，先病而后寒或热者，先病而后泄者，先泄而后病者，皆治其本。惟先热而后生中满，先病而后生中满，及大小便不利者，皆治其标中满指胀极，肚腹欲裂者言。大小便不利，指点滴不通者言。并属危急之候[2]，故先治标。按中风，痰涎壅盛不通则死，急用三生饮、稀涎、通关等散去其痰。又吐衄，余血停瘀，不得不祛瘀导滞，亦急则治标之义也。又谓病发而有余邪盛也，本而标之邪盛则侮及他脏，而因本以传标，先治其本，后治其标。病发而不足正虚也，标而本之不足则他脏来侮，为标病传本，先治其标，后治其本。谨察间间，即《论语》病间曰之间甚，以意调之，间者并行标本兼治也，甚者独行。又谓少阳太阴从本，少阴太阳从本从标，阳明厥阴不从标本从乎中。从前解者，殊欠明白。愚谓少阳，经之属阳者也。少阳之上，火气治之，火亦阳也，故少阳从本，为以阳从阳。不言从中者，中为厥阴，木[3]从火化，彼反从我，故不言也。太阴，经之属阴者也，湿亦阴气也，故太阴从本，为以阴从阴。不言从中者，中为阳明，燥从湿化，亦彼反从我，故不言也。少阴，经之属阴者也，热气则为阳矣。太阳，经之属阳者也，寒气则属阴矣。标本异气，各能生病，故或从本，或从标也。亦俱不言从中者，少阴之中为太阳，言从本之阳，足以该之。太阳之中为少阴，言从本之阴，亦足以该之。至若阳明，亦经之阳者也，燥亦气之属阳者也，宁非以阳从阳。而不言从本者，以从本一义，已于少阳太阴发之，而有燥从湿化者，其理不可不明，故特举从中言也。厥阴，亦经之阴者也，风亦气之属阳者，宁非标本异气，而不言或从标或从本者，以从标一义，已于少阴太阳发之，而从本之风，则又从乎火化，故不从本而从乎中也。然风从火化，木[4]火同气，其理无疑。若燥湿相反，其从化理似难说。然观仲景治伤寒燥渴，反用五苓去湿，其理可推。盖脾土之湿，壅滞不行，则气化不布，津液不流，而胃与大肠均失其润，反成燥结，固有之矣。按从中之说，不过于常理之外，另立一义，以示木[5]能生火，湿郁成热之例。非谓厥阴病必有

---

❶ 本：原作“有”，据乾隆本改。
❷ 候：原作“侯”，据乾隆本改。
❸ 木：原作“本”，据乾隆本改。
❹ 木：原作“本”，据乾隆本改。
❺ 木：原作“本”，据乾隆本改。

阳无阴，阳明病必有湿而无燥也。若执泥便说不去。张子和标本歌云：少阳从本为相火，太阴从本湿土坐，厥阴从中风是家，阳明从中湿是我，太阳少阴标本从，阴阳二气相包裹，风从火断汗之宜，燥与湿兼下之可。其意盖谓燥证当以温润之药治之耳。观其治燥诸条，只用硝、黄，不用去湿之药，不泥经语可见矣。再按少阳太阴从本，此纯热无寒，纯寒无热，标本合一者之治例也。少阴太阳从本从标，此寒中有热，热中有寒，阴阳夹杂者之治例也。阳明厥阴不从标本，从乎中治，此阳证根阴，阴证根阳，表里互求者之治例也。如此看较活。

表里论

以周身言，则躯壳为表，脏腑为里。而以躯壳言，则皮肤为表，骨肉为里。以脏腑言，则腑为表，脏为里也。以经脉言，太阳阳明为表，三阴为里，少阳为半表半里。而于表中又分表里，则太阳乃表之表，阳明乃表之里。于里中又分表里，则太阴为里之表，少阴为里之中，厥阴为里之里也。故伤寒传经之次，首太阳，次❶阳明，次少阳，次太阴，次少阴，次厥阴。按太阳之腑为膀胱，阳明之腑为胃，二腑皆贮物，泻而不藏，外通出表，故其经脉属表。太❷阴之脏脾，少阴之脏肾，厥阴之脏肝❸，皆贮精，藏而不泻，不能外出，故其经脉属里。少阳之腑❹胆，所贮精汁，类于物，则似腑也，然亦藏而不泻，则又似脏，故其经脉属半表半里，此无可疑。独肾位肝下，最属深藏，其经脉应为里之里，乃反为里之中，此则不能无疑。岂经脉虽连系于脏腑，而其表里层次，自以其行于肌肤之浅深分，不照脏腑之部位为次序耶？且此只言足经耳，若手经之次第，亦有可得而言者耶？窃疑《内经·热病论》论伤寒传经之次，乃仿运气，厥阴为一阴，少阴为二阴，太阴为三❺阴，少阳为一阳，阳明为二阳，太阳为三阳之说以为言。然此乃言客气之次第，恐未可为病机之据也。且运气之说，亦谬而不足信矣。

❶ 次：此字原缺，据乾隆本补入。
❷ 太：原作“未”，据乾隆本改。
❸ 肝：此字原缺，据乾隆本补入。
❹ 腑：此字原缺，据乾隆本补入。

阴阳论

人身从脐中分，上部为阳，下部为阴，面为阳，背为阴，左为阳，右为阴，表为阳，里为阴，腑为阳，脏为阴，气为阳，血为阴，动为阳，静为阴，语为阳，默为阴，寤为阳，寐为阴，呼为阳，吸为阴，魂为阳，魄为阴。《内经》言背为阳，是对腹为阴说，非谓背为阳而面为阴也。盖腹处下，而背居上，故以上者为阳，下者为阴耳也。后人不明其说，以腹字当面字看，误矣。观《易》卦，阳盛于午，阴盛于子。背，北也，北属阴，阴静阳动，背不动，属阴明矣。又溺水死者，女尸必仰，女人阴气重也。男尸❻必仆，男人阳气重也。不更可验背之属阴，面之属阳哉？夫阳盛于午，阴盛于子，此面阳背阴之义也。由复至乾，左升为阳，由姤❼至坤，右降为阴，此左阳右阴之义也。阳主气，阴主血，阳大而阴小。乃丹溪谓：左半血多，右半气多，人右手足大于左手足。何也？曰：左右阴阳对待，本甚均平，无偏多偏少。然阳盛于午，至酉

❺ 三：原作“二”，据乾隆本改。
❻ 尸：此字原缺，据乾隆本补入。
❼ 姤：原作“垢”，据乾隆本改。

而犹热，阴盛于子，至卯而犹寒，岂非极盛之势，余气犹旺耶？然则左虽属阳，而阴反盛，右虽属阴，而阳反强，固可见矣。又何疑于左半身血多，右半身气多，右手足之大于左手足乎《医贯》谓：冬至一阳生，当渐向暖和，乃腊月大寒，冰雪反甚，盖阳伏于下，逼阴于上，故井水气蒸而坚冰至。夏至一阴生，当渐向清凉，乃三伏溽[1]暑，酷热反炽，盖阴盛于下，逼阳于上，故井水寒而雷电合。可以互证。予尝病眼热，必右目先而甚，左目后而微，知左属血，火不易伤也所谓干柴者先灼，湿者后燃也。又病脚肿，必左先而甚，右后而微，知右属气，湿尚易运也。又尝掩右目，用左目视月，则不如右目之明，以右目火盛，能远烛也。掩左目，用右目观书，则不如左目之朗，以左目水盛，能近鉴也。然此犹各有所长也。若较其强弱，则右必强于左。尝吹筒弋[2]鸟，筒鸟相对若引绳，以为必中也，而不中，知二目之力有强弱不同也。因闭右目，独用左目视筒鸟如引绳，乃开右目并用，则大异矣，是左目为右目所夺也。又闭左目，独用右目，视筒鸟如引绳，乃开左目并视，其为如引绳者，亦无异也，是右目不为左目所夺也。岂非右目强而左目弱哉？故经言右耳目不如左耳目明者，吾不信也。腑为阳，脏为阴。细分之，则心肺处上[3]部为阳，肝肾居下部为阴。又心与肺较，则肺属金为阴，心属火为阳。肝与肾较，肾属水为阴，肝属木为阳。又肺与肝较，则肺主降为阴，肝主升为阳。又肾有水有火，肾火为阳，肾水为阴。纷纭蕃变，无有定名。医书动言阴阳，而不切指其为何项，甚属朦混，当细分之如言阴虚，则未知其言血虚耶？肺虚耶？肾水虚耶？肾火虚耶？何不切指之曰血虚，曰肺虚，曰肾水虚，曰肾火虚，之为明白也。本集一一分晰之。

夏月伏阴辨

丹溪谓夏月炎暑盛行，人身内外皆热，其说甚的。乃张景岳谓，夏月伏阴，人身外热内寒，冬至伏阳，人身外寒内热。以夏至阴生，地上热而井水寒，冬至阳生，地上寒而井水温为证。其说似是而非。乃知有天时而不知有地理者也。人身之气，与天地通，固从天时而变，亦随地势而移。既有东西南北之殊，岂无上下高深之别。人之身固在地上也，非在地中也。设夏时而身处井中，则不特内寒，即外亦寒矣。尚得如其说谓外热内寒耶？然则置身地上，不特外热，即内亦热，自可反观而见矣。试观浮瓜沉李，咽[4]水饮冰，未尝畏冷，其情可见。冬月能如是乎？或曰：夏月汗多，汗多则亡阳，阳亡则阴生于内，谓之伏阴，非欤？曰：夏月汗多，是人皆然，岂皆亡阳乎？不过虚其津液耳。津液虚即阴虚，阴虚则阳愈炽，观小便之短而赤可知。不滋金水，而补火土，吾见其惑也。曰：古人于暑证，多用热剂，非欤？曰：此因证转虚寒乃然，不可一概混施也。问：夏月阳气外泄，冬月阳气内藏，非欤？曰：阳外泄则汗出而内涸，故清润之品为宜；气内敛则化水而阴滋，故温热之剂可任。观夏月渴而小便短赤，冬月不渴而小便清长，则阳外泄者之内非冷，阳内藏者之中非热，不辨自明矣。

气

气无形而血有质，气为阳，主护卫于外，故名之曰卫；血为阴，主营运于中，

---

❶ 溽（rù）：湿润，闷热。
❷ 弋（yì）：用带绳子的箭射鸟。
❸ 上：原作“土”，据乾隆本改。
❹ 咽：原作“燕”，据乾隆本改。

故名之曰营。血阴有质，故其行也必次第循经，而入于脉道之中，充于内而后达于外。气阳无形，故其行也慓疾，不循经而出于脉道之外，实于表而后返于里观《内经》谓饮酒者，气先行皮肤，先充在外之络脉，而后满于在内之经脉。可见矣。此二者之行，所以有不同也经谓营气之行，寅时起，由肺经而大肠、胃、脾、心、小肠、膀胱、肾、心包、三焦、胆、肝诸经，复返于肺，如是者每日五十周。卫气之行，每日早至暮，行阳分二十五周，每周由太阳而少阳、阳明、足少阴，复返于太阳。暮至晓，行阴分二十五周，每周由肾而心、肺、肝、脾，复返于肾。二者之行不同如此。按经言营气，是言血中之气，非单言血，盖血中之气，既负血而行，则亦不及卫气之剽疾也。经言卫气，昼行阳二十五度度，即遍也，夜行阴二十五度，大概如此。盖昼则阳动而气行于表者多，夜则阴静而气敛于内者多，非昼全不行于内，夜全不行于外也。至谓一昼夜必行五十周，则凿矣。

气一耳，以其行于脉外，则曰卫气，行于脉中，则曰营气，聚于胸中，则曰宗气[1]。名虽有三，气本无二。气与血并根柢于先天，而长养于后天。经谓营气出于中焦。又谓心生血。不过以胃受谷气，蒸化成血，血色之赤，禀于心火为言耳。要之血即天一之水观血味咸可知，气为坎中之阳，同根于肾，无歧出也。气根于肾，亦归于肾，故曰肾纳气，其息深深气不归元，则喘咳不得卧。肺司呼吸，气之出入，于是乎主之。且气上升，至肺而极，升极则降，由肺而降，故曰肺为气主[2]。肾主纳气，故丹田为下气海；肺为气主，故胸中为上气海。肾水为坎中之阳所蒸则成气，上腾至肺，所谓精化为气，地气上为云也。气归于肺，复化为水，肺布水精，下输膀胱，五经并行水之精者行于经脉。所谓水出高源，天气下为雨也。阴阳互根，于此可悟矣。肾以闭藏为职，虽子半阳生，而气发渊泉，机犹未畅，故气之升发，不属肾而属肝也。藏属肾，泄属肝升则泄矣，此肝肾之分也。肝主升，肺主降，此肺肝之分也。心主动志一则动气也，肾主静，此心肾之分也。而静藏不致于枯寂，动泄不致于耗散，升而不致于浮越，降而不致于沉陷，则属之脾，中和之德之所主也。然则升降动静，苟失其中，虽为肝、肺、心、肾之不职，亦即脾之不职。而但知气之不升，或有升无降，为肝木克脾土者，陋也。知各脏之病，皆关乎脾，则知脾气调和，即各脏俱调和矣。故补脾不如补肾，不过举要之词，固不若补肾不如补脾之论，为得其全也。老人、小儿尤以脾胃为主。经言阳之气，以天地之疾风名之。又曰风气通于肝，故气病往往称风，如肝风、肠风、胃风之类饮食在胃，则胃实肠虚，气下于肠，饮食在肠，则肠实胃虚，气上于胃，往来鼓动有声，所谓肠风、胃风即此，皆气之往来鼓动若风耳，非必外来之风也。以上明气之理，至其病证脉[3]治[4]，详下。

气之病证

《内经》列九气为病。一曰怒则气上，甚则呕血暴怒伤阴，血随气逆飧泄完谷而出也。怒气上冲则呕血，下郁则飧泄，气郁不运，则水谷不分也或血菀于上不呕则郁积于上焦，形气绝卒然倒毙，名薄厥薄，迫也。谓血气厥逆，迫于上焦，或胸满胁痛，食则气逆而不下。

---

❶ 气：原作“杲”，据乾隆本改。
❷ 主：原作“生”，据乾隆本改。
❸ 脉：原作“林”，据乾隆本改。
❹ 治：原作“洺”，据乾隆本改。

一曰喜则气缓。志气通畅和缓，本无病。然过于喜，则心神散荡而不藏，为笑不休，为气不收，甚则为狂，有喜极气暴脱而死者，必其人素虚，气浮无根也所谓暴喜伤阳。

一曰悲则气消。心志摧抑沮丧，则气亦因之消索。以怒则气盛而张，反观之，可见悲则气衰而敛矣。为目昏悲泣多则目昏，为筋挛，为阴缩皆有降无升，肝木受克所致也，为酸鼻辛頞[1]、为少气不能报息报，接续意，为下血气不能摄血也，为泣则臂麻。

一曰恐则气下。精却肾精方欲化气而上，因恐则却而退下也。王太仆谓：恐则伤精，却而上，不下流，下焦阴气亦回环而不散，故聚而胀。未妥气还，下焦胀，为阴痿骨酸，精时自下。

一曰惊则气乱。心无所倚，神无所归，虑无所定，为痴痫惊则神不守舍，痰涎入心所致，为不省人事，为僵仆。

一曰思则气结。心有所存，神有所归，正气留而不行，为不眠，为中痞，三焦闭塞，为不嗜食，为昏瞀，为得后即大便与气嗳气，或屁。气郁下陷之屁，不若伤食之屁臭甚，则快然而衰结气得通而滞减也。

一曰寒则气收。腠理闭，气不行，上下所出水液，澄澈清冷。

一曰热则气泄。腠理开，汗大泄，喘呕吐酸，暴迫下注，所谓壮火食气，又云热伤气也气乘风则飘，遇火则散，火主发泄，一夜热作而身顿怯，可见。

一曰劳则气耗。喘息汗出，内外皆越，精神竭绝经曰：静则神藏，躁则消亡，为促乏，为嗽血，为腰痛骨痿，为高骨坏，为煎厥五心烦热，如煎熬而厥逆也。男为少精，女为不月。

按：七情皆生于心，以悲则气下，故属之肺；怒则气上，故属之肝；恐则怯而欲藏匿，故属于肾；思则无所不通，故属[2]之脾耳，此义宜知惊属心肝气动，故风火交煽，则病发惊骇。

清气在下，则生飧泄，浊气在上，则生䐜胀。经谓清浊相干为乱气水谷之清气注五脏，浊气注六腑，又清气上升，浊气下行，反之则乱也，予谓邪正相干亦然此如卦画之交错，阴阳揉杂。于此想见霍乱情状。

气滞[3]必痛。经云诸痛皆因于气。又云气伤痛，形伤肿。先痛后肿者，气伤形也；先肿后痛者，形伤气也。

丹溪谓气有余便是火。自觉冷气自下而上者，非真冷也，火极似水耳，不治其火，则气不降火极似水，犹云热证似寒，气为火所冲突，飘忽若风，故冷也。气本清，滞而痰凝血瘀，则浊矣。不治其痰血，则气不行。

脉

长则气治，短则气病，数则气热，迟则气寒，大则阴伤，弦则气郁，上盛则气高，下盛则气胀，涩则气滞，衰则气少，凡气不舒者脉必沉。

治法

结者散之，郁者达之，闭者开之气闭者无小便，或两手脉伏不见，陷者举之，高者抑之，浮越者镇坠之，脱者固之，散者收之，虚者补之痞满似难补，然由脾虚不行，正宜补脾以复其健运之职，则浊气行而痞满自除。所谓塞因塞用也，热者清之，寒者温之。

其病在七情，非药可愈者，以五志

---

[1] 頞：鼻梁，如“举疾首蹙～而相告”。

[2] 属：原作“腐”，据乾隆本改。

[3] 滞：原作“带”，据乾隆本改。

相胜。故悲可以治怒，以怆恻[1]苦楚之言感之。喜可以治悲，以谑浪亵狎之言娱之。恐可以治喜，以迫遽死亡之言怖之。怒可以治思，以污辱欺罔之言触之。思可以治恐，以虑彼忘此之言夺之。又习可以治惊使之习见则不惊。逸可以治劳也。

大约青皮疏肝，枳壳利膈，香附散郁，木香舒脾，厚朴散满，沉香降逆，前胡下痰，柴胡升清，乌药、川芎、紫苏能散邪气从汗而解。槟榔、大腹皮能使浊气下行，而去后重。莱菔子、苏子、杏仁下气润燥，肺气滞于大肠者宜之。豆蔻、沉香、丁香、檀香辛热能散滞气，暴郁者宜之，郁久成火者忌用，须以姜炒山栀子佐之。

以上皆治有余气病。若兼痰火、兼积滞、兼血，各随症加减。调气用木香，然性温上升，若阴火上冲胸[2]喉，似气滞而实非气者，用之反以助火，当用黄柏、知母，少佐枳壳。气虚气滞，六君子汤加益智、苏梗。血虚气滞，四物汤见血加香附、陈皮。肾阴虚气滞，六味地黄汤见虚损加沉香、石斛、砂仁。肾阳虚气滞，四逆汤见厥加肉桂、补骨脂。肥人气滞必夹痰，二陈汤见痰加香附、枳壳，燥以开之，甚者加苍术、白芥子。瘦人气滞必夹火，宜苏子、山栀、归、芍，降以润之。妇人性执，易于动气，痞满胀痛，上凑[3]心胸，或攻筑胁肋，腹中结块，月水不调，或眩晕呕吐，往来寒热，正气天香散、四七汤酌用之。如气不升降，痰涎壅盛者，苏子降气汤。气不归元，以补骨脂为主，取其壮肾，收浊气归就膀胱，使化而出也。或白术亦可，以其能和胃，胃和则气自归元，此为脾肾两虚者立法也。若肺肾两虚，气不归元，喘促不卧者，宜五味、胡桃、人参之类。气郁久则中气伤，不宜克伐，宜归脾见血、逍遥见郁二方，佐抚芎、香附、枳壳以舒郁。胎产同法。木香流气饮，通治一切气病，利三焦，通营卫，达内外，肿胀、喘嗽、痛疼皆效。分心气饮，治七情气滞。苏子降气汤，治气上逆。补中益气汤，治气虚下陷。越鞠汤见郁治气郁中焦。

血

精、髓、血、乳、汗、液外出为汗，内蕴为液、津出于口者、涕蓄于脑，出于鼻、泪、溺，皆水也，并属于肾。而血色独红者，血为心火之化，数者色皆白，乃肺气之化也。肾为阴，肺为阳，阳交乎阴而液以化。肾属水，心属火，水交于火而血以成，以其为心火所成。故经谓心生血，又云血属于心，又云心主身之血脉也。赤者，心火之色。心火不足，则血色淡。心气虚寒，则血凝而紫黑，紫黑为肾色自见，无火也。亦有火盛血瘀而色紫黑者，总可见血之关于心张介石曰：凡身有血处，触之必痛，痛属心知，而赤为火色，故曰心生血。又曰：人身麻木处，则无血色，血所不至，是心所不治，故不知痛痒。又曰：赵氏云血随相火行，故色红，非也。相火居坎水中，弗能自露，阳为阴掩，其色黑。至于心火，而阳老矣，阴为阳闭，故内暗外明，其色赤。血如随相火行，则必黑而不红。汗、液、津、泪、溺皆清澈，阳所生也。精、髓、血、乳、涕皆稠浊，阴所成也。阳性速，其生易，故气至而即生如悲哀气动，则泪若涌泉，内热蒸腾，则汗出如雨，可见。阴性迟，其成难，故蓄积而后富。细分之，则精、髓、涕为一类，血与乳为一类。而乳之成，

[1] 怆恻：悲伤之意。
[2] 胸：原作“胭”，据乾隆本改。
[3] 凑：底本及乾隆本均作“腠”，据文义改。

较血为易，故曰血者难成而易亏。髓藏而不泄，涕即脑髓，其泄也，以病脑热。惟精藏而能泄，其泄也，以阴阳之和畅，故能成生育之功。血亦藏而不泄，较精之藏而能泄殊矣。故精动而血静，精阳而血阴妇人之月事，乃溢而倾，非施泄之谓也，精少血多，贵贱之别也。精生血死，老少之分也精色白，肺气所化，清阳也。清阳为少火，火少则生。血色赤，心火所成，浊阳也。浊阳为壮火，火壮则老。水凝为冰，见晛[1]则消，血凝成块，虽煮不化，水随气行，能越于外，血随气行，但运于中，清浊阴阳，气质之分，可睹矣。旧谓血总统于心，此即心生血之义矣。而曰化生于脾，藏受于肝，宣布于肺，施泄于肾，何也？曰：经言水谷入胃，中焦受气取汁，变化而赤为血。盖言胃中水谷之清气，借脾运化成血，故曰化生于脾。然儿在胎中，未尝饮食，先已有血，可见血为先天之水，不过借后天为长养，非全靠后天也又云脾统血者，则血随脾气流行之义也。又经言人卧则血归于肝。盖言人寤属阳，寐属阴，阳主外而亲上，阴主内而亲[2]下。寤则血随阳动，外运而亲上，卧则血随阴[3]静，内藏而亲下。五脏皆在内，而肝肾居下，为血之所归藏，言肝而肾可该。何则？肝动肾静，动者尚藏，则静者可知，故曰藏受于肝也一说，血不藏，皆肝之疏泄使然，故以藏受责之，亦通。其谓宣布于肺，则血随气行之义耳。其谓施泄于肾，则混精为血，观古人动称父精母血可见，要知是精非血，不当混合为一也。经脉[4]之血流行，脏腑之血守位。以上明血之理，其病证脉治详下。

血随气行，气寒而行迟，则血涩滞。气热而行快[5]，则血沸腾盖血属阴，非阳不运，故遇寒而凝。气属火，非少则壮，故遇热而灼。涩滞皮肤则为痛痹，凝结经络则为痃癖，瘀积肠胃则为败腐，虚寒不摄则为脱崩，沸腾上焦则为吐衄，流注下焦则为便血，壅塞经脉则为痈毒，浮见皮肤则为斑[6]疹。而且湿盛而蒸为疠风，血干而化为痨蛊。致病非一，要不出寒热二端。大抵瘀尚易治，干则难医，无潮热者轻，有潮热者重。

吐血即呕血。旧分无声曰吐，有声曰呕，不必

吐由口出，古人谓是胃腑之血。张景岳则谓，出于口者，有咽与喉之异。喉为肺之上窍，而兼总五脏之清道，故诸脏之血，皆得从清道以出于喉，不独肺也。咽为胃之上窍，而兼总六腑之浊道，故诸腑之血，亦皆得由浊道以出于咽，不独胃也。五脏之气皆禀于胃，则五脏之病亦皆及于胃。如怒则气逆而呕血，肝病也。欲火上炎而呕血，肾病也。而其血皆由胃脘以出，则是出于喉者只五脏之血，而出于咽者，不只六腑之血矣。

按景岳之说甚是，然何以别之？大抵由肝肾而出者，往往倾盆而来，如潮之涌，此雷龙之火暴发乘胃所致。肝、肾、胃血俱出，彼时喘息不定，面如醉酒，心神烦乱，少刻火退神清，面白气平，血乃渐止。若胃火自病，其势不甚暴烈，所出必不若是之多也。凡血色初吐鲜红而散，少停一二时再吐，则略紫[7]而凝，久而又吐，则黑而结块。若吐血

[1] 晛：原作“睍”，据乾隆本改，日光之意。
[2] 亲：原作“观”，据乾隆本改。
[3] 阴：原作“阳”，据乾隆本改。
[4] 脉：原作“府”，据乾隆本改。
[5] 快：底本及乾隆本皆作“驶”，参前后文意，当是“駃”字之误。
[6] 斑：原作“症”，据乾隆本改。
[7] 紫：原作“累”，据乾隆本改。

不停，则初出者为上焦近血，色鲜红。后出者为中下焦远血，其色深红。吐后未尽余血，色淡或糖色，或粉红色。

咳嗽血

火刑金而肺叶干皱则痒，痒则咳，此不必有痰，故名干咳。咳多则肺络伤，而血出矣。嗽则兼有痰，痰中带有血线，亦肺络之血也。其症有轻重，但热壅于肺者轻，清火自愈。久嗽肺损者重，保肺为主，阿胶为君，白及、苡仁、生地、甘草、枳梗[1]、橘红、贝母为丸，噙化。又须看痰色如玛瑙成块者，出胃口，易治。若一丝一点，从肺脏中来，肺少血，为火所逼，虽少亦出，渐至肺枯成痨，难治。咳出白血必死血色浅红，似肉似肺者是。脉弦气喘，声嘶咽痛，不治。

咯唾血

咯与嗽为一类，皆因有痰而欲出之，或费力，或不费力，总以出痰为主，非欲出其血也。因值其失血，故血随痰出耳。唾与吐为一类，此则因血而然。缘血为火所涌，上[2]升出至咽喉，多则吐，少则唾，并不费力，皆系纯血，无痰涎夹杂。吐唾既为一类，吐不定属胃，唾独必属肾乎？古谓唾血属肾者，因经论五液，谓肾主唾水泛于上也故耳，不可泥。咯既与嗽为一类，旧分嗽属肺，咯属肾，亦非。肾脉上入肺中，病则俱病，肾亦有嗽，肺亦有咯也。然则何以别之？曰：血证由于火，惊则火起于心，怒则火起于肝，悲伤火起于肺，思虑火起于脾，房劳火起于肾，审察病因自见，言不能尽也。张景岳谓：失血证，凡见喘满咳嗽，及胸膈左右皆隐隐胀痛者，此病在肺也。若胸膈、膻中间觉有牵痛，如缕如丝，或懊侬嘈杂，不可名状者，此病在心包络也。若胸腹膨胀[3]，不知饥[4]饱，食饮无味，多涎沫者，此病在脾也。若两[5]胁肋牵痛，或多怒郁，往来寒热者，此病在肝也。若气短似喘，声哑不出，骨蒸盗汗，咽干喉痛，动气上冲者，此病在肾也。若大呕大吐，烦渴头痛，大热不卧者，此病在胃也。若有兼证，则病不只在一脏。肺病宜清降，不宜升浮。心主病宜养营，不宜耗散。脾病宜温中，不宜酸寒。肝病或宜疏利，或宜甘缓，不宜秘滞。肾病宜壮水，宜滋阴，不宜香燥克伐。胃病或宜大泻，或宜大补，当察虚实。

鼻衄

衄行清道，经藏之血也，多由督脉而上出。经藏之气通于鼻，故其血之溢者，亦出于鼻。张景岳曰凡鼻衄，必自山根以上，睛明之次而来。而睛明一穴，乃小肠、膀胱、胃、阴跷、阳跷五经之会，皆能为衄。又冲脉为十二经之血海，其上俞出膀胱经之大杼，下俞出胃经之气街，膀胱、胃二经血至，则冲脉之血亦至，而十二经之血无不至矣。所以血衄之微者，不过一经之近，甚者通身之血尽出。旧谓衄出于肺，岂其然哉？《准绳》云鼻通于脑，血上溢于脑，所以从鼻而出，宜茅花汤调止衄散。嵩厓云：不甚者，以水纸搭鼻衡，或以凉水拊项后即止。甚者犀角地黄汤，对症之药。又黄芩、白及各二两，水丸，治久衄，神效犀角下入肾，由肾脉上通鼻脑故也。胃衄者亦可用，以胃脉亦上入鼻也。故火郁阳明致衄者，无犀角以升麻代之，以升麻阳明药也。

---

[1] 枳梗：原作“枳槐”，据乾隆本改，参文义似作桔梗。
[2] 上：原作“土”，据千顷堂本改。
[3] 胀：原作“膨”，据千顷堂本改。
[4] 饥：原作“肌”，据千顷堂本改。
[5] 两：原作“若”，据千顷堂本改。

齿衄

此胃、大肠、肾三经之病。盖大肠脉入下齿中，胃脉入上齿中，而肾主骨，齿为骨之余也。胃火盛则血出如涌，而齿不动摇，或见口臭，牙龈腐烂肿痛，此浓酒厚味所致，宜清胃火，便结可下之。若口不臭，牙不痛，但齿动不坚，或微痛不甚，而牙缝时多出血者，此肾阴虚，火动而然，宜滋肾水，六味丸见虚损主之。若肾火虚而上浮者，八味丸见虚损主之。《医旨绪余》述所治三人齿衄，出血甚多，皆以三制大黄末二钱，枳壳汤少加童便调下，去黑粪而愈。缘阳明热盛，冲任二脉皆附阳明，故血如潮涌。若肾虚，血必点滴而出，齿亦悠悠而疼，必不如此暴且甚也。

舌衄

舌上无故忽出血线，此心、脾、肾诸经之火所致三经脉皆及舌，槐花炒，研末糁之或蒲黄炒为末。《准绳》云：文蛤散治热壅舌出血如泉，五倍子、白胶香、牡蛎粉等份为末，每月少许糁患处。又云：肝壅则舌血上涌，服清肝之药按肝脉络于舌本。

耳衄

耳中出血也。小肠、三焦、胆各脉俱入耳中。又耳属肾，诸经皆足为病。龙骨末吹入即止。若左关脉弦洪，柴胡清肝散。尺脉或躁或弱，六味地黄丸见虚损。

肌[1]衄

血自毛孔中出，曰血汗，又名脉益。心主血脉，极虚有火则见。脉益汤：人[2]参、黄芪、当归、茯神、麦冬、石莲、朱砂、姜汁、生地益疑溢。

九窍出血

耳、目、口、鼻一齐出血，药不及煎，死在须臾。先将水当面喷几口，急分开头发，用粗纸数层蘸醋令透，搭在囟门，血即止。次用当归一两煎好，磨沉、降香各五钱，加童便服。或瞿麦饮：瞿麦、生姜、栀子、灯心、炙草、枣。再用发灰二钱，茅根、车前草煎汤下之，血自归经。然后以四物加人参五味丸服，可收万全之功。九窍出血，兼身热不能卧者死。惟妇人产后瘀血妄行，九窍出血，有用逐瘀之药而生者。若无故卒然暴厥，九窍出血者死。久病之人，忽然上下出血，亦死。

瘙痒出血

瘙痒血出不止，粪桶箍烧灰敷之。吕元膺治一僧，搔腘中疥，出血如涌泉，竟日不止，营气暴衰，止余尺脉如丝，与四神汤加荆芥穗、防风，晨夜并进，明日脉渐出，服十全大补见虚损而愈。

便血

分肠风、脏毒二证三因诸邪，皆致便血，二者特其大端耳。肠风者，或风邪外感，或肝风内[3]生，风热相合，侵犯经络，血脉被阻，漏出经络之外，渗入肠胃之中，从大便出，随感随见，血清色鲜者是。槐花汤加羌、防、秦艽即非外风，亦可升阳燥湿。按内风即气也，气不顺亦可用羌、防辈升发之，但不温覆取汗耳。故古方不分内外风，统用之也。脏毒者，湿与热合，蕴积日久，伤损阴络，血渗肠胃，积久乃下，其色黯浊者是。槐花汤加炒苦楝、炒苍术。下血腹中痛，血色鲜红，为热毒，芍药黄连汤主之。不痛，血色不鲜，或紫黑如豆汁，为湿毒，黄连汤主之。先血而后粪，近血也，出于

---

❶ 肌：原作“饥”，据千顷堂本改。
❷ 人：原作“入”，据千顷堂本改。
❸ 内：原作“肉”，据千顷堂本改。

大肠，槐花、条芩、乌药。先粪而后血，远血也，出胃与小肠，石膏、山栀、乌药。又结阴便血《内经》：结阴者，便血一升，再结二升，三结三升，所下纯是血，经不言何邪所结。景岳谓风寒之邪，留结血分所致，宜灸[1]中脘、气海、三里，以散风邪，服平胃地榆汤以温散之。亦举隅之论也。下血太甚，人参、升麻、牡蛎、粟壳。瘀血不可止，待色鲜红，略加涩药，椿皮、乌梅最妙。用寒凉药，须酒煮或炒，恐血凝。便血日久，服凉药不应，宜升补，升阳除湿和血汤。有热略加黄连，以吴萸泡水炒[2]用，虚加人参。此病多食干柿或生柿，最效。肠风、脏毒、结阴，并血出肠中，与五痔之血出于漏孔者不同，亦与赤痢有异。

溲血

痛者为血淋，见淋证门。不痛者为溺血。不论何脏之血，但损伤妄行，皆得渗入膀胱，与尿同出。盖不上行则下趋，可以渗入肠胃，亦可以渗入尿胞。此《准绳》谓：溲血、淋血、便血，三者虽前后阴不同，而受病则一。其散血、止血等药，无越数十品之间，惟向导少异，其说固甚允也。若不与尿同出，乃从精窍出也。盖清道之血，上可从鼻出，下亦可从精窍出，多因色欲而成，牛膝四物汤。服诸药不效者，所溺之血成块[3]、不得出而痛甚者，珀珠散甚效。

蓄血

蓄血，症多嗽水不咽言即烦热欲饮水，但嗽不咽也，以热止在经，不在府之故。热在经则经血动，不衄则蓄，小便利此膀胱外蓄血，以血只在小腹，未入膀胱也，大便黑此肠胃蓄血。跌打闪撞，奔走努力，恼怒，皆能致之，伤寒等热证尤多。蓄于上，令人善忘血蓄则气不通，心窍闭故善忘，时时鼻血，犀角、生地、赤芍、丹皮。蓄于中，则心下手不可近，桃仁、桂枝、芒硝、甘草、大黄、丹皮、枳壳。蓄于下，则脐腹肿痛，或如狂谵语，发黄详《伤寒·太阳篇》，生地四钱，犀[4]角一钱，大黄三钱，桃仁一钱，水酒煎，入生漆一钱再煎，服半日血不下，再一服，下即止，名生漆汤。一切瘀血，大黄四钱，芒硝一钱，桃仁泥六个，归尾、生地、山甲各一钱，桂五分，为丸，名代抵当丸。在上血，丸如芥子大，去枕仰卧，以津咽，令停留喉下。中、下血，丸如桐子大，百沸水下。若血积久，此药不能下，去归、地，加莪术醋炒一钱，肉桂七分。又破血方女[5]子通经亦用之，大黄醋煮，桃仁、益元散各一两，干漆炒，烟尽为度、生牛膝各五钱，醋糊丸，每服七十丸。大[6]凡跌仆损折，蓄血肿痛发热，先服折锐汤，大黄、桃仁、红花、当归、寄奴、川芎、赤芍，大下数次；再服行血破瘀汤，三七、当归、玄胡、乳香、没药、血竭、苏木、灵脂、赤芍、红花；然后服百和汤收功，首乌、地黄、当归、骨碎补、白及、鹿胶、续断、甘草、薄荷。凡血妄行瘀蓄，必用桃仁、大黄行血破瘀之剂。盖瘀败之血，势无复反于经之理，不去则留蓄为患，故不问人之虚实强弱，必去无疑。虚弱者加入补药可也。好酒者多阳明畜血，但牙齿蚀，数年不愈者是，桃仁承气汤料为丸服，屡效。

脉法

涩为血少，滑为血充。失血，脉应

---

[1] 灸：原作“炎”，据千顷堂本改。
[2] 炒：原作“妙”，参文意当为“炒”字之误。
[3] 块：原作“瑰”，据千顷堂本改。
[4] 犀：原作“屖”，据千顷堂本改。
[5] 女：原缺，据上下文意补。
[6] 大：原作“凡”，据千顷堂本改。

微细，而反见浮大无力，即为虚芤。盖阴既亏，阳无所依，浮散于外，故见此象。凡失血证，脉虚小沉弱，安静身凉者生；实大急数，躁动身热，喘咳气逆，不得卧者死。瘀血胁痛，肝脉弦紧，此为常，勿以必死论。

治法

吐血治法。凡血逆上行，宜降气，降气火自降。若徒以寒凉降火，往往伤脾作泻。脾寒不能行血，血愈不归经，宜行血，血行归经自止归经非已离经之血，复能返于经也，但未离经者得不脱，即为归耳。若徒事止血，必有瘀蓄之患。宜补肝，不宜伐肝。肝火动，由肝血之虚，滋阴则火自降。用寒凉伐肝，火被郁，则怒发而愈烈矣。凡吐血属火者，饮童便立止。或捣侧柏叶汁，以童便二分，酒一分，和而温饮之，大能止血。或白汤化阿胶二钱，发灰二钱，入童便、生藕汁、生地黄汁、刺蓟汁各一杯，仍浓磨好墨汁，顿温服。或急用加味四生饮，生荷叶、生艾叶、生柏叶、生地黄各等份，入降香，童便煎服。元气虚弱，即将童便浸前药，水丸，独参汤送下。或苏子降气汤，加人参、阿胶各一钱，下养正丹并见气。气降则血自下矣。凡上膈壅滞吐血，脉有力，精神不倦，觉胸中满痛，或血是紫黑块者，用生地黄、赤芍、当归、丹皮、荆芥、阿胶、滑石、大黄醋制、元明粉、桃仁泥之属，从大便夺之，此釜底抽薪法也盖血从下出为顺，上出为逆，用大黄等引血下行，转逆为顺也。观仲景谓蓄血证，下血则愈。又谓：无病忽恶利血，为病进；若血上行后，忽恶利血，为邪欲愈，可见矣。血下行后，用苡仁、百合、麦冬、地骨皮鲜者更佳，嗽渴加枇杷叶、五味子、桑白皮，有痰加贝母皆气薄味淡，肺经之本药也。因其衰而减之，于虚劳证尤宜。吐血在暑天，病人口渴、面垢、头晕、干呕，煎茅花、灯心、麦门冬汤，仍入藕节汁、侧柏汁、茅根汁、生姜汁少许，生蜜亦少许，调五苓散见伤湿。血止，用生地黄、当归、牡丹皮、赤芍药、百草霜末煎服一二贴，却用黄芪六一汤调理。暑气通心，火毒刑肺，虽致吐衄，然大热伤气，其人必脉虚气怯，体倦息微，此惟生脉散见中暑、人参汤之属为宜，不得滥用寒凉。若气不甚虚者，宜《局方》犀角地黄汤，或枇杷叶散见中暑。凡肝火盛者，必有烦热脉症，宜芍药、生地、丹皮、栀子、泽泻、芩、连之属，降其火而血自消。若肝气逆者，必有胸胁痛满等症，芍药、生地、青皮、枳壳、贝母、泽泻之属，行其气而血自清。怒气伤肝者，唇青面青脉弦，当用柴胡清肝散，或鸡苏丸，煎四物汤吞下，并用十四友丸见惊，灯心、麦门冬汤吞下，盖其中有理肝之药。其有病虽因怒，察其无胀无火，是逆气已散，肝火已平，无得再散再清。若脉虚神困，病伤及脾，治当专理中气，宜景岳五阴煎，五福饮之类主之。勿谓始因怒气，而专意伐肝也。凡忧思损伤心脾，以致吐血，症见气短形悴，或胸怀郁然，食饮无味，或饥不欲食，或魂魄惊困而卧不安，是皆中气亏损，不能摄血所致，速宜救本，不宜治标，宜归脾汤。饮酒伤胃吐血，宜葛花解酲汤见伤饮食，加黄连、丹皮，或汤中加金钩子、干葛、茅花。过啖炙煿辛热，上焦壅满痛，血出紫黑成块，桃仁承气汤导之。酒色过度，饥饱吐血，效方：枇杷叶、款冬花、北紫菀、杏仁、鹿茸、桑白皮、木通、大黄为末，蜜丸噙化。又有饱食，胃冷不化，强吐之，使所食物与气冲裂胃口，吐鲜血，宜理中汤见中寒，加川芎、扁豆，或川芎、干葛。劳心吐血，用莲子心五十粒，糯米五十粒，研末，温酒调服，及天门冬汤。劳力太过，吐血不止，苏子降气汤[1]见气加人参、阿胶，用猪肝煮熟，蘸白及末食之。打仆损伤吐血，先以藕节汁、侧柏汁、茅根汁、韭汁、童便磨墨汁，化阿胶止之。却以芎、归、白芍、百合、荆芥穗、阿胶、丹皮、紫金藤、大黄、滑石、红花煎汤，调番降香末、白及末与服。或先用苏合香丸见诸中，却以黑神散和小乌沉汤，童便调服。凡努力及跌打等伤吐血，宜芎归饮，引血归经，有瘀则加大黄、桃仁、红花，或郁金、黄酒以行之。凡吐衄失血如涌，多致血脱，气亦脱，危在顷刻者，此际有形之血不能即生，无形之气所当急固，急用人参一二两为细末，加飞罗面一钱许，或温水，或井花冷水，随其所好，调如稀糊，徐徐服之。或浓煎独参汤徐服亦可。此正血脱益气，阳生阴长之理也。

凡郁证吐血六淫七情，皆能郁气成热，郁于经则衄，郁于脏则吐，脉多枯涩，症恶风寒，误以为虚，温补之，殆矣。观其面色多滞，喜作呕哕，口苦酸，即当散郁，加味逍遥散见郁主之，后用六味见虚损滋阴。杨仁斋曰：血遇热则流，故止血多用凉药。然有虚寒致血错行者，当温中，使血归经，理中汤见中寒加木香，或甘草干姜汤，甚效。《医贯》云：血得寒而凝，不归经络而妄行者，其血必黑黯，面色必夭白，脉必微迟，身必清凉。古人谓：凡失血证，多以胃药收功。肾寒火虚，逼阳上升，载血而出，脉沉足冷，舌必无胎，即有亦白薄而滑，虽渴不能饮冷，强饮亦不能多，少顷即吐出，面虽赤，色必娇嫩，八味汤见虚损冷服此为内伤之证。又有外感寒邪，直中肾经，逼火上冲，致吐血者，须服白通汤即愈。内伤渐致，外感暴来，分别在此。此为雷龙之火，不可直折。若觉肾热，脉洪足温，又为水干火炎，去桂附，纯用六味见虚[2]损。

热嗽血治法，宜金沸草散见咳嗽加阿胶一钱，痰盛加瓜蒌仁、贝母。痨嗽有血，宜补肺汤加阿胶、杏仁、桑白皮各一钱，吞养正丹见气，或三炒丹，间进百花膏，或七伤散、大阿胶丸。阴虚火动嗽血，滋阴保肺汤。痰带血丝出，童便、竹沥止之。感冒小恙，不知解表，过服寒凉，肺经之血凝滞，咳嗽带痰而出，症恶寒而脉紧，或寒束热于肺，久嗽出血，麻黄、桂枝、甘草、当归、杏仁、枳[3]梗后证宜加清凉之品，得微汗愈血证最忌汗，惟此当汗耳。

咯唾血治法。痨瘵咯血，七珍散加阿胶、当归各半钱，恶甜人更加百药煎[4]半钱，仍调钟乳粉为佳。一味钟乳粉，用糯米饮调，吐血、嗽血亦治。因饱屈身，伤肺吐嗽血者，白及枇杷丸，或白及莲须散。治咯血，黄药子、汉防己各一两，为末，每服一钱，水一盏，小麦二十粒同煎，食后温服。白及一两，藕节半两，为末，每一钱，汤调下。新绵灰半钱，酒调下，苡仁为末，煮熟猪胰切片，蘸药，食后腹微空时服。

鼻衄治法，乱发烧存性，细研，水服方寸匕，并吹鼻中。萱草根汁每一盏，入生姜汁半盏，相和细呷。竹蛀屑，水调服。线扎中指[5]中节，左鼻出扎左指，右出扎右，两出两扎之。有头风自衄，头风才发则衄不止，宜芎附饮，间进一字散。下虚上盛而衄不宜过用寒剂，宜四物汤加参、芪、麦冬、五味，磨沉香

---

❶ 汤：原作“盪”，据乾隆本改。

❷ 虚：此字原缺，据乾隆本补。

❸ 枳：乾隆本同，疑是“桔”字之误。

❹ 百药煎：是由五倍子同茶叶等经发酵制成的块状物，有润肺化痰、生津止渴、止血止泻等作用。

❺ 指：原作“脂”，据乾隆本改。

下养正丹见气、八味地黄丸见虚损。伤湿而衄，肾著汤见伤湿加川芎，名除湿汤。伏暑而衄，茅花汤调五苓散见伤湿。饮酒过多而衄，茅花汤加干葛、鸡距子，或理中汤见中寒去干姜加干葛、茅花。攧[1]而衄不止，苏和香丸见诸中一丸。或以小乌沉汤一钱，白汤调下，或煎浓紫苏汤，独调小乌沉汤，或添入黑神散一钱，盐汤调下亦得。仍蓦然以水噀[2]其面，使惊，则血止。非特攧衄，凡五窍出血皆治。衄后头晕，四物汤、十全大补汤见虚损。

溲血治法，先与生料五苓散见伤湿和四物汤。若服药不效，其人素病于色者，此属虚证。宜五苓散和胶艾汤，吞鹿茸丸或八味地黄丸见虚损，或鹿角胶丸。或辰砂妙香散见心痛和五苓散，吞二项丸子。若小便自清，后有数点血者，五苓散加赤芍药一钱。亦有如砂石而色红，却无石淋之痛，亦属虚证，宜五苓散和胶艾汤，或五苓散和辰砂妙香散，吞鹿茸丸、八味丸、鹿角胶丸。灰发二钱，茅根、车前草煎汤调下。夏枯草烧灰存性为末，米饮或凉水调下。

便血治法。发热烦躁，不欲近衣，大渴脉洪，以无目痛鼻干，知非白虎证，此阴虚发躁，当以黄芪一两、当归二钱煎服。风冷入客肠胃，下瘀血如豆汁，八珍汤见虚损去生地、甘草，加桂，名胃风汤。暑毒入肠胃下血者，一味黄连煎汤饮。酒积下血不止，粪后见，神曲一两半，白酒药二丸，为末，水调作饼，慢火炙黄为细末，每服二钱，白汤调下。肠风腹痛肛肿，败毒散见伤湿加槐角、荆芥，或槐花汤、枳壳散。脏毒腹略疼[3]，肛肿凸，大便难通，先以拔毒疏利之剂，追出恶血脓水，然后内托，并凉血祛风，虚兼参、术，助养胃气。下血久，面色痿黄，渐成虚惫，宜用黄芪四君子汤见气，下断红丸。气虚脱血，补中益气汤见气。中蛊脏腑败坏，下血如鸡肝如烂肉，其症唾水沉，心腹绞痛，马蔺根末，水服方寸匕，蛊随吐出。蝟毛烧末，水服方寸匕，亦吐。苦瓠一枚，水二升煮取一升服，亦吐。

蓄血治法。仲景抵当丸难用，用韩氏生地黄汤。虚人难下者，以四物汤加穿山甲煎服妙。亦有用花蕊石散，以童子小便煎服，或酒调下。

补虚：熟地　归身　枸杞　萸肉　枣仁　茯蓉

润燥：蜜　当归　阿胶　柏子仁　乳酪

凉血：二冬　生地　芩　连　栀子　知母　黄柏　元参　花粉　丹皮　白芍　犀角　胆草　槐花

温血：附子　肉桂　黑姜

止血：棕灰　发灰　童便　茅花　乌梅　白及　柏叶　藕节　地榆　蒲黄炒黑　百草霜　椿白皮

行滞：瞿麦　川芎　香附　乳香　没药　韭汁　生牛膝　滑石　蒲黄生用　玄胡索　益母草　五灵脂

破结：大黄　芒硝　桃仁　红花　三棱　莪术　姜黄　归尾　花蕊石　苏木多用

举陷：荆芥穗　升麻　川芎　柴胡　荷叶

有三药必用，二药必禁。服寒凉百不一生，则知母、黄柏宜禁。服童便百不一死，则童便宜服。血虽阴类，运之者阳，荷叶仰盂象震，最能运血，则荷叶宜用。降气莫善于降香，则降香宜用也旧说如此，勿泥。

[1] 攧（diān）：跌，摔。
[2] 噀（xùn）：含在口中而喷出。如：~水。
[3] 疼：原作"瘵"，据乾隆本改。

发 热

发热者，热之发现于肌表者也。凡病多发热，热生于火，火本于气丹溪谓气有余便是火，其义可见，其理不外气乖与气郁二端小儿痘疹发热别见。

气乖有三

一曰阳亢发热

阴阳水火，原自和平，不热不寒，是谓正气。一有乖违，不无偏胜。经曰：阳胜则热。此为亢阳之火，症见烦渴，燥结，小便赤涩，六脉洪数，治宜寒凉有因浓酒厚味，蕴酿而成者，有炎令燥气，感触而致者，有五志过极，心火亢暴者。

一曰阴虚发热血虚同

阴虚，谓肾水虚也。火性本上炎而外现，得水以制之，则离交于坎，龙潜于渊，内蕴而为神明，下济而成交泰。若阴亏水虚，则柴干火烈，而焚灼为灾矣或由色欲损精，或由泻利亡阴，或由燥热伤液，皆能致之也。此之火炎，乃由水虚所致，与上条阳亢而阴未亏者不同。症见口干体瘦，食少懒倦，头痛时作时止，遗精盗汗，骨蒸肉烁，唇红颧赤，咳嗽痰血，久成痨瘵。治宜甘润之剂，滋水以制火。若误用苦寒，则火被寒郁，其怒发愈烈矣。按薛立斋治一老人，肾虚火不归经，而游行于外，发热，烦渴引饮，面目俱赤，遍舌生刺❶，敛缩如荔枝，两唇焦裂，或时喉间如烟火上❷冲，急饮凉茶少解，两足心如烙，痰涎壅盛，小便频数，喘急，脉洪数无伦，而且有力，扪其身烙手。以十全大补见虚损加山茱萸、泽泻、丹皮、山药、麦冬、五味、附子，及八味丸见虚损治之而愈。愚谓此证明是水虚火炎，当用六味见虚损，而用前药者，必因其人年老，水火并虚故尔。如火不虚，不得因此案而误用温热，以致阴分愈伤也虚不论水火，脉皆无力，而此有力者，必曾服寒凉之剂，激之使然。故凡用寒药直折者，必须热服，不效，则药须用姜汁或酒炒过，服之即愈。亦防郁遏之意也。再按此证，全似实火，然虚火较实火必反烈，以其离根浮越，全体外现，比实火之内热透外，韬光埋焰者自不同也。《已任编》云：有误服白虎，以致热甚如燔，冲开三五尺，人不能近者，可想见虚火之烈矣。血虚发热，或由吐衄便血，或由产后崩漏，一切失血所致。症见烦躁，面目黑，渴饮不止。症类白虎，惟脉不长不实，浮大而重按全无为异耳。误服白虎，必危。治宜滋阴补血。若阳并虚，兼用气药，血脱补气，阳生阴自长也。

一曰阳虚发热

阳虚，谓肾火虚也。阳虚应寒，何以反发热？则以虚而有寒若无寒而但阳虚，则只自见其不足，不能发热，寒在内而格阳于外，故外热阳被寒拒，出居肌表，外越则脱，不脱而又不能内返，则格斗而激发为热也；寒在下而戴阳于上，故上热也。此为无根之火，乃虚焰耳。症见烦躁，欲坐卧泥水中，面赤如微酣，或两颧浅红，游移不定与实热之尽面通红者异，渴欲饮水，或咽喉痛，而索水置前，却不能饮，肌表虽大热，而重按之则不热，或反觉冷，且两足必冷，小便清白，下痢清谷，脉沉细，或浮数无力，按之欲散。治宜温热之剂。温其中而阳内返，温其下而火归元。误投寒凉立死或口食冷物，或鼻吸寒气，其人平素阳虚阴盛，外寒一中，阴邪遂张，真阳因之失守也。

气郁有七

一为风寒郁热

---

❶ 刺：原作“刺”，据乾隆本改。
❷ 上：原作“土”，据乾隆本改。

阳气自内达外，喜畅达而恶遏闭。若风寒外袭，则阴凝之气，足以闭固腠理，而表阳不宣，则郁而为热也。症见头项强痛，恶风汗出，脉浮缓者，为伤风。兼体痛而恶寒无汗[1]，脉浮紧者，为伤寒。治宜解肌发表，得汗则热泄而愈此乃表阳受郁。

一为饮食郁热

饮食停滞中脘，则脾胃之阳气被其遏抑，不能宣通，亦郁而成热。症见头痛发热，如伤寒而身不痛，恶食欲吐，嗳腐吞酸，胸口饱闷，或胀痛，气口脉滑大，甚或沉伏。治宜消导此乃里气受郁。

一为痰饮郁热

痰饮所在之处，气被阻滞，郁而成热，理同食滞。症见恶风自汗似伤寒，但头不痛，项不强，或头痛而作止无常，胸膈不快，恶心，气上冲，目下如灰色，或烟黑，脉弦滑。治宜除痰。

一为瘀血郁热痈疽同

理同痰饮。症见小便利，大便黑，小腹脐或胸胁急结，按之痛，或两足厥冷，或吐红鼻衄，不渴，即渴亦嗽[2]水不咽，脉必涩。治宜行血。柴胡、黄芩、川芎、白芷、桃仁、五灵脂、甘草，便结加大黄、浓蜜，利出黑物愈。疮毒则脉弦数恶寒，饮食如常，而有痛处。

一为水湿郁热

水湿由外感者，理同风寒，由内伤者，理同痰饮。症见身重，或肿痛不可转侧，骨节掣痛，屈伸不利，汗出恶风，不欲去衣，头如裹，声如从瓮中出，脉迟缓。治宜利湿。

一为肝气郁热

恚怒不发，只自摧抑，则肝气不宣，郁而成热，妇人最多此证。症见胸胁胀痛，或飧泄，面青，手足冷，太息不乐，脉沉弦。木郁则达之，宜逍遥散见郁。

一为脾气郁热

或劳倦气散，或思虑气结，或饥饿气馁，中气因而衰微，不能运行，或滞于中，或陷于下，而郁滞成热。症见怠惰嗜卧，行动喘乏，四肢困倦此劳倦饥馁伤，或时自言自语，不知首尾此思虑伤，夜分即热气行里亲下，故滞陷愈甚也，天明暂缓气外出上升，郁陷得略解也。此初郁病证，或昼夜不解郁久则热甚，不分昼夜矣，或日出气暄[3]则热，天阴夜凉则缓郁热又久，则气耗散，愈热愈耗，亦愈耗愈热。昼动阳浮，故加烦热，动散静存，故天阴夜凉则缓。缘初则郁热而生火，继则火发而热剧，终则火壮而气耗。节次如此，乃病成而变之理，不可不知，五心烦热，甚则肌肉筋骨如烧。此李东垣所谓阳虚发热也此证《内经》名阴虚发热。阴字当内字看，东垣名阳虚发热，阳字当气字看，合二说言之，是内气虚发热也。与上条阳虚发热，戴阳格阳证不同。盖此为中焦之阳，彼为下焦之阳，彼格阳是内寒而外热，此则内外皆热而无寒。戴阳是上热而下寒，此则热反下陷而无寒，故不同也。治宜培补中气。气旺则滞者运，气升则陷者举矣五脏郁证，只举肝脾，余当于郁证门求之。劳倦者，加酸味以敛其浮越。

上疏发热之理，至热分脏腑、经络、三焦、昼夜、血气、虚实，详后。

一热分脏腑经络

东垣云：五脏有邪，各有身热，其状各异脉皆洪数，而有浮沉之别。以轻手扪之则热，重按之则不热王海藏谓：皮肤如火燎，重按则不甚热。然则东垣所云不热，非全不热也，特不甚热耳。下仿此，是

[1] 汗：原作“肝”，据乾隆本改。
[2] 嗽：参文义，似当作“漱”。
[3] 暄（xuān）：温暖，指太阳的温暖。

热在皮毛血脉也。在皮毛者属肺热，申酉尤甚肺金气旺时也。症见喘咳，洒淅恶寒，轻者泻白散，重者凉膈散、白虎汤、地骨皮散之类治之。白睛赤，烦渴，黄芩一物煎汤，丹溪清金丸，即黄芩为末，粥丸。二方泻肺中血分之火，泻白散泻肺中气分之火。在血脉者属心热，日中益甚。症见烦心，掌中热，以黄连泻心汤泻丁，导赤散泻丙，火府丹见淋丙丁[1]俱泻，朱砂[2]安神丸见烦躁、清凉饮子见伤燥之类治之。重按至筋骨之分，则热蒸手极甚，轻摸之则不热，是热在筋骨间也。在筋者肌肉之下，骨之上也属肝热，寅卯间甚或寅申[3]间发。症见胸胁满闷，便难，转筋，多怒善惊，四肢困热，筋痿不能起床，泻青丸、柴胡饮见虚损之类治之。或当归龙荟丸见胁痛、左金丸。在骨者属肾[4]热，亥子尤甚，骨蒸，酥酥然如虫蚀，困热不任，亦[5]不能起[6]于床，滋肾丸见小便不通、六味地黄丸见虚损主之。轻扪重按俱不热，不轻不重按之而热，是热在肌肉也，属脾热，遇夜尤甚脾阴土，夜属阴。症见怠惰嗜卧，四肢不收，无气以动。实热，以泻黄散、调胃承气汤见大便不通治之。虚热，以人参黄芪散、补中益气汤见气治之。胃中热则消谷，令人悬心心神被火灼，故悬悬不宁也善饥，脐以上皮热胃居脐上也，肠中热则出黄如糜粥也，脐以下皮热肠居脐下也。由是推之，肝胆热，则胁亦热，心肺热，则胸背亦热，肾热，则当腰亦热矣。两手太热，如在火中，为骨厥，灸涌泉穴三壮立愈。手足心热，栀子、香附、苍术[7]、白芷、半夏、川芎、为末，神曲糊丸。五心烦热，火郁脾中，火郁汤。三物黄芩汤见烦躁治妇人四肢烦热。热时发时止，知不在表在表则常热也，大小便如常，知不在里，非表非里，是在经络也。

一热分三焦

热在上焦，咽干口烂，栀子、黄芩。热在中焦，心烦口渴，黄连、芍药。热在下焦，便闭溺赤，黄柏、大黄。

一热分昼夜血气详恶寒篇末

昼热夜静，是阳邪即热邪自旺于阳分也阳分者表也、腑也、气也。阳邪在阳分，遇阳时故热作。昼静夜热，是阳邪下陷于阴分也观热入血室证，日轻夜重可见。详《伤寒论·少阳篇》。昼夜俱热，烦躁，是重阳无阴，当亟泻其阳，峻补其阴。昼热在气分，柴胡饮见虚损、白虎汤，以泻气中之火阴虚者不宜用。夜热在血分，地骨皮散、清凉饮子见伤燥，以泻血中之火。

一热分虚实

血肉充盛，皮[8]毛荣润，阴[9]有余而热，及能食而热，口苦干燥，大便难，脉洪盛者为实热。骨痿肉燥，筋缓血枯，皮聚毛落，阴不足而热，及不能食而热，气短脉虚者，为虚热。

潮　热

有作有止，如潮水之来，不失其期，一日一发热者，火也。火气所在之经，必乘本经气旺之时而发，如心经热则潮于午，肾经热则潮于子之类，已详发热门。若日三五发，即是发热，不名潮热矣。潮热有虚有实，伤寒日晡潮热，胃实也，已详

---

❶ 丁：原作“了”，据乾隆本改。
❷ 砂：原作“沙”，据乾隆本改。
❸ 申：原作“年”，据乾隆本改。
❹ 肾：此字原无，据乾隆本补入。
❺ 亦：此字前原有一“任”字，据乾隆本删。
❻ 起：原作“轻”，据乾隆本改。
❼ 术：原作“太”，据乾隆本改。
❽ 皮：原作“支”，据乾隆本改。
❾ 阴：乾隆本同，参文义，似应作“阳”。

《伤寒论》。余症潮热，若大便结涩，小便赤短，喜冷畏热，睡卧不安，此气盛也，参苏饮见发热或小柴胡汤见寒热。或气乏食少，神瘁体羸，病虽暂去，而五心常有余热，此为虚，茯苓补心汤、十全大补汤、养荣汤二方俱见虚损之类。病后欠调理者，八珍散。证似虚，而胸膈痞满，背心痛，服补药不效者，痰饮也。随气而潮，故热随饮而亦潮，五饮汤。夜微热，病人不自觉，早起动作无事，饮食如常，既无别证可疑，只是血虚，阴不济阳，宜润补，宜上条茯苓补心等汤。脉滑有宿食，常暮发热，于伤食门求之。血虚，五心热，夜剧者，四物二连汤。热病愈后，余热伏留在经，复发热者，小便清利，误用寒凉，致中气虚寒，无以托邪，不能行散，大剂参、术等补之，战汗而解，血虚加归、地。

恶　寒 *轻则畏怯，重则战慄*

恶寒分内伤、外感。

外感恶寒有四

一为伤寒初感

伤风恶风，伤寒恶寒，犹伤酒恶酒，伤食恶食也。盖表阳被邪所郁，方欲就温暖以宣通。故恶寒之遏闭，未发热时固恶，即发热时亦恶，不欲去衣被，甚而近火犹凛，当暑亦恶，不论有风无风，皆生畏怯恶寒与恶风稍异，恶风者有风乃恶，无风则否，不若恶寒之有风无风皆恶也，必待表解方罢。症必发热无汗，头项强痛，脉浮紧所谓发热恶寒，发于阳也。若不发热而恶风蜷卧，则为直中阴证矣所谓无热恶寒，发于阴也。按《伤寒论》少阴、厥阴篇，俱言恶寒，而太阴篇无之，阙文耳。盖六经皆有恶寒，妄生分别便非。

一为伤寒阳邪深入

传经阳邪，深入阴分，热郁于内，表气不通，手足厥逆，恶寒，状若阴证，所谓恶寒非寒，明是热证者此也。

一为伤寒将解

按《伤寒论·辨脉篇》曰：脉浮而紧，按之反芤，此为本虚，故当战而汗出也。其人本虚，是以发战，以脉浮，故当汗出而解也。若脉浮而数，按之不芤，此人本不虚。若欲自解，但汗出耳，不发战也。盖伤寒欲解，正气实者，邪不能争，则汗出而解，不发战。若正气本虚，邪与正争，则先战而后汗。若但内慄而汗不出，则正气虚极，无以托邪，为危候。

一为痁疾发作

痁邪与卫气相争，正为邪滞，内郁不通，不达于表则表寒，不行于里则里亦寒，故外战而内慄也。

内伤恶寒有五

一为阳衰表虚

此经所谓阳虚则恶寒也。治宜姜、附、参、芪之类，助阳固表。又有痹气一症。帝曰：人身非衣寒也，中指脏腑言非有寒气也，寒从中生者何？岐伯曰：是人多痹气也寒湿之气凝闭于肌体，阳气少，阴气多，故身寒如从水中出。此则阳衰而兼寒实者也。

一为阴乘阳位

上焦阳虚，下焦素有阴寒之气，发动乘虚上干，故恶寒也。

一为阳气郁陷

或酒食、痰血、水湿、疮毒，郁抑阳气于里，不达于表；或劳倦郁抑，中气下陷，不能升发，则表虚而怯寒也。或发之，或吐之产后血瘀、乳[1]胀皆能致之。观邪塞上焦不通，抑遏阳气，东垣用升阳益胃汤，丹溪用吐法，吐出湿痰，

---

[1] 乳：原作“孔”，据乾隆本改。

使阳气随吐升发，可见矣。

一为热盛气散

热盛于里，火能生风，冲突元气，气从火散，故凛凛而寒，甚则振颤，鼓颔咬牙，战慄如丧神守，有以大承气汤见大便不通下之而愈者。此外假寒，而内真热之证也此为阳盛格阴，与阴盛格阳相反。阳，指内热言；阴，指外寒言。内热外寒，两相格拒，所谓阳盛格阴也。

一为肺被火刑

肺主皮毛，热则气张汗越，失其敛肃之权，腠理虚疏，不任风寒，故恶之。

上明恶寒之理。至内伤外感之辨，昼夜之分，详后。

一内外之辨

外感恶寒，虽近烈火不除；内伤恶寒，得就温暖则解。

一昼夜之分

夜寒者，阴气即寒邪旺于阴分为里、为脏、为血；昼寒者，阴邪加于阳分；昼夜俱寒者，重阴也与发热篇热分昼夜条对看，更详味下条自明。按阳虚则畏寒而恶阴，故旦安而暮乱至夜则寒也；阴虚则畏热而恶阳，故夜宁而朝争昼则热也；此正虚之候也。阳邪实者，遇阳而愈旺，故朝热而暮轻；阴邪实者，逢阴而更强，故夜寒而昼减；此邪实之候也。阳虚而阴邪乘于阳分，则气行阳二十五度而病发，故日寒而夜息；阴虚而阳邪陷于阴分即血分也，则气行阴二十五度而病发，故夜热而昼凉观疟疾或日发，或夜发，可见矣；此正虚夹邪之候也。其有昼夜俱热甚者，为重阳无阴；昼夜俱寒甚者，为重阴无阳；昼寒夜热者，为阴阳交错也。其有久病虚弱，无分昼夜，作止不时者，以正气不能主[1]持，而阴阳相乘，胜复无常也若壮实人初病见此，又为邪正相攻，不时扰动之故。观伤寒少阳证往来寒热，初无定期可见矣。

寒　热

恶寒发热常相兼，观彼两门自见。此篇乃以寒热往来，及内外上下寒热者言之。往来寒热，有期者疟也，无期者诸病也。有伤寒邪在少阳，及妇人病伤寒，热入血室，而往来寒热者详《伤寒论·少阳篇》，有衰弱人，阴阳之气并虚，相为胜复而往来详《伤寒论·平脉篇》病有洒淅恶寒条中，病后产后多有之产后黄芪丸。有郁抑而致者，如寡妇、尼姑，独阴无阳，欲火炽于中，则内热不得遂，而气郁于里，不外达则表寒，久之郁热得伸，则表热是也抑阴地黄丸。有宿食结滞者，轻则消导，重则下之。有结热在里者，大柴胡汤见疟。又气郁则痰停，而寒热作，理详疟门。

外热内寒。仲景云：身大热，反欲得衣者，热在皮肤，寒在骨髓[2]也。《活人》云：先与桂枝汤见伤湿治寒，次与小柴胡汤治热。按二方谬甚，此证大抵阴盛格阳，用二方殆矣。

外寒内热。仲景云：身大寒，反不欲衣者，寒在皮肤，热在骨髓也。《活人》云：先与白虎加人参汤见发热治热，次与桂枝麻黄各半汤治寒。按热入三阴，其表必冷，以阳陷于内，不达于表也。但去里热，则阳气复还于表，而外寒自解。其可印定此二方乎？

上寒下热腰上寒，腰下热。《灵枢》云：先刺项太阳大杼、天柱等穴，久留之久留以补其阳，已刺谓已入针则熨项与肩胛[3]兼

---

[1] 主：原作“王”，据乾隆本改。

[2] 髓：原作“随”，据乾隆本改。

[3] 胛：原作“脾”，据乾隆本改。

用熨法以温之，令热下合乃止上热与下热相合，不复上寒下热也。止，谓出针，所谓推而上之者也。嵩厓《尊生书》用炒栀二钱半，瞿麦五分二物沉降，引上寒入下焦，则下焦之热得和，炙草三分，葱白三根，姜三片[1]姜、葱发散，推下热上行，以解上焦之寒，煎服。叔和谓此为阳附阴，言阳火下乘于阴部也。

上热下寒。叔和谓此为阴附阳，言阴火上乘于阳位也。经云：视其虚脉而陷之于经络者取之，气下乃止，所谓引而下之者也上热下寒，则在下之脉必虚，虚必陷下，须察视之。虚者不可见，而陷者可见。故视其陷下之在于经，或在于络，则取而补之，俟阳气下行乃止针。东垣云：上热下寒，经曰：阴病在阳阳，上焦也。言阴火上乘于阳分，当从阳引阴言当从上焦引去其热必须先去络脉经隧之血指阳经脉络言，须刺出血，以去其热。若阴中火旺，上腾于天天，谓上焦，致六阳上焦阳气反不衰而上充者即经所谓阴病在阳也，先去五脏之血络阴络也，引而下行引火归下，天气降下，则下寒之病自去矣。慎勿独泻其六阳，只去阴火，只损血络经隧之邪，勿误也。又云：圣人以上热下寒，是有春夏无秋冬也有升无降。当从天外犹云天上，指上焦言引阳降入地中，此乃天上群阴火炽犹言阴火上乘，反助六阳不能衰退。先于六阳中决血络出血，使气下降。故经云：视其虚脉下陷于经络者取之，所谓引而下之也。病大者，三棱针决血，去阳中之热，使得行秋令，奉收道，下降入地中也按：经言视脉虚陷取之，谓取其穴而补之也。东垣误以为泻，故有此论。又疑独泻六阳为非，故又言须去五脏之血络。总由不明经语耳。杨参政年踰七十，病面郁赤若饮酒，痰稠黏，眩晕，两寸脉洪大，尺脉弦细无力，上热下寒明矣。欲药之，为高年气弱不任。记先师所论，凡上热犹鸟巢高巅，射而取之。即以三棱针于巅前发际刺二十余，出紫血约二合许，即时头目清利，诸苦皆去，后不复作。又治姚公六十有七，头面赤肿而痛，耳前后肿尤甚，胸中烦闷，嗌咽不利，身半以下寒，足胫尤甚，脉浮数，按之弦细，刺肿处五十余，痛止。又灸气海百壮，助下焦阳气，退其阴寒；次灸三里各七壮，以引阳气下行；足胻寒退，遂制既济解毒汤，以黄芩、黄连酒制泻上热，桔梗、甘草佐诸苦药治其热，升、柴以散之，连翘散结消肿，酒煨大黄引苦药上行，止烦热，全愈。按此证有实热者，如上二案治法可也。若虚热，则是戴阳证也，不用热剂温肾以引火归原，而反用寒凉，殆矣，审之。

诸中总论

诸中，谓中风、中寒、中暑、中湿、中气、中食、中恶也。皆卒然仆倒，昏不知人。若痰涎壅盛，咽喉作声，证在危急。但见闭证牙关紧闭，两手握固是也，不见脱证者详下，不论何中，且先与治痰通关，并可用麻油、姜汁、竹沥调苏和丸。虚寒者，三生饮加人参、竹沥、姜汁，抉开口灌之，如抉不开，则令人含[2]药口内，以竹管吹入其鼻，自能下咽。二药必是闭非脱者方可用。若只中血脉，不入脏腑，亦勿轻用，恐引邪入内。且先用通关散：细辛、皂角、菖蒲为末或加南星、生半夏、薄荷末，吹鼻，得嚏则苏。又痰壅宜吐，急救，稀涎散：猪牙皂

---

❶ 片：原作“井”，据乾隆本改。

❷ 含：原作“合”，据乾隆本改。

角，肥实不蛀者四挺，去黑皮，晋矾光明者一两，为细末[❶]，轻者五分，重者七分，温水调灌。又碧霞丹：拣好石绿研，水飞再研，取二三钱，同冰片三四豆许，研匀，以生薄荷汁、温酒调服。二药不大呕吐，但微微令涎自口角流出即苏。又本门方载此二方，与此大同小异，酌轻重用之。无汗表实，三圣散；有汗里实，巴矾丸，皆吐药也。若见口开心绝手撒脾绝眼合肝绝遗尿肾绝声如鼾肺绝，此为脱证，不治。然五证不全见者，速灸脐下气海穴，服参芪膏，亦有生者。切忌苏合、牛黄等丸牛黄丸见中风。发直吐沫，摇头上撺，面赤如妆或赤黑，汗缀如珠，皆不治。诸中，或未苏或已苏，或初病或久病，忽吐出紫红色者，死。卒中，眼上戴不能视者，灸第二第五椎骨上各七壮，一齐下火，炷如半枣核大。涎[❷]潮卒蒯[❸]，当扶入[❹]暖室中正坐，沃醋炭火内，当面熏之，气入鼻内良久，涎之聚于心者，自收归旧处，立苏。不可令吃一滴汤水，恐涎系于心络，不能去，必成废人。

卒仆，六脉多沉伏邪滞于里，气不外达也，亦有洪盛者暴仆时多沉伏，苏醒时即转洪盛矣，浮缓吉，坚大急疾凶。浮进[❺]为寒。虚大为暑，不当暑言非暑月，则为虚。浮涩为湿。浮大为风。浮数无力亦为风。微而数，沉而迟，皆气中。风应人迎，气应气口，洪数为火，滑为痰。更当察时月气候，及其人之起居饮食，参以显证，以定病之主名。

中　风

其症卒然仆倒，昏迷不醒，痰涎壅塞，咽喉作声。或口眼歪斜，四肢瘫痪，或半身不遂，或口噤舌强，喑不能言卒倒者中藏，重证。不倒者中血脉等，轻证。详下。风有外风，有内风。内风者，即人身中之气也经曰：人身之气，以天地之疾风名之。又气有余便是火，火气之慓疾如风也。又肝属风。外风由于外感，内风由于内伤，此证有纯是内伤者，有内伤而兼外风者，从无纯只外风者。若单只感冒外风，不过为头疼、发热、自汗等轻症。如仲景《伤寒论》所云而已。乌有昏迷卒倒，濒于死亡，如前所举诸重症哉前项重证，皆由内伤亏败而然。风若非寒，纵极狂暴，无令人昏倒之事。惟西北方寒风，令人冻僵仆倒则有之，然此即属中寒，不名中风矣？按王安道谓卒暴僵仆等症，昔[❻]人以为外中于风，及刘河间、李东垣、朱丹溪出，所论始与昔人异。河间主火，东垣主气，丹溪主湿详下，反以风为虚象。盖三子以相类中风之病，混同立论，致使后人狐疑云云。后人祖[❼]其说，咸以古人所言者为真中风，三子所论者为类中风。张景岳又谓：三子所论，与外中风邪无涉，固不可以中风名之，并不可以类中风名之，直名之为非风可耳。瑶按：三子所论，乃指内风立说，与外感之风对讲，内风、外风皆可云中，故予仍旧概以中风名之，使人知有内风之义，非故与王、张诸公立异也。

内伤兼外风证

《灵枢经》云：虚邪即外风偏客于身

---

❶ 末：原作“未”，据乾隆本改。
❷ 涎：此下原多一“涎”字，据文义删。
❸ 蒯（tāng）：方言，宰杀：蒯猪、蒯羊、蒯鸭。引申为死，昏倒。千顷堂本作“则”，可参。
❹ 入：原作“炏”，据千顷堂本改。
❺ 进：似应作“迟”。
❻ 昔：原作“昔”，据千顷堂本改。
❼ 祖：千顷堂本作“袓”。

半因其人半身血气空虚，故风邪偏客之，其入深❶，内居营卫，营卫衰则真气去，邪气独留，发为偏枯偏，谓半身枯，枯，废也。真气衰乃偏枯，其非一外感即偏枯可知。可见外感风寒，必无卒仆及偏废等症，惟内伤而后有，身偏不用不能运动也即半身不遂而痛血气为邪滞故痛，言不变，志不乱邪未入脏腑，神明不乱也，病只在分分肉腠腠理之间，巨针取之。刺经络以通其血脉。益其不足，损其有余，乃可复也。痱之为病也经谓：中风有四：一曰偏枯，如木之根本未甚枯，而一边枝干先萎也，即上证。二曰风痱，即下证。三曰风癔，谓奄然忽不知人也，即中藏证。四曰风痹，谓痹证因风所成者也，详痹门，身无痛者病在里，故外不痛也，四肢不收如瘫痪是也。瘫者，坦也，筋脉弛纵，坦然不举也。痪者，涣也，血气散涣而无用也。较偏枯只病半身者为甚矣，志乱不甚，其言微知其言尚可晓也，可治。甚则不能言，不可治也。仲景谓：中风络脉空虚经络之血气虚，贼邪不泻，或左或右，邪气反缓邪滞故缓也。缓，迟滞弛纵之意，正气即急正被邪遣，故急迫也。如左被邪气凝滞，而寒则迫正气于右而热，故右之筋脉缩急也。正气引邪，歪僻不遂即口眼歪斜。邪在于络肌表浮络，肌肤不仁麻木不知痛痒。邪在于经，即重不胜营分着邪，筋脉废而不用，则转动艰难，故重。或兼湿气也。邪入于府，即不识人中腑必归胃，胃热蒸液成痰，由胃之大络入迷心窍，故不识人也。邪入于脏，舌不能言，口吐涎中脏必归心，舌者心之苗，心经痰滞，筋脉不灵，无以运舌，故舌强难言。心火上蒸，舌下廉泉穴开，故吐涎也。

东垣则分：中血脉盖兼仲景中络、中经言之者，外有六经之形症；中府者，内有便溺❷之阻隔二便不通；中脏者，痰涎昏冒，卒倒，口不能言，不识人东垣所谓中脏，盖兼仲景中腑言之。

中血脉者偏枯歪斜，麻木者是，小续命汤加减，分六经证治之。症见太阳，无汗恶寒此伤寒也，非中风也。然风每兼寒，故通言之，本汤倍麻黄、防风、杏仁并针至阴、昆仑、举跷；有汗恶风，本汤倍桂枝、芍药、杏仁针风府。症见阳明，无汗身热亦是伤寒证，不恶寒伤寒恶寒，传至阳明则不恶寒，而反恶热，本汤加石膏、知母各二两，甘草一两；有汗身热不恶风，本汤加葛根二两，倍桂枝、黄芩针陷谷，刺厉兑。症见太阴，无汗身凉伤寒在三阳经则身热，传至太阴则热入于里，身但微温，今言凉者，盖主直中言也，本汤倍附子，加干姜二两，甘草三两针隐白❸。症见少阴，有汗无热太阴不言有汗，少阴不言无汗，当是互文，本汤倍桂枝、附子、甘草针太溪。若无此四证，而但见少阳、厥阴证者，或六经证混淆者，或肢节挛痛，麻木不仁者，每本汤八两，加羌活四两，连翘六两其症见少阳者，灸绝骨；见厥阴者，刺大敦，以引其热。按：小续命汤，乃麻黄、桂枝之变方，只可用于中血脉，然亦不可轻用，内热炽者尤忌，慎之。《金鉴》以口眼歪斜，肌肤麻木不仁为中络，形气实者乌药顺气散，虚者大秦艽汤。以歪斜瘫痪不遂为中经，实者换骨丹，虚者小续命汤、黄芪五物汤。按六经形证，在伤寒以头疼脑后巅顶❹、项强、背痛，属太阳；以头痛额前、目痛、鼻干，属阳明；头痛两太阳穴两角、胁痛、呕、口苦、寒热往来，属少阳。此皆以其经脉所行之部分言也。若太阴之腹痛自利饮食不消，腹胀嗳气，身

❶ 深：原作“溁”，据《灵枢·刺节真邪》篇改。

❷ 溺：原作“弱”，据千顷堂本改。
❸ 白：原作“自”，据千顷堂本改。
❹ 顶：原作“项”，据千顷堂本改。

重黄肿，亦是，少阴之脉沉细，但欲寐唾沫、善恐、奔豚、骨痿、脊腰两股后廉内痛、足下热痛，亦是，厥阴之消渴，气上撞心等症闭癃、遗尿、疝、小门痛、面尘、呕逆，亦是，则皆以其经脉受邪之为病言之。然三阴主里，病辄经脏相连，病在经者有此证，入脏者亦有此证，何以别之？曰：三阴入脏则身无热，在经则身热观《伤寒论》三阴证，以发热为邪还于表，可悟。则但有身热恶风寒，而内无便溺阻隔及昏迷等症，则可知为病[1]在血脉之表，而不在脏腑之里矣。抑又思之，此皆以足经言耳，岂手经独无可言者乎。考其经脉可知也。再按六经形证，可参下文中腑兼中脏条。

中府者，内有便溺之阻隔大、小二便不通也，不利于饮食者亦是，三化汤或《局方》麻仁丸通利之《金鉴》实者三化汤，虚者搜风顺气丸。

若外无六经之形证，内无便溺之阻隔，而但手足不能运动，舌强不能语言，乃血弱不能养筋故也，大秦艽汤养血而筋自荣。若内外证俱有，先解表而后攻里，表里邪既解，当服愈风汤，以行中道行中道犹云和解。久服大风尽去，纵有微邪，亦从愈风汤加减治之。然治病之法，不可失于通塞塞固不可，太通利亦不可也，或一气之微汗十五日也，或一旬十日也之微利内外分解，使余邪尽出也。问：此证既兼内伤，何得数为汗、下，不顾虚虚耶？曰：虚者自虚，实者自实，不去其邪，何以存正？庸医惟知温补，反訾古人，亦可哂矣，久之清浊自分，营卫自和矣。

中脏者，痰涎昏冒，至宝丹、活命金丹之类。内有麝香入脾治肉，牛黄入肝治筋，龙脑入肾治骨。中血脉、中府者不可用，恐其通窍而引邪入筋骨，不能出也《金鉴》实者牛黄清心丸，虚者参附汤，脱证见者倍参。

中府多兼中脏，如左关脉浮弦，面目青，左胁偏痛两胁皆肝部位，而左胁尤肝所居，筋脉拘急肝主筋，目瞤肝窍于目，头目眩肝火[2]上冲，手足不收，坐踞[3]不得皆筋病也，此中胆兼中心[4]，犀角散之类。如左寸脉浮洪，面赤汗多汗为心液，心神颠倒，舌强，言语謇涩[5]心脉上萦本，忪悸恍惚，此中小肠兼中心，加味牛黄散之类。如右关脉缓或浮大，面唇黄，汗多脾湿盛也，身重怠惰，嗜卧，肌肉动不仁脾主肌肉，腹胀不食脾气不运，此中胃兼中脾也，防风散之类。如右寸脉浮涩而短，鼻流清涕，多喘肺气上壅，胸中冒闷胸中，肺之部分也，气短声嘶肺主声音，四肢痿弱肺热则痿，此中大肠兼中肺也，五味子汤之类。如左尺脉浮滑，面目黧黑，腰脊痛引小腹，不能俯仰，两耳虚鸣，骨节疼痛，足痿，善恐，此中膀胱兼中肾，独活散之类按中脏必有痰涎、昏冒、卒倒等危证，非只此等，此等特用以分别其为何腑、脏耳。治风之法，初得之当顺气顺气则可，破气、泻气则不可，及其久也，当活血四物汤吞活络丹即此义。若不顺气，徒用乌附，又不活血，徒用防风、天麻、羌活辈，未见其能治也。按中风必由于真气虚，则宜补气以顺之黄芪、人参必用之药。气虚而逆冲，则宜降气以顺之沉香之属。气虚而滞，则宜宣导以顺之木香、陈皮之属。皆所谓顺也气热则凉之，气寒则温之，亦为顺。热则血枯涩，寒则血凝滞，或滋润以活之，或温行以活之，皆所谓活也。此证未有不因真气不周

---

[1] 病：原作“为”，据千顷堂本改。

[2] 火：原作“水”，据千顷堂本改。

[3] 踞：原作“踸”，据《太平圣惠方》肝中风条目改。

[4] 心：参上下文义，似应作“肝”。

[5] 涩：原作“澁”，据千顷堂本改。

而病者，故黄芪为必用之君药，防风为必用之臣药，黄芪助真气者也，防风载黄芪助真气以周于身者也，亦能发散风邪。许胤宗治王太后中风口噤，煎二药熏之而愈，况服之乎？多怒则加羚羊角；渴加葛根汁、秦艽；口噤口歪，亦加秦艽；恍惚错语，加茯神、远志；不得睡，加酸枣仁；内热加梨汁、人乳、生地黄汁；痰多加竹沥、荆沥，少佐以姜汁。治此证用诸汁最妙，以其行经络，渗分肉，捷于诸药也。

以上所论，乃内伤而兼外风者也。盖内伤气血亏败，日久有所触，则随触而发，故一遇外感风寒而卒然倒仆，显出如许危证，知非一朝一夕之故矣。

内风证

内伤亏败日久，极则必发，不必有所感触也久病或产后，多有暴脱之症，深居密室，岂有外感哉。刘河间则主乎火，谓热甚生风，非肝木之风如云不必泥定肝风耳，亦非外感之风。由将息失宜，五志过极，心火暴盛，肾水虚衰，不能制之，热气郁怫，心神昏冒，故卒倒无知。病微则但僵仆，气血流通，筋脉不挛，发过如故。重则气血郁结不通。阴气暴绝，阳气后竭而死。其说甚是。然既曰火盛由于火❶虚，则当用六味，乃反用地黄饮子热剂者，以火发而阳暴脱也。若肾火❷未虚者，只以降心火为主，清心汤、泻心汤大剂与之。俟心火既降，次以防风通圣散汗之内火亦用汗散者，盖火虽已降，而浮盛于表者未散，故汗之使外越也。或大便门❸塞者，三❹化汤下之。内外火邪已尽，以羌活愈风汤调之，宣其气血，导其经络通痰滞也。若肾水虚亏，命门真火夹肝风上冲者，大剂六味地黄丸料见虚损煎服。若竟至阳脱，宜先用参附❺大剂峻补其阳，而后实其阴，继以生脉散见中暑滋其化源。

东垣则主乎气，谓人身之阳气，以天地之疾风名之。中风证非外来之风，此本气衰也。四旬气衰之后，或再伤其气七情、劳役、房事、饮食，皆足伤之，多有此证，壮时无有也，肥盛者间亦有之，亦形盛气衰而然耳。此证非大剂参、芪，何以挽回。若不仆，但舌强、语謇、痰壅、肢体不遂，六君子见气加诸汁治之此为气虚内夺之证。盖虚弱之人，多有卒然昏眩而倒者，与下《中气篇》气逆者不同。

丹溪则主于痰，谓土湿生痰，痰郁成热❻极生风。

问：内风亦有中血脉、中腑脏之分乎？曰：病自内发，未有不伤其腑脏者。由于火盛，则火发而血与痰壅矣；由于气虚，则气滞而血与痰凝矣。痰血壅滞，食亦不化，填塞于腑，则二便不通，阻碍脏气，则昏迷不醒，其重者也。轻者中后，邪散布经络，而血脉之行不利，固有之矣。岂必兼外风乃然哉？至于下文所举各症，亦多内伤所致，不必兼涉外感也。

口噤，即牙关不开也。由气血凝结于牙关，筋脉不能活动，以苏合丸或生南星、冰片、乌梅肉为末擦牙，或以郁金、藜芦末搐鼻，或针人中、颊车各四分，或白矾半两、盐花一分，细研，擦点牙根下，更以绵裹半钱匕，安牙尽头。用甘草，比中指节截作五截，生油内浸过，炭火上炙，候油入甘草，斡❼开牙关，令咬定甘草，如人行十里许时，又

❶ 火：参上下文义，似应作“水”。
❷ 火：参上下文义，似应作“水”。
❸ 门：参上下文义，似应作“闭”。
❹ 三：原作“一”，据千顷堂本改。
❺ 附：原作“隋”，据上下文义改。
❻ 热：此下似缺一“热”字。
❼ 斡（wò）：旋转。

换一截，后灌药，极效。

口眼歪斜。胃经细筋为目下纲，膀胱经细筋为目上纲，胆经脉起于目锐眦，其筋亦结焉，小肠、三焦筋脉俱至目锐眦。又胃经、大肠经脉俱夹唇口左右。风寒之邪，视诸经筋脉之虚而中之，左虚则左受寒，筋脉急引而歪斜，右虚反此。以清阳汤、秦艽升麻汤散之。内有热者，宜加辛凉。患处宜灸，目斜灸承泣承泣禁灸，再考，口歪灸地仓，不效，更灸人迎、颊车。若纯是内风火邪而歪斜者，则为热灼筋枯短缩，与寒而收引者相反，不可灸，亦不可用温散之药，须苦寒降火，有用承气汤见大便不通下之而愈者是也。通用牵正散：白附子辛热，专去头面之风。内火盛者，宜加清凉之品、僵蚕、全蝎二味去风破结痰，痰结筋脉间，非去痰，筋不舒等份为末，每二钱，酒调服，外捣蓖麻子一两，冰片三分，为膏，寒月加干姜、附子各一钱，右歪贴左，左歪贴右。旧谓左寒则右热，左热则右寒，此为内有热而外感寒者言。若只外寒而内不热，或只内热而外无寒，则左寒者不必右热，左热者不必右寒也。大[1]抵纯是内风而热不甚者，必无此症，热甚者乃有之，然歪斜不甚，以火即暴甚，不至遽枯其根也。若兼外感风寒，则甚矣。以寒热相激，其势愈暴也。纯感风寒者亦甚，以寒之收引易也，然亦必虚人乃有之凡遇旋风而歪斜者，皆虚人也。

半身不遂。经云：胃脉沉鼓涩，胃外鼓大外鼓，犹云浮而鼓指，心脉小坚坚，即实也急急，即紧也，背偏枯。男子发左，女子发右，不喑舌转，可治以其病只在血脉，未及脏腑也。盖胃与脾为表里，更实更虚更，迭也，胃阳虚则脾阴盛，而胃从于脾，故胃脉沉鼓涩也。涩，为多血少气气少，故血虽多而不流走也。胃阳盛则脾阴虚，而脾从于胃，故胃脉鼓大于臂外也。大，为多气少血气多，故血虽少而脉亦大，然必大而兼虚。心之元阳不足，阴寒乘之，故脉小坚急者，者[2]阳不足也；坚急者，阴寒之邪也。心、胃、脾三等脉，凡有其一，即为偏枯者。何也？盖心之神，无处不周者也，胃之气，无处不行者也，神行气流，充足盈溢，何有于病？若神气受伤，则运行不能周遍，而筋脉偏枯矣。所谓未有不因真气不周而病者也，然岂特心、胃为然哉？五脏六腑，凡有一不周，皆足以致偏枯，固可推耳。丹溪谓左半多属死血与血虚，四物等补血之剂。右半多属气虚与痰，四君等补气之剂，并加竹沥、姜汁以行痰。是大概如此，不可泥。古方顺风匀气散、虎骨散、虎胫骨酒、黄芪酒，可选用。外用蚕沙两石，分三袋蒸热，一袋着患处，冷则再换一袋。羊肚酿粳米、葱白、姜、椒、豉等，煮烂，日食一具，十日止。

失音不语。经谓内夺精血亏败亡失，如被人夺去者然而厥逆而上行名厥，火气上冲也，则为喑痱，此肾虚也肾水虚，故火上炎。少阴肾脉不至者不至，谓不上通也，即肾水不上润意，厥也。肾脉不至于上，则不得循喉咙，夹舌本，故不能言也。地黄饮子、六味、八味等六八味见虚损主之。或用竹沥、荆沥去痰、梨汁去热，各三杯、生葛汁去热、人乳汁润燥，各二杯、陈酱汁半杯和匀，隔汤顿温服舌为心之苗，痰火盛则心脉干燥拘急，故舌强而不能言。又痰迷心窍，则心脉不用，故不能掉舌，且神昏不能语也。有痰者，涤痰汤。

[1] 大：此字上原有一“不”字，据千顷堂本删。

[2] 者：参上下文义，似应作“元”。

内热者，凉膈散见发热加石菖蒲、远志以通心窍也，为末，炼蜜丸，弹子大，朱砂为衣，每服一丸，薄荷汤化下，名转舌膏。或《宝鉴》诃子汤见喑、正舌散、茯神散，外用龟尿点舌，神效置龟新荷叶上，猪鬃戮❶其鼻立出。语涩，有舌纵、舌麻，皆以痰火治之，乌药、僵蚕、胆星、芩、连、枳壳、防风、竹沥、姜汁。

痰盛者。橘红一斤，逆流水五碗，煮数滚，去橘红，再煮至一碗，顿服，白汤导之后又饮白汤，以手探喉，导令吐也，吐痰之圣药也。中后气未尽顺，痰未尽除，当以藿香正气散和星香散煎服。中气、中恶、霍乱尤宜之。中后体虚有痰，四君子见气和星香散，或六君子见气、养正丹见气、坠痰镇气，气实者，以星香散吞之，气虚者，六君子汤吞之。

四肢不举。实者，脾湿盛，令筋脉缓软，宜去湿。虚者，脾燥热，壮火食气，无气以动，十全大补汤见虚损加减，去邪留正。

身体疼痛。风寒湿三气留滞经脉，故不通而痛。铁弹丸、十味锉散内有热药，无热者宜之、蠲痹汤见痹。

昏冒。活命金丹、至宝丹、至圣保命金丹、牛黄清心丸。

小便不通。《三因》白散子，加木通、灯心、茅根煎，热盛去附子。洁古云：如自汗，津液外亡，小便自少，不可利之，使营卫枯竭，无以制火，当退热止汗，小便自利。

遗尿。浓煎参芪汤，少加益智子，频啜之。

多食。火盛则脾阴虚而燥，故能消食，当泻火，脾阴复则食减，是其验也。旧谓脾虚则求助于食。经云：实则梦与，虚则梦取。即其义也，亦通食以养血，故脾阴虚则思食。然食而能消，则有火也。中风须分阴阳气虚者多寒，火盛者多热。阴中，面色青白，手足厥冷，多汗风火内生，亦有转为寒证者。盖风火发越，汗出过多，阳随外泄，证转阴寒，固有之矣。昔人谓中风之痰始为热痰，后为寒痰，亦此意也。阳中，面赤如醉，怒目上视，强直掉眩。经云：掉眩肢痛，强直筋缩，为厥阴风木之气。木旺生火，风火属阳，多为兼化，皆热气也。又风能胜湿，而为干燥，风病势甚，因而筋缩强直，燥热之甚也。《宝鉴》云：凡人初觉大指、次指❷麻木不仁，或不用者，三年内必中风肺脉终大指，大肠脉起食指，金病则皮毛不固，易于受风也，宜先服愈风汤、天麻丸各一料，以预防之。薛立斋云：预防之理，当养气血，节饮食，戒七情，远房帏。若服前药以预防，适所以招风取中也。《乾坤生意》云：凡人手足渐觉不遂，麻痹不仁，或口眼歪斜此皆经络之病，易中外风，语言謇滞，或胸膈迷闷，吐痰相续此痰火之病，易中内风，六脉弦滑而无力，其去卒厥仆倒亦不远矣，须防之。

有妇人先胸胁胀痛肝血虚，肝火盛而郁也，后四肢不收血虚不能养筋也，自汗如雨肝热津泄，小便自遗肝热阴挺，疏泄不藏，大便不实火蒸脾土湿动，口紧目瞤筋脉收引，饮食颇进脏腑未伤，十余日，或以为中脏。立斋曰：非也。若风中脏，真气既脱指汗遗言，恶症既见，祸在反掌，安能延至十日中风陡然而发，亦无先见胸胁之证。视其色则青赤木火之色，诊其脉洪数，而肝尤甚，乃用犀角散四剂，顿愈。又用加味逍遥散见郁调之。后因郁怒复作，兼发热、呕吐，月经不止，饮食少思。乃木克土，脾不摄血也。用加味归脾佐以逍遥散

❶ 戮：疑为“戳”。

❷ 次指：此下原有“次指”二字，疑衍文，据《宝鉴·中风门》删。

而愈。又有人，素无疾苦，忽如死人，身不动，目闭不开，口噤不言，恶闻人声，状如冒眩，移时方寤。此由出汗过多，血少，阳气郁冒[1]于上不行所致。移时气下而寤，名曰郁冒[2]，白薇汤、仓公散引此二证，以为辨证之法。

中 寒

其症卒然仆倒，身体强直，口噤不语，或四肢战掉，厥逆身冷，无汗，醒后恶寒，或发热，或不发热，脉沉细弦紧，腹痛。此与《伤寒论》寒邪直中三阴经同理，但彼不至卒倒之甚耳。治之先用酒调苏合香丸，次用五积散，加香附一钱，麝香少许。重则用姜附汤。若人渐苏，身体回暖，稍能言语，问其别有何证。寒脉迟紧，夹气带洪，攻刺作痛，附子理中汤加木香五分；夹风带浮，眩晕，加防风一钱；夹湿带濡，肿满疼痛，加白术[3]一钱。筋脉牵急，加木瓜一钱。肢节疼痛，加桂一钱。亦可灸丹田穴，以多为妙。大抵中在皮肤则为浮浮，肿也，观冻疮之肿可见，中在肉则为苛、为重、为聚液血液不行，分裂而痛，或痛在四肢，或痛在胸胁，或痛在胫背，或痛在小腹引睾大抵初时周身受寒，后则并走一处，盖视其虚而入之也，或经络引注脏腑之膜原，为心腹痛，或注连于脏腑，则痛死不知人。中于筋骨，为筋挛骨痛，屈伸不利。中入腑脏则死矣。治当察微甚。甚则附子理中汤，无汗加麻黄、细辛，呕吐加丁香、吴茱萸，阴毒加生川乌，脉微欲绝加人参。微则不换金正气散加附子，五积散。脐腹痛，唇白[4]甲青，四肢厥，附子理中汤、姜附汤。入肝加木瓜，入肺加桑白皮，入脾加白术，入心加茯苓。麝香、半夏、皂角各二钱半为末，填脐中，生姜切片盖之，艾灸至手足温为度，或灸丹田穴。因房事致手足冷，腹绞痛者，亦然。冻倒人不得近火，近火即逼寒气入心而死矣。北方之人手足冻僵，若汤浴火炙，则肢节脱落。须缓缓搓之，俟其回暖，或反以雪搓之，引出寒气，气舒暖回乃愈，即其理也僵冻成冰，坚凝不解，以火遽逼，则先融者与未融者解离不接，故脱落也。又水流湿，火就燥，皮肤之寒为内阳所拒，原欲外出，而苦于无所引，以雪搓之，则以寒就寒而外附，于是内阳得伸，而暖回也。

中 暑或名暑风，以与中风相似也

其症卒然闷倒，汗多先出之汗多热，后出之汗多冷，面垢汗多则面油腻，昏不知人，手足微冷，或吐或泻，或喘或满，多于田间路上烈日中得之。以来复丹末同苏合香丸见诸中，用汤调灌。或单用来复丹调灌，或却暑散水调灌亦得。如仓卒无药，急研蒜水解[5]灌之。盖中暑毒，阳外阴内阳气随汗大泄，在内之血液痰食，无气以温，皆变寒凝，故诸暑药多用热剂。如大顺散之用姜、桂，枇杷叶散之用丁香是也。大蒜辛暖，暖取其回阳，辛取其通窍散结阴寒凝结，痰涎阻滞，则关窍不通也，又蒜气臭烈，能通诸窍，大概极香极臭之物，皆能通窍也。候稍苏，继以益元散见伤暑。气实者，苍术白虎汤，气虚者，人参白虎汤并见发热。热死人切勿便与冷水恐热血得冷而

---

[1] 冒：原作“胃”，参上下文义改。
[2] 冒：原作“胃”，参上下文义改。
[3] 术：原作“木”，据千顷堂本改。
[4] 白：原作“甫”，据千顷堂本改。
[5] 解：千顷堂本作“以”，义长。

凝结也，及卧冷地，正如冻死人不得遽近火也。故凡行路暍死者，惟得置日中热地上，令人溺热土，取罨其脐，或令近火，以热汤灌之，或布蘸热汤，更易熨其心腹脐下以引热外出也。观汤火伤者，误以冷水洗之，即激火内攻可见，急以二气丹汤灌之。一方用不蛀皂角，刮去黑皮，烧烟欲尽，盆合地上，周围令勿透烟，每用皂角灰一两，甘草末六钱，和匀，每服一钱，温浆水调下，昏迷不醒者，不过两服。盖中暑人，痰塞关窍，皂角能疏利去痰也。又有暑迷一证，似中而轻但昏迷耳，未至闷倒，欲睡懒语暑气乘心，烦闷所致也，壮人，香薷饮加黄连一钱；虚人，星香散见中风加香薷一钱。醒后冷汗不止，手足尚逆，烦闷多渴者，香薷饮。若过投冷剂、致吐痢不止，外热内寒，烦躁多渴内寒何以渴，汗出津竭也，甚欲裸形，此阴盛格阳，宜温药，香薷饮加附子，浸冷服。渴者，缩脾饮加附子，亦浸冷服详伤暑门。

中　湿

得之冒雨卧湿，岚瘴熏蒸，外感湿气内湿，即丹溪所谓湿热生痰，已见中风门，积滞日久，关节重痛，浮肿喘满，腹胀烦闷，卒然昏倒，其脉必沉而缓，或沉而细，宜除湿汤、白术酒此必积久乃然，然见此者亦鲜矣，有破伤处，因澡浴，湿气从疮口中入，其人昏迷沉重，状似中湿，名曰破伤湿，白术酒问：此证所受湿气无几，何以致是？曰：气血流行，不容少有阻滞，湿入不论多少，但能阻碍正气，则郁滞不行，由是逆入攻心，则昏迷沉重矣。余详伤湿门。

中　气*此为气逆，与中风门东垣所论气虚卒倒证各别*

其症卒然仆倒，不省人事，牙关紧急，身肢冷中风则身支温，与此异，无痰涎即有亦不如中风之多。气滞于内不外达，故身冷，气结于中，故痰不上出。因七情动气因怒者尤多，结塞于中，上下不通，故卒死也。其脉沉，应气口中风则脉浮而应人迎，与此异，中气甚类中风，以气药治风则可，以风药治气则不可风药指续命等言，盖发散之剂也，嫌其散气。若指清心、泻心等寒剂言，则中气原非火证，亦不应用寒凉矣。三方并见中风。以苏合香丸见诸中灌之，候苏，虚人继以八味顺气散加香附三五钱；壮人继以木香调气散。内有痰未除前言无痰，非无痰也，特不壅出于喉口间耳，四七汤见气、星香散见中风。若其人本虚，痰气结滞，关膈不通，上下不得升降，或大便虚秘，三和丹。有不治而气复自苏者。经曰无故而喑，脉不至者，虽不治，自已，为气暴逆也，气复自愈。

中　食

其症卒倒无知，口不能言，四肢厥逆，不能举，状似中风。因饮食过度，醉饱之后，或感风寒，或着气恼，以致气血郁滞，饮食无以运化，填塞胸中，阴阳痞隔，升降不通。若误作中风、中气，而以驱风行气之药治之，其死可立而待胃气已受伤，不堪再为行散也。凡遇此等卒暴之病，必须审问曾否醉饱过度，有此，加以气口脉紧盛，且作食滞治之。先煎盐汤探吐其食，夹痰者瓜蒂散见伤饮食吐之。醒后察审，如夹有风寒之证，以藿香正气散见中风解之；如夹气滞者，以八味顺气散见中气调之；若别无他证，只用平胃散见伤饮食加白术、半夏、曲蘖之类调理。

中　恶附鬼击尸疰

其症卒然仆倒。口噤肢冷，肌肤粟起，头面青黑，昏不知人，参[1]后精神不守，错言妄语。由冒犯不正之气，吊死问丧，入庙登冢，多有此证。苏合香丸见诸中。灌之，候苏，以调气散和平胃散服，名调气平胃散平胃散内有苍术，可以辟邪。飞尸鬼击等邪证附后。此多由精神衰虚，遂为邪鬼所击，或附着于体，昏昏沉沉，妄言谵语，或讦露人事，或言未来祸福，多中。人有起心，即能知之，登高涉险，如履平地，或悲泣呻吟，不欲见人，此为鬼物所凭者也。旧有五尸之说。一曰飞尸：发无由渐，昏然而至尸，即鬼物，其人心腹刺痛，气息喘急胀满。一曰遁尸：停遁在人肌肉血脉间，触即发动，症与前同，瘥后复发。一曰沉尸：发时亦心腹绞痛，胀满喘急，虽歇之后，犹沉锢在人脏腑。一曰风尸：在人四肢，循环经络，其状冷跃去来，沉沉默默，不知痛处，冲风则发。一曰伏尸：隐伏五脏，积年不除，未发如无病人，发则心腹刺痛，胀满喘急。又诸尸疰乃死尸传注之气，如传尸痨虫之属，流注身体，令人寒热淋漓，腹痛胀满喘急，或磥魂踊起，或挛引腰脊，或举身沉重，精神昏谬，每节气改变，辄至大恶。积年累月，渐至顿滞而死，死后复易旁人，乃至灭门。以上皆用忍冬藤叶，锉数斛，煮浓汁，日三服瘥。太乙神精丹、苏合香丸最妙。喻嘉言治祟方，用犀角、羚羊角、龙齿、虎威骨、鹿角霜、牡蛎粉、人参、黄芪等药为末，羊肉半斤，煎浓汁，调作一次服，立效。盖祟附于身，与人之神气交持，原逼处不安，但无隙可出，故用诸多灵物之遗形，引以羊肉之膻，俾邪祟转附骨角，移从大便而出也，说甚有理。

[1] 参：参上下文义，似应作“醒”。

卷之二

杂　症

伤风附鼻渊。有卒倒等症为中，无卒倒等症为伤，下各篇仿此

甚者遍传经络，已见《伤寒论》。此言其轻浅者，邪只犯皮毛。皮毛为肺之合，皮毛闭则肺气不得外泄，故上壅而嚏，蒸成涕液，壅塞鼻中，故声出重浊。肺气郁而成热，故肺痒而咳。其人平素体气寒者则无汗，热者则有汗。或发热或不发热，或头痛或不头痛，盖虽轻症，其中又分轻重也。虚者参苏饮见发热，实者川芎茶调散。此症与鼻渊相似而不同，伤风属肺有喷嚏，且为寒邪，故涕清；鼻渊属脑，故无喷嚏，且系热邪，故涕浊。甚则有秽气，鼻出血。盖鼻渊属风热入脑，热气涌涕伤鼻，两孔气出如火，痛或成疮。热不得泄，伤及所过营血则衄矣。初起苍耳散散之；久病热深，防风通圣散见中风。清之；衄者，犀角地黄汤见血凉之；鼻孔痛成疮，猪胆汁调冰硼散见口涂之此《医宗金鉴》云尔。然鼻渊属脑热，云无嚏，于理未的，详欠嚏篇可见矣。

破伤风

或破损，或疮溃，风从破处入，郁遏正气为热，理同伤寒。而或甚者，以曾经去血夹虚也，故多搐痉等症。先须辨疮口，平而无水者，止于郁热而已。若肿而出水，则热郁而蒸成湿矣。脉浮在表，宜汗，羌活防风汤、九味羌活汤。表解后，以白术防风汤补之。脉弦者，半表半里，宜和解，小柴胡汤见寒热、羌活汤、地榆防风散。脉沉实不大便，在里，宜下，大芎黄汤、江鳔丸，后服羌活汤。发表药宜辛凉，不宜辛热。服风药过多，汗不止者，白术黄芪汤。搐痉不已，蠲痉汤。凡痉搐，须养血润燥，加引经药。背后搐者，羌活、独活、防风、甘草；面前搐者，升麻、白芷、独活、防风、甘草；两旁搐者，柴胡、防风、甘草，右搐加滑石右属脾湿也。手足颤掉不已，朱砂指甲散。头目青黑，额上汗珠不流，眼小目瞪，痛不在疮处者，伤经络也，并不治。亦有疮热郁结，多着白痂，疮口闭塞，气不宣通，郁热生风者，此为内风，但须清热解郁。外治法：初于人家粪堆内，或烂草房上，取蛴螬虫一枚，捏住其背，待虫口吐水，就抹在疮口上，觉麻即汗出立愈。或玉真散傅之，或杏仁去皮细嚼，和雄黄、白面傅，肿消为度。牙关不开，蜈蚣一条，焙干研末擦牙，吐涎立苏。

伤　暑

热盛伤气壮火食气也。又气为汗泄，则益耗散矣，脉大而虚气虚故脉虚，其症自汗、面垢、背恶寒气从汗泄则阳虚，背属

阴[1]，阳微故恶寒也、口干、前板齿燥热气从口出、故前齿燥、烦闷，或头疼火上攻也、发热热外盛也，神思怠倦殊甚。暑伤气而不伤形寒则伤形，血脉为寒所滞也，故身体不痛，与伤风寒异。又与温热病相似而异，此脉虚，彼脉实也。又与湿温相似而异，此身热而渴，彼身凉不渴也。此症首在察汗之多少，汗少则热盛于里，而伤其内气。肺气伤必喘乏，人参白虎汤见发热；脾气伤则四肢困倦、不欲食，人参白虎汤，多用甘草；肾气伤则津液涸，小便少，六味地黄汤加[2]知柏见虚损。又暑先入心，心属火，以类相从，就燥之义也观柴干则先燃，湿则后灼，可见。心气受热而浮，心血受热而燥，症见心烦口干，辰砂五苓散见伤湿、朱砂安神丸见烦躁加黄连。小肠为心之府，五苓利心经暑毒，使从小便出，为治暑上剂，益元散尤佳。暑气攻里，腹内作痛，小便不通，生料五苓散加木香七分，或益元散。大便不通者，加味香薷饮见中暑，仍佐以三黄丸见发热暑毒客于上焦，胸膈痞塞，汤药至口即出，不能过关，或上气喘急，六和汤浸冷，调入麝香少许。暑气久不解，遂成伏暑，内外俱热，烦躁自汗，大渴喜冷，香薷饮加黄连一钱，继进白虎汤见发热若不愈，暑毒深入，结热在里，谵语烦渴，不欲近衣，二便结涩，调胃承气汤见大便不通，或三黄石膏汤。伏暑烦渴，多热痰者，消暑丸。每两入黄连末二钱，名黄连消暑丸。或二陈汤见痰，或小半夏茯苓汤见痰，并可加黄连一钱。自汗，手足厥冷，六和汤、苏合香丸见诸中。自汗，手足时搐搦者，谓之暑风。缘汗出毛孔开，风乘之，火得风煽益虐，筋脉枯急故也。香薷饮或香薷汤并见中暑，并加羌活一钱。痰盛者风火交煽则痰涌盛，六和汤、星香散见中风各半贴。暑月身痒如针刺，间有赤肿处，亦名暑风风邪留于皮肤，热不得泄，故痒痛。六和汤为末和消风散见头痛，酒调服。汗多则热泄于外，阳衰于中，真气耗散，宜急收其汗，人参、黄芪[3]、白术、五[4]味也。属以温中固表为宜。又汗大泄不止亡阳，且令肾水竭绝，津液内枯，是为亡阴，急当滋水之上源。三伏之义，为庚金受囚[5]也。金遇丙丁，失其清肃，故孙思邈谓：夏宜常服五味，泻丙以补庚恐金气为热所甚[6]散，故敛之。敛之即补也。壬水绝于已，癸水绝于午，西北寒清绝矣。故前人立法，谓夏月宜补，乃补天元之真气，非补热火也，令人夏食寒是也，生脉散见中暑主之。如两足欹[7]侧，脚膝痿弱，行步不正，是痿也，加酒洗黄柏、知母，令两足涌出气力。东垣谓：热伤元气，四肢不收，两足痿软，遇早晚则寒厥。日高之后，阳气将旺，复热如火，乃阴阳血气俱不足，故阴虚而热厥，阳虚而寒厥也热盛则阴虚，气伤则阳亦虚也。口不知味肝热则口酸，心热则口苦，肺热则口辛，肾热则口咸，脾热则口甘或淡，是为口中不和则不知味。又气虚则食不化，伤食之人亦不知味也，目中溜火肝火上透也，视物䀮䀮无所见精神恍惚也，小便频数，大便秘结热在下焦，胃脘当心痛气虚不运，或食、或痰、或死血，滞于胃脘或痛，胸中闭塞，时显呕哕皆不运之故，或有痰嗽金受火刑，口沃[8]白沫肾水上泛，腰背腹皆痛，甚则如刀刺腹皆气血凝滞之故，头痛时作

[1] 阴：参上下文义，当作“阳”。
[2] 加：原作“知”，据千顷堂本改。
[3] 芪：原作“花”，据文义改。
[4] 五：原作“正”，据文义改。
[5] 囚：千顷堂本作“困”，可参。
[6] 甚：文义不通，千顷堂本作“蒸”，可参。
[7] 欹（qī）：古同“攲”，倾斜之意。
[8] 沃：灌溉之意，此引申为吐唾。

火上攻，两胁痛肝气郁，或急缩，脐下周围如绳束之急带脉血枯筋缩，食不下，或食入即饱，全不思食火气胀闷，自汗尤甚，若阴气覆在皮毛之上气弱阳不外伸❶，兼汗多浸体使然。皆热伤元气所致，黄芪人参汤主之。

又察其有无别邪。如冒暑饮酒，酒热与暑气内盛，发热大渴、小便不利，其色如血，生料五苓散见伤湿去桂加黄连一钱。或以五苓去桂，吞酒煮黄连丸。如伤食者，其人头痛背寒气为食郁，不达于背也，畏食恶心，噫酸臭气，胸膈痞满，六利汤倍砂仁。若因暑渴饮冷，致暑毒留结心胸，精神昏愦，语音不出者寒闭热于肺管，故声不出，香薷汤见中暑化苏合香丸见诸中若先饮冷后伤暑者，此必心下痞侬，五苓散，生姜汤调服佳。或君子汤见气调中亦可。中和后，或小便不利，或茎中痛，宜蒲黄三钱、滑石五钱、甘草一钱。

又暑每兼湿，时当长夏，湿热大胜，蒸蒸而炽。人感之，四肢困倦，精神短少，懒于作动❷。小便黄赤者，热也。肢节疼痛，大便溏泄，身体沉重者，湿也。脉洪大热也而濡或迟湿也，须以清热燥湿之剂治之。东垣清暑益气汤谓热伤气，故以黄芪益气固表为君。人参、甘草为臣。苍术、白术、泽泻等渗利除湿；升麻、葛根解表热兼胜湿风药也，故能胜湿；湿热壅滞则食不消而痞满，炒曲❸、青皮消食快食；气乱于胸中，清浊相干，陈皮理之；黄柏以泻热救肾；人参、五味、麦冬救金以滋水之上源为佐。血虚加当归，气郁加升、柴，中满去甘草，咳去人参，咽干加干葛，血减心烦加人参阳能生阴也、当归，少加黄柏泻火，如烦犹不止加黄连。然苟非兼湿，则诸利水之品，反足以耗竭肾水，致损两目，慎之。

东垣又谓：风犯汗眼，汗闭不出为湿，身重体痛，或渴或不渴，小便不利，此风湿相搏也。头痛，或上热壅盛，心烦，情思惨凄，有不乐生之意阴湿之情状如此，所谓阳舒阴惨也，此阴胜阳之极也，病甚则传为痿厥。厥者，气逆上冲也。痿者，四肢痿软无力也。由湿郁成热，热极上冲而厥，筋脉受伤则痿也，利湿清热为宜矣清燥汤可用。

又伤暑后复感风寒者，身痛头疼，发热，去衣则凛，着衣则烦，感风则有汗，五苓散见伤湿内用桂枝；感寒则无汗，六和汤加藿香、紫苏。市井中多此症，往往日间冒暑经营，夜间开窗眠卧所致。有此症而发潮热，似疟而未疟者，六和汤、养胃汤见疟各半贴。若鼻流清涕，或鼻孔热气时出者，亦六和汤加川芎五分，羌活、黄芩各七分。以上皆夏月感受暑邪，而为其所伤者也昔人所谓动而得之为阳证者是也。有不必动而得者，感其热气即病也，益元散。又有因避暑贪凉，而反为寒凉所伤者，或纳风凉以伤其外，或食瓜果以伤其内，因而头痛发热，恶风无汗昔人名此为中暑，或又名为中暍，名目混乱，故削其名，而存其症。症似伤寒，此为阴寒所遏，周身阳气不得伸越也。治宜辛凉发散，辛温消导此全未伤暑而感风寒者，与上文先伤暑续感风寒不同，昔人所谓静而得之为阴证者也。

暑月多食生冷，忽受暑邪，热入于内，阴阳错杂，冷热相搏，中气扰动，上壅则吐，下迫则泻，故多吐泻霍乱。呕不止者，枇杷叶散见中暑，去茅根吞来复丹见中暑。呕而痰，却暑散见中暑吞消

❶ 伸：原作“仲”，据千顷堂本改。
❷ 作动：千顷堂本作“动作”，参《内外伤辨惑论·暑伤胃气论》亦作“动作”。
❸ 曲：诸本均作“鞠”，据《内外伤辨惑论》清暑益气汤条改。

暑丸或小半夏茯苓汤见痰饮。呕而渴者，浸冷香薷汤见中暑或五苓散见伤湿，兼吞消暑丸。泻而渴，生料平胃散见伤食、生料五苓散各半贴，名胃苓散，或连理汤即理中汤加黄连、白茯苓也。理中汤见中寒。泻止仍渴，春泽汤即五苓加人参，或缩脾饮见中暑。泻而腹痛有积者，生料五苓散、藿香正气散见中暑各半贴。虽无积而腹痛甚，气滞也，生料五苓散加木香七分，或六和汤加木香五分，或用二汤调苏合香丸见诸中。泻而发热者，胃苓散。如吐痢不止，外热内寒，烦躁欲裸形，此阴盛格阳，香薷饮加附子，或大顺散加参、附，并浸冷服。又有吐极胃虚，粒米不入，病甚危笃者，人参一钱，黄连五分姜汁炒焦，糯米一撮，水一茶钟，煎至一酒杯，候冷，与一茶匙许，渐渐与之，与尽便可投药食。暑月人多服香薷饮以预防之，若元气素虚，或房劳过度者服之，为害不浅。若饮预防，惟生脉散为宜。暑病多阴证，死而肢体爪甲青黑者是也，故治暑之剂多用温热。

伤　湿

雨露本乎天，清阳也，故伤于上，止犯皮毛汗多衣湿不换，致湿气返入于内者，同之；泥水本乎地，浊阴也，故伤于下，侵及骨肉，二者皆自外入。饮食之湿、脾土所生之湿，本乎人，皆自内出。在外在上者汗之，以苦温甘辛之剂辛散湿，苦燥湿，甘温益气以散邪，在内在下者利之，以苦热酸淡之品恐其上行，故用酸苦以敛而降之，以淡泄之。治饮食之湿，在上则吐之，在下则泻之食湿则泻大便、利之饮湿则利小便。治脾土所生之湿，则察其兼化，盖土德兼该❶，夹风则为风湿走注者是，夹火则热湿烦热者是，夹寒则为寒湿痹痛者是。又上下中外，无处不到在上❷则头重、胸满、呕吐；在中则腹胀痞塞；在下则足胫胕肿；在外则身肿重、骨节痛，当分部位为治，随所兼寒热温凉以用药。又须察其为何藏之邪，如自病土虚生湿则补土；如火盛生湿则清心；如气郁成湿则升肝❸；如金寒水冷泛溢为灾则暖肾。所治之药，各从所入，不特二术也。其症发热恶寒，恶湿身重，自汗，骨节疼，小便秘涩，大便多泄，腰脚痹冷，跗肿肉如泥，除湿汤见中湿。若兼腰痛特甚，不可转侧，如缠五六贯钱重者，湿入肾也，肾着汤、渗湿汤。小便秘，大便溏，五苓散吞戊己丸见泻❹。若兼感风则症兼恶风，或额上微汗，除湿汤、桂枝汤各半贴，令微发汗不可大发。如已得汗，而发热不去者，败毒散加苍术一钱、防己五分。若兼感寒则无汗，惨凛烦痛，五积散见中寒和除湿汤见中湿、五苓散各半贴。若感寒又感风者，汗出身重，恶风喘满，骨节烦痛，状如历节风，脐下至脚冷痹，不能屈伸，所谓风寒湿合而为痹也，防己黄芪汤或五痹汤见痹。若浴出未解湿裙裤，忽尔熟睡，湿侵肾经，外肾❺肿痛，腰背弯曲，五苓散加入真坏❻少许，下青木香丸见气。三服，脏腑通，肿消腰直痛止。坐湿处，肾丸❼肿痛，六味地黄见虚损❽加柴胡、吴茱萸、肉桂各一钱，独活五分。若湿与热相搏，清热

---

❶ 该：古同“赅”，完备之意。
❷ 上：原作“土”，据千顷堂本改。
❸ 肝：诸本均作“旺”，人卫本认为有误，当作“肝”，可从。
❹ 泻：千顷堂本作“泄泻”，查原书目录亦作“泄泻”，当是漏字。
❺ 外肾：即睾丸。
❻ 真坏：未知何药，待考。
❼ 肾丸：即睾丸。
❽ 虚损：原作“损虚”，据原书目录“虚损”改。

渗湿汤。其症肩背沉重，疼痛有热则上行于肩背也，上[1]热胸膈不利，及通身疼痛者，拈痛汤见身体痛。湿热发黄，当从郁治凡湿热之物，必郁而后黄，逍遥散勿用茵陈五苓。酒面乳酪，停滞不化，除湿汤及苍白二陈汤消息[2]之即二陈加二术。二陈见痰饮。上吐下利二法，利比吐为多，以湿水也，多就下。又利大便小便二法，利小便比利大便为多，以湿非夹痰食等浊物者，皆当由小便出也。故曰：利湿不利小便，非其治也。燥湿三法：风以胜之，风动而地干也，羌防等；土以涸之，水得泥干也，苓术等；酸以收之，敛约不使泛滥也肉紧缩则不糟[3]，黄丹、白矾等肉紧实则水不能藏，不得不从二便泄去。湿脉必缓，兼浮为在表，兼沉为在里，兼弦为风湿，兼数为热湿，兼迟为寒湿。通用苍术、茯苓、猪苓、木通、木瓜、石斛。在上加防风，在中倍苍术，在通身加乌药、羌活，在两臂加桑枝、威灵仙，在两足加牛膝、萆薢、防己。寒湿虽暑月亦觉清凉加虎骨、官桂，血必虚加当归。

伤　燥

经曰：诸燥枯涸，干劲凡物之干燥者，必硬劲皴揭皴，裂也。揭，掀起也。凡物之[4]干者，其皮必皴裂而掀起，皆属于燥[5]。燥为肺金之化，秋令也。所以致燥有二：一因于寒，秋风清肃，夏令之湿，至是而干，所谓风胜湿也；一因于热，夏时热盛，有湿以润之，至秋则湿退而热犹未除故燥，所谓燥万物者，莫熯[6]乎火也。其因于热者固热矣，即因于寒者亦未始非热。何则？秋令降敛，阳气内入，寒气外束，故每当秋凉，多觉口鼻气热，是其理也。此言天时之致燥也。若或亡血亡津，肾虚火盛，致此多端，则又属于人事矣。在外则皮肤皴揭枯涩，在上则鼻咽焦干，在下则二便涸涩，在手足则痿弱无力血不荣筋所致，在脉则涩滞虚衰。治以甘寒润剂，清肺以滋水源，庶几血充液满，泽及百骸，滋燥养荣汤、大补地黄丸、清凉饮子、导滞通幽汤、润肠丸二方见大便不通、八正散见淋，皆可随证选用也。《内经》每云秋伤于湿，盖运气之说，以立秋、处暑、白露三气属湿土也，毕竟伤燥者多。

春　温温疟　风温　温毒　湿温

温，春阳之气也，时至春而阳气发动。人应之，身中之阳气亦发动，一遇风寒外袭，闭其腠理，此气不得升发，即郁而为热，与冬月伤风寒发热无异。而有恶寒不恶寒之分者，以冬时阳气潜藏，表阳虚，故怯寒；春月阳气升发，表阳盛，故不怯寒也。无汗者当发散，然冬月阳微，可用辛温，春月阳盛，宜用辛凉。仲景麻黄汤止为冬月伤寒立法，不可混施于此证也。经谓：冬伤于寒，春必病温。又谓：冬不藏精，春必病温。又谓：凡病伤寒而成热者，先夏至为病温，后夏至为病暑。程郊倩谓：冬伤于寒，寒字当肾字看。盖肾水属冬，其气寒，故古人往往言肾为寒，如言肝为风，言脾为湿之类，细阅前代医书自见。冬伤寒云云，谓耗伤肾水，阴精泄而不藏，

[1] 上：原作“土”，据千顷堂本改。
[2] 消息：指体察斟酌之义。
[3] 糟：千顷堂本作“虚”，可参。
[4] 之：原脱，据千顷堂本补入。
[5] 诸燥枯涸……皆属于燥：此语出自刘完素《素问玄机原病式》，非自《内经》。

[6] 熯（hàn）：干燥，热。

阴虚则火炎，至春阳气发动，炎炎之势不可遏止，一为风寒所郁，故温热病生耳。然岂特不藏精者乃然哉？即在平人，当春阳气升发，感受风寒，郁而成病者固多。《金鉴》谓能藏精者其病轻，不藏精者其病重，韪[1]矣。或曰：经言温疟，谓得之冬中风，寒气藏骨髓中，至春则气大发寒郁火成热，因春阳而发为温疟也，即先夏至为病温之意，邪不能自出句上当有若字，因遇暑气，脑髓灼，肌肉消言热至骨，腠理开发此五句，言若春时邪犹不能发，至夏乃发也，即后夏至为病暑之[2]意，或有所用力，邪气与汗皆出，此病藏于肾，先后内出于外也[3]。如是者，阴虚而阳盛，盛则热矣，衰热气衰也则气复返入，入则阳虚，虚则寒矣阳气发泄太过，则表虚而怯寒，表怯寒则气敛而内返，气内返则表愈虚，故寒也。明是言冬时触寒，子何敢程[4]说耶？曰：《礼记》谓：言非一端，而各有当。各求其当可也。风温即春温之重者。仲景曰：太阳病，发热而渴，不恶寒者在冬月伤寒，则为阳明经证，为温[5]病春月感冒，邪在太阳，即得此证，不俟传至阳明乃见，故知为春温病也。发汗已发汗则热泄，应愈矣，身灼热者，名风温热盛得发表之剂，其势益扬，如风之煽火，愈加炽盛也。风温为病，脉阴阳俱浮，自汗出风温原本有汗，由内热炽盛蒸发之故，较春温内热不甚而无汗者为重矣，身重壮热伤气，无气以动，故重，多眠睡，鼻息必鼾热壅神昏也，语言难出气伤懒言。若被下者，小便不利亡阴泉竭，直视精不荣于目也，失溲阴不守于内也。若被火者，微发黄色火上加火，热湿欲发黄，而热多湿少，故微黄也，剧则如惊痫热极生风，时瘛疭筋为热灼，干缩而抽搐也。若火熏之，一逆尚引日，再逆促命期。大抵风温忌汗，亦不宜下里热未实者不宜，尤不宜火，当用双解散去麻黄，加桂枝、石膏余谓桂枝不必加。春温无汗，虽宜解表，然必兼清里，双解散，审其表里之重轻为加减可也双解散乃防风通圣散合六一散也，《金鉴》称其神效[6]，加减用之可也。此方虽内犯芒硝、大黄，然泄热莫速于此，且分两有限，不至太[7]下，无伤也。前人云：温热证误下不妨，误汗则殆。硝黄，可用则用之，可不用则去之，是在临证斟酌耳。风温汗太多脉虚者，桂枝汤见伤湿合人参白虎汤见发热。温病兼暑证，名温毒，治法不出上条。湿温即温病夹湿者，其症身重、胸满、多汗、两胫冷，白虎汤加苍术、茯苓。

瘟疫病论

瘟疫非伤寒也，世医误以为伤寒矣。伤寒感天地之常气，此感天地之厉气也。邪自口鼻入，内不客[8]脏腑，外不客经，舍于伏脊之内，去表不远，附近于胃，乃表里分界，是为半表半里，《针经》所谓横连膜原是也。凡邪在经为表，在胃为里，今邪在膜原，正当经胃交关之所。病之始发，凛凛恶寒，甚则厥逆，阳热郁极而通，则厥回而中外皆热。始而恶寒，既而发热，非若伤寒发热而兼恶寒也。瘟初起，先憎寒后发热，头痛身疼，脉洪而数，其脉不浮不沉，盖以邪在膜原故也。不可认为伤寒表证而发其汗，邪不在经，汗之徒伤。又不可下，邪不

---

[1] 韪（wěi）：是，对。
[2] 之：原脱，据千顷堂本补入。
[3] 先后内出于外也：《素问·疟论》篇为“其气从内出之于外也”。
[4] 程：衡量，品评。
[5] 温：原作“热”，据千顷堂本改。《伤寒论》原文亦如此。
[6] 效：原作“郊”，据千顷堂本改。
[7] 太：千顷堂本作“大”，可参。
[8] 客：原作“各”，据千顷堂本改。

在里，下之无益。宜达原饮疏之：槟榔二钱，厚朴一钱，草果五分，知母一钱，芍药、黄芩各一钱，甘草五分，午后温服[1]。上槟榔、厚朴、草果三味，消滞破结，协力并逐，使邪气速离膜原。后四味为滋液和血、清燥和中之用按此汤初起可用，若病成热炽，用此恐无济。有表者宜用河间双解散，无表者宜用东垣二圣救苦丹。以及凉膈、白虎、黄连解毒、普济消毒等剂。俱对证之药，酌用可也。其邪气游溢，诸经不同，本方加减法：胁痛耳聋，寒热。呕而口苦，邪溢于少阳也，加柴胡一钱；腰背项痛，邪溢于太阳也，加羌活一钱；目痛，眉棱骨痛，眼眶痛，鼻干，不眠，邪溢于阳明也，加干葛一钱。若不见三阳经证，不必加药，止照本方以上论初起用达原饮。

服此药其邪不传里者，一二剂自解。其证候：头痛身痛，发热而复凛凛，但内无胸满腹胀等症，谷食不绝，不烦不渴，此邪气外传，由肌表出。或自发斑消，或从出汗解斑。有斑疹、桃花斑、紫云斑。汗有自汗、盗汗、狂汗之异。此病气使然，不必较论，但求得斑、得汗为愈病耳。此邪自外传，顺证也，勿药亦能自愈。

其有汗出不彻，而热不退者，宜白虎汤：生石膏一两、知母、甘草各五钱、粳米一撮服此药辛凉解散，或战汗或自汗而解。盖前服达原饮，毒结渐开，邪气已离膜原，尚未出表，然内外之气已通，故多汗、脉长洪数，故宜白虎辛凉散之也。其有斑出不透而热不退者，宜举斑汤：白芍、当归各一钱、升麻五分、白芷、柴胡各七分、穿山甲二钱炙黄，水姜煎服。其有斑汗并行而热不除者，宜白虎合举斑汤。斑汗既愈，一二日或四五日后，依前发热，无胸满腹胀等症，脉洪而数，此膜原有隐伏之邪，发未尽也。勿药，一二日间当仍自汗自斑而愈。未愈者，仍依前法治之，然亦少有，至于再三发者，更少有也以上论邪传表。

若服达原饮而无汗无斑，外亦无头疼身痛，惟胸膈痞满，此邪传里也。有欲吐不吐者，有得少吐不快者，邪传里之上也，宜瓜蒂散吐之。甜瓜蒂一钱赤小豆二钱，研、生栀仁二钱，用水二钟，煎至一钟，后入赤豆煎至八分，先服四分，一时后不吐，再服，尽吐之。如未尽，烦满尚存者，再煎服。如无瓜蒂，以淡豆豉二钱代之。此病饮食不能，胸膈烦而腹不满，吐之则邪减，邪尽病自已。有心腹胀满，不呕不吐，或燥结便闭，或热结旁流，或协热下痢，或大肠胶闭，邪传里之中、下也，宜承气汤：大黄五钱、厚朴一钱、枳实一钱、芒硝二钱。若但上焦痞满，无便结等病，去芒硝，即小承气汤也。然虽无结粪，而大便黏腻极臭者，亦加之。若不痞满，止便结者，去厚朴、枳实，芒硝用二钱五分，加甘草一钱，即调胃承气汤也。服此导去其邪，邪减病自减，邪尽病自已。有胸膈满闷，心腹胀满，下部热结胶黏者，此上中皆病也。不可吐，吐之为逆，但用承气汤，则上邪顺流而下，呕吐立止，胀满渐除。其有吐后、下后既愈，二三日或四五日，依前复发者，在上者仍用吐药，在下仍用下药。此为再里之证，常事也。甚有三发者，亦少有以上论邪传里。

若服达原饮后，或病失治，而三阳证悉具，里证亦具，又舌根先白苔，至此时根黄至中央，此表里分传也。其症：外则身热头痛，身疼，腰背项痛，眉棱痛，口苦耳聋，鼻干；内则胸膈心腹满闷，下部热结。此瘟病常事也，断不可

[1] 服：原脱，据千顷堂本补入。

强求其汗，宜用承气汤先通其里，里邪去则气通，乘势尽发于肌表矣。若表里症悉去而热仍不退此膜原之邪未尽也，宜三消饮：槟榔、草果、厚朴、白芍、甘草、知母、黄芩、大黄、干葛、羌活、柴胡、姜、枣煎服，调之可愈。服药既愈，三两日复发者，仍用三消饮，复下复汗，如前而愈，此亦常事也。至有三发者，亦少有。若表邪多，里证少，当治表兼治里，三消饮，大黄少用。若里证多，表证少，但治里，或吐或下，表证自愈以上论表里分传。

若始病但发热、头痛、身疼、口苦、鼻干，而内无里证，止宜达原饮加减法。若不见三经病，止于发热，不用加法。继而脉洪大数，自汗而渴，邪离膜原，未能出表也，宜白虎汤辛凉解散，脉静身凉而愈。愈后数日依前发热，仍宜达原饮。至后反加胸满腹胀，不思食，烦渴，舌上刺等症，皆由表传里也，达原饮加大黄微利之。久而不去，在上者用吐方，在下者用承气下方。若始则发热，渐加里病，既用承气等汤下之，而里病除矣。数日内复发热，反加头痛身疼，此由里出表也，脉浮者宜白虎汤。下后热减不甚，热虽无，头痛身疼，而三四日后精神不慧，脉浮者，亦宜白虎汤汗之。若服白虎汤不得汗者，因精液枯竭也，加人参，覆卧则汗解。若大下后、大汗后，表里证悉去矣，继而一身尽痛，身如被杖，甚则不可转侧，周[1]身骨寒而痛气血虚故痛耳，非表证也，当自愈以上论表里递传。

瘟病备用诸方

天行大头，发热头项肿，或喉痹肿痛，芩连消毒汤：柴胡、甘草、桔梗、川芎、黄芩、荆芥、黄连、防风、羌活、枳壳、连翘、射干、白芷。右方先入大黄，利去一二次后去之，加人参、当归、牛蒡，姜煎服。

时行风瘟，寒热，身头痛，咳嗽，神术散：藁本、羌活、甘草、白芷、细辛、苍术、川芎，姜、葱煎。

感冒声哑是浪子瘟，败毒散：羌活、独活、前胡、柴胡、枳壳、茯苓、川芎、干葛、甘草、桔梗。

一乡人皆感冒咳嗽亦是瘟，用败毒散。

一乡人多发热内热，逐瘟汤：黄连戊癸年倍、黄芩乙庚年倍、黄柏丙辛年倍、甘草甲己年倍、山栀丁壬年倍、香附、紫苏等份、大黄三倍，加朱砂、雄黄为丸。亦可，汤则冷服。

岚瘴溪毒中人，病发则迷困躁狂，或声哑此败血毒涎乘脾也，玄妙散：人参、枳壳、大黄、柴胡、黄芩、半夏、甘草。

肿头伤寒，玄黄辟瘟丹：玄参、大黄、连翘、牛蒡各一钱，酒黄芩、酒黄连各二钱五分、羌活、荆芥、防风各五分，石膏、桔梗各钱半，甘草一钱食后，作二十次频服。

虾蟆瘟，类伤寒，身生脓泡疹子，防风通圣散：防风、当归、川芎、白芍、连翘、薄荷、麻黄各四分，石膏、桔梗、黄芩各八分，白术、栀子、荆芥各三分，滑石二钱半、大黄、芒硝各四分，甘草一钱。

瘟疫杂病论

不得汗，虽被覆火灼亦无，邪初发，定在半表半里。至于传变，有出表者，有入里者，有表里分传者。凡见有表复有里之病，必先攻里，里邪去而后得汗。若里气壅滞，阳气不舒，四肢且厥，安能气液蒸蒸以达，长此，如水注[2]闭其后

---

[1] 周：原作“用”，据千顷堂本改。

[2] 注：原作“汪”，据千顷堂本改。

窍，不能涓滴。凡见表里分传之证，务宜承气，里气一通，不待发散，多有自能汗解。不然者，虽大剂麻黄汤连进，非惟一毫无汗，且加烦躁矣。

战汗，邪先表后里，忽得战汗，经气舒泄，当即脉静身凉，烦渴顿除。若应下失下，气消血耗，欲作战汗，但战而不汗者危，以中气亏敝，但能陷降，不能升发也。次日当期复战，厥回汗出者生，厥不回汗不出者死，以正气脱，不胜邪也。战而厥回无汗者，真阳尚在，表气枯涸也，可使渐愈。战而不复，忽痉者必死。凡战不可扰动，但可温覆，扰动则战而中止，次日当期复战凡战而汗不出，宜大剂归、地加参内托。

自汗，不因发散，自然汗出，邪欲去也。若身热大渴，脉长洪而数，宜白虎汤，得战汗方解。若下后得自汗，数日不止，热甚汗甚，热微汗微，此表有留邪，实病也，邪尽汗止。如不止者，柴胡汤佐之，表解汗当自止。设有三阳经证，当照前用本经药加减法。若误认为表虚自汗，用实表止汗之剂则误矣。有里证，时当盛暑，宜白虎汤。若面无神，唇刮白，表里无阳证，喜饮热，畏冷，脉微，忽自汗为虚脱。夜发昼死，昼发夜死，急当峻补，补不及者死。大病愈后数日，每饮食及惊动即汗，此表里虚怯，宜人参养荣汤：人参、麦冬、五味子、地黄、归身、白芍、知母、陈皮、甘草，黄芪倍加。

盗汗，里证下后，得盗汗者，内有微邪也。凡人目瞑，卫气行于阴，今内有伏热，两阳相搏，则腠理开而盗汗出。若伏热一尽，盗汗自止。如不止者，柴胡汤佐之：柴胡三钱、黄芩一钱、陈皮一钱、甘草一钱、生姜一钱、大枣二个，煎服。

愈后脉静身凉，数日后反得盗汗及自汗，属表虚，宜黄芪汤：黄芪三钱、五味三钱、当归、白术各一钱、甘草五分。仍不止，加麻黄根一钱五分。如有热者属实，不宜用此。

狂汗，邪将去而欲汗解，因其人禀素壮，阳气盛，不能顿开三句当改云：阳浮盛于表，躁扰不宁，忽然坐卧不安，发狂躁，少顷大汗而躁止，脉静身凉，霍然而愈。

发斑，邪留血分，里气壅闭，则伏邪不得外透为斑。若下之，内壅一通，则卫气疏畅，透表为斑，而邪外解矣。若下后斑渐出，不可更大下，设有宜下证，少与承气汤缓缓下之。若复大下，中气不振，斑毒内陷则危，宜托里举斑汤：白芍、当归各一钱、升麻五分、白芷、柴胡各七分、穿山甲炙黄二钱，水、姜煎服。如下后斑渐出，复大下，斑毒复隐，反加循衣摸床，撮空理线，脉渐微者危，本方加人参一钱，补不及者死。若未下而先发斑者，设有下证，少与承气汤，须从缓下。

热结旁流，久痢清水，夺液不得汗。疫证失下，或协热下痢，脉沉，久不下之，致津液枯竭，后虽下，里证去矣。脉虽浮，宜汗而不得汗，此为夺液无汗。然里邪既去，但得饮食少进，十数日后，中气利下。当作战汗而解可滋其阴，阴液内充外溢，自然得汗。

下论

舌白苔，邪在膜原也。若变黄苔，邪入胃也，苔黄宜下。黑苔邪毒在胃，宜下，下后二三日，黑皮自脱。有一种但舌黑而无苔，此经气，非下证也。妊娠有此，阴证亦有此，不可下经血瘀热或寒凝，皆舌黑，以在经不在胃，故无苔，故不可下。下后里证去而舌尚黑，苔皮未脱，不可再下。若无下证，设舌见离离黑色者危，急补之。舌芒刺，热伤津液，此疫毒最重者，急下之。若老人微疫，无下证，舌上干燥生苔刺，用生脉散生津润燥，苔刺自去。舌裂日久，失下多有此证，急下，裂自满。舌短、舌硬、舌卷，皆邪气盛，真气亏，急下之，舌自舒。白[1]苔干硬如砂皮，急下之。

唇燥裂，唇焦色，唇口皮起，口臭，鼻如烟煤，胃热多有此症，当下。鼻孔煤焦[2]，急下之。若唇皮起，仍用别证互较，慎下[3]，无遽也。

口渴，详有下证者下之，邪去而渴自减，若用生津止渴药，无效也。如大汗脉长洪而渴，未可下，宜白虎汤，汗更出而身凉渴止。

目赤，咽干，气喷如火，小便赤黑作痛，小便臭，扬手踯足，脉沉数，皆内热也，当下之。

心下满，心下高起如块，心下痛，腹胀满，腹痛按之愈痛，心下胀痛，皆宜下，气通则已。

头胀痛，详有下证者下之。若初起头痛，别无下证，未可下。

小便闭，行大便则小便通，利水药无益也。

大便闭，下之无辞，若老人及素弱人，用蜜胆导法。

大肠胶黏，下之自愈。协热下痢，宜下。

四逆脉厥体厥，此气闭也，宜下之。下后反见此证者为虚脱，宜补脉厥，无脉也。体厥，身冷也。

发狂胃实，阳气盛宜下之。

下后诸变证论

下后脉浮。既下矣，脉浮而[4]数，身微热，神思或不爽，此邪热浮于肌表，虽无汗，宜白虎汤汗解之。若大下数下，脉空而数，按之如无，白虎汤加人参，覆杯则汗解似当加归、地。

下后脉浮而数，宜汗不得汗；或迁延五六日脉证不改，终不得汗；或素有亏虚也；亦或利久使然。用加人参白虎汤，得汗而解。

下后脉复沉。既下，脉宜浮，是汗解兆也。今不汗而脉复沉，余邪覆入胃也，宜更下之。

更下后脉再浮，仍当汗解，宜白虎汤。

下后病愈数日复发热，此非关饮食劳役，勿归咎于病人也。此余邪匿而复发，必然之理，再少下之即愈，勿用大剂也。

下后身反加热。下后当身凉，今反加热，此结开而气通，郁阳伸越也。即如炉中伏火拨开，虽焰，不久自熄。此与下后脉反数义同。若无下证，而妄下之过早者，其发热乃病势，原当逐渐发热，非因误用承气，更加发热也。日后邪气传胃，有下证者，宜更下之。

下后脉反数，应下失下，口燥舌干而渴，身热反减，四肢时厥，欲得近火拥被，此阳气壅伏也。既下矣，厥回不冷，脉大而加数，舌亦不干渴，此里邪去，阳气暴伸也，宜柴胡清燥汤：柴胡、黄芩、陈皮、甘草，去花粉，去知母，加葛根，随其性而升泄之。

下后数日，舌上复生苔刺，邪未尽也，再下之。苔刺未去，然已软，但热渴未除，更下之。苔刺既去，日后又热，仍宜下之。其中或缓或急，或轻剂或重剂，或兼用柴胡清燥汤、犀角地黄汤，至投承气汤，或宜多与，或宜少与，宜临证斟酌。

---

[1] 白：原作“自”，据千顷堂本改。
[2] 焦：乾隆本作“黑”，可参。
[3] 下：乾隆本此下有一“之”字，可参。
[4] 而：乾隆本此下有一“微”字，可参。

下后病全愈，但腹中有块，按之痛，气时不利，常作蛙声，此邪气尽而宿结未除也。不可攻，徒损无益，待胃气平复，自能润下或滋阴，下润自通。能食者，新致则陈自推。

下后腹满去，思食知味，而热未除，脉近浮，此表尚有余邪也，当得汗解。如不汗，以柴胡清燥汤和之。复不得汗者，以渐而解也，勿苛求其汗。

战汗后，复下后，越数日腹痛不止，欲作滞下也。勿论已见病未见病，宜芍药汤：白芍、当归各一钱、槟榔二钱、厚朴一钱、甘草七分。里急后重加大黄三钱、红积倍白芍，白积倍槟榔。

下后自汗不止详自汗下。下后盗汗详盗汗下。

下后斑渐出详发斑下。下后斑出，复下，斑反隐详发斑下。

下后或数下亡阴。瘟病有宜下者，不得已数下之，致两目涩，舌枯干，津不到咽，唇口燥裂，由其人素多火而阴亏，今重亡津液，宜清燥养荣汤：知母、花粉、当归身、白芍、陈皮、地黄汁、甘草，灯心煎服。如热渴未除，里证仍在，宜承气养荣汤：知母、当归、白芍药、生地、大黄、枳实、厚朴，姜煎服。如表有余热，宜柴胡养荣汤：黄芩、陈皮、柴胡、甘草、当归、白芍、生地、知母、花粉，姜、枣煎服。如痰涎涌甚，胸膈不清，宜贝母养荣汤：知母、花粉、瓜蒌仁、贝母、橘红、白芍、当归、苏子，姜煎服忌参、术。

下后余热不能顿除，以膜原之邪未尽传胃故也。当宽缓两日，以柴胡清燥汤缓剂调理。

下后反痞。下后痞应去，而反痞者，虚也。其人素弱，或新病初起，脾失健运故也。再用行气药则非矣，宜参附养荣汤：当归、白芍、人参、炒干姜各一钱、生地黄三钱、炮附子七分。若果是虚，一服必愈。虚实宜辨，表虽微热，脉不甚数，口不渴者，是虚痞。若潮热口渴，脉数者，是实痞，实痞宜再下之，用此则大害。

下后反呕。下后呕宜去，而反呕，此胃气虚寒，少食便吞酸，宜半夏藿香汤，一服呕止。半夏一钱半、藿香、炮姜、陈皮、白茯苓、白术各一钱、甘草五分，姜煎服。

下后脉浮，宜汗不得汗见夺液不得汗条。

下后夺气不语。下后气血俱虚，神思不清，惟向里睡，似寐非寐，似寤非寤，呼之不应，此正气夺也。与其服药不当，莫如静守。宜人参养荣汤补之，能食者自然虚回，前证自愈。设不食者，病转加，法当峻补。

瘟病兼证论

吐蛔。此胃热也，必非脏寒。乌梅丸、理中汤万不可用，但用调胃承气，蛔自愈。

蓄血。疫久失下，血为热搏，败为紫黑，溢于肠胃，漱水不咽，小便利，大便黑，是其候也。宜桃仁承气汤：大黄、芒硝、桃仁、当归、芍药、丹皮。服此药热除为愈。若余热尚存者，宜犀角地黄汤：地黄五钱，捣烂加水绞汁，其渣入锅煎、白芍一钱半、丹皮一钱、犀角一钱、同地黄汁服。

发黄。疫邪传里，移热下焦，小便不利，邪无输泄，经气郁滞而发黄，身目如金，宜茵陈汤：茵陈一钱、山栀二钱、大黄五钱、姜煎服。

循衣摸床，撮空理线，筋惕肉瞤，肢体振战，目睛不了了。皆为耽搁失下，或用缓药羁迟之故，此元神将脱也。补之则毒甚，攻之则气已虚，危证也。不得已，勉用黄龙汤：大黄、厚朴、枳实、芒硝、人参、地黄、当归。或用人参养荣汤亦可，但虚候少退即宜屏去，勿久用也。

服药不受，额汗肢冷，振战心烦，坐卧不安。此中气亏，不能胜药也，名药烦。急投姜汤立已，或药中多加生姜煎服，则无此状矣。更宜均药为两三次服，以防呕吐。

服承气汤全不行，或次日方行，或半日仍吐原药。此因中气亏不能运药也，大凶之兆，宜加生姜、人参，以助胃气。然有病重剂轻，亦致不行，不在此例。

思冷饮。热渴甚也。勿论四时，宜量与之。若尽意饮，则水停心下矣。

虚烦，坐卧不安，手足不定，六脉不显，尺脉不至。此元气不能主持，法当大补。

神虚谵语。未下之前谵语，必有内热烦渴之证，此为实病，宜下。既下之后，数日内谵语不止，此元神未复也，急宜清燥养荣汤。

协热下痢。泄泻稀粪，色必赤黄，或焦黄，此胃不留邪也。一二日痢止热退为病愈，痢不止者宜小承气下之，而痢自止。若痢❶一二日，忽烦渴，又泄，此伏邪又发也，仍照前治。

大便闭结。内热故也，宜下之，诸病如失。

呃逆。有寒有热，以本证参之。热则白虎、承气，寒则四逆汤。

热结旁流。先便闭后纯痢清水，全无粪，此粪结于内也，宜承气汤，下结粪而痢自止。若服药后，结粪不下，仍痢臭水，邪犹在也，病必不减，再下之。

大肠胶闭。极臭如黏胶，而却不结，此热极也，不下即死。

小便赤色。胃热也，宜调胃承气汤。

小便急数，白膏如马遗。膀胱热也，宜猪苓汤：猪苓二钱、泽泻一钱、滑石五分、甘草八分、木通一钱、车前二钱。

小腹按之硬痛，小便自调。此蓄血也，桃仁汤：桃仁三钱、丹皮、当归、赤芍各一钱、阿胶二钱、滑石五分。

脉厥。神色不败，言动自如，别无怪症，忽六脉如丝，甚至于无，或一手先伏，此失下气闭故也，宜承气汤缓缓下之，六脉自复，忌生脉散。

愈后诸证论

愈后大便久不行，作呕不进食。此下格病也。宜调胃承气热服，下宿结而呕止。

愈后数日，腹痛里急。此下焦伏邪，欲作滞下也，宜芍药汤：白芍、当归、厚朴各一钱、槟榔二钱、甘草七分。

愈后大便数日不行，别无他证。此虚燥也。切不可攻，宜蜜导法，甚则宜六成汤：当归一钱半、白芍、麦冬、天冬各一钱、地黄五钱、肉苁蓉三钱，日后更燥，宜六味丸减泽泻。

愈后五更夜半作泻，其脉迟细而弱。此命门阳虚也。宜七成汤：故纸三钱、炮附、白茯苓、人参各一钱、五味八分、甘草五分。愈后更发者，八味丸倍加附子。

愈后微渴微热，不思饮食。此正气虚也，强与之即为食复，渐进稀粥，以复胃气。

愈后能饮食，肢体浮肿。此气复也。胃气大健则浮肿消，勿误为水气。若小便不利而肿，乃是水肿，宜《济生》肾气丸。

愈后因劳而复发热。宜安神养血汤：茯神、枣仁、白芍药、当归、远志、桔

---

❶ 痢：乾隆本下有一“止”字，可参。

梗、地黄、陈皮、甘草、圆眼肉。

愈后伤食，吞酸嗳气而复热。轻则少食，重则消导，自愈。若无故自复，此前邪未尽除也，稍与前证所服之药，以彻其余邪，自愈。

妇人小儿瘟病论

经水适来而瘟。邪不入胃，入于血室，至夜发热谵语，或只夜热而不谵语，宜柴胡汤：柴胡、黄芩、半夏、甘草、生地。

经水适断而瘟。宜柴胡养荣汤，与适来有虚实之别。

妊娠瘟病。宜下者，照前法下之，毋惑参术安胎之说而用补药，则大凶矣。但下药得下则已，勿过剂也。

小儿瘟病。遇时气盛行，发热、目吊、惊搐、发痉，是也。宜太极丸：天竺黄、胆星各五钱、大黄三钱、麝香三分、冰片三分、僵蚕三钱。糯米饭丸，如芡实大，朱砂为衣。凡遇疫证，姜汤下一丸，神效。

补遗病论

疫兼痢。发热身痛，渴燥满吐，最为危急，宜槟芍顺气汤：槟榔、白芍、枳实、厚朴、大黄，生姜煎服。

疫兼水肿。宜小承气下之。

阳证似阴。外寒而内热，则小便必赤，最易辨也。

阴证似阳。此伤寒有之，瘟病无有也。

疟

《内经》论疟，谓生于风。盖外感风寒，邪在太阳阳明属表，则发热。在少阳属半表半里，则寒热往来。观《伤寒论》可见。疟疾往来寒热，邪在少阳也。故仲景有疟脉自弦，弦数多热，弦迟多寒之说。喻嘉言亦谓：邪在少阳或兼他经证则有之，谓他经而全不涉少阳，则不成其为疟。故不论兼有何脉，皆不离弦之一字，以弦乃少阳脉也。然伤寒少阳证，往来寒热无定期，而疟病往来寒热则有定期者，以彼只感受无形之邪风，风者善行数变，故无定期。此虽亦感无形之邪风，然必郁成有形之痰涎留滞一处，与日行之卫气相遇，邪正交争乃作，故有定期也。古谓无痰不成疟以此。夫疟由于痰滞，而痰之滞也，岂独由于风寒，一切外感内伤皆能致之。故又谓无食不成疟，以食滞成痰也。外感以风寒为举隅，内伤以食为举隅，所当推广以求之者也。又推之外感内伤，既能郁热蓄痰，独不能停湿滞血而为是证乎？此杨仁斋所以有黄水瘀血之论也。问曰：痰血留滞之说，深为有理，然尝见痰滞血凝，结为疮肿，发为寒热，亦无定期，且或有不发寒热者，何也？曰：疮肿初起发寒热者，必其邪盛势大者也。邪盛势大，连踞表里，无时不与卫气相遇，旋滞旋通，旋通旋滞，故无定期。其后不复发寒热者，以日久正气另辟行径，不与之争也说见积聚。若其初亦不发寒热者，必其疮肿之小者乃然，小邪不足以滞大气也。

经曰：阳并于阴则寒并，兼并为一之义。卫气与邪相争，正为邪滞，内郁不通，不达于表则表寒，不行于里则里寒，内外皆寒，似纯阴无阳者然，故曰❶并也。河❷间谓：并于阴乃阳气入于阴分，亦即内郁之说，阴并于阳则热阳郁成热，郁久则伸，内热外达，内外皆热，似纯阳无阴者然，寒时毛发竖立，欠伸，遍体寒慄，鼓颔阳并于阴则阳虚，阳明虚则鼓颔❸，以阳明脉循颊车也。高鼓峰谓：热郁将发，火气冲突，元气走散，

---

❶ 曰：原作"口"，据乾隆本改。
❷ 河：原作"何"，据乾隆本改。
❸ 颔：原作"颌"，据乾隆本改。

故寒凛。与经少异，然亦通，腰背头项俱痛太阳虚也。太阳脉抵腰夹背，上额交巅，下项，中外皆寒此非真寒，乃阳郁之寒耳，汤火不能温也则此时不必用温药可知。热时内外皆热，冰水不能寒也此时不必用凉[1]药可知。○此段皆经文。

有一日一作，而或日早或日迟者，按《内经》谓风邪所客，视其虚而入之。如腰脊虚则入腰脊，手足虚则入手足，风府虚则入风府，因举入风府者以例之。风府，穴名，在项上陷中。邪客风府，有浅有深。浅者，卫气日行于表，与浅分之邪相遇，夜行于里，则不与遇矣。深者反此，故每日一遇。如今日卯时与遇，明日卯时又遇也。卫气到则肉理开，邪气之在风府者，得以入之，正不客[2]邪，相争而病作矣。此邪气留滞其处，着而不行者，故每日如期而发。若邪气行而不着，每日循夹脊之膂下行一节，自风府至尾骶骨，共二十五节，则风府之邪，计二十五日下行至骶骨，与卫气每日离一节，故其作日迟。如今日卯时卫气到风府，与适在风府之邪遇而病者，明日卯时卫气又到风府，与已离风府而下行一节之邪不相遇，则必待卫气追及邪气，相遇乃作，故日迟也。邪气二十六日[3]入于脊内，注于伏行夹脊膂间之脉，其气上行，无关节之间隔，故九日而上出于缺盆之中。卫气从腹上行，从背下行，伏膂之脉亦背也。下行之卫气，迎上行之邪气，故其作日早也。此《内经》之说如是。然有忽早忽晏，又忽复早者，则邪气忽上忽下，忽浅忽深，行无一定之故也。岂必下尽二十五节乃始上行乎？发于昼者为阳，邪浅在阳分也；发于夜者为阴，邪深在阴分也。日早者，邪由深出浅也；日晏者，邪由浅入深也。经言上下，不言浅深者，以卫气昼行表，夜行里，即是言浅深耳。有间一日而作者，有间二日而作者，有间数日而作者，皆邪气深入阴分，逼近脏腑，横连膜原。膜原者，膈膜之处，空旷若平原，邪正可以并容，阻碍不甚，故久滞乃发也。《灵枢·岁露》篇所谓蓄积乃作也。发于子、午、卯、酉日为少阴经疟；发于辰、戌、丑、未日为太阴经疟；发于寅、申、巳、亥日为厥阴经疟。旧说如此，不必泥。

按卫气遇邪之说，经言不一而足。又一条云：夏伤于暑，热气藏皮肤之内，肠胃之外，此营气之所舍也。能令人汗孔疏热舍营分，蒸汗故也，腠理开暑邪若可泄矣，因得秋气至秋而感冒寒气也，汗出遇风，及浴水感寒此言或当时遇风、浴水，不必致秋乃感寒，气藏肤内暑邪不得泄矣。或谓暑邪已从汗泄，此言寒邪内藏耳。然经又谓：夏暑汗不出，秋成风疟。当从前说为是，与卫气并居相遇即并居。卫气日行阳，夜行阴，此气暑气得阳而外出，得阴而内薄暑邪在阳分则外争，在阴分则内争也，内外相薄或在外或在内，与卫气相迫薄，故日作。是亦以卫气为言也。乃又出一条云：夏伤于暑，汗出腠开，遇夏气凄清之水寒吴鹤皋谓：水当作小，藏于皮肤，至秋复伤于风，先伤于寒为阴邪，后伤于风为阳邪，故先寒后热，名寒疟。若先伤风后伤寒，则先热后寒，名温疟。详其意，是言阳风与阴寒相争，而为寒热往来，全与卫气无涉。果尔，则遇时可作，何必每日一作耶？且风寒无大分别，无论冬月，即当暑令，得风则凉，是风亦即寒也。而谓风为热气，可乎？其说可疑，必后人之伪托也。又经论温疟，先热后寒，谓得之冬中风寒，气藏骨髓中此与《内经》所言，冬不藏精之人，外感风

---

[1] 凉：原脱，据乾隆本补入。
[2] 客：乾隆本作“容”，义长。
[3] 日：原脱，据乾隆本补入。

寒，深入骨髓，郁热于内，精不藏则肾水先虚，热伏则肾水益涸，至春夏遇风寒，发为温暑病意同，至春则气大发寒郁成热，因阳气而大发也，邪不能自出邪深藏也，因遇暑气，脑髓烁，肌肉消言热至骨也，腠理开发，或有所用力，邪气与汗皆出，此病藏于肾，先从内出之于外也。如是者阴虚而阳盛，盛则热矣，衰热衰也，则气复反入，入则阳虚，虚则寒矣阳气发泄太过，则表虚而怯寒。表怯寒则敛而内返，气内返则表愈虚，故寒也。此亦不言卫气与邪遇，且与上条所论温疟先伤风后伤寒故先热后寒不同。岂温疟固与他疟不同，特以其有寒热与疟相类，故亦以疟名之，其证自有两种耳[1]，安得起作《内经》者问之？

有经疟，《内经》曰：足太阳[2]膀胱经之疟，腰痛头重，寒从背起太阳脉抵腰上头夹背也，先寒后热，刺郄中郄中，即腘中，太阳脉。易老用羌活加生地黄汤、小柴胡加桂枝汤。足少阳胆经之疟，身体解㑊身体解惰名解㑊，寒不甚，热不甚阳并于阴，自外之内，则寒甚。阴并于阳，自内之外，则热甚。少阳在半表半里，往来不远，非若他经之大出大入，故其寒热不甚。想当然耳，恶见人，见人心惕惕然少阳以胆为腑，经虚则腑亦虚，故见人而恐也，热多汗出甚少阳木火升发使然，刺本经易老用小柴胡汤。足阳明胃经之疟，先洒淅寒甚，久乃热，热去汗出，喜见天日火光阳明受阳邪，则恶日与火，若受阴邪，则反喜之，汗出热泄，阳气乍虚，虽原受阳邪，亦喜之矣，刺跗上本经冲阳穴。易老用桂枝二白虎一汤、黄芩芍药加桂汤。足太阴脾经之疟，不乐，好太息脾脉不运，则上焦气不行，故不乐，而太息以舒之，不嗜食气不化故不饥，多寒热汗出，病至则呕，呕已乃衰脾脉络胃夹咽故善呕，刺本经穴易老用小建中汤、异功散。足少阴肾经之疟，呕吐甚肾脉上贯肝膈，循喉咙故也，多寒热邪入深故多，热多寒少水虚也，欲闭户牖而处肾阴衰故恶躁喜静，其病难已刺法失。易老用小柴胡加半夏汤。足厥阴肝经之疟，腰痛少腹痛，小便不利肝脉过阴器，抵小腹故也，非癃也小便淋名癃，数便言小便频数，涩短不利，非淋也，噫肝气郁，故噫以舒之，恐惧肝有余则怒，不足则恐也，气不足，腹中悒悒不快之意。气不足则不得舒畅也，刺本经易老用四物柴胡苦楝附子汤。以上论别足六经证，不言手六经，以足经长而远，可包手经。故此与伤寒并单举足经言，非病必不涉于手经也，可以意推。按疟分六经，又分脏腑，正与卫气行阳行阴，或浅或深，与邪相遇说合，则泥定少阳一经[3]非矣。然历验疟证，在少阳经者居多，此仲景、嘉言所以专主少阳立说也。

有脏疟，《内经》曰：肺疟心寒肺金本清肃，寒邪加之益寒，故心觉寒冷，寒甚热，热间善惊，如有所见者心近肺，心血为热耗，故神不安，刺太阴肺经及手阳明大肠经两经相表里，故分刺以杀其热。易老用桂枝加芍药汤。按五脏不受邪，而经列此五脏证者，盖有脏气素虚之人，为七情所伤，脏气不行，因郁痰饮诸邪于内，而成疟也。心疟，令人烦心，欲得清水，反寒多，不甚热热在里，故外不甚热而多寒，刺本经易老用桂枝黄芩汤。肝疟，色苍苍然，太息木气不畅，故太息以达之，其状若死者木为春生之气，不舒而闭也，刺本经见血易老用四逆汤、通脉四逆汤。脾疟，寒，腹痛，热则肠鸣，鸣已汗出，刺本经易老用小建中汤、芍药甘草汤。肾疟，洒洒然，腰脊痛腰脊属肾宛转，大便难肾主二便故也，目眴眴然欲瞑也。《伤寒论》少阴病但欲寐，即此意。按眴、瞬同，目动也，

---

[1] 耳：乾隆本作“耶”，可参。
[2] 阳：原作“阴”，据乾隆本改。

[3] 经：乾隆本此下有一“者”字，可参。

无欲瞑意。此解恐非，手足寒，刺本经及足太阳膀胱经表里并刺也。易老用桂枝加当归芍药汤。

有腑疟，《内经》曰：胃疟，善饥而不能食胃热故饥，脾虚故不能食，食而支满腹大支，支撑之意，刺本经及足太阴脾经横脉二经络脉之横者。出血此论胃腑疟证，不言诸腑，可以意推。《伤寒论》亦只言胃腑，以诸经之邪，皆得入胃也。大抵因风寒者，先必有怯寒、鼻塞等症，宜发散。若春时感风寒成温疟者，必渴，必汗出不恶寒，热多寒少，多先热后寒热多阳胜，阳性急，故先发。热衰而退，表气乍虚，故微觉寒。宜白虎汤。因伤暑者，必多汗，烦闷喘渴，体若燔炭，宜加暑门之药，煎成露一宿，乃热之而服。感燥气者，必肤索唇揭，咽干鼻燥，宜滋润之剂。感湿气者，必身重而痛，小便不利，宜去湿。因时气者，必一方长幼病皆相似，审系何气之邪，治之。因饮食所伤者，症见痞闷，恶食嗳腐，小柴胡汤见寒热合平胃散见伤饮食。便结者，大柴胡汤加芒硝、厚朴。因气郁者，必面色青滞，脉涩，胁痛，呕吐清水或苦水，意不乐，逍遥散见郁加黄连吴茱萸水浸炒、贝母，倍柴胡。因劳倦者，必气虚喘乏，四肢困倦，遇劳即发，补中益气汤见气。经年不愈，邪结痞块，胀痛，曰疟母。以上均审所蓄之邪，是痰、是血、是黄水，分别治之。又须看热多寒少、热少寒多，以分寒热。然热多寒少而脉空虚，未可便用寒凉；热少寒多而脉洪数，未可概用温热，又当细察也。

此外又有纯寒无热者，曰牝疟，蜀漆散、牡蛎汤主之，或柴胡姜桂汤减黄芩加半夏。盖其人素寒，所蓄之痰饮亦寒，与卫气相触，寒气发动，纯阴无阳，故但有寒无热也。又有纯热无寒者，曰瘅疟，缘肺气素热，阳气盛所蓄之痰涎亦热，才遇卫气之触，热势即便激发也，令人消烁脱肉。经云：阴气先绝，阳气独发言肺热偏于阳而无阴也，则少气壮火食气也烦冤烦热不安也，手足热而欲呕小柴胡合白虎汤。

又有感山岚瘴气，湿热熏蒸而为瘴疟者，王棐曰：南方天气暑热，地气郁蒸，草木水泉皆禀恶气，故病者往来寒热，名冷瘴。蕴热沉沉如卧炭火中者，名热瘴。甚者病即失音，名哑瘴。热甚昼夜不止，稍迟二三日则血凝难救，南方谓之中箭，又谓之中草子。有挑草子法，乃以针刺头额及上下唇，仍以楮叶擦舌，皆令出血[1]，徐以药解其内热，可愈。杨仁斋曰：瘴疟，挟岚瘴溪毒之气致然，血乘上焦，令人迷闷，甚则狂躁，哑不能言，皆由败血瘀心，毒涎聚脾。治须凉膈，疏通大肠，小柴胡加大黄、观音丸、治瘴木香丸，皆为要药。僧继洪曰：冷瘴宜用不换金正气散见中寒，热瘴宜用挑草子法。此病最难治，凉药多不可用句未妥，凉药虽恐冰血，独不可加辛散之品乎，热药亦不可轻用，且与和解可也。哑瘴，即热瘴之甚者，血得寒则凝涩，得[2]热则淖溢，面赤心热，舌破鼻衄，皆热沸血壅所致，故宜用挑草子法出其血。甚则血上塞心窍，哑不能言，但噫噫作声，即哑瘴也。治此皆当散血，用黑神散见血立散黑神散须慎用。其或痰迷心窍而舌强者，不在此论。

又有似疟非疟者，如伤寒邪在少阳经，往来寒热，似疟而无定期，或一日二三遍，且热已即寒，寒已即热，相继不息，不似疟之有定期，有息时也。又虚人亦有往来寒热。经云：阳虚则外寒，阴虚则内热，阴气上入阳中则恶寒本身下焦阴寒之气，上干阳分则恶寒，阳气下[3]入阴中则发热上焦阳气下陷阴中，则发热。故

---

[1] 出血：乾隆本作“血出”，可参。
[2] 得：乾隆本作“用”，可参。
[3] 下：原作“上”，据乾隆本改。

亦有往来寒热，似疟而实非疟，病后产后多有之，必由积渐虚损而致，与疟之发于陡然者不同。且亦忽作忽止，无有定期，与疟之不爽其期者又别也按瘴疟亦有无定期者，不可不知。

治法：无汗须发汗，散邪为主丹溪谓：外邪必用汗解，惟足厥阴最难得汗，其汗至足方佳。大率取汗非必用麻黄辈，但开郁通经，邪即散而为汗矣；有汗当敛汗，扶正为先；新发邪实者，可汗、吐、下；久病正虚者，宜补气血；稍久而正虚邪滞者，宜一补一发；若深入于阴分者，宜先升后汗；至若邪乘虚入，则宜以发散祛其客邪，然后扶持胃气；痰、食、气滞，则先以消导散其壅滞，然后渐补脾元。诸疟发过三五次，表里之邪皆清，即宜截之。凡用药，病正发时，当避其锐气，于未发前二时服。

咳 嗽

火刑肺金，燥痒不能忍，因咳。咳因痒，痒因火燥，是咳必有火，然有虚实之分，不可概用寒凉。嗽因于痰，痰本脾湿，脾热则湿蒸为热痰，脾寒则湿泛为寒痰。热者夹火作痒，而咳嗽并见；寒者无火不作痒，但嗽出其痰而已。故古人分有声无痰为咳非必无痰也，以咳因于痒，不因于痰，故不言痰也，有痰无声为嗽非必无声也，以嗽本欲出其痰，非因火逆作声，故不言声也，有声有痰为咳嗽也。

分外感内伤二证，皆以肺为主。外感邪从皮毛入，皮毛者肺之合也，皮毛受寒，则汗孔为寒所凝闭，而肺气内郁成热；或皮毛受热，亦传入于肺而肺热，此固以肺为主。若内伤火炎，火性亲上，不论何脏腑之火，皆得上干于肺，故亦以肺为主也。

外感以有咳嗽为轻，盖肺气虽郁，尚能通也，故鼻流清涕，鼻痒而嚏，喉痒而咳。若郁甚，热壅不能上通，则鼻干且塞，无喷嚏咳嗽之症矣。盖郁不甚者，尚欲外散与上通；甚则不外散而内攻，不上通而下郁也。内伤以有咳嗽为重，如肝肾之火，其初只病下焦，未遽上干也。久而炎炽，乃及于肺，则病重矣若肺火自盛者，不在此论。

伤风，消风宁嗽汤。肺火素盛之人，易于伤风，以肺有火则常汗出腠开，邪易入。又内火盛，略被遏郁即热也，治宜解表兼清其火。《金匮》咳而上气，喉中水鸡声痰饮与气相触成声，射干麻黄汤。上气肺胀，喘，目如脱谓喘咳之甚，目突欲出也，脉浮大，越婢加半夏汤。上气喘而急躁，属肺胀，欲作风水详肿胀门，发汗则愈，小青龙[1]汤见痰加石膏。咳而脉浮者，厚朴麻黄汤以散外邪；脉沉者，泽漆汤以逐内饮。时行咳嗽，发热恶寒，鼻塞气急，初病即伏枕，一二日即轻，俗名虾蟆瘟，参苏饮见发热加细辛五分。外感风寒，失于解表，久不愈，因而咳血。医误以劳证治之，清金降火，频进寒凉，外寒未解，内寒又生，缠绵日久，遂致委顿，假劳变成真劳俗云伤风不愈变成劳者，此也，此最当察。《医贯》云：肺经受寒，血凝不行，咳嗽随痰而出，其人必恶寒，其脉必紧，其血必有或紫或黑数点此亦有火证，不可执，用麻黄桂枝汤微汗而愈者数人。盖汗与血一物也，夺血者无汗，夺汗者无血，若作阴虚火动治，殆矣。感风者鼻塞声重，伤冷者凄清怯寒，夹热则烦躁，受湿则重滞，有血则膈间腥闷，停水则心下怔忪。夏月火盛，宜滋水清金，黄连必用。感湿者，身体重痛，小便不利，或有汗，白术酒见中湿。秋燥宜润，杏仁、瓜蒌之属。有冷

---

[1] 龙：原缺，据乾隆本补入。

热相兼者，因增减衣服，寒热俱感，遇乍寒亦咳，遇乍热亦咳，饮热亦咳，饮冷亦咳肺火素盛者亦如此，宜金沸草散、消风散见头痛合煎。或款冬花散，以薄荷叶代麻黄。声暴哑者，寒包热也，宜辛凉解散。有痰壅于肺者，金实则不鸣也，必清肺中邪滞，清咽宁肺汤。咳而声嘶，杏仁煎、润肺丸、清音丸。有热咳失声咽疼，多进冷剂，而声愈不出者，生姜汁调消风散见头痛，少少与之。然失音非独实证有之，宜审察，佐以橄榄丸，含化，仍浓煎枇杷叶散见中暑热服。凡外感风寒，治宜辛散，所谓肺欲辛也。若发散太过，或形气病气俱虚，即宜补。内伤者，阴虚火旺，治宜甘润，最忌辛香，所谓气病毋多食辛也。然虚中有实者，亦宜行滞。火郁肺经气分，喘咳面肿，身热无痰，泻白散见发热。若面赤，咳出血，是火郁血分，加黄芩、生地；内热甚者，加黄连；咳急呕逆胁痛者，肝火也，加青皮、青黛等；若喘而面浮不得卧者，是有痰饮水气，加苦葶苈以泻之。肺燥宜润，二冬、贝母、阿胶、鸡子清之属。痰因燥难出，加瓜蒌仁；喘，加杏仁。动则喘满气急者，肺胀也甚则胸高骨昂。或左或右，不能❶眠，此痰夹瘀血，碍气为病，四物汤见血加桃仁、诃子、青皮、竹沥、姜汁、韭汁之属。壅遏不得眠者，难治。咳久肺胀，宜收敛，诃子为主，佐以海石、香附童便浸三日用、瓜蒌仁、青黛、半夏曲、杏仁、姜汁，蜜调噙之初病外感肺胀，见前《金匮》二条，忌收敛，凡诃子、五味、五倍、乌梅、粟壳等，皆收后之品，初病切勿用也。痰嗽，痰出嗽止。痰甚者外作寒热，痰多而清为寒实，多而稠黏为热实，并壅闭正气。寒实者透罗丹，热实者泻肺丸。痰积非青黛、瓜蒌不除。凡咳嗽面赤，胸腹胁常热，惟足有凉时，脉洪，热痰在胸膈也，小陷胸汤见胸痛、礞石滚痰丸见痰，或用张子和法吐下之，尤快。面白悲嚏，或胁急胀痛，脉沉弦迟细者，寒痰在胸腹也，半夏温肺汤。食积痰作嗽发热者，半夏、南星为君，瓜蒌、莱菔子为臣，青黛、石碱为使。食积人，面青白黄色不常，面上有如蟹爪路，一黄一白者是。治酒嗽，青黛、瓜蒌，蜜丸噙，救肺。饮冷热酒，或冷水伤肺致咳，紫菀饮。饮酒伤肺痰多，瓜蒌、杏仁、青黛、黄连为丸，竹沥煎入韭汁吞之。若虑太寒遏火，先以辛散之，后以酸收之，甚者吐之，后与五苓见伤湿、甘露见霍乱等胜湿去痰之剂。《医贯》谓：肺为娇脏，畏热畏寒，火刑金固咳肾水虚，火上炎者，六味丸，水冷金寒亦嗽若肾火虚，下焦寒，逼火上浮乘肺，肺热而咳。虽不可云金寒，然是虚热，亦同寒治，八味丸。有脾胃先虚，不能制水，水泛为痰，乘肺而嗽者；又有初虽心火刑金，因服寒凉伤脾，肺虚而嗽者，须用六君子见气加炮姜以补脾肺，八味丸见虚损以补土母。又谓：王节斋云，酒色过度，损伤真阴者，不可服参芪。此说大是误人。予遇此证，先以六味见虚损壮水降火，随以参芪救肺，使金水相生而愈。世之用寒凉者固非，知用参芪，而不知先壮水者亦非，致阳火旺而阴愈伤，乃不识先后着也。凡咳嗽动引百骸，觉气从脐下逆奔而上者，肾虚气不归元也，安肾丸等。劳嗽，有因久咳嗽而成劳者，有因病劳而咳嗽者，其症寒热往来，或独热，潮热盗汗，咽喉干痛，精神疲困，痰或浓或淡，或带血腥，语音不出，保和汤、滋阴清化丸、五汁膏，并可用。干咳无痰，乃火郁之症不得志之人多有之，用苦梗开之逍遥散更妙，次用滋补之剂，四物汤见血加炒柏、

❶ 能：乾隆本作“得”，可参。

竹沥等。不已则成劳。经年累月服药不瘥，余无他证，却与劳嗽不同，宜保肺，一味百部膏、桑枝煎、必效散、噙化丸，并可用。

凡咳嗽上半日多，阳火也阳火旺于阳时，痰稠黄，二陈见痰加贝母、石膏、竹茹。下半日多，阴火也，起于下焦，痰青黑黏滞，四物汤见血加炒柏、知母，或知柏八味丸。黄昏咳多，火气浮于肺也肺气当降时而不得降，火浮故也，不宜凉药，当以五味、五倍等敛而降之。又黄昏睡熟中，忽嗽痰数口，食积痰也睡则脾静不运，故痰停于内而嗽。前症火咳，此症痰嗽也，二陈见痰、山楂、麦芽，消导自已。五更清晨嗽，亦为痰停理详痰门。咳亦属火，火空则发也每日寅时，气血注肺，其时空心，无所阻碍，故火随气乘空上浮。二陈加黄芩、桔梗、桑皮。日轻夜重，属阴虚，二陈加当归。

喘 哮

喘谓呼吸迫促，劳动之人多有之如奔走则气喘是也。其在病机，则气之上奔也。古人又以短气名之，谓呼吸之气短促也。然有实喘、虚喘之分，所当详辨。实者有邪，邪气实也；虚者无邪，正气虚也。实喘之状，张口抬肩，摇身撷❶肚，胸胀气粗，声高息涌，惟呼出之为快也。虚喘之状，气少而不续，慌张短怯，声低息微，皇皇然若气之欲断似喘不抬肩，似呻吟而无痛，呼吸虽急而无痰声是也。

实喘。有由于外感者，六淫外邪壅闭肺气，以致胸满上喘也。有由于内伤者，七情五志之动火，酒食痰湿之郁热，上壅于肺而喘也。又有一等火郁甚者，其上冲作喘，与诸实喘无异。而阳气内郁之极，不能畅达，以致四肢厥逆，六脉伏涩按之鼓指。此不可以热药投，亦不可以寒药下用寒则火愈郁，惟逍遥散见郁加茱、连，宣散蓄热，得汗即愈，愈后六味见虚损调之。

虚喘。有由于阳虚者，肺气实则能清肃下行，脾气实则能健运四布，虚则不能运行下降，而但浮越于上也。有由于阴虚者，肝肾阴虚兼水火言则火上炎，乃真元耗损，命门之火自下上冲也。其人平居若无病，但觉喘乏，察其脉，数大而虚，或微而无力者是也。

东垣曰：华佗云盛而为喘，《活人》亦云喘为气有余，然盛而为喘者，非肺气有余也。气盛当认作气衰，有余当认作不足。肺气果盛，当清肃下行而不喘，以火入于肺，肺气衰乃喘耳。故盛者非肺气盛也，乃火邪盛也。故泻之以苦寒，非泻肺气也，泻肺中之火，即所以补肺气也。按东垣所言固是，然壮盛之人，忽为邪袭者有之，未可便言气衰也。但喘则气越，亦必渐虚矣。

丹溪谓：新病属实，久病属虚。按新病亦有虚者，如其人本虚，而忽感风寒，是新病亦有虚也。久病亦有实者，如其人痰塞肺窍，久而不开，喘何由除，是久病亦有实也。实喘治法：伤风寒者，五虎汤、三拗汤、定喘汤、华盖❷散。寒束热成痰者，陈皮汤，天寒加桂枝。乍进乍退，得食则减痰为食所坠下也，食已即喘，是痰火，桔梗二陈汤。动作便有痰声，是痰，定喘汤加瓜蒌，三服后，照痰证治之，甚者神仙住喘汤。只喘而无痰者，为气实喘，苏子降气汤见气，甚者加葶苈、前胡。七情郁结，上气喘急，实者四磨饮、四七汤并见气。诸实喘并忌

---

❶ 撷（xié）：同“襭”，把衣襟掖在腰带上以兜东西。

❷ 盖：原脱，据乾隆本补入。

敛、涩、升、补、燥、热、酸、咸之剂，宜降气清火，润肺辛散，如苏子、桑皮、枇杷叶、前胡、乌药、枳壳、半夏、山栀、元参、知母、青黛、黄芩、贝母、二冬、花粉、杏仁、海石、橘红皆可用。若脉洪实，遍身痰气火气，坐卧不得，宜黄连膏。水气喘者，水气逆行，肺气得水而浮观浴河者，水浸至胸则喘可见，喘不能卧，葶苈大枣汤、桂苓术甘汤见痰饮等，或汗之。是湿者，渗湿汤见伤湿。暑热喘者，白虎汤见发热瓜蒌、枳壳、黄芩。食喘者，凡病初起即喘急，多是停食也。或放屁，甚者或咬人，消食自愈。小儿行走气急作喘，多是食。食喘兼外感，散邪消食。经有胃喘一证，谓胃络不和，气逆作喘胃气本下行，二阳脉亦从头走足，若不下行而反干乎上，则气喘逆。然所以致逆者，非火则食与痰耳，审治之。又有肺积，名息贲贲，奔同。肺气结滞成积，则呼吸之息上奔。在右胁下如覆杯，令人喘咳，发肺痈，详积聚门。

虚喘治法：肺气虚者，人参、五味、阿胶之属。人参为末，鸡子清投新水，调下一钱。劳即喘者，胡桃不去衣九钱，人参一钱，杏仁去皮尖二钱，姜、枣煎，带渣服，去大便一次即愈。昔有二人同行，一含❶人参则不喘，不含者喘，可见虚宜补。肾水虚者，相火由冲任直冲而上，非四物所能治、寒凉所能制。其痰为肾水所泛溢，亦非竹沥、枳、半所能化，必用六味见虚损加门冬、五味，大剂煎服，水升火降，喘自定。若肾火虚者，下焦阴寒之气，逼其浮阳上越作喘，外症面赤戴阳烦躁，脉浮大而数，去死不远，用助元接真镇坠之药，尚可回生。然不可峻骤，且先以八味丸见虚损、黑锡丹见呃逆、养正丹见气之类，煎生脉散见中暑送下。觉气稍定，然后以大剂参、芪、破故纸、阿胶、牛膝等以镇于下，又以八味加河车为丸，遇饥则服，方可保全。火从冲任逆上，则胃气之下行者，亦从之逆上矣，东垣用调中益气汤见劳倦加吴茱萸汤洗去苦味用，然须治肾为是。

再按：古人以短气即喘，而分实喘虚喘，具如前说。若依后人分短气与喘为二，则以短气为虚喘，而喘单就实❷者言，未为不可也。参看短气少气篇。

哮者，喉间痰气作响，以胸中多痰，黏结喉间，与呼吸之气相触成声。得之食味酸咸太过幼时多食盐醋，往往成此疾，俗谓之盐哮，渗透气管，痰入结聚，一遇风寒，气郁痰壅即发，其发每在冬初，必须淡饮食，行气化痰。禁凉剂，恐风寒难解；禁热药，恐痰火愈炽。苏子、桑皮、枳壳、青皮、半夏、前胡、杏仁、山栀必用。八九月内用承气预下其热，使冬时无热可包，是妙法。哮久，用青皮一个，劈开，入巴豆一粒，扎定，瓦上炙黄，每服三五分，姜酒下。愈后用半夏八两，石膏四两，苏子二两，丸服。又方，鸡子略击破壳，不可损膜，浸尿缸内三四日夜，煮吃，效，能去风痰也。或猫屎烧灰，砂糖汤调下。皂荚去皮、弦、子，蜜炙二钱，明矾一钱，杏仁一钱，紫菀、桑皮、炙草、石菖蒲、半夏各二钱，白丑头末一钱，胆星一钱五分，百部熬膏，丸绿豆大，每服七十丸。遇厚味即发者，清金丹。

短气少气

二者古人不甚分别。如东垣谓二者皆气不足。戴复庵谓短气者，呼吸不来，语❸言无力，宜补虚。于进药外，选壮

❶ 含：原作“念”，据乾隆本改。

❷ 实：原脱，据乾隆本补入。

❸ 语：原作“谓”，据乾隆本改。

盛人，吸气嘘其口中以助之。此与《素问》谓怯然少气者，言而微，终日乃复言，此气夺也，乃少气不足以言，有[1]以异乎？是以二者同属之虚也。亦有分短气为实者，如仲景论胸痹短气为实见痞满篇，又论短气皆属于饮见痰饮篇，是以短气为实也。盖水饮痰食诸实邪，足以阻碍正气，气本不少，因为邪阻上壅而呼吸喘急古人多以短气为喘可见，不得如平气之舒和悠长，故谓之短耳。此但去其邪，邪去气自舒矣，须分别观之。

嗳气

即经所云噫气，由气不得舒，故嗳以出之，理与呃逆通。彼则气闭而逆冲，自作响以出；此则气滞而不冲，故借噫以出之也。经以心为噫。《痹论》所谓心痹者，脉不通，烦则心下鼓暴，上气而喘，嗌干善噫。又谓刺中心，一日死，其动为噫者，是也王太仆解心噫之义，谓象火炎上，烟随焰出。又属脾气不舒，经所谓太阴腹胀善噫者是也，观饱食则嗳可见。

呃逆

即《内经》所谓哕，气自下冲上而呃，呃作声也。经谓：诸逆冲上，皆属于火。然必有所闭遏乃然，有为寒气所闭者，有为热气所闭者，有为水饮痰食及血，诸有形之物所闭者。景岳譬之雨中之雷阳为阴蔽，奋出于地而有声也，水中之浡气为水覆，上出为浡，汩汩作声，深得其理。予尝吸烟入喉，胃口乍闭，每每作呃，故知热气亦能闭也。丹溪治陈超越，因饱食后奔走络伤血内溢矣，患呃逆。但食物则呃百余声食物质浊，血之属也，半日不止，饮酒与汤则不作酒、水质清，气之属也，至晚发热血属阴，血病故夜发，脉涩数。以血入气中治之犹云血覆气上，用桃仁承气汤见血加红花煎服，下污血数次而愈。又治一女子，大吐顽痰而愈。故知血、食、痰，皆能闭也。有发于中焦者，脾胃之气被闭也；有发于下焦者，肝肾之气被闭也。气为阳，阳属火，治须撤闭散火，而有实火虚火之分。实者利之、清之、散之；虚者补之。无病而呃者，不必治也。即治不过用《内经》刺鼻取嚏，或闭息不令出入，或惊之之法，皆可立已。若有病而呃者，形气壮实，别无恶候，审其致闭之邪，去之，亦即已。惟病重得此，多为气脱。凡见其呃自丹田而上，久久乃一声密频相连者为实，久久一声者为虚，通身振动者，即是危候，恐难治矣此先天命门真火欲脱，多不救。与黑锡丹，灸关元。伤寒吐汗下后，与泻痢日久误服寒凉者，理中汤见中寒产后，丁香散。伤寒热病，便燥脉数，承气汤见大便不通气为寒闭，未郁成热者，柿钱散、丁香柿蒂散、羌活附子汤。气逆而虚者，陈皮竹茹汤。痰饮者，二陈汤、导痰汤并见痰加姜汁、竹沥。阳虚自汗者，参附汤。阴虚火炎者，参附煎汤，下大补阴丸。偶然呃一二日不止者，木香调气散见中气。灸法：男左女右，乳下黑尽处一韭叶许，灸三壮，甚者二七壮。

欠嚏

呵欠者必伸腰，故又名欠伸。经谓：卫气昼行于阳，夜行于阴，阴主夜卧。阳主上，阴主下，故阴气积于下，阳气未尽入行于阴，阳引而上，阴引而下，

---

[1] 有：原作“是”，据乾隆本改。

阴阳相引，故数欠。此从阳之阴，由动入静之机也。一人病吐血斗余，烦躁不得卧，证甚危迫。延予至时，已半夜，闻其欠声，予曰：不死矣。知阴犹在也，药之而愈。

经曰：阳气和利，满于心，出于鼻，故嚏。河间谓：鼻中痒，因气喷作声。鼻为肺窍，痒为火化火甚则痛，微则痒也，火干于肺，发于鼻，故痒而嚏也。或以物扰鼻亦嚏者，扰痒亦属火也。或视日而嚏者，太阳火曜于目，热气内通于鼻，痒而嚏也。仲景云：其人清涕出、发热、色和者，善嚏即伤风浅证，风在皮毛，郁其阳气于肺，气盛化涕以出，郁勃而嚏也。色和，谓病浅耳。可见嚏由气盛，郁勃使然，故阳虚者无嚏，得嚏则为佳兆。

伤饮食*此以饮食过度，留积不化者言。若饮食衰少不足之证，见下劳倦篇*

饮食或寒或热或过饱，皆能伤人。

饮者水也，在人身属无形之气分。多饮则气逆水载气上浮也，观浴者水浸至胸则气喘可见。盖水满于下，则逼气上浮，如油在水面是也，饮冷则伤肺水之寒气上射于肺，则肺气受伤，为喘咳，为肿浸淫于肌肤则肿，为泻下趋则泻。轻者发汗利小便，上下中外分消之。重而蓄满者，芫花、大戟、甘遂、牵牛之属利下之言不独利小便。须二便兼利也。

酒者其质则湿，其气则热。饮之而昏醉狂易者，热也，宜以汗去之。既醒则热去而湿存，宜利小便以去之，葛花解酲汤主之。若不先汗而遽利小便，则炎焰不肯下行，湿去热不去。若动大便尤谬，盖酒之热乃无形之气也，病在阳分而妄下之，以伤其阴分，是谓诛伐无过。汗以辛温从其上炎外达之性也，佐以苦寒清其热也。酒疸下之，久则为黑疸，尤宜切戒见疸门。伤酒，恶心呕逆，昏眩头痛，冲和汤，即参苏饮加木香、半夏茯苓汤见痰、理中汤见中寒加干葛，或附子理中汤见中寒和缩脾饮见中暑。酒渴，缩脾饮，或干葛煎汤调五苓散见伤湿。久因[1]于酒成酒积，腹痛泄泻，或暴饮有灰酒亦能致之，并酒煮黄连丸见伤暑。多饮结成酒癖，腹中有块，随气上下，冲和汤加蓬术五分。停为痰饮者，枳实半夏汤加神曲、麦芽，或冲和汤加半夏、茯苓。解酒毒，枳椇子最妙。喻嘉言曰：钱小鲁善饮，饮必醉，岁无虚日。呕吐，寒热兼作，骨节烦痛，脉洪大促急，身软着席，不能动展，左腿痛如刀刺，鼻煤，从病起至是总未大便，此痈疽之候也。有谓燥金司令，酒客素伤热湿，至此而发，热被敛束，不得外越，津液干枯，大肠失润，以清金润燥治之。或曰不然，酒毒大发，肠胃如焚，能俟掘井取水乎？必以大下为急。余曰：下法果胜，但酒客胃气素为多呕所伤，药入胃中，必致上涌，不能下达，掘井固难，开渠亦不易。夫酒者，清烈之物，不随浊秽下行，惟喜渗入者也。先从胃入胆，胆为清净之腑，同气相求故也。然胆之摄受无几，其次从胃入肠、膀胱，渗之化溺为独多焉。迨至化溺，则所存者，酒之余质，其烈性实惟胆独当之。是以酒至半酣，虽懦夫有挥拳骂座，不顾余生之胆酒性极热而亲上，心肺受之，不独胆也。酒入则气强，故无所畏。气之降者属肺，升者属肝胆，肝阴胆

[1] 因：乾隆本作“困”，可参。

阳，酒气乃阳升之极者，故属之胆耳。胆之腑原无输泻，而胆之热，他入可移于脑，浊涕从鼻窍源源而出，亦少杀其势。若小鲁则阳分之阳过旺，阳分之阴甚衰，发鬓全无，直似南方不毛之地，热也极矣，肯受胆之移热乎？幸其头间多汗，脑热暗泄，不为大患。乃胆热既无可宣，又继以酒之热，时之燥，热淫内炽，故胆之热汁满而溢出于外，以渐渗于经络，则身目皆黄，以其渗而出也。亦可转驱而纳之膀胱，从溺道而消也。今病独攻环跳之穴，腿痛如刀刺，则病结于胆之本经，不能驱使从膀胱出矣。即欲针之，此久伤之穴，有难于抉泻者，吾更有虑焉。有身以后，全赖谷气充养，谷气即元气也。谷入素少之人，又即借酒为元气，今以病而废饮，何所恃为久世之资耶？吾谛思一法，先搐脑中黄水出鼻，次针胆穴之络脑间者数处，务期胆中之热移从脑鼻而出，庶乎上泄则下宽，环跳穴中结邪渐运，而肠胃之枯槁渐回。然后以泻胆热之药入酒中，每日仍痛饮一醉，饮法同而酒性异，始得阴行而妙其用。盖其以生平之偏，造为坚垒，必借酒转为乡导，乃克有济也。岂清金润燥与下夺之法，能了其局乎？

食者物也，在人身属有形之血分。伤食则胸腹痞满，恶心咽酸，噫败卵臭，恶食，头痛发热恶寒食郁成热，上攻头痛，外蒸身热，气不达于表故恶寒。症似伤寒，但气口脉倍大于人迎，及身不痛为异耳。轻则消导，重则吐下。在上[1]脘者吐之，瓜蒂散之属。已下肠中者下之。其证热，所伤之物亦热者，承气汤见大便不通。其证寒，所伤之物亦寒者，小七香丸料一贴，姜引水煎，吞感应丸或备急丸。经曰：上部有脉指头部三候言，下部无脉指足部三候言，其人当吐，不吐则死。东垣谓其理同木[2]郁，宜吐以达之。以为食塞胸中，太阴肺金之部分也。肝木之气为食所遏，不得上升，伏于脾土之中，若受金之克伐者然以食在胸中肺部，阻遏木气不得升也。故曰木郁吐之，则木得舒。又谓：肺为清阳之分，如天。食壅于上，则天气不得下交于地而成否。地中之水源于天气，故曰水出高原。气隔于上，则源绝而水不下流，故下部无脉。其说迂曲，大抵食在胃脘之上，未入于肠，故宜从上越之耳。又上部之气，在食之上，不受遏则能运行，故上部之脉亦通脉随气行。下部之气为食所遏，不能运行，故下部无脉也。伤寒物者，半夏、神曲、干姜、三棱、广茂、巴豆之类。治中汤加砂仁一钱，下红丸子、小七香丸、半夏枳术丸。寒热不调，每服加上二黄丸十丸，或用木香干姜枳术丸、丁香烂饭丸。伤热物者，枳实、白术、青陈、麦芽、黄连、大黄之类。上二黄丸、枳术导滞丸。寒热通用，保和丸、枳术丸、曲糵枳术丸、木香枳术丸、槟榔丸。伤湿热不化，痞满闷乱，枳实导滞丸。伤肉食湿面，辛辣厚味，三黄枳术丸。伤热食痞闷，兀兀欲吐，上[3]二黄丸。伤湿面，心腹满闷，肢体沉重，除湿益气丸。伤豆粉湿面油腻，白术[4]丸。食索粉片积，用紫苏浓煎汁，和杏仁泥服之即散。食狗肉不消，心下坚，或腹胀、口干、发热，煮芦根汁饮之，杏仁治狗肉。食鱼脍生肉不化，每成癥瘕，

[1] 上：原作“土”，据乾隆本改。

[2] 木：原作“本”，据乾隆本改。

[3] 上：原作“土”，据乾隆本改。

[4] 白术：原作“日木”，据乾隆本改。

捣马鞭草汁及生姜汁饮之。大抵神曲、麦芽消谷食，莱菔化面食，硇砂、阿魏、山楂消肉食，紫苏化鱼蟹毒，麝香消酒、果积。如伤冷物一分，热物二分，则用寒药二停，热药一停，随时消息。面色青黑，脉浮沉不一，弦而弱者，伤在厥阴肝经受寒物之郁也，当归四逆汤见厥加吴茱萸或生姜之类主之。面红赤，脉浮沉不一，细而微者，伤在少阴肾受寒物所伤，逼火于上[1]，故面红，通脉四逆汤见厥。面色黄，脉浮沉不一，缓软也而迟者，伤在太阴，理中丸汤见中寒主之此条皆温药。凡脾脉微洪属火，伤苦物苦为火味也。此等皆以五行相配，然勿泥，咸胜苦；微弦伤冷硬物，温以克之；弦紧伤酸硬物，辛胜酸；微涩伤辛辣物，苦胜辛；微滑伤腥咸物，甘胜咸；洪缓伤甜烂物，酸胜甘。微迟伤冷痰，积聚恶物，温胃化痰。单伏主物不消化，曲蘖、三棱、广茂之类。洪浮而数，乃中酒，葛根、陈皮、茯苓。伤食作泻不止，于药中加肉豆蔻、益智仁收固之。伤食兼感风寒，症与前同，但添身疼、气口人迎并盛，生料五积散见中寒、养胃汤、芎芷香苏饮见脚气、和解散。凡伤食主平胃散，伤谷食者加谷芽、麦芽、神曲，肉食加山楂，面滞加莱菔子，快膈加枳实。若脾胃虚弱不能化，六君子汤见气加丁、藿、木香、建莲、厚朴、缩砂、麦芽、神曲。脾气下陷，补中益气汤见气。肝火乘脾，脾伤不运，左金丸见发热、归脾汤见血。肾火乘脾，六味丸见虚损。命门火衰，不能生土，八味丸见虚损。或疑正当饱满，难于用补，不知用补自有法，疏启其中，竣补其下。少用则助壅于上，多用则峻补于下，以人参一两，少加升麻，一服即愈，所谓塞因塞用也。有胃强脾[2]弱者，能食而不能化也，平胃散加炒盐、胡椒、山楂、麦芽、神曲、白蒺藜丸服，更节饮食。

不能食

伤食则恶食，已详饮食门，此举他证言之耳。大抵不能食由于胃满，而致满非一。有寒气滞于胃而满者；有热气壅于胃而满者；有湿痰不运而满者；有命门火衰致脾胃虚寒而满者；有肾水不足，虚火上冲而满者。寒滞者，六君子见气加干姜。热壅者，石膏、白芍、枳实、黄连、陈皮之属。湿者，除湿汤见中湿、平胃散见伤食。痰者，二陈汤见痰。痰积痞膈，皂荚烧存性研末，酒调服一钱。肾火虚者，八味丸见虚损、二神丸。肾水虚者，六味丸见虚损。其有饥而不能食者，脾热则消谷而饥，本欲食，因胃脘枯槁不能纳，或火热上冲，或痰涎上壅，食不得下也。若缘脾胃衰败之极，欲食不能，则殆矣。热则消谷善饥，乃热而能运行者，若壅滞不行，则不能食矣。

劳倦伤

劳则气耗，以喘而汗出。喘则气内越，汗出则气外越，故耗也。又劳则动火，火动则气益散，气愈虚而火愈炎矣气盛则运而不积，纵有火亦能行散，不见其为火。气虚则不能运而火聚，聚故炎也。然非特劳为然也，七情过甚，色欲过度，饮食不时，皆能伤其真气，皆能生火。火为元气之贼，壮火食气，一盛则一衰。火聚于中，脾胃受热则困倦，四肢痿闷

[1] 上：原作“土”，据乾隆本改。

[2] 脾：原作“弱”，据乾隆本改。

疰，住也，注也。言四肢痟闷，住而不去，或走注也，无气以动，动即喘乏。脾失健运之常阴阳和平乃运，一有偏胜则不运矣。寒固有之，热亦宜然，即不思食，口不知味，饮食日少，谷气不盛气衰则资于饮食，乃谷气又衰，则愈不运而郁积矣。以故气不能升，而上焦不行，不能下降，而下脘不通，只郁于脾胃之中而作热。热气上蒸于胸，外透于表，以故气喘，心烦，头痛而渴，或不渴津液或存或亡之故，表热自汗，或皮肤不任风寒而生寒热，脉浮大而虚，春夏剧，秋冬瘥，谓之阳虚内热。病者首宜安心静坐，以存养其气，而以酸味收其散越，甘温补其虚衰按东垣云：经曰劳者温之，损者温之。又曰，温能除大热是也。大忌苦寒之药损其胃气。王安道驳之曰：经谓劳者温之，温乃温养之谓，凡调其饮食，适其起居，与用药调养皆是，非温凉之温。损者温之，经原作损者益之。温能除大热，遍考《内经》无此语。又曰温能除热，亦惟气温而味甘者斯可耳。盖温能益气，甘能缓火也。愚谓安道此论甚是，可为妄用附、桂者当头一棒，又以甘寒泻其热火，东垣特立补中益气汤见气。中者何？胃也。气生于胃，盖天元真气虽五脏皆具，而必得后天水谷之气充养，乃能生生不息。胃独为水谷之海，饮食入胃，其精气游行淫溢，借脾之运行，以上输于肺，而充营卫，布周身，故言气必归之胃也。胃气虚，则下陷于肝肾，故用参、芪以补其虚。黄芪又能益肺固表，不令自汗以泄元气。甘草能泻脾胃之火火性急，甘以缓之，即为泻也。若脾胃太[1]虚，腹中急痛，甘草宜多用。升麻、柴胡二物味薄，阴中之阳，从地升天者也，能引清气上行，以举其下陷，兼引参、芪、甘草等甘温之气上升，以补卫气之解散而实表。清浊相干清不升则浊不降，反混于清阳之位，用去白陈皮以理之，又能助阳气上升以散滞气。白术苦甘温，除胃中热，利腰脐间血脾得补则气盛而湿行热泄，血气流通也。火盛则血亏，血中有火，日渐煎熬，血减则心无所养，致心烦乱，病名曰悗。悗者，烦闷不安也。故以当归补血，又得人参补阳，为阳生阴长之用以上补中益气方，共八味。火虽属心，而起于下焦肾中之阴火也。火旺则肾水虚，少加黄柏以泻阴火救肾水。如烦犹不止，加生地黄以滋肾，肾水旺则心火自降。如气浮心乱，别以朱砂安神丸见烦躁镇固之。若更烦乱，血不足也；如腹中或周身有刺痛，血不足而涩滞也，加当归身五分或一钱。如精神短少，加人参五分、五味子十二个。头痛加蔓荆子三分，痛甚加川芎五分，顶脑痛加藁本五分、细辛三分，诸头痛并用此四味足矣。若兼头上热风热上盛，则此不能治，别以清空膏见头痛主之。如头痛有痰，沉重懒倦，乃太阴湿土痰厥头痛，加半夏五分、生姜三分。耳鸣目黄，颊颔肿，颈、肩、臑、肘、臂外后臁痛，面赤，脉洪大者皆风热上攻也，属手太阳经，羌活二钱，防风、藁本各七分，甘草五分，通其经血风热上壅，经脉不行，故肿痛也；加黄连、黄芩各七分，以清热消肿；人参五分，黄芪七分，益气而泻火气旺则运行而火散，另作一服与之。嗌痛颔肿，加黄芩、甘草各三分，桔梗七分。口干嗌干胃中津液不升，加葛根五分，升胃气以上润之。久病痰嗽，肺中伏火，去人参，初病勿去之初病指未嗽时言。正借参以补气，故不可去。若肺热而嗽，则当去之。冬月或春寒秋凉，加不去根节麻黄五分。如春令大温，只加佛耳草、款冬花各五分。夏月

[1] 太：乾隆本作“大”，可参。

加五味子三五枚、去心麦冬五分。夏月不嗽，亦加人参三二分，并五味、麦冬救肺受火邪也。如舌上白滑苔者舌上凉滑白润，是胸中有寒，勿用麦冬、五味。食不下，乃胸中胃上有寒，或气涩滞，加青皮、木香各三分，陈皮五分，此三味为定法。如冬月加益智仁、草豆蔻各五分；如夏月加黄连、黄芩各五分；如秋凉加槟榔、草豆蔻、白豆蔻、缩砂各五分；如春寒少加辛热之品，以补春阳之不足，益智仁、草豆蔻可也。胸中气滞宜青皮，如气促气少，去之。心下痞，有寒有热二者皆能使气不运而痞。如觉寒热兼者，加附子、黄连各一钱；寒痞不能食，加生姜、陈皮各一钱；热痞能食，加黄连五分、枳实三分。脉缓有痰而痞，加半夏、黄连各一钱。脉弦，四肢满闷，便难肝热滞于脾，不运不达之故也。而痞，加柴胡七分、黄连五分、甘草三分。痞而夯闷，加芍药、黄连各一钱。痞而腹胀，加枳实、木香、缩砂各三分，厚朴七分。如天寒，少加姜、桂。腹中痛者，加白芍五分、炙甘草三分肝热散满腹中，急胀而痛，故用白芍寒敛其热，甘草缓其急而扶脾。如恶寒冷痛，加桂心三分。如恶热喜寒而痛，于已加白芍、甘草中，更加生黄芩三二分，夏月腹痛，虽不恶热亦然，治时热也若恶寒则不可加矣。如天凉时，恶热而痛，于已加白芍、甘草、黄芩中，更少加桂。如天寒，去芍药，加益智仁三分，或加半夏五分取其辛温、生姜三片。如腹痛、恶寒、脉弦，是木克土，小建中汤主之，内芍药味酸，于土中泻木为君寒证而用芍药之寒何也？盖取其收敛肝之散满，且有桂可制其寒也。如脉沉细，腹中痛，理中汤见中寒，干姜辛热，于土中泻水为主此是肾寒反克。胁下痛，或缩急，俱加柴胡三五分、甘草三分。脐下痛血虚，加熟地五分，立止。如不止，乃寒也，更加桂三二分。如脉缓，体重节痛，腹胀自利，米谷不化，湿也，平胃散见伤饮食。身体重者，湿，加去桂五苓散一钱见伤湿。如风湿相抟，一身尽痛，加羌活七分，防风、藁本根各五分，升麻、苍术各一钱。勿用五苓，为风药已能胜湿也。别作一服与之，病去勿再服。小便遗失，肺气虚不能摄也，宜安卧养气，黄芪、人参补之。不愈，是热也，热下迫也。加黄柏、生地各五分。如卧而多惊，小便淋者，邪在少阳、厥阴，宜太阳经所加之药指羌、防、藁本等味，肝火郁故用风药以升发之，更添柴胡五分。如淋观此二字，知上文只就卧而多惊言，加泽泻五分，此下焦风寒合病也风寒犹云肝肾。经云肝肾之病同一治，为俱在下焦也，非风药行经则不可故宜太阳经所加药。乃受客邪之湿热也肝肾受热，故卧而多惊。受热不行，故淋也，宜升举发散以除之风药能散热除湿也。大便秘涩，加当归梢一钱润而下行，血药也。大便有形属血分，血燥故大便秘、大黄酒洗煨五分或一钱。仍不行者，煎成正药，先用清者一口，调元明粉五分或一钱，得行即止，不宜大下，致变凶证。脚膝痿[1]软，行步乏力或痛，乃肝肾伏热热则软弱，寒则坚劲，凡物皆然，加黄柏五分，空心服。不已，更加汉防己五分。脉缓，沉困，怠倦无力者，加苍术、泽泻、人参、白术、茯苓以治湿热、五味子利湿防泻气，故以此收之，且清热也。上补中益气一方加减观此句，则上[2]文所云加减，俱就补中益气一方而言，初病热中则可用，若寒中则不可用劳役伤气，有热中、湿热、暑热、火郁、寒中之分。盖此为甘酸之剂，适足以益其病耳，如参、

❶ 痿：原作“瘘”，据乾隆本改。
❷ 上：原作“土”，据乾隆本改。

芪、甘草、芍药、五味子之类是也，不能治寒也甘滞酸敛，皆不能行散寒气也。

按：阳虚内热，与外感风寒之证相类，其辨别处，详四诊问寒热条中。夫内伤脾胃，乃伤其气，外感风寒，乃伤其形营卫血脉，乃形也。伤其外则为有余邪气有余，有余者泻之，吐汗下皆泻也。伤其内则不足正气不足，不足者补之，温和调养皆补也。误治则有实实虚虚之祸矣。若内伤而兼外感，亦只用补中益气汤一二服，得微汗即已，非正发汗，乃阴阳和犹云气充，自然汗出也。

又有时当夏令，兼受暑邪，肌肤壮热，烦躁闷乱，恶热，大渴引饮，气上[1]喘促，目赤面红，身体疼痛，日西谵语，证似伤寒阳明经白虎证者，误服白虎汤见发热必死。白虎证脉洪大有力，此洪大而虚，重按全无，气血两虚也。经曰：血虚则脉虚而发热。宜清暑[2]益气汤见伤暑，或当归补血汤见血。

寒中者，乃水来侮土，寒湿之证，腹胀寒湿不运，胃脘[3]当心而痛亦气不运所致，膈噎不通，或涎唾寒湿上泛，或清涕肺寒涕冷，或多溺气虚，寒湿盛，不能摄，足下痛不能任身履地足寒，气不运，故痛也，骨乏无力肾虚，两丸多冷，阴阴作痛，或妄见鬼状，梦见亡人阳虚见鬼，无非阴象。腰背皆痛，不渴，脉迟细，或盛大以涩盛，弦劲有力之意。盛大，寒实也，如寒痰冷食之类。寒滞气血不行，故涩也，治用神圣复气汤见腹痛、白术附子汤、草豆蔻丸见心痛，或用理中汤见中寒[4]加减。脐下筑者，肾气动，欲作奔豚也，气壅而不行，则筑筑然动跳，白术壅滞，去之，而加肉桂以温散之。吐多亦因气壅而逆，去白术，加生姜。若泻多则留白术，正取其壅补，使气不下泄。且泻者多湿，术又能胜湿也。心悸者加茯苓，饮聚则心神被水寒所迫，不安故悸，茯苓以利之。渴者倍白术，水湿凝滞，气不布化，则津液不生，故渴。术除湿，湿去则气行而津生也。腹痛加人参，气虚则不运，不通而痛，故加参以补气。寒加干姜。腹满去白术加附子，附子味辛热，热能胜寒，辛能散满。或用建中汤，饴糖、甘草以益土；姜、桂以散寒，且辛润能通营卫；芍药酸收，津液不通，收而行之既不通，何以用酸收？盖气散漫不行，故津液不流通，收聚其气，而后津液能行也，性微寒以济姜、桂之热，使不伤阴气也。呕家不可用此汤，以甜也甜则滞而满闷。

内伤，气虚多汗，调中益气汤，即补中益气汤加白芍、五味也，以收耗散之气。又补中益气汤除当归、白术，加木香、苍术，亦名调中益气汤，有湿而气滞者宜之。若湿多热少，清阳为湿所郁不得上升，其症身重而痛，二便不调，洒洒恶寒阳不外达，惨惨不乐阳不外伸，升阳益胃汤见恶寒。若过食寒凉遏火，阳郁于脾，肌肤困热烙手，恶寒，脉洪[5]数，升阳散火汤、火郁汤见发热。若热多湿少，阴火困脾，阳不上升，补中益气汤去白术、当归、陈皮，加石膏、黄芩、黄连、苍术、羌活。若肾火上蒸，时显燥热，加生地、黄柏。

凡言补之以辛甘温热之剂，及味之薄者，乃助春夏之升浮，即泻秋冬之收藏也。凡言泻之以酸苦寒凉之剂，及淡渗之味者，乃助秋冬之沉降，即泻春夏之升浮也心肝同春夏论，肺肾同秋冬论。

---

❶ 上：原作“土”，据乾隆本改。
❷ 暑：原缺，据乾隆本补入。
❸ 脘：原作“腕”，据乾隆本改。
❹ 寒：原作“汤”，据乾隆本及本书目录载理中汤之条目改。
❺ 洪：乾隆本作“沉”，可参。

虚损痨瘵

虚者血气不足也，久则肌肤脏腑亦渐消损，故曰虚损。劳者久为病苦，不得安息，如劳苦不息者然。又其病多为劳心、劳力、房劳所致。又其证多属火，劳字从力、从二火，故曰劳也。瘵者败也，证至于劳，则败坏矣。前人分为五劳：曰肺劳，其症面浮气短，皮枯毛悴，洒淅恶寒，咳嗽不宁；曰心劳，其症血脉虚少，男子面无血色，女子月经不通；曰脾劳，其症饮食减少，肌肉消削，大便溏泄；曰肝劳，其症口苦目病，胸胁引痛，筋病不能行；曰肾劳，其症骨痿不能久立，腰背不利，午后发热，盗汗骨蒸，小便黄赤而有余沥，茎中痛，小腹满急。又分六极：曰气极，肺病极也，喘促冲胸，恒欲怒，气少不足以言；曰血极，心病极也，面无血色，头发堕落，心痛，唇舌红赤；曰肉极，脾病极也，肌肉消瘦，四肢倦弱，身上常如鼠走；曰筋极，肝病极也，数转筋，爪甲枯痛，手足拘挛，胁下痛；曰骨极，肾病极也，手足痛，脊腰痛，不能久立，牙齿动；曰精极，脏腑皆虚极也，身无膏泽，眼无精光，耳常聋鸣，精神短乏，遗精白浊，骨髓空虚。又分七伤：曰阴寒；曰阴痿；曰里急；曰精速；曰精少，阴下湿；曰精滑；曰小便苦数，临事不举。又曰大饱伤脾；大怒气逆伤肝；强力举重，久坐湿地伤肾；形寒饮冷伤肺；忧愁思虑伤心；风雨寒暑伤形；大恐惧不节伤志。盖积伤而成劳，积劳而致极，非一朝一夕之故矣。旧说感寒则损阳阳虚而复感外寒，则损阳分也，感热则损阴。阴虚更生内热，则损阴分。损阳❶者自上而下，初损肺，皮聚毛落；二损心，血脉空虚；三损脾，饮食不为肌肤；四损肝，胁痛筋病；五损肾，骨痿不能起床，损至肾则死矣，所谓五脏之伤，穷必及肾。损阴则反此，自下而上，至肺而死，所谓内伤以有咳嗽为重详咳嗽门。然寒损阳，热损阴，及肺肾上下，皆举隅之论耳。盖风寒湿三者并能郁肺气成热，暑火燥三者亦并能伤肺气致热。悲伤亦动肺火，固不独形寒饮冷能伤肺也。肾水虚则热，火虚则寒，强力举重、房劳不节、恐惧不解等，皆能伤肾，固不止于热也。又或饮食先伤其脾，思虑先伤其心，郁怒先伤其肝，然后以次传及诸脏者有矣，宁必先伤肺与肾哉？大纲须分气血阴阳。气虚者，四君子汤、补中益气汤并见气、保元汤等，不外扶脾保肺。血虚者，四物汤、当归补血汤并见血、地骨皮饮、六物汤血虚而热，宜之、加味四物汤血虚寒热往来，宜之等二方并见血，不外养肝清心。气血两虚者，十全大补汤、人参养荣汤等。所谓阴阳，皆指肾言，阳虚者，肾中之火虚也，脉右尺必弱，八味丸主之。阴虚者，肾中之水虚也，脉必细数，六味丸主之。辨证之法，阴虚者常热，大便燥结，小便赤涩，足心如烙，形体消瘦；阳虚者多寒亦有戴阳、格阳等证，身体大热，不恶寒反恶热者，然是暂时有此，非常常如是，大便时溏，小便清白，腰足冷，神气短怯。肝伤，补肝汤、逍遥散见郁；肺伤，加味救肺饮；心伤，天王补心丹；脾伤，归脾汤见血。此大概也。五脏之伤，肾为最重，肾虚则骨蒸潮热或午后或子后潮热，自汗盗汗，形体消瘦，口干咽燥，声嘶音哑，消❷

---

❶ 阳：原作“伤”，据乾隆本改。
❷ 消：原作“涡”，据乾隆本改。

渴淋浊，遗精失血，易生嗔怒，干咳痰嗽，不眠烦躁，恍惚怔忡，皆水虚火炎所致，六味地黄汤为主。劳嗽加五味子，或合生脉散见中暑。热甚暂加知、柏。大抵水虚者十之八九，附、桂勿轻用也。丹溪主乎阴虚，故午后发热午后属阴，阴虚故午后发热也，盗汗，痰涎上逆，频吐不绝升属阳，降属阴，阴虚[1]火炎，气不得降，脉浮取则洪大，沉取则空虚，用四物加知、柏。后人遵用而不效，何也？盖归、芎皆辛香上窜，非降火之药；知、柏苦寒泻实火，虚火则非所宜，徒然伤胃故也。改用薏苡仁、百合、二冬、桑根白皮、地骨皮、丹皮、枇杷叶、五味子、酸枣仁之属，佐以生地汁、藕汁、乳汁、童便，有痰加贝母以保肺而滋水源，无不应手取效。盖诸药皆禀燥当凉字看降收之气，气之薄者，为阳中之阴，从阳分而下降，则能降上升之火。又其气清凉，如当暑热之时，而商飙[2]倏动，则炎歊[3]如失，与治暑证用白虎汤见发热同意。然彼是外感证，属有余，故用沉寒之品；此为内伤，证属不足，但用燥降收之剂足矣，此用药之权衡也。故曰：气虚则生脉散见中暑，不言白术。血虚则三才丸，不言四物。凡治水虚者，以脾肾兼顾为难。盖水虚宜用凉润以补肺肾，而每滞脾，故过用寒凉者脾必败，观劳证多死于泄泻可知也。须间进甘温之品，或行滞快气之药，以扶脾，然不得过于辛燥，以反耗肾水。若火虚者，脾肾皆寒，一味温补，无所顾忌，故曰：受温补者易治。人参一味，除肺壅热脉洪数者不宜外，余证皆不可少。王节斋服参必死之说，大是误人再按人参生凉熟[4]温，本非热品，又质重气薄，当是益阴之品。本草谓是补气，当是阳根于阴之义，请质之高明。病久虚弱，厌厌不能食，和中丸见不能食。男子肌瘦气弱，咳嗽，渐成劳瘵，猪肚丸，服之即肥。服寒凉药，症虽大减，脉反加数者，阳郁也，宜升宜补，大忌寒凉，犯之必死。有重阴覆其阳，火不得伸，洒洒恶寒，或志不乐，或脉弦数，四肢五心烦热者，火郁汤、柴胡升麻汤并见发热，病去即已。有面色如故，肌体自充，外看如无病，内实虚损，俗呼为桃花蛀，当看有何证，如法治之。虚劳之疾，百脉空虚，非黏腻之物填之，不能实也；精血枯涸，非滋润之物濡之，不能润也。宜参、芪、地黄、二冬、枸杞、五味之属，各煎膏，另用青蒿以童便熬膏，及生地、白莲藕、薄荷等汁，人乳隔汤炼过，酌定多少，并麋角胶、霞天膏见积聚和合成膏。每用数匙，汤化服。如欲行瘀血，加入醋制大[5]黄末、玄明粉、桃仁泥、韭汁之属；欲止血，加入京墨之属；欲行痰，加入竹沥之属；欲降火，加入童便之属。凡虚劳之证，大抵心下引胁俱疼，盖滞气不散，新血不行也，尤宜用膏子加韭汁、桃仁泥。柴胡为升清散郁之品，故骨蒸用以透肌解热，用银州者佳，然不可常服，为其疏散故也。阴虚火动，阳常举，皮硝放手心，两手合住自化，阳既痿矣。证本阴虚，若呼吸少气，懒言语，无力动作，目无精光，面色㿠白，乃兼阳虚也，人参、麦冬各三钱，五味子二十一粒，橘皮、桔梗、炙甘草各五钱，为末，水浸油饼为丸，如鸡头子大，每服一丸，噙津咽下。

---

[1] 虚：原作“属”，据乾隆本改。
[2] 商飙：指秋风。
[3] 炎歊（xiāo）：炎热。
[4] 熟：原作“热”，据乾隆本改。
[5] 大：原作“水”，据乾隆本改。

虚损久为劳瘵，积热骨蒸热深入骨髓中，蒸达于外，咳嗽唾血，肌肤甲错干涩枯槁，如鳞甲之相错，面目黑黯无光，偏睡，声哑，咽痛，颈生瘰疬，两胁疼痛，转筋拘急，或周身筋骨皆痛，夜梦鬼交即梦遗，时多忿怒，五心烦热，头发作穗，面唇时红，如傅胭脂，大便不调，小便淋浊，此肾水竭，肝血亏，无以制火使然。火灼血干，虽用滋阴之剂亦不得效，以死血不去，则经脉壅塞，气血无以流通，热终不除也。若其人能食而大便结者，尚堪攻下，急用大黄䗪虫丸陈大夫传仲景百劳丸，可与此丸互用以行其死血。即无死血，而积热不除，非下行无以折其势，亦当暂用大黄青蒿煎导之古方柴胡饮子、防风当归饮子、麦煎散，皆用大黄以折上炎之势也，然后随证调理。若不能食而泄泻，不堪攻下者，必死。劳瘵日久，或生恶虫败血湿热所化，蛀蚀脏腑，久而通灵，变化无常，身死之后，传染子孙，甚而灭门，名曰传尸劳。宜癸亥日二更后，灸两腰眼各七壮见针灸，后服传尸将军丸。膏肓四花穴可灸见针灸。獭肝一具，阴干为末，水服方寸匕，日三服，效。未知，再服。大抵以保养精血为上，去虫次之。安息、苏合、阿魏、麝香、犀角、丹砂、雄黄，固驱邪之品，亦须加天灵盖于中。盖传尸之虫，鬼气也，伏而未起，一得枯骸，则鬼气飞越附之，不复着人，可泻而出。外此则虎牙、鲤鱼头骨亦可，此乃食人之物，鬼所畏者也。先用芎归血余散吞北斗符，次用鳖甲生犀散取虫，余法详《准绳》。虚损劳瘵属阴虚者多，必形消着骨而后死，可见也。以阴主形，阴全竭而后形全毁也。若是阳虚，则有形盛而脱死者矣。以阳主气，气脱者不必待其形之脱也。真脏脉见者，即形肉尚存，亦不久矣。大骨枯槁颧、股、腰之骨，痿痛不能支，大肉陷头、项、四肢大肉消陷成坑，动作精神衰，即真脏脉不见，亦不过一岁死。若更喘满动形，半年死。若更痛引肩胸五脏内损，一月死。若更破消陷之处，枯燥破裂，身热不已，十日死。兼以真脏脉见，目眶下陷，视不见人，即死矣。若能见人，为神尚未去，至所不胜之日时而死。虚劳危证不受补，大便泄泻，筋骨痛极，偏睡，失音，脉弦数，皆危证也。

火

凡病多属火。丹溪谓气有余便[1]是火，此一火也，治宜清凉。气不足亦郁而成火，东垣所谓阳虚发热也，又一火也，治宜甘温以补其气，少加甘寒以泻其火。外感暑热燥气，增助内气成热，此一火也，治宜辛润清凉。外感风寒湿气，闭郁表气成热，亦一火也，治宜辛温发散。内伤饮食辛热之物，致火得热益炽，此一火也，宜以苦寒之剂消导之。内伤饮食生冷之物，致火被遏愈怒，又一火也，治宜辛热之剂消导之。肾水虚，致令下焦之火上炎，此一火也，治宜六味见虚损，壮水以制阳光。肾阴盛，逼其浮游之火上升，又一火也，治宜八味见虚损，益火以消阴翳。又凡动皆属火，醉饱火起于胃，大怒火起于肝，悲哀火起于肺，房劳火起于肾，五脏火炽，心火自焚。种种已散见于各篇中，而发热篇更详，细阅自见。夫人非寒则热，非实则虚耳。今寒热虚实，皆能生火，然则凡病多属火，河间、丹溪之言，岂不信哉？而张景岳辈不达其旨，极力谰诋，亦已过矣。或曰：虚火既不可用寒凉，是有

[1] 便：原作“更”，据乾隆本，《丹溪心法》改。

火之名，无火之实，故景岳诸公直谓之非火，子何訾[1]之乎？曰：虚火不可用寒凉，谓苦寒之味耳，若甘寒之品，何可废乎？盖虚火有二：其一可用温热，如内寒外热，下寒上热等证是也，目为非火，犹可也。其一宜用甘寒，水虚火炎者是也，目为非实火则可，竟目为非火，可乎？至如滞下、消渴、吞酸、虫痛等证，明明属热者，亦概目为非火，且反谓之为寒，真菽麦不辨者矣。彼意以为必目之为非火，而后人不敢用寒凉，不知立论失实，徒起后人之疑也。今夫驽马之驾而败，尽人而知之矣。直言此为驽马不可驾，未有不信者也。必谓之非马也，鹿也，谁则信之乎？不信则有驾之而败者矣。是非火之说，固将使人不信而用寒凉也。孰[2]若仍其虚火之名，而明夫不可用寒凉之故之为实而可信哉？！

或谓上世人所禀厚实，可任攻伐；晚近人所禀薄弱，只宜温补，谬也。丹溪去景岳不过二百余年，如果禀赋强弱相悬如是，将数千百年而后，人皆变为阴鬼乎？惟古人谓劳扰之人多火，与安静者不同；黑瘦之人多火，与肥白者不同，其说深为得理。

桂、附引火归元，此为下寒上热者言之，若水涸火炎之证，上下皆热，不知用此引火引归何处。今日医者动用桂、附，动云引火归元，杀人如麻，可叹也说详八味丸方注。

凡病有形者是痰，无形者是火。如红肿结块，或痛或不痛，皆形也，痰也按结块肿而不痛、不红者，纯痰也；红肿而痛者，兼火也。但痛不肿者，无形也，火也又谓湿火肿而不痛，燥火痛而不肿，亦此意也。又谓脉[3]痛是湿火，筋缩痛是燥火又谓平时筋不缩，偶直足一曲即缩是火。盖火性欲舒伸，一屈则激[4]而暴发，陡然抽击。观蛇之动而挛曲，是其象也。又谓火证，睡觉忽腰背重滞，转觉不便睡则火敛于内，蒸其血液滞于腰背也。腰背着席，故滞，隆冬薄衣不冷，非壮盛，食时有涕无痰痰为食压[5]暂下，故无痰。火气得谷气助之上升，故化涕以出，不食时有痰无涕。弱证，左侧睡则心左坠一响，右[6]侧睡则心右[7]坠一响弱证人，心血少，易于动，故转侧则倾坠。与火气相搏击，故响，心中滴滴当当响火气搏击心血作响，头眩耳鸣。心火，黄连、生地、木通。小肠火，木通。肝火，柴胡，片芩佐之。胆火，龙胆草。脾火，白芍。胃火，石膏。肺火，黄芩，桑皮佐之。大肠火，子芩。肾、膀胱火，知母、黄柏。凡用知、柏、芩、连等寒药，少加枳壳行之，否则凝滞。又寒凉药不可久服，致伤脾胃，不救。三焦火，山栀。上中二焦火，连翘。虚火，姜皮、竹叶、麦冬、童便、生甘草、生姜缓之散之，或参、芪等补之。实火热甚，黄芩、黄连、山栀、黄柏。宜下者，芒硝、大黄。血虚发热，当归、生熟地。无根之火，游行作热肾水干涸，相火上炎也。阳以阴为根，肾阴虚，故曰无根，六味丸见虚损加元参，作汤服。气如火，从脚下起入腹肾阳虚极欲脱，十不救一，六味加肉桂五钱作汤。外用附子末，津调，涂涌泉穴，引火下行。燥火，归、地、麦冬。湿火，苍术、茯苓、猪苓、木通。郁火，重按烙手，轻按不觉，取汗则愈。过食生冷，遏少阳之火于脾部者，升、柴、葛根、

---

[1] 訾（zǐ）：毁谤，非议。
[2] 孰：原作“热”，据乾隆本改。
[3] 脉：乾隆本作“胀”，可参。
[4] 激：原作“敫”，据乾隆本改。
[5] 压：原作“厌”，据乾隆本改。
[6] 右：原作“石”，据乾隆本改。
[7] 右：原作“石”，据乾隆本改。

羌活、细辛、香附、葱白。肝火郁，青黛。

郁

郁者，滞而不通之义。百病皆生于郁，人若气血流通，病安从作？一有拂[1]郁，当升不升，当降不降，当化不化，或郁于气，或郁于血，病斯作矣。凡脉见沉、伏、结、促、弦、涩，气色青滞，意思不舒，胸胁胀痛，呕吐酸苦者是也。治法，经言：木郁达之，火郁发之，土郁夺之，金郁泄之，水郁折之。解者以吐训达，以汗训发，以下训夺，以解表、利小便训泄，以制其冲逆训折，大概如此，不必泥定。何则？木郁者，肝气不舒也。达取通畅之义，但可以致其通畅，不特升提以上达之。发汗以外达之，甚而泻夺以下达之，无非达也，安在其泥于吐哉？余仿此尝见有病热发汗不出者，以承气汤下之，里气一通，余邪自化汗以出，岂非火郁以夺为发之义哉。丹溪分六郁，气、血、湿、火、食、痰也。故制越鞠丸，以香附理气，抚芎行血，苍术开湿，栀子治火，神曲消食，痰郁加贝母。而大要以理气为主，盖气滞则血亦滞，而饮食不行，痰湿停积，郁而成火。气行则数者皆行，故所重在气，不易之理也。赵献可则以加味逍遥为主逍遥之归、芍即越鞠之川芎，逍遥之白术即越鞠之苍术，逍遥之陈皮即越鞠之神曲，逍遥之柴胡即越鞠之香附，逍遥之加味即越鞠之栀子也，谓肝胆少阳木气，象草穿地而出，此时被寒风一郁，即萎软遏抑而不能上伸。惟温风一吹即畅达，盖木喜风，风摇即舒畅，寒风则畏，温风则喜。柴胡、薄荷辛而温者，辛故能发散，温故入少阳。其郁甚而热者加左金丸见发热，热非寒品不除，故用黄连治火，实则泻其子也。郁非辛热不开，吴萸辛热且气臊，肝之气亦臊，同气相求，故用为反佐，引以入肝。服后木郁已舒，继用六味地黄汤见虚损加柴胡、芍药以滋肾水。逍遥，风以散之也；六味，雨以润之也。木有不得其天者乎？按赵氏此论甚精，但谓此方可以通治诸郁，则主张太过，举一废百，乌乎可也？六淫七情，皆足以致郁。如外伤于风寒湿三气，皆足以闭遏阳气，郁而成热固也。暑热燥三气，亦足令气郁。《准绳》谓：燥金收涩，收涩则伤其分布之政，不惟生气不得升，即收气亦不得降不升属肝郁，不降属肺郁。经曰：逆秋气则太阴不收，肺气焦满。又谓：诸气怫郁，皆属于肺。是燥气之致郁也。又燥为火化[2]，《易》曰：燥万物者，莫熯于火。是燥之致郁，无非火热之气所为也。至于七情，除喜则气舒畅外，其忧思悲怒，皆能令气郁结。而痰食之遏闭，水湿之停阻，又可知矣。《准绳》谓郁多在中焦，盖不论何脏腑郁结，皆关中土也。又谓用药兼升降，盖欲升之，必先降之而后得升也；欲降之，必先升之而后得降也。越鞠之苍术，足阳明药也，气味雄壮辛烈，开发水谷气，上升之力多；香附，阴血中快气药也，下气之功多。一升一降，互用也。按上升下降，则中焦之郁开矣。气郁，胸胁痛，脉沉而涩，宜香附、苍术、抚芎。湿郁，周身走痛，或关节痛，遇阴寒则发，其脉沉细，宜苍术、川芎、白芷、茯苓。热郁，目瞀，小便赤，其脉沉数；宜山栀、青黛、香附、苍术、抚芎。痰郁，动则喘，寸口脉沉滑，宜海石、香附、南星、

---

[1] 拂：通“怫”。

[2] 火化：原作“化火”，据乾隆本改。

瓜蒌仁。血郁，四肢无力，能食便红，其脉芤涩，宜桃仁、红花、青黛、川芎、香附。食郁，嗳酸，腹满不能食，右寸脉紧盛，宜香附、苍术、山楂、神曲、针砂。上诸郁药，春加防风，夏加苦参，秋冬加吴茱萸。苍术、抚芎，总治诸郁。

按：百病皆生于郁，与凡病皆属火，及风为百病之长，三句总只一理。盖郁未有不为火者也，火未有不由郁者也浓酒厚味，房劳损阴，以致火炎，似无关于郁，然亦必由不能运散乃然耳，而郁而不舒，则皆肝木之病矣。故曰知其要者，一言而终。

痰饮

痰本吾身之津液，随气运行。气若和平，津流液布，百骸受其润泽，何致成痰为病？苟气失其清肃而过于热，则津液受火煎熬转为稠浊；或气失其温和而过于寒，则津液因寒积滞，渐致凝结，斯痰成矣。故痰一也，而因寒因热，其源不同，可概治欤？辨别之法，古以黄稠者为热，稀白者为寒，此特言其大概，而不可泥也。试以外感言之，余尝自验。伤风咳嗽，痰随嗽出，频数而多，色皆稀白。误作寒治，遂致困顿，后悟其理，方知为热极所致。盖火盛壅逼，频咳频出，停留不久，故未至于黄稠耳。迨火衰气平，咳嗽渐息，痰之出者，半日一口，反黄而稠，则火不上壅，痰得久留，受其煎炼所致，而病亦遂愈。方知黄稠之痰，火气尚缓而微；稀白之痰，火势反急而盛也。此皆当用辛凉解散，而不宜于温热者也。又以内伤言之，肾火虚，水泛为痰，其痰清稀，当用温热，固也。即肾火盛，水沸为痰，其痰亦清稀。盖龙雷动而雨水随之，卒然上涌，虽略带浊沫，终非黄稠可比，亦宜用甘寒壮水，而不宜于温热者也。孰谓稀白之痰，必属于寒哉？大抵稀白而吐疏者，必属寒予尝吐痰，出喉冰冷，虽咳嗽频并，而不咳之时多[1]，仍是疏非数，用温胃敛肺之药而愈。然又有痰出喉甚冷，而证仍属热者，盖痰本水属，积久而多，则火不能温也。故张子和谓：新痰热，旧痰寒。吐数而因伤风郁热者，及内伤雷龙火动者，必属热。因于脾气虚寒不能摄涎，频吐遍地者，必属寒其人安静无他，既非伤风咳嗽，又非雷龙火动，可辨。此等须细为辨别，更当参之以脉，可见也。有气化之津液，有饮食之津液，胃者津液之海也，故痰聚焉。积久聚多，随脾胃之气以四讫[2]，则流溢于肠胃之外，躯壳之中。经络为之壅塞，皮肉为之麻木，甚至结成窠囊牢不可破，其患固不一矣。法在平调其气，热者使复清肃之常，凉风生而湿土燥；寒者使回阳和之令，旭日出而坚冰消。气得其平，痰源以绝，而后其停蓄于肠胃之内、肌肤之中者，乃可徐图。否则根株不拔，旋去旋生，无奏效之日矣。更有一妙义，痰随气行，既随气以出于肠胃之外，亦随气以入于肠胃之内，若潮之往返然。人身之气，日则行于外，夜则返于内者也。故遇夜安卧，晨兴盥漱则吐痰独多，岂非痰随夜气内返于胃之故乎？然则往者必令复返，外者必令复内，乃有出路。否则迷留经络之中，难于消导矣。喻嘉言发明此理，谓人不宜夜食，恐脾胃之气因食运动，外达而不内收，痰难返胃，诚为笃论。然遇夜而劳扰不息，更属大戒。举一反三，喻氏之说，所当推广也。

风痰属肝，脉弦面青，肢体痛闷、麻痹，便溺秘涩详二便及中风门，心多郁怒，或成瘫痪，搐搦眩晕，水煮金花丸、

---

[1] 时多：原作“多时”，据乾隆本改。

[2] 讫：通“迄”，到，至。《尚书·禹贡》：“声教讫于四海。”

川芎丸、防风丸、祛风丸、导痰丸。星、半、天麻、牙皂、僵蚕、秦艽，皆治风痰，可用吐法。或因痰闷绝，乌药、枳壳、明[1]星、姜汁，灌之即醒。

热痰属心，脉洪面赤，烦热燥渴，多笑，眩晕嘈杂，头风烂眼，或背心一点冰冷，痰多稠浊，小黄丸、黄芩利膈丸见痞、滚痰丸。当下者，控涎丹加盆硝等份，每服三两丸。瓜蒌仁、芩、连、青黛、山栀、二冬、竹沥、童便可用。因暑得者，消暑丸见伤暑。

湿痰属脾，脉缓面黄，肢体重，倦弱嗜卧，腹胀食不消，泄泻，关节不利，或作肿块，麻木不仁，白术丸。二术、星、半、茯苓、泽泻可用。肿块加乳、没；臂痛加薄、桂、姜黄；胁胀加柴胡、白芥、青皮，滚痰丸最利；饮盛者小胃丹。湿痰，多而易出。痰之动，湿也，主于脾，或由脾气壅滞不行，或由脾气虚寒不运而生。

气痰属肺，脉涩面白，气上喘促，洒淅寒热，悲愁不乐，攻注走刺不定，两胁胀痛，玉粉丸，《局方》桔梗汤。二陈汤去甘草，加香附、木香、砂仁、枳壳、乌药、苏子、青皮、竹沥、姜汁。气郁，七气汤见气、越鞠丸见郁。痰少而粘连不易出，气燥也。宜润之，门冬、地黄、枸杞之属，使肺气得清肃下行。

寒痰属肾，脉沉面黑，足寒，心多恐怖，痞塞、骨痹，四肢不举，姜桂丸、《局方》胡椒理中丸。干姜决不可少，甚则加桂、麻黄、细辛。痰之本，水也，原于肾。肾火虚则水泛为痰，其痰清，八味丸。火盛则水沸为痰，有浊沫，六味丸水沸为痰，暴壅也。若火非涌盛，而但热涸者，痰则稠黏。此二者皆属于热，不作寒论。

又有因惊而心神出舍，舍空痰入，多成心痛癫疾，妇人因产受惊，多有此证。腹有如孕一块，转动跃跳，痛不可忍，甘遂、大戟、白芥子，加朱砂。痛加全蝎，成块加山甲炒、鳖甲、玄胡、莪术。

食积生痰，多成疟痢，痞块，口嗳食臭，山楂、神曲、麦芽、枳壳、木香、黄连。滚痰丸亦妙，或保和丸见伤饮食。饮酒生痰，常多呕恶，食不美，妙应丸加雄黄、全蝎各二钱，每服十丸。

老痰即郁痰，结成黏块，吐咯不出，非南星、半夏、茯苓、苍术可治。青黛为主，五倍、海石、苦梗、旋覆花、瓜蒌仁、芒硝。痰核，痰结喉咙，如梅核状，用梅子半青半黄、每一个用盐一两浸晒数次，以水尽为度，用大钱三个夹梅两个，麻线扎定，贮瓦罐，埋地下百日。含口中，汁下即消。又一法，用海石、乌梅、瓜蒌、桔梗、芒硝、射干、海藻、姜汁，蜜为丸，噙又见咽喉。

头面颈项身之中下有结核，不红不痛，不硬不作脓，皆痰核。脾肺气逆，痰滞于内，顺气消痰自愈。亦有郁怒伤损肝脾，血病结核者，宜养血清肝火。外用白果肉、南星捣贴。

痰在身，习习如卧芒刺，如虫行；或走注疼痛；或燥痒，搔之则瘾疹随生。痰在皮毛，烘热，色如锦斑。痰在头，偏头风，雷头风，头眩。痰在额，额闷痛，眉棱痒痛。痰在目，目晕，眼蠕动，如姜蜇胶黏痒涩，目中时出火星，眼前如见白气，或见两月交辉，或见金光数道，或眼前黑暗，或眼皮下烟灰黑色。痰在耳，轮痒痛，蝉鸣水响。痰在鼻，鼻塞，或闻焦臭。痰在口，齿颊痒痛，牙床浮，口糜舌烂，口燥唾稠，呕冷涎绿水黑汁，胡言不语。痰在面，形枯发焦，颔腮肿硬，似疼非疼。痰在颈项，无故肿，绕项结核，喉痹，痰如破

[1] 明：疑是“胆”字之误。

絮、桃胶、蚬[1]肉，咯不出[2]，咽不下，或噎塞烦闷，如烟火上冲，头面烘热，或喉间豆腥。痰在四肢，肩背酸疼肿硬，似疼非疼，或筋骨疼无常处，难名状，或手麻臂疼，状若风湿，或倏然仆地，四肢厥冷，或麻木不仁，或重滞，或牵引，或不举，非竹沥、姜汁不开，二陈加枳壳、南星、木香、姜黄。痰在心胸，噫气吞酸嘈杂，或痛或哕干呕也，或心下如停冰铁，或惊悸怔忡如畏人捕，或胸膈迷闷如癫呆状，或痞满、健忘、恶心。痰在脊背，脊上冰冷一条如线，或冰冷一点疼痛，或如热汤沃背。痰在两肋，肋胀痛如汤沸，非白芥子不能达。痰在腰肾，腰间骨节卒痛，呼吸难任。痰在二便，癃闭秘结，遗同米泔，粪后鱼冻，妇人月水不通。痰在足，足腕酸软，步履如踏[3]灰上。痰在梦寐，睡时魇[4]，梦刑戮刀兵，梦入人家，四壁围绕，一窦得出，不知何所，梦在烧人地上，烟火枯骨，焦气扑鼻，无路可出，或不因触发，忿怒悲啼而寤，怪诞百般，不可殚述。隐君悉以滚痰丸治之。

庞安常有言，人身无倒上之痰，天下无逆流之水。故善治痰者，不治痰而治气，气顺则一身之津液亦随气而顺矣。并宜苏子降气汤见气、导痰汤各半贴和煎；或小半夏茯苓汤加枳实、木香各半钱，吞五套丸；或以五套丸料，依分两作饮子煎服，亦好。

按：痰，标也；所以致痰者，本也。治病固当求本，然须看痰势缓急，缓则治本，固也。若痰势盛急，度难行散，非攻无由去者，虚人可标本并治，攻补兼施。若势甚紧急，则虽虚人亦当先攻后补，如中风之用三生饮见诸中、控涎丹是也。当此咽喉闭塞之时，不吐去其痰，立即堵塞而死矣。昧者乃畏其虚而不敢用，独不畏其死耶？夫人之虚，莫虚于中风者矣，犹必先攻后补，乃于寻常虚人，反畏之耶？《准绳》谓：治痰固宜补脾，以复健运之常，使痰自化。然停积既久，如沟渠壅遏，瘀浊臭秽，无所不有，若不疏通，而欲澄治已壅之水而使之清，决无是理。又谓：凡病痰饮而变生诸证，不当为诸证牵掣，且以治饮为先。如头风眉棱骨疼，累月风药不效，投痰药收功；眼赤羞明而痛，与凉药弗瘳，授痰剂获愈云云，真格言也按：二证皆痰壅热上。喻嘉言曰：脾之湿热，胃之壮火，交煽互蒸，结为浊痰，溢入上窍，久久不散，透开肺膜，结为窠囊。窠囊之痰，如蜂子之穴，子[5]房中如莲实之嵌于蓬内，生长则易，剥落[6]则难。繇[7]其外窄中宽，任行驱导，徒伤他脏，此实闭拒而不纳耳。究而言之，岂但窠囊之中，痰不易除，即肺叶之外、膜原之间，顽痰胶结多年，如树之有萝，如屋之有游，如石之有苔，附托相安，仓卒有难于铲伐者，治法必静以驭气，使三阴之火不上逆。又必严以驭脾，使太阴之湿不上蒸，乃广服大药，以安和五脏，培养肺气。肺金之气一清，则周身之气翕然从之下降，前此上升浊邪，允绝其源矣。又曰：人身之气，经盛则注于络，络盛则注于经。窠囊之成，始于痰聚胃口，呕时数动胃气，胃气动则半从上出于喉，半从内入于络。胃之络贯膈者也，

[1] 蚬（xiǎn）：软体动物，介壳圆形或心脏形，表面有轮状纹。生活在淡水中或河流入海的地方。
[2] 出：原作“成”，据乾隆本改。
[3] 踏：千顷堂本作“蹈”，可参。
[4] 魇（yǎn）：梦中惊叫或觉得有什么东西压住不能动弹。
[5] 子：乾隆本作“于”，可参。
[6] 落：原作“洛”，据乾隆本改。
[7] 繇（yóu）：古同“由”。从，自。

其气奔入之急则冲透膈膜，而痰得以居之，日增一日，故治之甚难。必先去胃中之痰，而不呕不触，俾胃经之气不急奔于络，转虚其胃以听络中之气返还于胃，逐渐以药开导其囊而涤去其痰，则自愈矣。又曰：李继江常苦咳嗽生痰，胸膈不宽。今夏秋间卧床不起，濒亡者再，将家事分拨，安心服死，忽觉稍安，亦心[1]死则身康之一征也。未几仍与家事，其病复作。就诊，见其颐旁有小小坌块数十高出，谓之曰：观尔脉盛筋强，必当好色而喜任奔走，本病宜发痈疽。所以得免者，以未享膏粱之奉，且火才一动，便从精孔泄出耳。然虽不病痈，而病之所造，今更深矣。尔胸背肩髃间，巉[2]岩如乱石插天，栉[3]比如新笋出土，嵌空如蜂莲之房，芒锐如棘栗之刺，每当火动气升，痰壅紧逼之时，百苦交煎，求生不生，求死不死，比桁杨[4]之罪人，十倍过之。由好色作劳，气不归元，腾空而上，入于肝肺，散叶空隙之间、膜原之内者，日续一日，久久渐成熟路，只俟肾气一动，千军万马乘机一时奔辏，有入无出，如潮不返，海潮兼天涌至，倘后潮不息则前潮不退，古今死于此病者，不知其几。但尔体坚堪耐，是以病至太甚，尚自无患耳。尔宜归家休心息神，如同死去，俾火不妄动，则痰气不为助虐，胸背之坚垒始有隙可入，吾急备药，为尔覆巢捣穴，可得痊也。渠以为病未即死，且往乡征租，因劳陡发，暴不可言，痰出如泉，声响如锯，面大舌胀，喉硬目突，二日而卒。

饮者，停水之名。又痰之清稀者曰饮，故痰饮并称。《金匮》谓饮有四：其人昔肥今瘦由津液尽化痰饮，不复外充形体也，水走肠间，沥沥有声，曰痰饮。饮后水流胁下，咳吐引痛，曰悬饮悬结于胁中，不上不下也。饮水流行，归于四肢，当汗出而汗不出，身体疼重，谓之溢饮饮水乃有形之水，非水精四布之水，只宜下行从小便出。今不下行而旁达，应从汗泄而不得化汗以出，故身体疼重，即风水水肿之病也。曰溢者，言泛溢于四旁也。咳逆倚息，气短倚，坐而倚物也，以不得卧故。息，呼吸也，气短、喘急也不得卧气逆使然，其形如肿面多肿，曰支饮水停于胸，在心肺之侧，如木之旁枝也。按此四饮，乃随其部位分言耳。又谓：心下有留饮久而不去名留，背寒冷，如掌大阻遏心阳故背寒冷，胁下痛引缺盆留于胁则碍肝气，故胁痛。缺盆为十二经道路，故引及之，咳嗽则转甚气逆也。胸中有留饮，其人短气肺气被迫也而渴水阻气不布，不能化生津液，故胸虽停水，而咽喉则干也，四肢历节痛留于身体则塞经络，故肢痛。由此推之，留于脾分则腹肿身重，留于肾部则囊足胫肿，理必然矣。此言留饮，及下文言伏饮，乃上四饮之总纲也，又谓：膈上病痰饮留膈上，伏而不出，煎炼成痰也，满喘咳吐留伏日多，故胸满。肺气被迫，而喘咳且吐痰也，发则寒热，背痛腰冷发，谓伏而发也。今之值秋寒，或感春风而发。发则喘满，咳吐痰多，寒热，背痛腰疼，俗名吼喘病者此也，目泣自出咳甚则肺叶举，而目泣自出也，振振身瞤喘咳甚则身动，即抬肩摇身也，必有伏饮伏而难攻也，比留为更甚矣。又谓：水停心下，甚者则悸心气为水所逼，而跳动不宁也，微者短气。脉双弦者寒也，皆大下后里虚。偏弦者饮也，先渴后呕言饮本偏弦，若大下里虚，虚寒相搏，变为双弦也。气被水阻，不能化生津液，故渴，小半夏茯苓汤，此

[1] 心：原作“必”，据乾隆本改。
[2] 巉（chán）：山势高峻。
[3] 栉（zhì）：梳子和篦子的总称，喻像梳齿那样密集排列着。
[4] 桁（háng）杨：古代用于套在囚犯脚或颈的一种枷。

属饮家言平日多饮之人也。又谓：呕家本渴呕家，谓非因停水而呕者，乃别病也。呕伤津液，故本应作渴，渴者为欲解病从呕去，故虽渴亦为欲解也。今反不渴，心下有支饮故也此辨证之法，言卒然呕吐，则未知其为别病之呕欤，抑留饮之吐欤？则以呕后渴、不渴辨之。渴者是别病之呕，不渴者乃留饮之呕也。留饮未呕之先亦渴，而呕后反不渴者，以呕则水稍去而气稍通，能布化生津也，小半夏汤。又谓：心下痞，半夏加茯苓汤。脐下悸水停心下，则心下悸而痞塞。若停脐下，则脐下悸也，吐涎沫观此则上文所谓呕者，为涎沫可知，眩水逼火上浮也，五苓散见伤湿又谓：短气，有微饮水停心下，甚者为悸，微者短气，当从小便去之，桂苓术甘汤、肾气丸即八味丸《金鉴》云：呼出为阳，心肺主之；吸入为阴，肝肾主之。若呼之气短，是心肺之阳为水所碍，用苓桂术甘汤，益土气以行水。若吸之气短，是肝肾之阴为水所碍，用肾气丸，温阳以行水。按呼出气自下而上，故属心肺。呼气短者，言水在上焦，阻碍上焦呼吸之气，致令喘促也。乃[1]举呼以该吸，非单言呼也。吸气仿此，勿泥看。又谓：脉浮而细滑，伤饮初病未深之诊。脉沉者，有留饮经云：沉潜水蓄。是也。病深之诊。病者脉伏沉甚为伏，其人欲自利水欲去，不上出而呕，则下行而利，此为留饮欲去也。虽利，心下续坚满乃伏饮盘结不得去，可知，甘遂半夏汤甘遂、甘草并用，激之使出。因已利，故佐芍药以约敛之，不令亡阴。又谓：水在肝，胁下支满，嚏而痛气动则水动，而冲击作痛。水在肾，心下悸心，当作脐。又谓：支饮腹满原文作胸满，从《金鉴》改之，厚朴大黄汤。又谓：腹满，口舌干燥，肠间有水气即水声，已椒苈黄丸防已、椒目导饮从小便出，大黄、葶苈推饮从大便下，前后分消也。又谓：脉沉弦者，悬饮内痛，十枣汤见肿胀。又谓：溢饮当发汗，大小青龙汤。又谓：肺[2]饮脉不弦，但苦喘短气，不能卧肺饮即支饮，葶苈大枣汤见哮喘。又谓：膈间支饮，喘满心下痞坚自胸连膈盘结实甚，面色黧黑水邪深结之色，脉沉紧，得之数十日，医吐下之不愈盘结可知，木防已汤见喘主之方中用参，以吐下后伤正也。虚者即愈得参补之，故愈，实者三日复发，复与不愈，去石膏恶其寒加芒硝开结、茯苓下渗。又谓：脉弦数，有寒饮外寒而内郁热，故脉弦数也，冬夏难治冬用热药，则妨其内之热；夏用寒药，则妨其外之寒也。然不必泥。又谓：久咳数岁详下乃支饮渍肺而咳也，脉弱可治久病脉应弱，脉大数者死，脉虚必苦冒，其人本有支饮在胸中故也气虚停饮则清阳不升，故昏冒如有物蔽之，即伤湿首如裹之义。治属饮家言不从咳嗽门治法也。按《金匮》所言，停饮证当与水肿门参看。

张子和谓：饮当去水，温补转甚。盖寒饮在中，反以热药从上投之，为寒所拒，水湿未除，反增心火，火既不降，水反下注，其上焦枯，其下寒慄，当依《内经》留者攻之，十枣见肿胀、神祐见肿胀之属为宜，次以淡剂流其余蕴，以降火之剂开其胃口，自愈。

痞　满胸痹　痞块

痞者，痞塞不开。满者，满闷不行也。痞满与胀满不同，胀满，内满而外胀起；痞满，但内觉满闷，而外无胀急之形也。有在胸在腹之分，皆由中气不运。而所以致不运者，则或寒而凝闭，或热而膜胀，或食滞痰停，或气结怒郁，或脾湿不化，或血瘀不行，皆能致之。不特外邪陷入，结塞而成，如《伤寒论》

[1] 乃：原作“及”，据乾隆本改。

[2] 肺：原作“脉”，据乾隆本改。

所云也。

在胸者，理同胸痹。《金匮》谓：阳微寸脉微也，上焦虚寒。阴强[1]尺脉弦也，下焦寒盛，即胸痹而痛阴邪上干胸中，微阳为寒所闭，不通而痛，责其极虚上焦阳虚。又云：平人无寒热非表邪也，短气不足以息者，实也上言正虚，此言邪实。即经所谓：邪之所凑，其气必虚。留而不去，其病为实也，实谓痰饮之类。短气不足以息，以邪阻气道，呼吸喘促不利，非真气之短乏。又云：喘息咳唾，胸背痛，短气，寸脉沉迟上焦内气寒也，关脉小紧数小为阳虚，紧数为寒痛，是中焦亦受病也。寸迟关数可疑，瓜蒌薤白白酒汤辛温行阳开痹。又云：胸痹不得卧，心痛彻背者比上证更甚矣[2]，瓜蒌薤白半夏汤。心痛彻背，背痛彻心犹云痛无休息，比上证又甚矣，乌头赤石脂丸。又云：胸痹缓急者其痛或缓或急也，薏苡附子散视瓜蒌汤为重，乌头丸为轻。又云：胸中气塞，短气不痛证轻，茯苓杏仁甘草汤，或橘枳姜汤胸为气海，阳邪干之则化火，火性开，不病痹也。病痹必阴邪干之，阴邪化水，水性凝，故令气塞。水盛于气，以茯苓汤利水；气盛于水，以橘枳汤行气。又云：心下痞，气结在胸，胸满，胁下逆抢心首条云阴弦，此云胁下气逆，乃肝肾之邪气上逆也，枳实薤白桂枝汤桂以伐肝、人参汤上方散邪，此方补正。又云：心中痞，诸逆，心悬痛上条不过冲心，此则心痛而摇动，若悬空然，桂枝生姜枳实汤。大抵胸为清阳之分，浊阴干之则气不行，为虚痞，甚则痰涎停聚为实痞，更甚则痛也。东垣谓：痞，但满而不痛。视胸痹有痛，证虽不同，理则无二。兀兀欲吐者，吐之，食郁上焦者亦然。一味瓜蒌子炒热[3]，连皮煎，或丸，最能荡涤胸中垢腻。在腹中者，黄芪补中汤加升、柴。缘[4]天地不交为否，猪苓、泽泻降天气使下济，升麻、柴胡升地气使上行。饮食停滞。轻者大消痞丸、枳术丸见伤饮食，甚者槟榔丸见伤饮食下之。酒积杂病，下之太过致痞满者，升提其胃气，加血药下多亡阴，故补其血。郁者，越鞠丸、逍遥散并见郁。湿者，平胃散见伤饮食合五苓见伤湿。气滞，四七汤见气。痰滞，导痰汤见痰。脾弱不运者，四君子汤、异功散并见气。夹死血者，丹皮、江西红麹、穿山甲、降香、桃仁、红花、当归、童便、韭汁之属，郁怒者加香附童便制。在腹亦有虚实之分，实而积久成形，即名痞块，于积聚门求之。

积　聚

积者，有形之邪，或食、或痰、或血，积滞成块，时常硬痛，始终不离故处者也。在妇人则谓之癥。癥者，徵也，有形可验也。聚者，无形之气，滞则聚，行则散，聚则有形而硬痛，散则痛止形消，忽此忽彼，无有定处者也。在妇人谓之瘕。瘕者，假也，假气为形，而实非有形也。形属阴，气属阳，故积属阴，聚属阳。古分积属脏、在血分，聚属腑、在气分，即阴阳之义耳，不必泥也。至其病因，则《内经》谓：寒气入肠胃，则肠外汁沫凝聚不散，日以成积。又或饮食过饱，或用力过度，伤其肠胃之络，则血溢肠外，与寒沫抟结成积。或外中于寒，而忧怒气逆，血凝液留，皆成积。可见外感内伤，皆足以郁滞其气血痰液，以成积聚。而在妇人尤甚，以妇人经产

[1] 强：疑当作“弦”。
[2] 比上证更甚矣：原作“比证更上甚矣”，据乾隆本改。
[3] 热：乾隆本作“熟”，可参。
[4] 缘：原作“结”，据乾隆本改。

血行，或食生冷，或感风寒，且多恚怒忧郁，易致瘀滞也。

一食积酒积附

症见嗳腐吞酸，腹满恶食，宜秘方化滞丸，山楂、麦芽、枳实、神曲、阿魏、礞石、牵牛、巴豆之类。倒仓法最佳。按食停肠内，必栖泊在隐曲之处，乃能久而不下，隐曲之处，为地无几，必附益以肠外之涎沫，内外交结，乃成大块，须兼治其痰饮乃效。酒积，目黄口干，肚腹胀痛，少食，宜葛根、枳椇、麦芽之类酒，湿热伤脾，痰血瘀滞成积，须兼清热利湿导滞之药。旧谓食积在右，血积在左，痰积在中，大概如此，不可泥。

一痰积水积附

症见麻木眩晕，痞闷嘈杂，其人平素多痰，宜控涎丹见痰饮，朱砂、腻粉、瓜蒂、甘遂之类。水积，足胫肿胀必有窠囊，宜郁李、商陆、甘遂、芫花之类。

一血积

症见面色痿黄，有蟹爪纹路血不能上荣也，多怒善忘，口燥便秘，骨热肢冷，宜桃仁煎，地榆、虻虫、水蛭之类。

以上皆有形之积，阻碍正气，故痛也。而亦有不痛者，日久则正气另辟行径，不复与邪相争，或邪另结窠囊，不碍气血隧道之故。此为难治，以药不易到也。又食、痰、血数者，皆无知之物，不能移动，故常在其处。然有饮污井之水，吞蛟蜃❶之精，因而假血气以成形，含有活性，时能蠢动游移者，须以意治之。如败梳治虱瘕，铜屑治龙瘕之类七癥八瘕，载《千金方》，有蛟、蛇、狐、鳖等名。又积久则成疳，因经络壅滞，郁成湿热，以致口糜龈烂，当兼用龙荟等丸见胁痛，以清疳热。凡治积，宜丸不宜汤，必兼用膏药熨贴，及艾灸乃除，以其在肠胃之外也。

一气聚

症必肚腹膨胀，时痛时止，得嗳即宽，旋复痛，游走❷攻刺，宜木香、槟榔、枳壳、牵牛之类，不可下。

上明积聚之理，至下文所举色目，不过随部位而异名，总不出积与聚二端。

心积名伏梁，起脐上，大如臂，上至心下心经气郁血滞所致，久不已令人烦心，宜大七气汤加石菖蒲、半夏，兼吞伏梁丸。

肝积名肥气，在左胁下，如覆杯，有头足，久不已，令人呕逆，或胸胁痛引小腹，足寒转筋，寒热如疟，肝经血气郁滞所致。宜大七气汤，煎熟待冷，淋烧红❸铁器，乘热❹服，兼吞肥气丸。

肺积名息贲，在右胁下，大如覆杯，气逆背痛，或少气善忘，久不愈，令人洒洒寒热，喘咳，皮中时痛，如虱缘针刺肺热气壅所致，宜大七气汤加桑白皮、杏仁，兼吞息贲丸按《内经》谓：胁下满，气逆，二三岁不已，病名息积。当是肥气之属，非即此证。

脾积名痞气，在胃脘，大如覆盘，痞塞❺不通，心背痛，饥减饱见，腹满吐泄，久则四肢不收，发黄疸，饮食不为肌肤，足肿肉消，宜大七气汤下红丸子见伤饮食，兼吞痞气丸。

肾积曰奔豚，发于小腹，上冲至心如豚状，上下无时，少腹急，腰痛，久不已令人喘逆骨痿，宜大七气汤倍桂，加茴香、炒楝子肉，兼吞奔豚丸。

---

❶ 蛟（jiāo）蜃（shèn）：蛟，古代传说中能发水的一种龙。蜃，传说中的蛟属，能吐气成海市蜃楼。

❷ 走：原作“去”，据乾隆本改。
❸ 红：原作“铁”，据乾隆本改。
❹ 热：原缺，据乾隆本补入。
❺ 塞：原作“寒”，据乾隆本改。

痃，在腹内近脐，左右各有一条筋脉急痛，大者如臂，小者如指，有时而现，如弦之状，故名痃。

癖，偏僻也，僻居两肋，有时而痛。

石瘕，生胞中，因寒气客于子门，恶血留聚，日渐大，状如怀子。此气先病血后病，月事不以时下此血分病。

肠覃，寒客大肠外，结瘕，始如鸡卵，渐益大如怀孕。此气病血未病，故月水不断此气分病。上二者皆女子病，似妊娠，治法可用辛热，如吴茱萸、桂心、附子，加入消块药。

脉法

沉弦为积，浮弦为聚，实大有力者生，虚小衰弱者死。

治法

大法：结者散之，客者除之，留者行之，坚者削之，咸以软之，苦以泄之，辛以开之莪术、三棱、鳖甲，专治积聚。凡磨积之药，必用补正之药兼服，积[1]消及半即止，过则伤正。盖壮人无积，必正气不足，邪乃留滞，须分初中末三治。初起正不甚弱，邪尚浅，可攻；中则邪深正弱，可补泻迭用；末但补益正气，兼导达经脉，使气旺流通，破残之邪，不攻自走矣。又日久则气郁已久，其初即寒，至此亦郁成湿热，积得湿热愈大，当兼驱湿热之邪。胃弱少食，勿与攻下，二贤散常服自消。张子和谓五积六聚，治同郁断，盖积聚由于郁滞也。其治肥气，吐以独圣散见伤饮食，兼汗吐后必有血数滴，勿疑，以肝藏血故也，续以磨积药调之。治伏梁，吐以茶调散见伤饮食，兼汗，又以禹功、导水并见肿胀夺之，继以降火之药调之。治痞气，以瓜蒂散见伤饮食吐之，以导水、禹功下之，末以五苓见伤湿淡剂调之。治息贲，吐以瓜蒂散，汗下兼行。治奔豚，下以导水丸、通经散，次用治血化气磨积之药调之贲豚忌吐。或言其峻，子和曰：积在脏腑，多着脂膜曲折之处，如陈莝之在江河，不在中流，多着汀湾洄泊之地，遇江河之溢，一漂而去，积之在脏，理亦如之。故先以丸药驱逐新受之食，使无梗塞。其碎着之积已离未下，次以散药满胃而下，如横江之筏，一涌而尽。设未尽者，以药调之。惟坚积不可用此法，宜以渐除块瘕[2]是也。因述九积治法于后。食积：心酸腹满，大黄、牵牛之类，甚者礞石、巴豆。酒积：目黄口干，葛根、麦蘖之类，甚者甘遂、牵牛。气积：噫气痞塞，木香、槟榔之类，甚者枳壳、牵牛。涎积：咽如拽锯，朱砂、腻粉之类，甚者瓜蒂、甘遂。痰积，涕唾稠黏，半夏、南星之类，甚者瓜蒂、黎芦。癖积：两胁刺痛，三棱、广茂之类，甚者甘遂、蝎梢。水积：足胫肿满，郁李、商陆之类，甚者甘遂、芫花。血积：打扑肭[3]瘀，产后不月，桃仁、地榆之类，甚者虻虫、水蛭。肉积：赘瘤核疬，腻粉、白丁香，砭刺出血，甚者硇砂、信石。九积皆以气为主。

虫

虫由湿热郁蒸以生或杂食生冷，肥甘厚味停滞，或五脏劳热，病后气血郁积。凡可以致湿热者，皆能生虫，不必过餐鱼脍白酒，误啖鳖苋水蛭乃然也，观日中有雨，则禾节生虫可见。《玄珠》云：虫得风木之气乃生，得雨气乃化。盖风木气温，雨气湿，其为湿热所生无疑。《千金要方》云：虫有九，皆能食人脏腑。一曰伏虫，长四分，群虫之主也。一曰蛔虫，长一尺或五六寸，生发多则贯心而杀人。一

[1] 积：原无，据乾隆本补入。

[2] 瘕：乾隆本作“癖”，可参。

[3] 肭（nǜ）：扭，折伤。

曰白虫，长一寸故名寸白虫，子孙相生，其母转大，长至四❶五丈《准绳》作相连长一丈，能杀人子和云：头偏小，因饮白酒，以桑枝贯牛肉炙食，或食生粟，或食生鱼后即饮乳酪所生，发动则损人精气，腰脚疼。一曰肉虫，状如烂杏，令人烦满。一曰肺虫，状如蚕，令人咳嗽。一曰胃虫，状如虾蟆，令人呕吐，胃逆气❷哕。一曰弱虫，又名膈虫，状如瓜瓣，令人多唾。一曰赤虫，状如生肉，令人肠鸣。一曰蛲虫，至细微，形如菜虫，居广肠中，能为痔漏、疮癞、疥癣等患。人不必尽有，有亦不必尽多。《本事方》云：心虫曰蛔即蚘，脾虫曰寸白，肾虫如寸截丝缕即蛲虫也，肝虫如烂杏，肺虫如蚕，皆能杀人。肺虫居肺叶内，蚀肺系，成瘵疾，咯血声嘶，药所不到，治之为难。又有尸虫，与人俱生，状如马尾，或如薄筋，依脾而居，乃有头尾，皆长三寸。

虫证，心嘈腹痛，或上攻心如咬虫动则心慌乱不宁，故嘈杂。虫啮动咬啮则腹痛也，呕吐涎沫清水或青黄水虫多在胃中，胃气被虫扰动，则津液随气壅泛也。经谓：虫动则胃缓，胃缓则廉泉开，故流涎。谓胃气为虫所滞，不能行其津液，故上泛而从廉泉穴出耳，面色痿黄胃脉上面，胃因虫病虚弱，故痿悴之黄色见于面也，或乍赤乍白乍青黑青黑为痛，色白为少血色，赤为火色。虫扰动无常，痛甚则面色青黑；气血滞于内，不上行则面无血色；久滞忽通，火得上伸，则赤也，或面有白斑胃中蚀痕斑驳，故面亦应之而成斑，若影之肖形然，唇常红脾血因热滞，故色见于唇，或生疮如粟米《准绳》谓：虫蚀下部为狐，下唇有疮；蚀上部为惑❸，上唇有疮。按狐惑之名，本《金匮》，谓蚀于喉，声嗄为惑；蚀下部，咽干为狐。《金鉴》谓：狐即下疳，蚀烂肛门与下阴；惑即牙疳，蚀咽、腐龂❹、脱牙、穿腮、破唇。按牙疳、下疳，皆湿热病也，或沉默欲眠，卧起不安，不欲饮食，恶闻食臭虫闻食臭即动，动则令人心烦，故不欲食、恶闻食臭，饥则痛，得食痛更甚虫饥动而求食，又虫争食而乱动也，饱即安虫饱即不动矣，时痛时止，以手拊击即息一人心腹痛，百药不效，惟手捶即止，以捶则震动，虫惊畏而止也，不捶又作，取虫而愈，腹大有青筋，或腹中有块耕起，下利黑血小儿疳热生虫，土败木克，故青筋见腹；血败故利黑血也，体有寒热气滞于里则恶寒，滞久暴伸于外则发热，脉洪而大腹痛脉当沉弱，今反洪大，乃湿热生虫之象，皆其候也。

治诸虫法，常以白筵草沐浴佳，根、叶皆可用。草既香，且为尸虫所畏也。

虫在❺腹中，月上旬头向上，中旬横之，下旬向下。观牛马生子，上旬生者行在母前，中旬生者并母而行，下旬生者后随之。猫食鼠，上旬食上段，中旬食中段，下旬食下段，皆自然之理。故治虫须于上旬用药一云：初一至初五，虫头向上。一云：初一至初三。一云：肺虫惟初四、初六，头向上，用獭爪为末调药。若急不能待，可忍饥一日，使虫饿，于五更时，先嚼炙猪肉，咽津而勿食，使虫闻香则头向上，然后服杀虫之药或用药末搅鸡蛋煎食。诸杀虫药皆苦，惟榧子、使君子甘，小儿疳虫，煨使君子与食，以其壳煎汤送下，甚妙。鹤虱、雷丸、芜荑、苦楝根、槟榔、锡灰等，皆杀虫之品，锡灰为最。

毛景得奇疾，每语，喉中必有物声相应。有道人教令诵《本草》药名，至

❶ 至四：原作“四五”，据乾隆本改。
❷ 气：乾隆本作“喜”，可参。
❸ 惑：原作“感”，据乾隆本改。
❹ 龂（yín）：齿根肉。
❺ 在：原作“有”，据乾隆本改。

蓝而默然，遂取蓝捩汁饮之，少顷吐出肉块，长一寸余，人形悉具，自后无声。陈正敏《遯斋闲览》载杨勔得异病，每发言应答，腹中有小声效之，数年间其声浸大。有道人见而惊曰：此应声虫也，久不治延及妻子。令读《本草》，至雷丸虫无声，乃顿服之，遂愈。赵子山苦寸白虫，医者戒云，是疾当止酒，而以素所耽嗜欲罢不能，一夕醉归寓，已夜半，口干咽燥，仓卒无汤饮，适廊庑下有瓮水，月色下照，莹然可掬，即酌而饮之，其甘如饴，连饮数酌，乃就寝。迨晓，虫出[1]席，觉心腹顿宽，宿疾遂愈。验视，乃织草履者浸红藤根水也。吴少师尝得疾，数月间肌肉消瘦，每[2]饮食下咽，少时腹如万虫攒攻，且痒且痛。张锐切脉，戒云：明日早且忍饥，勿啖一物。锐取黄土一盂，温酒一升，投土搅其内，出药百粒。饮之，觉肠胃掣痛，几不堪忍，须臾暴下如倾，秽恶斗许，有蚂蝗千余，宛转盘结。锐曰：虫入人肝脾里，势须滋生，此虫喜酒，又久不得土味，乘饥毕集，故一药能洗空之耳。蔡定夫之子，苦寸白为孽，医者使之碾槟榔细末，取石榴东引根煎汤调服之。先炙肥猪肉一[3]脔，置口中，嚼咀其津膏而勿食。云：此虫惟月三日以前其头向上，可用药攻打，余日即头向下[4]，纵有药皆无益。虫闻肉香，故空群争赴之，觉胸中如万箭攒攻，是其候也，然后饮前药。蔡悉如其戒，不两刻，腹中雷鸣，急登厕，虫下如倾。命仆以杖挑拨，皆联绵成串，几长数丈，尚蠕动，举而抛于溪流，宿患顿愈。

患此者，虽羸弱，必先去虫，后以和平之剂调之即此可为一切虚中[5]有实，先攻后补之例。暗者只用滋补，甚且谓虫为脏寒所生，妄加热药，可哂也。

中毒

不论所服何毒，急取灶心土为末，冷水调服方寸匕地浆亦佳，见砒霜毒。或以甘草浓煎汁，多饮之须放冷饮，毒乃解。以下诸药皆然。又食蜜少许，佳。又服葱涎，或煮大豆汁服亦可。又浓煎荠苨汁饮之，不及煮，便嚼食亦得。又方，生麦冬八两，去心、葱白八两，捣、豉三升，水七升，煮取三升半，分三服。又荠苨一分、蓝叶花七月七日取叶并花阴干，二分共捣末，水调服方寸匕，日三。又板蓝根干者四两，洗净晒干、贯众一两，剉去毛[6]、青黛研、生甘草各一两为末，蜜丸或水浸蒸饼丸，桐子大，另以青黛为衣。每服十五丸，嚼烂，新水送下即解。常服三五丸，亦解暑热。又紫金锭冷水磨服，孕妇忌之。如欲死，急取新小便，和厕旁久屎一升，绞取汁一升，尽灌之，便活。已死者，亦可救参下蕈毒条取粪汁法。

砒霜毒：羊血及鸡鸭血热服。蓝根、砂糖擂水服，入薄荷汁尤妙亦治巴豆毒。绿豆擂浆，新汲水调，通口服。真靛花一二钱，井花水浓调灌。豆豉煎浓汁饮亦治服药过剂烦闷。芭蕉根捣汁饮。掘地至黄土，入新汲水搅浊取出，滤去滓不必澄清饮之，并解蕈毒名地浆。

巴豆毒：黄连、菖蒲、小豆、大豆汁、芭蕉根汁，并解之。

狼毒毒：白蔹、盐、蓝汁，并解之。

藜芦毒：雄黄、葱汁，并解之。

---

❶ 出：乾隆本此下有一“盈”字，可参。
❷ 每：乾隆本此下有一“日”字，可参。
❸ 一：乾隆本此下有一“大”字，可参。
❹ 下：原作“上”，据乾隆本改。

❺ 中：原作“者”，据乾隆本改。
❻ 毛：原作“尾”，据乾隆本改。

芫花毒：防风、防己、甘草、桂枝汁，并解之。

踯躅花毒：栀子汁解之。

射罔毒：蓝汁、大小豆汁、六畜血、蚯蚓屎、藕汁，并解之。

莨菪毒：荠苨、甘草、升麻、犀角、蟹汁，并解之。

半夏毒：生姜汁解之。

大戟毒：菖蒲汁解之。

附子、天雄、乌头毒：大豆、绿豆各数合，煎浓汁饮。又远志、防风、枣、饴糖，并解之。

杏仁毒：蓝子汁解之。

川椒毒闭口者有毒，戟喉能杀人：食蒜，或饮地浆。或浓煎豆豉汁饮，并解之。

雄黄毒：防己解之。

丹砂毒：盐五钱，冷水调澄，旋服。

丹毒：地浆良。食蚌肉解丹石毒。

五石毒：荠苨汁生服。

吞金屑未绝者：水银一两，放口中摇动，令下咽入腹，金即消灭成泥而出，三服即活。

漆毒：捣蟹汁涂。

蕈毒：忍冬草即金银花生啖。人粪汁饮一升截竹筒去青皮，浸粪窖中，取筒内汁。大豆煮浓汁饮之。细茶芽研，新汲水调服。石首鱼或鲞鱼头，白水煮汁服。荷叶杀蕈毒。

苦瓠毒：黍穰煮汁服解之。

曲[1]毒、豆腐毒：并用萝卜煎汤服，子亦可。

六畜肉毒及一切药毒：白扁豆生晒干为末，新汲水调下三钱匕。

鸟兽中毒箭死者有毒：大豆煮汁及蓝汁服，解之。

❶ 曲：乾隆本作“面”，可参。

牛肉毒：人乳合豉浓汁服。

马肉毒：香豉二两、杏仁三两同蒸，一食顷熟，捣服，日再。又方，煮芦根汁饮之。

郁肉密器盖肉经宿者也、漏脯毒经屋漏水粘着之脯肉也：烧犬屎，酒服方寸匕。饮人乳或韭汁二三升良。

六畜肝毒凡肝不宜食，自死者尤毒：豆豉水浸，绞汁[2]旋服。治马肝毒，雄鼠屎尖者是二七枚为末，水和服，日再。又人头垢取方寸匕，酒调服。

河豚毒：五倍子、白矾等份为末，水调服。或多饮清油吐之。

蟹毒：紫苏煮汁，饮三升。冬瓜汁，饮二升。

食果中毒：猪骨煅为末，服方寸匕。亦治马肝、漏脯等毒。

蛇遗精水中，误饮中毒，并治蛇咬：水调雄黄末饮之蛇咬，兼涂伤处。蛇咬，水洗头垢，稠浓一云泔洗饱饮。

蛊毒：初中尚在膈上者，宜吐之[3]。白矾、建茶各二钱为末，新汲水调，顿服即吐。又此药入口，觉甘甜不苦，可验是毒也。或令唾水，沉者是，浮者非。或含银器口中，经宿色黑者是。若在膈下，宜泻。麝香二钱半，别研、雄黄、朱砂水飞，俱另研。赤脚蜈蚣微炙，去足、续随子各一两。共为末，煮糯米粥，丸如芡实大，每服一丸，热酒下即泻出。又方，败鼓皮、蚕蜕纸各烧存性、刺猬皮、五倍子、续随子、朱砂飞、雄黄飞，各等份为末，糯米稀糊丸桐子大，每服七丸，空心熟水送下。又升[4]麻、桔梗、瓜蒌各五两。捣末，先以熟汤洗患者阴中，再以汤

❷ 绞汁：原无，据乾隆本补入。
❸ 之：乾隆本无此字，可参。
❹ 升：原脱，据乾隆本补入。

调方寸匕，日二服，渐加至二三❶匕，毒即内消。忌食黏物及猪肉。又方，鼓皮阔五寸，长一尺、蔷薇根五寸，如足踇趾大，细切、水一升，清酒三升，煮取一升，顿服下，其毒即愈。又方，荠苨根为末，饮服❷方寸匕。又方，生栝楼根取汁一升，和酱汁少许，温服之，须臾吐出虫，甚验。又方，胡荽根捣取汁半升，和酒饮之，立下。又方，以猪胆导下部，良。若吐血或下血如烂鸡肝者，茜根、蘘荷根各三两，水四升，煮取二升，去滓顿服愈。又方，猬皮烧灰，水服方寸匕，即吐出之。又方，酒服桔梗末加犀角末更佳方寸匕，日三服，不能服可灌之。心中当烦，须臾自静，有顷下，服至七日止，食猪脾补之。又治五虫，一曰蛇，二曰蜣螂，三曰虾蟆，四曰蝌蚪，五曰草虫，细切胎衣晒干为末，水服半钱匕即消。或含升麻，咽汁亦佳。

岚瘴恶气毒：犀角、羚羊角、雄黄、麝香解之。又甘草二两，水三升，煮一升，分服。

井中毒：凡五六月，井中及深塚中，皆伏有毒气。欲入者，先以鸡鸭毛投之，直❸至底则无毒，若徘徊不下必有毒矣。亦可纳生鸡鸭于其中试之，不死者无毒也。又须以酒或醋数升，洒其四旁，良久乃入。如中毒郁闷欲死，即取其井中水，洗其面，令饮之，又灌其头及身，即活。若其井无水，即他井亦可。一云：他井水洒身上，至三日❹食顷便活。东井取西井，南井取北井。

❶ 三：乾隆本无此字，可参。
❷ 服：原作“食”，据乾隆本改。
❸ 直：乾隆本此下有一“下”字，可参。
❹ 日：乾隆本无此字，可参。

卷之三

杂　症

肿　胀

肿胀有二：一因于水，水气停蓄于肌肤或脏腑，因而肌肤浮[1]肿，肚腹膨胀也。其色鲜明润泽，其皮光薄甚则如水晶，其肉腐，其身重，其肿不速，每自下而上，肿有分界，按其手足上，如糟如泥，成窟不起按而散之，猝不能聚也。肢体如是，腹未必然。以腹中气盛水多，水夹气能鼓起也。一因于气，气热壅滞作胀所谓诸腹胀大，皆属于热也，或气寒不运作胀所谓胃寒则䐜胀，脏寒生满病也，或气实作胀实者，邪气实也。如气因痰食蛊[2]血，七情郁滞，而[3]壅盛作胀，所谓脾气实则腹胀，胃气实则胀也[4]，或[5]气虚作胀虚则不能运，所谓气虚中满，太阴虚则鼓胀也。其色苍老，皮厚肉坚。其胀或连胸胁，或倏然而胀者，阳性急速也。或自上及下者，阳本乎上也。或通身尽胀者，气无不至也。以手按之，随手即起者，如按气囊也两足或有按之不能猝起者，以气蒸成水，气亲上，水就下故也。证既不同，施治亦异。然水与气本一物观嘘气成水，蒸水成气，可知矣，病常相兼水蓄气必滞，气郁水亦停，则治水当兼理气气行水自行，治气当兼行水水行气亦通。

治水当分阴阳。阴水，无火之水[6]也，或益脾肺之阳[7]，或补命门之火。阳水，有火之水也，随火之所在而治之少年纵酒[8]，湿热内蓄，最多此证。

遍身肿，烦渴，小便赤涩，大便多闭，此属阳水。轻宜四磨饮见气，添磨生枳壳，兼进保和丸见伤饮食。重则疏凿饮子，利之，以通为度亦有虽烦渴，而大便已利者，宜用五苓加木通、大腹皮，以利小便。五苓见伤湿。

遍身肿，不烦渴，大便自调，或溏泄，小便虽少而不赤涩，此属阴水，宜实脾饮。小便如常，至晚有微赤，却无涩滞，亦属阴也，不可遽补，木香流气饮见气，继进复元丹。若大[9]便不溏，气息息疑急胀满，宜四[10]磨饮下黑锡[11]丹见呃逆。

阴水虽宜补阳，然小火不能胜大水，必先泻去其水，乃用暖药以补元气。阴水虽寒，久亦郁而成热，寒本也，热标耳。

《金匮》分五水，曰：风水，皮水，正水，石水，黄汗。

风水，脉浮，骨节疼痛水流关节，或重而酸水在肌肤也，发热无汗，恶风外感

[1] 浮：原作“或”，据乾隆本改。
[2] 蛊：乾隆本作“虫”，可参。
[3] 而：此字下衍一“虚”字，据乾隆本删。
[4] 也：此字下衍一“也”字，据乾隆本删。
[5] 或：原无，据乾隆本补入。
[6] 水：原无，据乾隆本补入。
[7] 阳：此字下衍一“水”字，据乾隆本删。
[8] 纵酒：原无，据乾隆本补入。
[9] 大：原无，据乾隆本补入。
[10] 息疑急胀满宜四：此七字原无，据乾隆本补入。
[11] 锡：原无，据乾隆本补入。

风邪，面目肿大，目下微肿如蚕，如新卧起状目下属太阴，又胃细筋散目下，土虚则水反克，循胃脉而上注也，颈脉动人迎脉也，水浮气上逆，故动，时时咳水气侵肺，当发汗。脉浮而洪，浮则为风，洪则为气气郁热也，风气相搏，风强风多于热也则为瘾疹，身体为痒，痒为泄风言痒者，名为泄风也。热为风所闭，欲泄不得泄，故作痒，久为痂癞即疠疯。以风热久不散，郁而为湿，风热湿相蒸生虫，肌肉溃腐也。气强则为水热多而不得外泄，则蒸气成水也，难以俯仰水浸淫于肌肤筋脉中也，风气相击，身体浮肿，汗出乃愈，此为风水此句上有恶风则虚句，下有不恶风者，小便通利，上焦有寒，其口多涎，此为黄汗之文，当[1]是错简，删之。风[2]水，脉浮，身重汗出恶风者，防己黄芪汤主之固表以散风水。腹痛加芍药加芍药、甘草以调中。风水，恶风，一身悉肿，脉浮，不渴，续自汗出，无大热，越婢汤主之。恶风汗出而恶风，则为表阳虚加附子。

皮水，皮受水湿也。脉浮水在皮肤故[3]浮，跗肿湿邪从下受，故足跗浮肿，按之没指，不恶风非风[4]邪也，其腹如鼓如鼓，则非鼓也。以水在皮肤，不在腹内，故外有胀形，而内无满喘也，不渴在表故不渴，当发汗。渴而不恶寒者，此为皮水独有水而无风，故不恶风寒。上言皮水不渴，此言渴者，盖皮水亦有浅深之分，深而近里，亦足以抑遏阳气，不化津液，故渴也。皮水为病，四肢肿，水气在皮肤中，防己茯苓汤主之。里水当依《金鉴》作皮水，越婢加术汤主之，甘草麻黄汤亦主之。

正水肾脏之水自盛也，其腹如鼓，脉沉迟，喘水泛于上，故喘。

石水，脉沉，腹满不喘阴盛结于少腹，如石之下沉也。惟其下沉不上干，故不喘。

黄汗汗出沾衣，如黄柏汁。湿土为热所蒸，故色黄如此，脉沉迟，身发热湿滞阳气不行，故郁而成热，胸满，四肢头面肿，不愈[5]，必致痈脓湿热久而愈盛，气血被其壅塞，而成痈脓。身肿而冷，状如周痹，胸中塞，不能食湿滞也，反聚痛热为寒湿所郁，相攻击，故聚痛。聚，结也，暮躁不得眠暮则寒湿愈盛，热愈郁[6]，故躁不得卧，此为黄汗。黄汗身体肿，发热汗出而渴，状如风水皆面目浮肿也，脉自沉。以汗出入水中浴，水从汗孔入得之水寒[7]，遏郁汗液于肌内，为热所蒸而成黄汗。然汗出浴水，亦举隅之论耳，当推广之。黄芪芍药桂枝苦酒即醋汤主之《金鉴》谓桂枝散邪，黄芪固卫，白芍、苦[8]酒止[9]汗以摄[10]营气，营卫调和自愈。愚按此方无清热去湿之品，徒取固敛，得无壅乎？此方恐是错简，终不可用。

按：风水、皮水，皆水之在表者，以感风受湿为别，故有恶风与不恶风之分。正水、石水，皆水之在里者，以上浮下沉为别，故有喘与不喘之异。黄汗，虽状如风水，而风水脉不沉，汗不黄，自不同也黄汗当参黄疸门。又按：正水，水之上浮者，必干肺，故喘。然肺自有水病，故《金匮》谓，痛在骨节，咳而喘，不渴者，此为肺胀本文作脾胀，今从《金鉴》改之。其状如肿似肿非肿，盖肺胀于中，未形于外也，发汗则愈越婢加[11]术汤。又谓肺水，身肿皮肤浮肿，小便难

---

[1] 当：此字上衍一“焦”字，据乾隆本删。
[2] 风：原无，据乾隆本补入。
[3] 故：原作“不”，据乾隆本改。
[4] 风：原作“邪”，据乾隆本改。
[5] 不愈：《金匮要略》作“久不愈”。
[6] 郁：原无，据乾隆本补入。
[7] 寒：原无，据乾隆本补入。
[8] 苦：原作“酒”，据乾隆本改。
[9] 止：原无，据乾隆本补入。
[10] 摄：此字下衍一“摄”字，据乾隆本删。
[11] 加：原作“如”，据乾隆本改。

肺气为水所壅，不能通调水道，下输[1]膀胱，时时鸭溏水粪相杂也。肺合大肠，水趋之是也。又按：石水，水之下沉者，即《金匮》所谓肾水者，腹大脐肿腰痛，不得溺，阴肿阴肿，旧在心水下，今从《金鉴》移此，阴下湿如牛鼻上汗，其足逆冷，面反瘦言不若他水之面目浮肿也是也。又《金匮》谓肝水者，其腹大，不能自转侧，胁下腹痛，时时津液微生，小便续通水气上逆[2]下降，故津液有时生，小便有时通。盖肝喜[3]冲逆，主疏泄，气得上下时通也，心水者，身重少气即短气，不得卧，烦而躁。脾水者，腹大，四肢苦重，津液不生脾湿，谷气不运不升，故津液不生。但[4]苦[5]少气，则小便难气弱不化，是各脏皆有水也水在肝部，则名肝水，盖随所在而名之。

外水。腰以下肿，当利小便宜用贴脐等法。巴豆去油四钱，水银粉二钱，硫黄一钱，研匀成饼。先用新绵一片布脐上，内饼，外用帛缚时许，泻下恶水三五次，去药，白粥补住。弱者隔日取一次，一饼可救三五人。一法，鲜赤商陆根捣贴，帛缚定，水自小便出。一法，田螺四个，大蒜五个，车前子末三钱，研成饼，贴定帛缚，少时尿利则愈。或内服沉香琥珀丸，即苦葶苈子、郁李仁、防已、沉香、陈皮、琥珀、杏仁、苏子、赤茯苓、泽泻、麝香也。腰以上肿，当发汗越婢汤加苍术。喘急不得卧者，苏子、葶苈等份，枣肉丸。四肢肿，宜五皮饮五皮饮，不论阴阳水，俱可先用。或除湿汤加木瓜、腹皮。如未效，四磨饮兼吞桂黄丸，仍用赤小豆粥佐之。感湿者，腰以下肿尤甚，五苓散见伤湿吞木瓜丸见中风，间进除湿汤见中湿加木瓜、腹皮、莱菔子炒。惟面与足肿，早则面甚，晚则足甚者，风水也风上行则面肿，盖湿气非风不能上面也。湿下坠则足肿。视大便之硬溏，别其证之阴阳，除湿汤见中湿加木瓜、腹皮、白芷可通用。或以苏子降气汤见气、除湿汤各半贴煎服单面肿，则独用苏子降气汤，单足肿，则用除湿汤。内水，腹大，小便不利，脉沉甚，可下之十枣汤、浚川散、神佑丸、禹功散、舟车丸之类。盖水可从小便利，亦可从大便泄也。病轻者，枳实白术汤白术补土，枳实破坚。张元素治痞，变此汤为丸，以彼属食积所伤，故用丸以消磨之，此水饮所作，故用汤以荡涤之。水胀，冬瓜宜长吃。鲤鱼重一斤以上者，煮取汁，和冬瓜、葱白作羹食之。青头鸭或白鸭，去肠杂，细切，和米煮粥，空腹食之。老鸭十年者佳杀取血，俟凝，银簪划片，烧酒热泡食之。鸭身去毛杂，烧酒顿烂，空心食，俱不着盐。服后小便利，肿立消，忌盐三年。水肿外散内利，峻剂疏凿饮子，和剂茯苓导水汤。《医贯》胃虚不能制水者，以补土为主，补中益气汤、六君子汤等二方并见气。实脾饮亦可。脾气旺则水自行，不必加行气利水之品。若肾火虚，三焦之气化不行，关门不利，水聚不出，惟济生肾气丸见虚损最验。若肾水虚，火炎，水从火溢，上积于肺，喘不能卧，腹大脐肿，腰痛，两足先肿，小水短涩，面赤或肿，口渴，大便反燥，六味见虚损加麦冬、五味、牛膝、车前以上论水肿。

气胀，又名鼓胀，以其外虽坚满，中空无物止气作胀耳，有似乎鼓也。若兼中实有物食痰蛊血之类，盘踞脏腑，如木之藏蠹，如皿之聚虫，则又名蛊胀又有中毒而腹胀者，曰蛊毒。鼓，脉必浮革，蛊，脉必牢实。治蛊如大黄、芒硝、牵牛、槟榔、三棱，蓬术俱可用，一味地栗干

---

[1] 输：原作“轮”，据乾隆本改。
[2] 逆：原无，据乾隆本补入。
[3] 喜：此字下衍一“津”字，据乾隆本删。
[4] 但：此上原衍一“不”字，据乾隆本删。
[5] 苦：原无，据乾隆本补。

最妙。气实作胀，宜厚朴等以破滞。气虚中满，宜补气，加芍药等以收其散涣。更分寒热，虚而寒者，寒胀中满分消汤；虚而热者，热胀中满分消丸。七情胀，五膈宽中散见反胃、木香流气饮、沉香降气汤并见气。大怒而胀，分心气饮。忧思过度而胀，紫苏子汤。大病后浮肿，白术❶三钱，参、芪各一钱半，白茯二钱，陈皮、半夏❷曲、白芍、木香各一钱，炙草、大腹皮各五分，姜、枣煎。久泻后胀者，六君子见气加白蔻、苏梗、当归，服后胀益甚，勿疑，久自效。因气❸而成水肿，分气香苏饮。老人虚寒胀，厚朴、炮附、木香。因饮食所伤者，气必滞，胸满嗳气，消导宽中汤。失饥伤饱，痞闷停酸，早食暮不能食早晨阳气长，谷易消，暮则阳气微，谷难化也，大异香散。蓄血作胀，腹皮上见青紫筋，脉芤涩，妇人多有此，先以桃仁承气汤，势重者抵当汤下之，或代抵当丸并见血。虚人不可下者，且以当❹归活血散调治。血胀多有烦躁，漱水不咽，迷忘如狂，痛闷喘急，大便黑，小便利，虚汗气为血郁，热蒸成汗厥逆等症，人参归芎汤。痰能滞气，勿谓不能作胀，故古人治气为痰郁作胀，加味枳术汤。气水血三者，病常相因，有先病气滞而后血结者如妇人先病气郁，后致月经不行者是也，有病血结而后气滞者如妇人先病月经不通，致气滞胀满是也，有先病水肿而血随败者水积日久，渗透经络，灌入隧道，血亦化水，有先病血结而水随蓄❺者血结则气滞，而热蒸成水，妇人月经不利，化水肿胀，皮肉赤纹，椒仁丸、人参大黄汤，须求其本而治之。积聚相攻，疼胀，初用七气消聚散，日久弱者，参术健脾汤，少佐消导药。虫聚作胀，治法详虫门以上论气胀。〇食血痰虫积聚，虽非因气滞使然，亦必因此滞气，并以理气为主，故皆属之气也。

脏腑外，胸腹中，邪充塞，则胸腹胀矣。经络营卫，气无不到，则血脉皮肤，无不胀矣故有脉胀、肤胀之名。脉胀者，筋起，络色变。木香流气饮治肤胀，加抚芎、姜黄治脉胀。而欲知为何部之邪，则先胀处，与胀甚处是也脾胃受邪，则先从胃脘痞塞起。又属脾胃者，则饮食少，属他脏腑者，则饮食如常。又胀在皮肤、经脉者，饮食亦如常，在肠胃间者，则饮食少。皆宜细察。更须分虚实，其脏腑之气本盛，被邪填塞不行者为实；气本不足，因邪所壅者为虚虚中亦有夹实，以其邪为食痰血湿等有形之物也。实者驱之，虚者补之，寒者热之，热者寒之，结者散之，留者行之。邪从外入内而盛于中者，先治其外而后调其中。阴从下逆上而盛于中者，先抑之而调其中。阳从上降而盛于中者，先举之而调其中。手足不肿，独腹胀，谓之单腹胀，俗名蜘蛛蛊，难治以病全聚于脏腑，不分散于四肢也。实者厚朴散，虚者调中健脾丸。

服药后手足肿，病自内达外也，不久愈。若从手足肿❻至腹，为从外入内，难治。❼男自下而上男阳盛，邪不易犯。今乃以渐上犯，则邪盛阳虚可知，女自上而下女阴盛，邪不易侵。今亦以渐下侵，则邪盛阴虚可知，皆难治男只下肿，女只上肿，皆不足虑，不在难治之例。譬如草寇窃发，原易扑灭，若直逼京师重地，乃可危耳。

子和治一妇，水肿，四肢不举，令

❶ 术：原作“木”，据乾隆本改。
❷ 夏：原作“麦”，据乾隆本改。
❸ 气：原作“无”，据乾隆本改。
❹ 当：原作“畐”，据乾隆本改。
❺ 蓄：原作“音”，乾隆本作“畜”。据文意改。
❻ 肿：原无，据乾隆本补入。
❼ 难治：此下原衍“以病全聚于脏腑……为从外入内难治”五十五字，据乾隆本删。

以草贮布囊，高支两足而卧，乃服上涌汗[1]下泄泻之药，自腰以上水觉下行，自足跗以上水觉上行，会于脐下，泄泻而出，病大减。此法宜知，胜于升提也。

诊法：内水脉沉，外水脉浮，气胀浮沉无定气时外行，时内聚故也，总以有神和缓有力也为佳，最[2]忌弦细微弱。

水肿鼓胀死证。腹胀身热阳盛也而失血则阴亡矣，四末清冷也脱瘦也，阴盛可知，泻数行中亦脱矣，肿先四肢后入腹见前，利旋肿满服下利之药，而旋消旋胀，腹筋青青胀高起，唇黑肝伤，脐突脾伤，阴囊腐肾伤，缺盆、脊背、足心平缺盆平心伤，背平肺伤，足平肾伤，掌肿无纹心伤。脉虚涩虚涩为血气败，肿胀逢之总可惊。

黄 疸

病由湿热蒸发，如罨曲相似，遍身头目爪甲皆黄，小便黄赤不利有色如姜黄者，有外感郁热与素有之湿相蒸，或外感于湿与素有之热相蒸，而发黄者，宜从汗解，详《伤寒论》。有内生之湿热相蒸者，在上则吐之，在下则下之，利之。然有阳黄阴黄之分，盖热胜则为阳黄，湿胜而寒则为阴黄，不可概用寒药。内因有由于停食者，仲景所谓谷疸，寒热不食言其人先有寒热之病，则胃不和，故不能食也，食即头眩强食不化，浊气上升使然，心胸不安，久之发黄食郁成热，蒸湿而发，茵陈蒿汤主之。又谓，谷气不消，胃中苦浊，浊气下流，小便不通湿热瘀矣，身体尽黄是也《内经》谓：已食而饥者胃疸，乃热盛湿少，故能消谷，乃胃热非食滞也，与此不同，此阳黄也。又谓，阳明病脉迟胃寒，食难用饱，饱则发烦饱则不消而烦，头眩，小便难，此欲作谷疸始虽寒，久亦成郁热，虽下之，腹满如故，以脉迟故也详《伤寒论》阳明篇中，此阴黄也。有因于酒者，酒性热而质湿，湿热内瘀，多发黄，仲景所谓鼻燥心中热，脉浮欲吐者，吐之愈病属上焦。又谓，心中懊侬或热痛，不能食，栀子大黄汤主之病在中焦。又谓，或无热无外热也，观或字，知有外热者矣，谵言，小腹满，脉沉者下之病在下焦。又谓，酒疸下之，久久为黑疸病在上焦者应吐，若误下则伤其血分，故血败而见黑色，目青面黑举面目以该周身也，心中如啖蒜韭状辛味刺心，大便黑瘀血之色，皮肤爪之不仁血痹于皮肤也，是也。有由于房劳者，致肾水虚，相火炎，不特蒸湿成黄，并瘀血变黑，仲景所谓黄家日晡发热湿属脾土，故热发日晡所，而反恶寒伤寒阳明证发热者，必不恶寒，乃湿与热瘀痹于内，表阳不宣，故恶寒也。此乃辨证之法，此为女劳得之。膀胱急，少腹满，身尽黄，额上黑额最高，火气之所熏故黑，足下热，因作黑疸先则额黑，后则周身皆黑。其腹胀如水状，大便必黑，时溏，此女劳病，非水也，腹满者，难治脾肾皆病矣，故难治，硝石矾石散主之硝石咸寒除热，矾石除痼热在骨髓，大麦粥调服，恐伤胃也，然此方难用。又谓，额上黑，微汗出湿欲外泄，手足中热，薄暮即发阴热故暮发，膀胱急血瘀急痛，小便自利可知膀胱之急乃由血瘀，曰女劳疸是也。其余所因尚多，而古人只分谷疸、酒疸、女劳疸，及总名之黄疸，与五水中之黄汗详水肿篇为五，然不必泥，当推广之。仲景谓疸而渴者难治热盛，不渴易治。发于阴部，其人必呕阴者里也，里气逆故呕，发于阳部表也，其人振寒而热湿胜则寒，热胜则热。又谓，腹满舌痿湿痰壅塞舌本之筋，不得转掉也。或曰：舌当作身，湿热伤筋故

[1] 汗：原无，据乾隆本补入。
[2] 最：原无，据乾隆本补入。

痿，躁不得睡。又谓，诸黄，但利其小便，茵陈五苓散主之；脉浮当汗解，桂枝加黄芪汤主之此方不可轻用。又谓肚热，热在里，当下之。又谓腹满，小便不利而赤，自汗出，为表和里实，当下之，大黄硝石丸，此皆言阳黄也。又谓，小便色不变，欲自利，腹满而喘此为寒气痞满，浮热上壅，不可除热，除热必哕干呕也，虚阳为寒所闭，上哕而有声，小半夏汤主之散寒降逆，此言阴黄也。阴黄小便清白，大便不实，喜静能卧，脉迟弱无力，身冷自汗，当以虚寒治之。仲景所谓男子黄，小便自利，与小建中汤见劳倦。王海藏谓，中州寒生黄，用大小建中见劳倦，不必茵陈，皆气虚之阴黄也气虚则脾不运，久瘀于里，则脾败而色外见，故黄，其黄色必淡。戴复庵谓，失血后多面黄，或遍身黄但不及耳目，血不荣也，如竹木春夏叶润则绿，至秋则干黄，宜养荣汤见虚损、十全大补汤见虚损，妨食者，四君子见气加黄芪、扁豆。此血虚之阴黄也此为干黄，小便利，四肢不沉重也。以上所论黄疸[❶]证，《准绳》谓是暴病言其黄骤然而见也，故仲景以十八日为期仲景谓治之十日以上瘥，反剧[❷]者难治。十八日乃脾土[❸]寄旺于四季之期，十者土之成数，逾十日不瘥，则旺气就衰，故难愈也。然可不泥。另有一种病黄者其黄以渐见，久而不愈者，名食劳疳黄或由食积，或由劳倦，或由疳积所致，或名黄胖，胖者，肿也，大小温中丸、枣矾丸、暖中丸。右前三方，以针砂、醋之类伐肝，以术、米之类助脾，后一方以矾醋之酸泻肝湿热蒸而发胖，如馒头蒸而起发，矾醋收敛，使之瘦缩，凡收敛即属伐肝，以枣肉之甘补脾，虚人佐以补剂。按此即今人所谓黄肿，与黄疸分别处在肿而色带白，眼目如故，不如黄疸之眼目皆黄湿盛则但黄而不亮，热盛则鲜明如橘子，干黄则枯槁不润。盖色润者属水，色光者属火。若色如烟熏，黄黑晦滞，枯槁无光，为危证。旧说湿胜如熏黄黑晦，存参。按黑晦即不亮也，然未必枯，若并不润，则是瘀败之死水，难治矣，而不带白，且无肿状，似不必以暴渐分。又黄肿多有虫与食积，有虫必吐黄水，毛发皆直，或好食生米茶叶之类，用使君子、槟榔、川楝、雷丸之类。食积则用消食药，剂中不可无针砂，消积平肝，其功最速，治法亦与黄疸有别也。又有温疫发黄，详瘟疫门。又有瘀血发黄，身热小便利，大便黑，脉涩，桃仁承气汤见血，下尽黑物愈。又有身不黄，独目黄者，经云：风气自[❹]阳明入胃，循脉而上，至目眥[❺]，其人肥，风气不得外泄，则为热中而目黄。青龙散主之按此亦举隅之论耳。

治法：丹溪谓，五疸不必细分，概以湿热治之。养胃化疸汤：茵陈、苍术、木通、泽泻、猪苓、山栀、白茯苓、薏苡仁。食滞加神曲、山楂、麦芽。酒疸加苜蓿、葛根。女劳疸加当归、红花活血。有神验方：黄蜡、香油摊膏，长六寸，箸[❻]头卷，湿面二指厚，大如掌，中以指穿一孔，对脐贴，将膏卷入孔，燃火熏，最久者九条立愈。谷疸，红丸子[❼]见伤饮食、《宝鉴》茵陈栀子汤、谷疸丸。酒疸，栀子大黄汤、葛根煎汤，或栀子仁煎汤调五苓散见伤湿，或生料五苓散加干葛一钱，或葛花解酲汤见伤饮食。酒疸变成腹胀，渐至面目周身俱肿，霍脾饮

❶ 所论黄疸：此四字原无，据乾隆本补入。
❷ 剧：原作“㡂”，据乾隆本改。
❸ 土：原作“水”，据乾隆本改。
❹ 自：原作“目”，据乾隆本改。
❺ 眥：原作“背”，据乾隆本改。
❻ 箸：原作“筯”，据乾隆本改。
❼ 子：原作“二”，据乾隆本改。

加木香、麦芽各五分。女劳疸，加味四君子汤大便不健者宜、滑石散小便不利者宜、肾疸汤。病后脾气虚而黄者，异功散见气加黄芪、扁豆各一钱。黑疸多危，急用土瓜根一斤，捣碎，绞汁六合，顿服，当有黄水从小便出再服之。目黄不除，瓜蒂散见伤饮食搐鼻取黄水。

消　渴此为渴而且消之证，其寻常只患渴者附后

河间谓：由水虚火炎，燥热之甚，故渴而饮水多。子和亦谓：心火太盛，津液耗涸，在上则为膈消，甚则消及肺脏；在中则为肠胃之消，甚则消及脾脏；在下则为膏液之消，甚则消及肾脏；在外则为肌肉之消，甚则消及筋骨；四脏皆消，则心自焚而死矣。治此者，但调之而不下，则小濡小润，固不能杀炎[1]上之势；下之而不调，亦终不能沃膈膜之干；下之调之，而不减滋味，戒嗜欲，节喜怒，亦病已而复作。证分上中下，皆从火断之。

上消者，大渴饮多，甚者舌亦赤裂，经谓心移热于肺，传为膈消者是也。二便如常，知其燥在上焦，白虎加人参汤见发热主之。小便少者，乃热消烁其水也此消之一义也，亦用前汤加生津滋燥之药，如花粉、北味[2]、麦冬、干葛之属。若小便不利者不利非少也，盖有水而不利耳，前汤合五苓散见伤湿。子和谓：恐变为水肿者是也。若小便利者，所谓饮多溲亦多也详见下文，前汤加辛润之品，以开通腠理可也。上消大概心火盛，黄连一味煎汤，候冷，遇渴频饮，久而自愈。若用心过度致此者，黄芪六一汤加莲肉、远志各一钱，吞玄兔丹，仍以大麦煎汤，间下灵砂丸。糯谷炒爆、桑根白皮等份，每服一两，水煎，渴即饮之，使水谷之气上蒸于肺，化为津液，此金生水之义，二物皆肺药，又淡渗，故取之。缫丝汤，能引清气上朝于口，又蚕与马同属午火，心也。作茧成蛹，退藏之义，故能抑心火而止渴也。治上者剂宜小而服宜频。东垣谓消渴未传，能食者，必发脑疽背疮；不能食者，必传中满鼓胀。盖能食者为实火，火盛则血壅于经络，故生疽疮痛甚而不溃，或溃出赤水。不能食者为虚寒，虚寒则气不运，故胀满。而所以致虚寒者何？曰：以寒治热，固如绳墨之不能废。然脏腑有远近，心肺位近，宜制小其服，肝肾位远，宜制大其服，使之适至病所而止。否则或过或不及，皆为诛罚无过。如上消而制大，则速过病所，而寒其中下焦，因致胀满之病，所谓上热未除，中寒复起也。是以处方宜审，故曰心肺之药，莫厌频而少。

中消者，善食而瘦热能消谷也，此消之一义也。瘦，热灼肌肉消削也，此消之又一义也，渴，自汗，大便硬，小便频数、黄赤，是胃热盛。叔和[3]所谓口干饮水，多食饥虚，成消中者是也子和释经，二阳之病发心脾，男子少精，女子不月，其传为风消。谓二阳乃胃与大肠病热，心受之则血不流，故女子不月；脾受之则味不化，故男子少精。风火消涸肠胃，此肠胃之消也。调胃承气汤见大便不通，或三黄丸见发热，生地、白莲藕[4]各自然汁，牛乳各一斤，熬膏，和黄连末一斤，丸如桐子大，白汤下三五十丸，日十服。黄连猪肚丸、清凉饮子见伤燥。

下消者，烦渴引饮，小便如膏，面

---

[1] 炎：原作“交”，据乾隆本改。
[2] 北味：即北五味子。

[3] 和：原作“如”，据乾隆本改。
[4] 藕：原作“藉”，据乾隆本改。

色黧黑，耳叶焦枯，两腿消瘦，此肾热也，又名肾消，六味地黄丸见虚损主之。多因色欲过度，服金石药，肾水涸竭，虚阳上炎，不交精出，小便淋浊，阳道常坚，古谓之强中也。

按三消，在河间、子和以为热证。而《金匮》谓消渴，小便反多，饮一斗溲一斗，肾气丸主之。又《内经》谓心移寒于肺，为肺消，饮一溲二者死，不治。是三消固有寒证乎？曰：此虽亦名消渴，而实不当以消渴名者也。盖《金匮》所言，乃因其人命门火衰，不能蒸动肾水，与脾胃中谷气，以上达于肺，故上焦失润而渴。其所饮之水，未经火化，直下膀胱，故饮一溲一，其味不咸，肾气丸即八味丸，用附、桂以壮其命门之火，如釜底加薪，则水谷之气上腾，蒸为润泽也。然此证只因水不上滋而渴，非如盛火之焚灼，则其渴不甚，饮亦必不多其谓饮一斗溲一斗者，乃合算之词，非言每饮必一斗也，其与热证之大渴引饮不止者，安得无殊哉？且肾热则小便如膏，肾寒则小便清白，又自有辨也。至若《内经》所言，心火衰微，反为水冷金寒之化，不特所饮之水无气以化，且并身中之津液，亦无气提摄，相并下趋，而成饮一溲二之证，则肺气之消索已甚，尚何大渴大饮之有？此皆不当名消渴，致后人泾渭不分，动手即从温补，热证逢之，不死何待？此河间、子和二公所为大声疾呼，而痛诋其非也。河间谓：饮多而小便多者，非虚寒无火，不能制水，乃燥热太甚，肠胃三焦之腠理怫郁结滞，致密壅塞，水液不能渗泄于外如水沃石，过而不留，故溲多也此消之又一义也。当除其燥热，济津液之衰，使道路散而不结，气血利而不涩即前所谓以辛润之品，开通腠理也。又谓常有阳极似阴者，下部觉冷，两足如冰，乃心火不降，宜寒药下之三五次[1]，则火降水升，寒化自退，其言可谓名通。子和谓：心为阳火，先受寒邪，火郁伤肺，火与寒皆来乘肺，肺外为寒所薄，阳气不得泄，内为火所燥，故皮肤消索，溲溺与积湿频并，饮一溲二。膈消不为寒所薄，阳得宣散，故可治。肺消为寒所薄，阳气自溃于中，故不治，亦一说也。

三消通治：好黄连治净为末，冬瓜自然汁和成饼，阴干，再为末再和，如是者七次，仍用冬瓜汁，丸桐子大，每服三十丸，大麦仁汤入冬瓜汁送下。寻常渴，一服效。小便既多，大便必秘，宜常服四物汤见血调之。糯米泔折二，亦可冷进。三消久而小便不臭，反作甜气，在溺桶中涌沸，其病为重。更有如猪脂浮在溺面，如桕[2]烛泪溅在桶边，此精竭也，难治。水在天地与人身，皆有甘有咸，甘者生气，咸者死气。小便死水也，本咸而反甘，是生气泄也，脾胃之生气下陷矣参汗门脱汗味淡更明。三消，久之精血亏，或目无所见，或手足偏废如中风，须滋生精血。愈后须防发痈疽，黄芪六一汤下忍冬丸。末传鼓胀水气，五皮饮见肿胀送济生肾气丸见虚损。东垣中满分消诸方见肿胀可选用。坎、乾水也，气也，小而井，大而江河也。兑、坤水也，形也，微而露，大而雨也。一阳陷于二阴之中为坎，坎以气潜行万物之中，为受命之根本，故润万物莫如水。一阴彻于二阳之上为兑，兑以形普施于万物之上，为资生之利泽，故说万物莫说于兑。三焦为无形之火，制以有形之水者，

---

[1] 次：原作“焦”，据乾隆本改。

[2] 桕（jiù）：〔乌桕〕落叶乔木，亦称“桕树”。种子外面包着一层白色蜡层称“桕脂”，可制蜡烛和肥皂，种子可榨油，叶可制黑色染料，树皮和叶均可入药。

兑，泽也，可暂者[1]也。吾身自有上池真水，气也，天一所生也。以无形之水，沃无形之火，常而可久者也。是为真水火，升降既济，渴自止矣。

寻常消渴，饮食劳倦，气虚发热，致津液不足而渴，不可与五苓见伤湿，宜补中益气汤见气加五味子、葛根。无病自渴，与瘥后渴，参术[2]饮、四君子汤见气、缩脾饮见中暑，俱加干葛。久病阴虚，黄芪饮、四物汤见血，加人参、木瓜。或七珍散去术，加木瓜。产妇血虚渴，宜益血。酒渴，干葛饮调五苓散。多食果子致渴，药中加麝香。停饮致渴，详痰饮门。

痿发于夏者俗名注夏

痿者，手足软弱无力，纵缓不收也即俗所谓手摊脚软之意，盖热而兼湿使然。观物之寒而干者，必坚硬收引；热而湿者，必柔软弛长可见。湿属土，胃为水谷之海，主润筋脉。胃病则不能运行水谷，湿停筋脉中，不为润而为涝，与热相合，故治痿独取阳明也。五脏皆有热，热者，火也，火属心而伤肺。又制火者水，金为水之源，源伤则流绝，重其源之伤，故总归于肺热也。然此证之有热无寒则然矣，其有湿与否，则须细辨。若无湿而概用燥药以利水，则火益燥烈，筋脉反致枯干挛缩，求为弛长缓纵而不可得矣。治者审之无湿亦有痿者。以津液为热所灼，尚未即干，虽不弛长，亦未短缩，但困弱柔软而不能行动也。观草木遇烈日而枝叶萎软，可见矣。《内经》分五痿。肺热叶焦，皮毛虚弱急薄着皮干紧，与肉相薄，而着于肉也，而生痿躄足不能行，其症色白而毛败。心热则下脉厥而上三阴在下之脉，因心热而逆上，上则下脉虚，虚则脉痿，枢折挈膝腕似折而不能提挈也，胫纵而不任地，其症色赤而络脉溢。肝热则胆泄口苦，筋膜干，筋膜干则筋急而挛，发为筋痿[3]，其症色苍而爪枯[4]。脾[5]热则胃干而渴，肌肉不仁，发为[6]肉痿，其症色黄而肉蠕动。肾热则腰脊不举，骨枯髓减，发[7]为骨痿，其症色黑而齿槁。又论其致热之由，谓有所[8]亡失，所求不得，则发肺鸣咳嗽也，肺热叶焦。五脏因肺[9]热叶焦，发为痿躄。悲哀太甚则胞脉绝，绝[10]则阳气内动[11]，心下崩，数溲血，大经空虚，发为肌痹，传为[12]脉痿。思想无穷，所愿不得，意淫于外，入房太甚，宗筋弛纵，发为筋痿，及为白淫。筋痿者生于肝，使内，有渐于湿渐渍也，以水为事如舟居者之[13]习于水，居处相湿，肌肉濡渍，痹而不仁，发为肉痿。得之湿地，有所远行劳倦，逢大热而渴，渴则阳气内伐，内伐则热舍于肾，水不胜火，骨枯髓虚，故足不任身，发为骨痿。细详经意，是言五脏各有自致之痿，有他病传变之痿观肌痹传为脉痿句可知，而总归于肺热所发也。至其致热之由，或言七情，或言房色，或言伤湿，或言劳倦，乃互文以见，内外诸邪，皆足生病，未见有归重于湿之意。但本证论治，谓阳明为

---

[1] 者：原作“光”，据乾隆本改。
[2] 术：原作“木”，据乾隆本改。
[3] 急而挛发为筋痿：此七字原无，据乾隆本补入。
[4] 枯：原无，据乾隆本补入。
[5] 脾：原无，据乾隆本补入。
[6] 渴肌肉不仁发为：此七字原无，据乾隆本补入。
[7] 不举骨枯髓减发：此七字原无，据乾隆本补入。
[8] 热之由谓有所：此六字原无，据乾隆本补入。
[9] 肺：原无，据乾隆本补入。
[10] 绝：原无，据乾隆本补入。
[11] 动：原无，据乾隆本补入。
[12] 为：原无，据乾隆本补入。
[13] 之：原无，据乾隆本补入。

脏腑之海，主润宗筋，束骨而利机关，与冲脉冲脉又名血海。合于宗筋，属于带脉。阳明虚冲脉无所禀则亦虚。则宗筋纵，带脉不收所谓虚则不能行湿，不为润而为涝也，一切筋脉皆缓[1]纵可知，故足痿而不用，所以治痿独取阳明。又《生气通天[2]论》云[3]湿热不[4]攘，大筋软短，小筋弛长[5]大筋亦有弛长，小筋亦有软短，勿泥[6]，软短为拘，弛长为痿，是[7]此证固以湿热言，不以干[8]热言也。故古人方中多用[9]术[10]、苓、泽泻，及诸风药。但此证属于热者毕竟多，然则滋阳明水谷之气，以润宗筋，壮[11]北方少阴之精，以沃涸泽，尚忧无济，反敢利其湿哉？

治法：热者补阴丸。东垣取黄柏为君，以滋水清热。嵩崖谓：风药及香燥温补之剂，断不可用，童便一味最妙。清燥汤详伤暑用黄连、黄柏、麦冬、五味、生地、当归，以清金滋水养血，人参、黄芪、甘草以补肺气。有湿用二术、二苓、泽泻，湿在下部者加升、柴升提以利之，饮食少进，用陈皮、神曲。肺热，宜黄芪、二冬、石斛、百合、山药、犀角、桔梗、枯芩、栀子、杏仁之属，有湿加木通、秦艽。心热，黄连、苦参、牛黄、龙齿、牡丹皮、地骨皮、犀角。肝热，生地、天冬、白芍、柴胡、龙胆草、白蒺藜、黄芩、黄连。脾热痰湿，二术二陈、霞天膏等，甚则三化汤见中风、调胃承气汤见大便不通下之，控涎丹见痰取之。肾热，六味见虚损加知柏。湿热，健步丸加黄柏、苍术、黄[12]芩，或小胃丹见痰饮攻之。湿痰，二陈加苍术、黄柏、竹沥[13]、姜汁。血虚，四物见血加减。气虚壮火食气，补中益气见气加[14]苍术、黄柏。死血，桃仁、红花、归尾、赤芍之类[15]。

若但两足痿软，病在下部，属肾、膀胱。经[16]谓恐惧不解则伤精伤肾亦多端矣，举恐惧以该其余，勿泥也，精伤则骨酸痿厥，精时自下肾伤精脱，则水虚可知，水虚则火炎，热而筋弛可知。又谓三阳即膀胱太阳经为病，发寒热，下为痈肿热胜可知，及为痿厥是也，又属脾湿。经云：凡治痿厥，肥贵人犹言富贵人则膏粱之疾也浓酒厚味，积为湿热。又云：秋伤于湿秋为燥令，而云伤湿者，以见秋亦有伤湿耳，勿泥。发为痿厥是也。东垣治粘合公，三十二岁病此，尻阴皆冷，阴汗臊臭，精滑不固。此醇酒厚味滋火于内，逼阴于外，医误作寒治，十旬不愈，脉沉数有力。以滋肾大苦寒之剂，制之以急，寒因热用，再服而愈当是滋肾丸、神龟滋阴丸之类。左经丸、续骨丹，治湿痰污血，阻碍经络而致者。兼表邪，越婢加术汤见肿胀。

肺痿肺痈

《金匮》问曰：热在上焦者，因咳为肺痿火刑金，因咳，壮火食气，故肺热叶焦，手足困弱而不用，曰痿，肺痿何从得

---

[1] 缓：原作“为”，据乾隆本改。
[2] 通天：此二字原无，据乾隆本补入。
[3] 云：原作“于”，据乾隆本改。
[4] 不：原无，据乾隆本补入。
[5] 筋弛长：此三字原无，据乾隆本补入。
[6] 大筋亦……短勿泥：此十四字原无，据乾隆本补入。
[7] 痿是：此二字原无，据乾隆本补入。
[8] 干：原无，据乾隆本补入。
[9] 用：原无，据乾隆本补入。
[10] 术：原作“个”，据乾隆本改。
[11] 壮：原无，据乾隆本补入。
[12] 柏苍术黄：此四字原无，据乾隆本补入。
[13] 苍术黄柏竹沥：此六字原无，据乾隆本补入。
[14] 补中益气见气加：此七字原无，据乾隆本补入。
[15] 之类：此二字原无，据乾隆本补入。
[16] 若但两足……膀胱经：此十五字原无，据乾隆本补入。

之？师曰：或从汗出言汗出过多也，或从呕吐，或从消渴小便利数，或从便难血已燥矣，又被快药下利，重亡津液以上数者，皆亡津液之由，可推广之，故得之津液亡则阴不济阳，而热甚矣。曰：寸口脉数，其人咳[1]，口中反有浊唾涎沫者何津液既伤，则热为干热，何故反有唾沫吐出，故疑之？师曰：此为肺痿之病肺热则清肃之令不行，水精不四布，留贮胸中化为涎沫，不但不濡他脏，并肺亦不滋，干者自干，唾者自唾也。若口中辟辟燥，咳即胸中隐隐痛，脉反滑数，此为肺痈肺痿病在气分，故津液随气分，化为涎而出诸口。肺痈病在血分，故津液随血分凝为脓而不出诸口。然亦有唾浊者，观下文便知。〇滑为痰[2]涎之诊，既干燥无痰涎，则脉应涩，何以反滑？以血热也。然初虽数滑，后则数实矣。咳唾脓血痈溃脓血从咳唾出。脉数虚者为肺痿壮火食气则气虚，津液亡则阴虚，数实者为肺痈气壅血滞为实。问曰：病咳逆，何以知此为肺痈？曰：寸口通三部言，脉微《金鉴》云：微当作浮，下同而数，微则为风，数则为热；微则汗出，数则恶寒此以外感言，故脉浮数而身热，有汗，恶寒。风中于卫，热过于营过，入也。外感风寒，内郁成热，由浅入深，呼气不入句旧在热过于营句上，今移此，吸而不出言呼吸之气，出入不利也，即下喘满意。风伤皮毛，热伤血脉，风舍于肺由皮毛入肺，其人则咳火刑金，肺痒故咳，口干喘满，咽燥不渴热尚在表，未遽伤其津液，故不渴，以初病时言，时唾浊沫即伤风痰嗽也，时时振寒即恶风寒意。热之所过，血为凝滞时时振寒，则表久不解，而热不散，于是日渐深入，而血凝滞，蓄结痈脓，吐如米粥溃后吐脓如米粥，始萌可救，脓成则死亦有不死者，观下文便知。此条举外感而言，而内伤之致此者可例矣。咳而胸满，振寒脉数，咽干不渴，时出浊唾腥臭可知肺痈亦有唾涎沫者矣，由此推之，则肺痿亦必有不吐涎沫者矣。必泥上条所云以辨证，得毋误乎？再按肺痿有干热，有湿热，而以干热为主。即有涎沫，亦吐者自吐，干者自干，况无涎沫可吐者，其为干涸，又何待言乎？合痿门详看，其理自见矣。热得湿而后壅肿成痈，则肺痈多为湿热，故时吐浊。其不唾者，乃凝结在里之故。谓肺痈无湿，恐非情理，久之吐脓如米粥者，为肺痈，桔梗汤主之以解毒排脓。上条言死，此条言不死，盖证有轻重之别也。肺痈喘不得卧，葶苈大枣泻肺汤主之大苦大寒，峻泻肺邪，恐稍迁延，脓成则死也。肺痈胸满胀，一身面目浮肿浊气不得下降之故，鼻塞，清涕出热气上蒸成水也，不闻香臭酸辛肺热攻鼻，故酸辛，浊气充塞，故不闻香臭，咳逆上气，喘鸣迫塞，葶苈大枣泻肺汤主之。肺痿吐涎沫而不咳者肺痿咳而吐涎沫，本证也。今只吐涎沫而不咳，则似肺痿而实非肺痿矣，其人不渴，必遗尿，小便数，所以然者，以上虚不能制下故也，此为肺中冷肺冷则气寒，不能摄津液，故上则吐沫，下则小便不禁也。必眩经谓：上虚则眩是也，多唾涎，甘草干姜汤以温之。若服汤已，渴者，属消渴小便多而渴者为消渴，小便多而不渴者为肺冷。然消渴病初起，亦有不遽渴者，误作肺冷治之，遂现渴证。此仲景教人辨别肺痿、肺冷、消渴之法。

喻嘉言曰：才见久咳，先须防此两证。肺痈由五脏蕴崇之火，与胃中停蓄之热，上乘乎肺，肺受熏灼，血为之凝，痰为之裹，遂成小痈，日渐长大，则肺日胀而胁骨日昂，乃至咳声频并，痰浊如胶，憎寒发热，日晡尤甚，面红鼻燥，

[1] 咳：原作“刻”，据乾隆本改。
[2] 为痰：原作“反滑”，据乾隆本改。

胸中❶甲错甲错谓枯索粗糙，如鳞❷甲相错也。始先苟能辨其脉证，属表属里，极力开提攻下，无不愈者。迨至血化为脓，肺叶朽烂，倾囊吐出，十死不救❸，嗟无及矣。又云❹《金匮》治法，贵得其大要，多方图之，生胃津，润肺燥，下逆气，开积痰，止浊唾，补真气以通肺之小管，散火热以复肺之清肃，亦能复起，可不致力乎？《尊生》肺痿，举肺汤：桔梗、甘草、竹茹、二冬、阿胶、沙参、百合、贝母。肺痈，手掌皮粗，气急颧红，脉数鼻扇，不能饮食，不治。肺痈，清金饮：刺蒺藜、苡仁、橘叶、黄芩、花粉、牛蒡、贝母、桑皮、桔梗。咳吐稠痰，胸胀喘急，发热，玄参清肺饮：玄参、柴胡、陈皮、桔梗、茯苓、地骨、麦冬、苡仁、甘草、槟榔，煎成入童便一盏服。

重者不能卧，宁肺桔梗汤：桔梗、贝母、当归、瓜蒌仁、黄芪、枳壳、甘草节、桑白、防己、百合、苡仁、五味、甜葶苈、地骨、知母、杏仁。身热加柴胡，便秘加熟大黄。勿论已成未成，通用金鲤汤：鲤鱼一个重四两，去肠，勿经水，贝母末二钱入鲤❺腹内，线缝，童便一碗浸，重汤煮至鱼眼出为度，去鳞骨，净肉仍浸童便内顿热，连便服之，日三次，效速。已吐脓后，排脓散：黄芪、白芷、五味、人参各等份。

痹麻木

《内经》谓：风寒湿三气杂至，合而为痹痹、闭滞也。身中血气为三者之邪所闭滞。风气胜者为行痹风善行动，嘘其寒湿走注不定，故痹痛亦走而不定，寒气胜者为痛痹血气痹滞无不痛者，而寒之痛为甚。以寒则凝，其滞而不通，比风❻湿尤甚，故痛若虎咬，世呼为白虎风是也，湿气胜者为着痹不如风胜者之流走，但着而不移；亦不如寒胜者之痛甚，但略痛，或但麻木不仁。盖湿如水而寒如冰，腠理之松滑与紧涩有异，则气血之行，其为阻滞冲击者，固有微甚之分也，是名三痹❼。

经又分，以冬得之为骨痹骨重不举而酸疼，春得之为筋痹筋挛不伸，夏得之为脉痹血脉不流而色变，长夏得之为肌痹肌肉不仁，不知痛痒，秋得之为皮痹皮逢寒则急，逢热则纵，虽麻木，尚知痛痒，是名五痹。

又谓：五痹久不愈，重感于邪，则各❽传其脏。如见胸满烦喘咳嗽，是皮传肺，为肺痹也。呕吐痰涎，心下痞硬，四肢懈惰，是肌传脾❾，为脾痹。心烦心悸，嗌干善噫，厥气上❿则恐如肾寒冲心则恐悸之类，是脉传心，为心痹。多惊善怒，胁胀，多饮，小便数，是筋传肝，为肝痹。善胀，尻以代踵足挛不伸也，脊以代头伛偻不直也，是骨传肾，为肾痹。痹入五脏则死矣。又谓传腑。数饮而小便不通，中气喘急，时为⓫飧泄不泻则胀，不胀则泻，为肠痹大小肠也，举肠该胃。小腹膀胱按之痛，若沃以汤，涩于小便，上为清涕，为胞痹胞即膀胱，详淋证门。不言胆者，缺文也。又有众痹、周痹之名。谓各在其处，歇而复起，左⓬右相移，更发更休，名众痹。若在血脉之中，只随脉以上下，而不左右相移，名

❶ 中：乾隆本作“生”，可参。
❷ 鳞：原作“麟”，据乾隆本改。
❸ 救：原作“故”，据乾隆本改。
❹ 云：原作“去”，据乾隆本改。
❺ 鲤：乾隆本作“鱼”，可参。
❻ 风：原无，据乾隆本补入。
❼ 痹：此字下原衍一“者”字，据乾隆本删。
❽ 各：原作“名”，据乾隆本改。
❾ 脾：原作“痹”，据乾隆本改。
❿ 上：原作“土”，据乾隆本改。
⓫ 为：乾隆本作“作”，可参。
⓬ 左：原作“在”，据乾隆本改。

周痹周痹似中风之偏废，然有痛而无口眼歪斜为异矣[1]。按以上诸痹，总皆风寒湿三气为患，特以其受病之所在，区别言之耳，要其病本则一也。

再按：风，即寒也说见疟论，虽曰风寒湿，实寒湿二者足以尽之。气为寒湿所闭，气盛而寒湿微者，则走注而不甚痛；若气盛而寒湿亦盛者，则不甚流走而痛剧；气弱而寒湿甚者，则着而不行，亦不甚痛，或但麻木也。经所谓风胜为行痹者，风有外风内风。以外风言，即寒之浅者，只伤于卫风胜犹云邪偏胜于卫，不甚闭遏，故能流走而不甚痛。若以内风言，则即人身之气矣。是经言风即兼言气可知也。至寒之痛，必由于气盛冲击；湿之着，必由于气弱不运，固可推而得之耳。麻者非痛非痒，如千万小虫乱行，如麻之乱也，观于脚麻可知。木者不痒不痛，并不麻，顽然一物，自己肌肉如他人肌肉，按之不知，搔之不觉，如木之无知也。河间论麻，谓是气涩，东垣谓是气虚。盖气盛能行，不麻；全无气不行，亦不麻；惟气衰不能运行流利，停滞此处，嘘其津液痰涎，纷乱沸动所致也若血液燥涸者，气行不得滑利，纷然而窜走其空隙，亦麻。或言风者误也。观人之久坐而起则脚麻，及绳缚久，释之，则亦麻，岂非气久不行，得起得释而微通，嘘其久滞之血液而然哉？李正臣夫人病麻，昼减而夜甚，又闭目则甚，开目则否。盖昼与开目，则阳行于外，气得流通，故减也。再按外感之寒湿能痹，岂内生之寒湿独不痹乎？寒能滞气涩血，湿能停痰聚液，观之瘀血痰饮之为痹，而初无外感者，可见矣，不特此也。内生之风亦为痹，内风者，热气之慓疾者也，热盛亦生湿、生痰矣。热盛则血枯，死血阻塞经隧，则亦不通而痹矣。又忍尿亦成痹尿不行则气亦不行而乍痹，必膝冷。支[2]饮臂麻木，一隅三反，是在明者。

治法

虚人痹者，小续命汤见中风加减：风胜倍防风，寒胜倍附子，湿胜倍防己，皮痹加黄芪或桂枝皮，脉痹加姜[3]黄或红花，肌痹加葛根或白芷，筋痹加羚羊角或续断，骨痹加虎骨或狗脊，有汗减麻黄，便溏减防己，寒胜减黄芩加干姜，热胜[4]减附子加石膏。壮者增味五痹汤：风痹以羌、防为主，寒痹麻黄、附子为主，湿痹防己、羌活为主，皮、脉等五痹，加药照前条。三痹通用木通，不见水者二两，以长流水二碗，煎一碗，热服取微汗昔有人[5]梦得此方而痹痛愈，此谓通则不痛也。不愈再三服，视所胜，照前方加味不得过三钱。三痹汤、独活寄生汤，并治各痹久不已，乘虚入脏。五苓散见伤湿加附子治胞痹，加苍术治肠痹。气虚麻木，黄芪益气汤。冷痹身寒无热，四肢厥冷，蠲痹汤。热痹身热如火，升阳散火汤见劳倦加犀角、羚羊角。又行痹，黄芪、苍术各酒炒二钱，姜[6]一片煎，调威灵仙酒炒末，羚羊角灰，芥子末，温服。走注与历节不同，历节是支节疼痛，未必行也，今将治走注诸方开后：如意通圣散、虎骨散、桂心散、仙灵脾散、没药散、小乌犀丸、没药丸、虎骨丸、十生丹、骨碎补丸、定痛丸、八神丹、一粒金丹、乳香应痛丸。外贴，用牛皮胶一两，水镕成膏，芸薹子、安息香、川椒、附子，各半两，为细末，和贴。亦有痰涎走注，

[1] 矣：乾隆本无此字。

[2] 支：原作“又”，据乾隆本改。
[3] 姜：原作“羌”，据乾隆本改。
[4] 胜：原无，据乾隆本补入。
[5] 人：原作“入”，据乾隆本改。
[6] 姜：原作“羌”，据乾隆本改。

变生诸疾，但察并非风寒湿外感，而忽然肢体上下走易作痛，神昏多睡，或饮食无味，痰唾稠黏，夜间喉有痰声者，是也，但用控涎丹见痰。数服即愈。

痛痹。上部痛：羌活、桂枝皮、桔梗、威灵仙，臂痛加桑枝、姜❶黄。下❷部痛：牛膝、防己、木通、黄柏，加乌、附以引经。关节痛：穿山甲、虎骨、松节。上部肿痛：五积散见中寒、乌药顺气散，加姜❸葱发汗。下部肿痛：五苓散见伤湿、八正❹散见淋、大橘皮汤见肿胀，加灯心、竹叶利小便。肿而大便不通，大柴胡汤见疟、防风通圣散见中风。筋痛：缓筋汤。浑身筋骨痛：立效散，觉冷者甘草附子汤，觉热者当归拈痛❺汤见身体痛。历节肿痛：犀角汤，再服茵芋丸。肢节痛：大羌活汤。外用熨法：三年酽❻醋五升，煎三四沸，入葱白二三升，再煎一沸滤出，布裹乘热熨之。又方：芫花、桑白、川椒，各二钱，桂心一两，柳蛀五钱，麦麸一升，醋炒热，青布裹熨。樟木屑一斗，滚水泡熏洗，勿令气入眼。着痹：白米半碗，薏苡仁数钱，生川乌末四钱，熬粥，宜稀薄，下姜汁、蜜各二三茶匙，空心啜之。然非有风，川乌不宜用。张子和以苦剂吐去湿痰，次用白术、茯苓，寒加附、姜❼煎服。着痹：大概气必虚，四君子见气为主，加去邪之品。

痉

痉，强直也，谓筋之收引紧急，而不舒纵也。其所以致此者有二：一曰寒，筋得寒则血冻而坚凝，故紧急，观物之寒凝者必强硬可见，所谓寒则收引也。湿亦寒之属，故经谓诸痉皆属于湿也。一曰热，热甚则灼其血液干枯，干枯则短缩，观物之干者必缩可见也。又经谓诸强直皆属于风者，风有内外，内风则从乎热，外风则从乎寒也。

经言痿属湿热，是湿与热合，故筋脉缓纵详痿门。痉则湿与热分，故筋脉短缩。盖湿有寒湿，有热湿，寒湿如水之冰凝，故坚强；热湿如胶饴之镕化，故柔软。无湿而热则筋干，有热而湿则筋润也。

《金匮》痉证谓：身热恶寒伤寒证，颈项强急，面赤目赤阳明证，头热足寒阳性上升也，独头动摇此下乃痉证所独有，故用独字以别之，卒口噤，背反张者，痉病也太阳脉循背上头，阳明脉挟口，寒客二经，故筋脉急，致此。按此乃以寒则收引言。然热为寒郁，而伤血液，筋枯，致此者多矣。又谓：太阳病，无汗恶寒，为刚痉此寒伤营，寒胜血凝，筋脉收引之证也；有汗不恶寒，为柔痉汗出不恶寒，温病也，此血枯筋干❽缩之证。又谓：太阳病，无汗而小便反少内气虚寒，不化液也，气上冲胸寒气上逆，口噤❾不得语寒气盛，故牙关紧急，欲作刚痉，葛根汤主之以发散太阳、阳明之寒。又谓：胸满里热壅也，口噤，卧不着席反张甚也，脚挛急，齘齿牙紧甚也，可与大承气汤见大便不通。○攻其热以救急❿。又谓：太阳病，其证备，身体强，几几然俯仰不能自如之象，脉反沉迟⓫应浮数，而反沉迟，是表里皆寒矣。加栝楼根何为？迟当作数为是，不浮

❶ 姜：原作“羌”，据乾隆本改。
❷ 下：原作“一”，据乾隆本改。
❸ 姜：原作“羌”，据乾隆本改。
❹ 正：原作“症”，据乾隆本改。
❺ 痛：原作“汤”据乾隆本改。
❻ 酽（yàn）：汁液浓，味厚，引申指颜色的浓：~醋，~茶。
❼ 姜：原作“羌”，据乾隆本改。
❽ 干：原作“肝”，据乾隆本改。
❾ 噤：原作“劳”，据乾隆本改。
❿ 急：乾隆本作“液”，可参。
⓫ 迟：原作“述”，据乾隆本改。

而沉数，则内热津干，故加栝楼根也，此为痉，瓜蒌桂枝汤主之解太阳之表，加栝蒌根以生津润燥。又谓：太阳病，项背强几几太阳脉下项，循肩挟脊，阳明脉循喉咙，入缺盆，无汗恶风此寒伤营证，葛根汤主之。有汗恶风此风伤卫证，桂枝加葛根汤主之较葛根汤少麻黄一味。以上身体强，背项强，将欲成痉，故用解表之剂，使郁热得伸，以免焚灼筋缩也。又谓：太阳病发汗太多，因致痉。又谓：风病下之则痉。又谓：疮家不可发汗指溃后言，汗出则痉皆血液伤损涸燥意。又谓：痉病有灸疮，难治血被灸益枯也。合而观之，不出寒热二端，虚实两途，治者取衷焉可也。

按寒热虽皆足以致痉，而多由于热，以热者火之有余也。火之有余，由水之不足，故血液枯竭之人汗下过多，亡其津液，产后，失血后，大病后，血虚，小儿阴血未足，多患此。以水虚无以制火，火盛而水愈亏也，此为内伤之证。若外感风寒湿气，不过为发热痹痛等症，何遽致筋脉急缩，竟至头摇齿龂腰反折之甚哉。仲景所言外感寒证，自不多见，辛温发散之剂，勿轻用也。

《准绳》谓：内热因外寒所郁则愈甚，甚则津液干燥而无汗，大小筋俱受热灼而枯缩，故曰刚痉。若柔痉则为湿热相兼，经谓湿热大筋短，小筋长，又谓肺移热于肾，传为柔痉。注云：柔谓筋柔无力，痉谓骨强不随。则仲景所谓柔者，岂非小筋得湿而弛长，所谓❶项背强反张者，岂非大筋得热而强直乎？后人乃以无汗为表实，有汗为表虚，而用姜❷附温热等剂，宁不增大筋之热欤？其说虽未尽❸合仲景之意，亦自可取。

《医宗金鉴》云：六经皆有痉，身背属太阳，凡项背强急，脊腰反张，髀不可以前曲，腘如结者，太阳也。身前属阳明，头面动摇，口噤齿龂，缺盆纽痛，肘膝相构，阳明也。身侧属少阳，口眼歪斜，手足搐搦，两胁拘急，半身不遂，少阳也。至若腹内拘急，因吐痢后而四肢挛急，非太阴乎？尻以代踵，脊以代头脚挛不能行，背曲不能伸意，俯而不能仰者，非少阴乎？睾丸上升，少腹里急，囊缩舌卷，非厥阴乎？按经言，足少阴之筋，主痫瘛及痉，在外者外，背也，肾筋之行于背者不能俯，在内者内，身前也，肾筋之行于身前者不能仰。又曰：肾脉为病，脊强反折，然则反张亦属肾痉不独太阳为然矣，不独能俯不能仰也。仲景谓：痉脉按之紧如弦，直上下行。又谓：寒湿相搏，发汗已，其脉如蛇柔曲而不弦直，为欲解。脉如故，反伏弦者，痉从《金鉴》订定。

治法：火盛血虚者，当归、芍药、生地、红花、黄连、钓藤钩。兼气虚加人参，兼痰加竹沥。金衰木旺壮火食气也，先用泻青丸见中风，后用异功❹散见❺气。独肝火旺者，先用加味小柴胡汤见寒热，次用四物汤见血加柴胡、丹皮、山栀。郁热用加味逍遥散见郁。若脾土受克，补中益气见气加芍药、山栀。脾土湿热，三一承气汤见大便不通。肾虚，六味丸见虚损。太阴寒湿凝结腹痛，桂枝加芍药防己防风汤。手足厥逆，附子散、桂心白术汤。

汗

汗者，水也，肾之所主也。内藏则为液，上升则为津，下降则为尿，外泄

❶ 所谓：原作“岂非”，据乾隆本改。
❷ 姜：原作“羌”，据乾隆本改。
❸ 尽：此字原缺，据乾隆本补入。
❹ 功：原作“攻”，据乾隆本改。
❺ 见：此字下原有一“中”字，据乾隆本删。

则为汗。而所以外泄，则火之所蒸发也。火属心，故谓汗为心之液。火盛者，虽表固亦出；不盛者，必表疏乃出。自汗者，非[1]因发表而汗自出也，其出无时，火退乃已。伤风伤寒，皆热蒸汗出，中暑病湿亦然。五志过极则生火，亦汗出如惊则心神浮动飞越，汗随出可见。劳动则生火，饮食则长气经云：食入于阴，长气于阳。气属于[2]阳，气有余便[3]是火也，房事则精泄于下，火散于上，故皆汗出。火在里，则汗随脏腑出；火在表，则汗从经脉出如太阳伤风，热在皮肤，则翕翕汗出，乃肌表之汗也。阳明胃实，则蒸蒸汗出，乃胃腑之汗也。翕翕、蒸蒸皆热貌，翕字为合羽，其身如合羽所覆，扪之自温；蒸蒸则如炊笼腾越，扪之热气透手也。春夏气浮，汗出肌肤。秋冬气沉，汗出骨髓，故筋骨之疾宜汗者，当于冬至后发之。自汗，旧云表虚，然不可概[4]论。如伤寒其始无汗，后传阳明即自汗，岂前则表实，后则表虚乎前之无汗，则阴邪凝固使然，无论其人平素表实无汗，即表虚亦无汗。后传阳明，热盛蒸越，无论其人平素表虚有汗，即表实亦有汗。问：太阳伤风有汗，用桂枝汤，非表虚乎？曰：伤风有汗，有汗则表疏，故谓之虚。是因有汗而表虚，非因表虚而有汗也。因表虚而有汗，则重实表；因有汗而表虚，则重散热。其用桂枝，是发散风邪，非固表也，固表乃其兼能耳？有实火，有虚火，阳虚即东垣补中益气证，阴虚即血虚，肾阳虚，肾阴虚，皆发热，皆虚火也。火炎则身温汗热而肤涩，阳虚则身凉汗冷而肤滑阳衰则卫气不固，又阳虚则不能内守，而易于浮越也。然亦有热极而反出冷汗者，盖热聚于内，肌肤反冷，肤冷故汗亦冷也。或汗过多，阳从汗脱所致。然热盛汗多而脱者，其汗必先热，后乃冷耳。丹溪谓热极反汗冷，乃火盛兼水化，其说牵强。盗汗者，寤时无汗，寐时汗出，如盗乘人睡熟而出也。人寤则气行于阳，寐则气行于阴。若其人表阳虚者，遇寐而气行于里之时，则表更失所护而益疏，即使内火不盛，而阳气团聚于里，与其微火相触发，亦必汗出。若内火素盛，两阳相搏，阴液被扰，虽表固者，亦必溃围而出矣其人阴虚尤易动。及其醒觉，则阳气还出于表，而汗自止。伤寒之盗汗亦然，盖邪在半表半里时，寤则气挟邪还于表，阴得安静不扰，故无汗；寐则气挟邪入于里，阴被扰而不宁，故汗出也丹溪谓杂证之盗汗，有阳虚，有阴虚，大病后阴气未复，遗热未清，或劳役、七情、色欲之火，或饮食积热，皆足耗损精血。阴气既伤，阳火独旺，内蒸成汗也。

心孔汗，别处无汗，独心孔一处有汗。由思虑过多，心神浮越使然。头汗，别处无汗，热不得外越，但上蒸也。或因黄郁未发，或因湿家误下，或因水结胸蒸，或因火劫热迫，或因阳明蓄血，或因热入血室，并详《伤寒论》。手足汗，别处无汗，脾胃之热达于四肢也脾胃主肌肉、四肢，热达于肌肉则体汗，若达于四肢则手足汗耳。冬月足多汗，气降也。又有手足[5]汗，属脾胃虚寒，不能运行津液，乘虚阳外越虚阳被寒所逼外越，而横溢于四肢者。如阴盛而淫雨滂沱也，其汗必冷，与实热之汗其汗必热不同。

脱汗。阴盛格阳，汗从阳脱，味淡不咸久藏之液则咸，若才经气化之液则淡，咸者已经出尽并新化之液亦出，则津随气脱可知矣，如珠不流无继故也为绝汗，不治

---

[1] 非：原作“乃”，据乾隆本改。
[2] 于：乾隆本无此字。
[3] 便：原无，据乾隆本补入。
[4] 概：原作“慨”，据乾隆本改。
[5] 足：原作“汗”，据乾隆本改。

淋漓如雨，拭揩不及，及液涸而火正炎，熬煎如胶之黏者，皆难治。

治法

自汗属热者，宜清火，胃实者宜下，凉膈散、白虎汤并见发热、承气汤见大便不通酌用。气虚者，生脉散见中暑、补中益气汤见气加麻黄根、浮麦。血虚者，当归六黄汤加地骨皮。血气并虚者，黄芪建中汤见劳倦。自汗畏冷，虽炎天必棉衣，乃火郁伏于内，不达于表，故外畏寒而内实热也，防风汤。湿痰自汗，须去痰导湿。每饮食即汗出，益胃散。不论冬夏，额上长有汗出，因醉后当风致之，名曰漏风，漏风汤。病后汗常出，察其人精神饮食日增，是余邪欲散也，不须治之。若阴气未复，邪热尚作❶，须与清❷理。阳虚阴乘阴寒之气一逼，则虚阳浮越，而汗随出矣，因自汗而厥者，黄芪建中汤见劳倦加附子，或芪附汤。盗汗，当归六黄汤主之，无内热者表虚者，即内无火，而寐时阳气入里，久亦扰阴汗出，防风汤、白术散。肝火，当归龙荟丸见胁痛，有身热加地骨皮、柴胡、黄芪、秦艽。肝虚加酸枣仁、实加龙胆草。右尺实大，黄柏、知母。脾虚，参、术、白芍、山药、白扁豆、浮麦。经霜桑叶末，茶调服。心虚热而阴气不敛者，睡则多惊，酸枣仁汤。心实热者多烦，当归六黄汤加连翘、丹皮、竹茹。虚劳盗汗，青蒿散。

呕　吐哕　恶心

有声无物为哕于月切，干呕也。又《内经》以哕为呃逆，义别，有物有声为呕，无声有物为吐，病在胃。赵以德则以有声无物或有水为呕，有物无声为吐，有物有声为呕吐。谓胃分三脘：上脘法天为清阳，属气分，主动。下脘法地，为浊阴，属血分，主静。虽阳中有阴，阴中有阳，然上脘终是气多血少，下脘终是血多气少，中脘则气血相半。饮食入胃，亦分清浊，水饮物之清，谷食物之浊。而清中有浊，故清之清者，上输于肺，布为津液。清之浊者，下输膀胱，出为便溺。浊中有清，故浊之浊者，为糟粕，由大肠出。浊之清者，淫精于血❸脉。若邪在上脘之阳，则气停水积，饮之清浊混乱，为痰饮涎唾，胸中阻碍不快，清气不升，激而成呕，故呕为气病。法天之阳，动而有声，与水俱出，犹雷震而雨注也。邪于下脘之阴，则血分滞而食停。吐法地之阴，静而无声，食从吐出，犹万物之吐于地也。若邪在中脘，则呕吐并作，饮食皆出矣洁古谓：中焦吐者属积，由食与气相假为积，或先痛而吐，或先吐而痛，亦清浊相杂之义，气清食浊也。又谓：下焦吐属寒，朝食暮❹吐，则亦属阴之义也。东垣亦谓：少阳多气少血，有声无物；阳明多气多血，有声有物；太阳多血少气，有物无声，皆同此意。但气血多少，不以胃之三脘分，而以三经分耳，勿泥也。然上脘非不吐食也，设阳中之阴亦病如上脘有痰血积滞❺，是有形之物，即属阴，则食入即吐，不得入于胃见下篇，非若中脘之食已而后吐，下脘之食久而后吐也。下脘非不呕也，设阴中之阳亦病如雷龙火上冲，则吐与呕齐作，但呕少于吐，不若上脘之呕多于吐也。水谷入胃，若脾气不运，清浊不分，下趋大肠则为泄，上壅则为

❶ 作：乾隆本作“存”，可参。
❷ 清：原作“汗”，据乾隆本改。
❸ 血：原作“息”，据乾隆本改。
❹ 暮：原作“墓”，据乾隆本改。
❺ 滞：原作“带”，据乾隆本改。

吐，故吐与泻对讲，其义便明。水就下，火炎上，知呕吐从于火化，而属热者为多，则知泻痢从于水化，而属寒者为多。且可知小便淋涩，乃为火气所持不得降，诸义皆明矣。是故外感邪入而呕者，胃阳被郁而上冲也，治宜辛散，生姜[1]所必用也。不因外感而内热，胃火上冲者，治宜清降，石膏所必用也。痰湿郁滞成热上逆者，陈皮、半夏、茯苓所必用也。食郁气滞而上逆者，枳实、麦芽等所必用也。二便热结下不通，而反干乎上者，大黄、滑石等所必用也。此治实热之例也。若夫胃气虚衰不运，郁热而呕者，则推扬[2]胃气。寒冷不运，压火而呕者，则温中散寒。胸中虚热，久不食而呕者，但得五谷之阴以和之，则立止。此治虚热之例也。热固火逆而呕，寒亦郁火上逆而呕，故呕无不本于火者，但不得一概治以寒凉耳。又若翎[3]钗之探撩，舟车之摇撼，恶臭劣味之触犯，皆能扰动胃气而致呕。夫扰动属阳，火之化也，此虽不可以火治，而未始不可云火。若因其不可以火治而谓之非火，且反谓之寒，则诬矣。一切病证，皆同此论之，不特呕吐为然也或问《伤寒论》、《金匮》明言呕吐为胃寒，而子必归之火，何也？曰：如但阴寒凝结，而气不上逆，何以致吐。气即火也，寒为本，寒郁气致上逆为标，仲景特言其本耳。热呕，喜冷恶热，烦渴引饮，脉洪数，二陈汤见痰饮加黄连、炒栀子、枇杷叶、竹茹、干葛、生姜[4]，入芦根汁服。胃热，恶食而吐，闻食气即呕，药下亦呕，并用芦根汁。下焦实热，二便不通，气逆不续，呕逆不禁，病名走哺，人参汤。身背热，臂肋[5]牵痛，膈间厌闷，食入即先呕而后下或作后泻，病名漏气，此因上焦伤风，郁热入里，麦门冬汤。呕苦水，乃胆热汁泄，取足三里、阳陵泉。经[6]曰：诸呕吐酸，皆属于热。平时津液，随上升之气郁积胃上，湿热不宣，故作酸即酒糟热则酸之理。郁极则上涌而吐，甚则牙齿酸涩，不能相对，此为吐酸，平木汤，少用吴萸为从治。若不能吐涌而出，伏于胃中，咯不得上，咽不得下，此为吞酸。肌表得风寒，则内热愈郁，而酸味刺心。若肌表得暖，腠理开发，内热得泄，或得香热汤剂，津液行散，亦可暂解东垣谓：酸味为收气，乃金旺，寒水乃金子，子能令母实，故用辛热之剂以治寒泻肺。其意亦谓太阳经外感于寒，则皮毛闭而束热于内耳。太阳属寒水，皮毛属肺金，故以金水言之。然热剂终不可过用。丹溪用黄连、吴茱萸各制炒，随时令迭为佐使，苍术、茯苓为辅，为小丸吞之。黄连汤作丸亦可。有宿食亦酸，如谷肉在器，湿热则酸也，生料平胃散见伤食加麦芽、神曲，有痰者开郁汤。怒气吐逆，胸满膈胀，不食常饱，食则吐，逍遥散见郁。予尝病干呕，服生姜[7]少止，误以为寒，屡治不效者十余年。后悟[8]为胃热，用清热生津药而愈。如果胃寒，则必喜热恶冷，脉迟尿白，理中见中寒、吴茱萸等汤自可用。昔人患胃寒吐，用附子理中汤加丁香，到口即吐，后去干姜[9]、白术，只用参、附加丁香、木香、沉香，立止。盖干姜[10]、白术滞故耳。又热药有须冷服者，若热服则

---

[1] 姜：原作“羌”，据乾隆本改。
[2] 扬：原作“阳”，据乾隆本改。
[3] 翎：原作“铃”，据乾隆本改。
[4] 姜：原作“羌”，据乾隆本改。
[5] 肋：原作“助”，据乾隆本改。
[6] 经：此字下原衍一“经”字，据乾隆本删。
[7] 姜：原作“羌”，据乾隆本改。
[8] 悟：原作“悮”，据乾隆本改。
[9] 姜：原作“羌”，据乾隆本改。
[10] 姜：原作“羌”，据乾隆本改。

吐，此热因寒用之法。罗谦甫云：服诸热药不愈者，红豆丸神效。呕吐，诸药不效，当用镇重之品，以坠其上逆之气。痰气结在咽膈间，粥药不得下，到咽即吐，姜苏汤下灵砂丹，俟药可进，治之。呕脓，胃脘痈也，不必治呕，脓尽自愈。呕虫，虫动则恶心，故呕，药入则虫必动，动则呕，虫不出而药反出，非计也。必于药中入炒川椒十粒，庶虫见椒则伏而不动。泛泛兀兀，心中快漾，欲吐不吐，名恶心，气与痰壅，非乌药不开，大半夏汤，或小半夏茯苓汤见痰饮。仲景云：欲吐者不可下之，以气方上涌，不可逆之使下，致抑塞愦乱也。又云：食已即吐火也，大黄甘草汤下之者，以既吐矣，吐而不已，有升无降，当引令下行也。呕吐津液既出，必渴，宜生津。呕吐大痛，色如青菜叶者死。

反胃噎膈

吐而不已，至每食必吐，名反胃。胃脘枯槁，梗涩难入，饮食噎塞，迎逆于咽喉之间，名噎。噎塞迎逆于胸膈之间，名膈过此乃得入胃。《医贯》谓：噎膈年高者有之，噎则水饮可入，食物难入，入亦不多。膈则食虽可入，亦不能多，良久复出。二者皆难于纳，勉强吞下，终带痰涎，或白沫酸水，或如酱汁者而出。反胃非不能纳原能多食，乃不能容受，朝食暮吐，暮食朝吐，或一二时而吐，或积至一日夜，腹中胀闷不安而吐亦有食已即出者，原物酸馊不化，男女老少皆有之。丹溪谓：得之七情六淫，遂有火热炎上之化，多升少降，津液不行，积为痰饮。被劫时以热药劫治也暂得快津液得辛热暂行散，不久复作，前药再行，积成其热。血液[1]衰耗，胃脘干枯，大便秘少，如羊矢然火盛粪干坚小，又肠亦干小，故屎不润不大也。必外避六淫，内节七情，饮食自养，滋血生津，以润肠胃。则金无畏火之炎，肾有生水之渐，脾气健运，而食积传化矣。王太仆云：食入即出，是无水也噎膈反胃皆有之，食久反出，是无火也反胃有之，噎膈无此。无水者壮水之主，六味主之，无火者益火[2]之原，八味主之并见虚损火逆冲上，食不得入，脉洪数有力者，滋阴清膈饮，加枇杷叶二钱，芦根一两。又有一种，肝火郁而不伸，亦呕不纳食，亦心痛，但所呕者酸苦青蓝水，大小便多不秘亦有乍秘乍泄者，用吴茱萸、黄连浓煎，细细呷[3]之，再服逍遥散见郁，愈后，六味丸详郁门。痰饮阻隔，食才下，便为痰涎裹住吐出者，以八[4]神来复丹控其痰涎见痰饮血槁者，地黄、麦冬、当归煎膏，入韭汁、乳香、童便、芦根汁、桃仁泥，细呷之。大便秘涩，加桃仁泥、玄明粉。但食物下咽，觉屈曲自膈而下，梗涩微痛，多是瘀血，用前药后，以代抵当丸见血行之。瘀[5]血在膈间，阻碍饮食，代抵当丸，芥子大三钱，去枕仰卧，细细咽之，令搜尽停积，天明利下恶物，将息自愈。五灵脂为末，黄犬胆汁和丸，龙眼大，每服一丸，好黄酒温服三次，亦行瘀之妙剂也。有虫者，秦川剪红丸取之。此丸亦取瘀血噎病。喉中如有肉块，是食滞于此不下[6]也，麦昆煎。童便降火、竹沥行痰、姜[7]汁佐竹沥、韭汁行血、人乳

❶ 液：原作“热”，据乾隆本改。
❷ 火：原作“水”，据王冰《素问·至真要大论》之注语改。
❸ 呷：原作“吸”，据乾隆本改。
❹ 八：原作“人”，据乾隆本改。
❺ 瘀：此下原衍一“瘀”字，据乾隆本改。
❻ 下：原作“丁”，据乾隆本改。
❼ 姜：原作“羌”，据乾隆本改。

牛乳补虚润燥、芦根汁止呕、茅根汁凉血、甘蔗汁和胃、驴尿杀虫，仍入烧酒、米醋、蜜各少许，和匀，隔汤顿温服。得药不吐，切不可便与粥饭食物，每日用人参五钱，陈皮一钱，作汤细啜，数日后方可饮陈米汤及粥糜。张子和曰：《内经》谓三阳结为膈，三阳，手足太阳，小肠经膀胱经也。结，谓结热也。小肠结热❶则血脉燥，膀胱热结则津液涸，二便秘塞，下既不通，必反上行，所以噎食不下。经又曰：少阳所至为呕涌，食不下。又云：肝移寒于心，为狂，膈中。盖阳气与寒相搏，故膈食，中不通，非独专于寒也。医者不察，妄用热药，人言可下，退阳养阴，张眼吐舌，恐伤元气。惟刘河间三一承气汤见大便不通，独超千古。假如久闭，慎勿陡攻，纵得攻开，必虑后患。宜先润养，小作汤丸，累累加之，关❷扃自透。其或涎痰上阻，轻用酸苦微涌，因而治下，药势易行。设或不行，蜜、盐下导，始终勾引，两药相通，结散阳消，饮食自下。一官病此十年，大便涩燥，小便黄赤，予以四生丸，下三十行，燥矢肠垢，何啻数升。其人昏困一二日，频以冰水呷之，渐投乳酪芝麻饮，数日外，大啜饮食而愈。有极力叫呼，气喉损破，气并胃管喉破，气不能从喉管行，故从胃管行，壅塞致吐，法在不治，牛喉管焙干服之。酒客多噎膈，饮热酒者尤多，以热伤津液，咽管干涩观其口舌干涩可知，食不得入也。

霍乱

霍，言其手足之扰动，如挥霍也；乱，言其内之邪正变乱也。其证心腹卒痛，或吐或泻，或吐泻交作，甚则两足转筋，转筋甚而从足入腹，或通身筋皆转，舌卷囊缩者死。若无吐泻，而只转筋腹痛者，名干霍乱，即俗所谓搅肠痧也。病由邪气结滞中焦，阻隔上下，正气不通。上之阳气不得下通于阴，则上壅，故吐。下之阴气不得上通于阳，则下迫，故泻也此言阳上阴下之阻隔也，亦有阴上阳下者，又有阴阳参错，清浊邪正混淆，寒热互争，彼此拒格不通者，于是血气营卫之行失次，彼顺此逆，搏击于中矣。上吐下泻，则中焦之邪得以分消，有不药亦愈者。若邪气炽盛，吐泻适足虚其正气，邪愈结而不运矣。转筋由筋中素蕴火邪，血液久虚所致，然未遽然也。若因霍乱吐泻，顿亡津液，则血液之虚者愈虚。或不因吐泻，而外冒风寒，腠理闭密，热气怫郁激发，则火邪之烈者愈烈干霍乱之转筋，及寻常转筋以此，于是挛缩急痛，而不可忍矣。观其情形急暴，属火无疑。或以为寒，谓寒则收引，不知收引特拘急牵强耳，与转筋之挛痛异常者不同，乌可混❸哉。或疑转筋多在足，明属阴寒。盖足居下部，属阴多寒，又感风寒，筋脉收引劲急。霍乱不论寒证热证，皆邪结中焦，阳气不能下达，两足必冷，故每转筋。若果由火热，则是筋皆转矣，何独足乎？此论足独转筋由于寒，亦有理，然谓一于寒，而中无火邪，则非矣。若无火邪，则阴凝而静，断无躁急转戾之理。且霍乱乃脾胃病，故足独转筋，不可谓必由于寒也。丹溪治遍身转筋入肚，作极咸盐汤于槽中暖浸，以润其燥血热也，寒而劲急者，亦可用以软坚。治霍乱当审其为何邪。河间谓

---

❶ 结热：乾隆本作“热结”，可参。
❷ 关：原作“闻”，据乾隆本改。
❸ 混：原作“温”，据乾隆本改。

为热甚所致，火性躁暴也。凡暴病暴死，皆属于火也。《准绳》谓以脾湿为本，脾湿盛则亦郁而生热也。张子和则以风湿热三气合而为邪，盖脾湿土，为肝风木所克肝木清气，为湿所遏，不得升，不升则湿愈不行，若受木克者然，郁为热[1]而暴发，发则心火上炎，故吐，脾湿下流，则[2]泻也。王海藏亦谓，风湿热与食相合为邪。《明理论》则谓他病霍乱，多由饮食所伤，若伤寒霍乱，则由邪入中焦，胃气不和，因之阴阳痞隔而致。诸公之论，当兼采之，不可执一说以误人[3]也。大抵夏秋之交，最多此证。盖夏月人多食冷饮水，其寒湿之气，与暑热之气，交抟胃中，是为寒热不和，即无所郁遏，亦将久而病发。若外感风寒，内伤饮食，则闭滞不行，其发也暴矣。病之将作，必先腹中疠痛，痛高近心则先吐，痛下近脐则先泻。因冒风则恶风有汗，因冒寒则恶寒无汗，冒湿则身体重着，伤暑则心神烦躁。问其曾否食过何物，曾否七情动气，更分寒热虚实治之。气少唇青肉寒，四肢拘急，畏冷喜热，脉沉迟，人事清醒者，寒也霍乱暴证，原属于火，但火由寒激，发则火泄而寒独存也，理中汤见中寒脉绝者，通脉四逆汤见厥。吐痢不止，元气耗散，格阳于外，或口渴喜冷，得水则不能饮，或发热烦躁，欲去衣被，不可误以为热，宜理中汤，甚则附子理中汤并见中寒，不效则四逆汤见厥，并宜放十分冷服。转筋者，理中汤去术，加生附子一枚。或理中汤加冻胶剉炒一钱血为寒凝，状如冻胶，故加此治之，且以润其燥。或煎浓盐汤浸，仍缚系其腿胫，勿令入腹。或灸承山二十七壮，神效一法，男子手挽其阴，女子手牵乳近两旁。身热烦渴，气粗口燥，喜冷畏热，心神闷乱，脉洪数者，热也。若更四肢重着，骨节烦疼者，兼湿也。中暑霍乱，宜香薷饮见中暑，井底沉极冷顿服，桂苓白术散亦妙。湿盛者，除湿汤见中湿、诃子散。暑湿相搏者，二香散。热多饮水者，五苓散见伤湿。转筋者，木瓜煮汁饮之，或香薷煮汁亦可，或烧栀子二十枚为末，熟水调下。烦渴者，吐泻后津竭也，止渴汤、增损缩脾饮、茯苓泽[4]泻汤、小麦门冬汤。霍乱后，下痢不止，腹中疠痛，恐作痢，宜黄连丸。霍乱后，下痢见血，止血汤、赤石脂汤。按寒热诸症，疑似难决，必参诸脉。然霍乱气闭，脉多沉伏不见，或涩滞歇至须辨其应指有力无力，则亦难辨矣。切不可妄投药，且先以阴阳水分理之，刮痧法最妙，干霍乱尤宜。法用磁碗之精细者，汤温之，香油抹边令滑，不伤肉，刮脊两旁俞穴，引出脏腑之邪，又刮手足湾，引之四散，热血随刮透出，起红紫疙瘩，红者轻，紫者重，黑者更甚。盖气结则血凝，血凝则[5]气愈滞，血散气行，则立愈矣。七情郁结者，七气汤。胁下痛者，木克土也，建中加柴胡[6]木瓜汤。兼外感风邪者，六和汤见伤暑倍藿香，煎熟调苏合香丸见诸中。大抵苏合香丸、藿香正气散见中风，最能通关理气，所必用也。霍乱非有邪不致，有邪即为实，虽虚人亦不得纯补，惟吐泻后当细察之。若已透畅，人困弱，脉虚软，是邪已去而正虚也。若吐泻未透，脉仍涩滞有力，人仍烦躁不宁，是邪尚未尽也，须别之。吐泻不止，头目晕眩，肢冷转筋，须臾不救者，吴茱萸

❶ 热：原作"执"，据乾隆本改。
❷ 则：乾隆本作"故"，可参。
❸ 人：原作"入"，据乾隆本改。
❹ 泽：原作"择"，据乾隆本改。
❺ 则：乾隆本作"而"，可参。
❻ 胡：原作"乎"，据乾隆本改。

汤。汗出厥逆不解者，四逆汤见厥。吐泻后，小便利，汗出者，即内外热，亦宜温之。吐泻后，二便不通，胃中实痛者，结粪留滞，四君子见气加大黄一两。吐泻后，胸膈高起，痞塞欲绝，理中汤见中寒加枳实、茯苓。吐泻已透，而余吐余泻未止，腹有余痛❶，宜一❷味报秋豆叶煎服，干者尤佳。罗谦甫治一人伤酒肉潼乳，霍乱吐泻，脉沉数热未去也，按之无力所伤之物已去。以新汲水半碗，调桂苓白术散，徐服之。少安，又于墙阴掘地二尺许，入新汲水搅之，澄清，名地浆，再调服之而愈。墙阴土，重阴也，暑热躁甚，非此不除。又治一人，年八十，中暑霍乱，吐泻昏迷，头热如火，足冷。以桂苓甘露饮泻热补气，坠浮火以安神明，加茯苓以分阴阳，冰水调灌之而愈。再以参术调中汤，调理平复。妊娠产后霍乱，不外上法，但须顾胎防虚。

干霍乱不得吐泻，则邪结中焦，用温热立死。炒盐入新汲水乘热多饮，探吐之，不吐更服，吐仍饮，三吐乃止大抵邪尽即止，勿泥。此法极妙，凡欲吐而不得吐，及吐不透者，并宜之。须极咸乃妙。吐后心腹疞痛，频欲登圊，苦于不通，藿香正气散见中风加枳壳一钱生者更速，多下来复丹见中暑。若泻则不可用此丹。不效，须用神保丸见伤饮食，但此丸必到大肠乃行。若隔于上，则转服转秘，须用来复❸丹研末，汤调，吞养正丹见气百粒，庶可引前药到下。戴复庵法，先服浓盐汤探吐，次调苏合香丸吞来复丹，仍进藿香正气散加木香、枳壳。厚朴汤、活命散、冬葵子汤。顶心有红发急拔之，取青蒿汁和水饮愈。或刺委中穴，并十指头出血亦妙。火甚者，药须反佐。古方煎盐汤调童便入药，取其下降以通阴也，兼❹能行血。

凡霍乱，切不可与粥饮。盖邪滞未化，谷食一入，益结滞不行，往往致死。并忌酒、姜❺汤、蒜、乌梅、梅❻酱、热汤，一切收敛温热之药。

泄 泻

泄泻之症，水谷或化或不化，腹痛或不痛，并无努❼责，亦无脓血，及里急后重，惟觉困倦耳，故与痢疾异。饮食入胃下小肠，得气运行则清浊以分，水渗膀胱，谷趋大肠，二便调矣。何泄之有？若气不运化，水谷不分，归并大肠一路，则泻矣。而气之所以不运，则六淫七情种种之邪，皆得而滞之，略具如下。

或因于风。经曰：春伤于风，夏为飧泄。言春时伤于风寒，由皮肤而经络，传入肠胃，腹胀肠鸣风气往来肠胃间，冲击作响也，因而飧泄也泄出原食不化。此风非汗不出，始为寒气，久则郁热。又肝木之气，亦名为风。春时肝气宜升，为邪所伤，郁而下陷，郁久成热，热久蒸化为湿，遂至飧泄，此宜升清除湿。二证皆肠鸣肝风内煽亦鸣响，脉弦，泄时或闭而不下，下多白沫，辟辟有声，其气不甚臭秽，以完谷不化也。夏以久言，勿泥或谓春木当令，虽不能升，亦不肯下趋，但郁成热，至夏热盛蒸湿，如云蒸而雨降，故至夏乃泄，亦通。

或因于寒。盖寒则气凝，无以运行水谷，故泄也。寒气攻刺，腹中绵绵作

❶ 痛：原作“小”，据乾隆本改。
❷ 一：原作“正”，据乾隆本改。
❸ 复：原作“服”，据乾隆本改。
❹ 兼：原作“美”，据乾隆本改。
❺ 姜：原作“羌”，据乾隆本改。
❻ 梅：原缺，据乾隆本补入。
❼ 努：原作“帑”，据乾隆本改。

痛，肠鸣，暴下无声，水谷不化，所下清冷，如鸭屎之溏大便如水，中有少粪也，小便白，脉沉迟，身冷。脉细心虚，皮寒肺虚，气少肝虚[1]，前后泄痢肾虚，饮食不入脾虚为五虚，难治，用参术补剂早救之，迟则不能挽矣[2]。

或因于热。盖火性急迫，逼其水谷下注，往往不及传化即出。勿因其完谷不化，误作虚寒。其脉洪数，小便赤涩，腹中痛刺，痛一阵泻一阵，口燥渴，粪出辟辟有声，肛门热痛。热泻固由火性急迫，亦有热气壅滞不行，不但寒不能运也，所下多垢黏，色黄赤，腹中闷痛。

或因于暑。与热泻[3]同理。症则面垢，多汗，烦渴。

或因于湿。湿盛而小便不痢，水走肠间，漉漉有声，腹不痛，脉沉缓，体重软弱。治湿宜利小便。若气虚下陷而利之，是降而又降也，当升其阳，所谓下者举之也。升阳用风药，风药又能胜湿。

或因于食。盖伤食则脾滞，不能运行水谷，故泄，噫气如败卵臭，腹中绞痛，痛一阵泻一阵，下过稍宽，少顷又痛，所下臭秽黏腻前食既滞，则后食继停，陈陈相因，久而乃出，故臭秽，色黄。

或伤于酒。每天明时泻一二次酒质湿，夜气阴寒，不能久摄，故至明必泻。

或因于饮。渴而饮，饮而泻，泻而复渴，复饮复泻也。

或因于痰。痰滞气不行，故水谷不分，腹中隐隐微痛，或觉冷，下如稠饮，时泻时不泻，或多或少，不食不饥，昔肥今瘦，脉滑。

有脾虚不能受食，食毕即肠鸣腹满，必泻出所食方快，不食则无事，名脾泻。

每天明时泻一二次，名肾泻肾火虚寒也。

有肝气滞。两肋痛而泻者，名肝泄。

有患口舌糜烂而泻者，乃心脾二经之热，心开窍于舌，脾开窍于口，其热上攻故糜烂。若移其热于胃与小肠，则运化失职，故泄也，名口糜泄。

久泻不已，名滑泄，又名洞泄。大孔如竹筒，饮食入口，直出无禁，气将脱矣，饮食不进则无救矣[4]。

治法：风泻，升阳益胃汤见恶寒。寒泻，理中汤见中寒、浆水散。热泻，益元散见伤暑加芩、连、灯心、竹叶。止泻汤去白术，加黄连、滑石、扁豆。热只在上膈[5]，渴而引饮，水入胃中，胃本无热，不能行水，致泻，灸第一椎下陷中，五苓散见伤湿亦可。暑泻，青六丸见痢、玉龙丸。湿泻，胃苓汤、五苓散、升阳除湿汤吞戊己丸、止泻汤。寒湿加姜[6]、桂，热湿加黄连、葛根。食泻，平胃散见伤饮食加枳实。审其曾伤何物，仍烧此物存性，调服三五钱。形气实者下之。酒泻，理中汤见中寒加干葛，吞酒煮黄连丸见伤暑，或葛花解酲汤见伤饮食。饮泻，实者神佑丸见肿胀，虚者春泽汤见伤湿、白术调中汤。痰泻，止泻汤加半夏、海粉。实者吐之下之，虚者六君子汤见气。脾泻，快脾丸。肾泻，四神丸，早晚二服。肝泄，止泻汤加柴胡、青皮。若因肝气不敛，致脾气散而不运，加白芍。口糜泄，其症上发则下止，下泄则上愈。当口糜发时，用泻心导赤散，滚汤淬服。若当泄泻时，则早晚用参苓白术散，糯米汤服。若小便少，痢不止，乃水走大肠，用茯苓、车前子各等份，煎汤代茶。

---

❶ 气少肝虚：此四字原无，据乾隆本补入。
❷ 迟则不能挽矣：乾隆本无此六字。
❸ 泻：原无，据乾隆本补入。
❹ 矣：乾隆本无此字。
❺ 上膈：《准绳》泄泻篇为“膈上”，可参。
❻ 姜：原作“羌”，据乾隆本改。

若服寒凉药，口疮不效，则为虚火上泛，理中汤加肉桂，大倍茯苓，降阳利水，阳降则口糜愈，水痢则泄泻止。久泄，八柱散，或四君子见气加肉果、升麻。仲景云：下痢不止，以理中与之益甚，理中者理中焦，此痢在下焦，赤石脂禹余粮汤丸主之。泻久不止，多变为痢详痢门。实者以厚朴枳实汤预防之，虚寒者四神丸。收涩之剂，固肠丸❶、诃子散，皆治热泻。扶脾丸、桃花丸、诃子丸、赤石脂禹余粮汤皆治寒滑。泄泻久不止，不可离甘草、芍药，为脾病也。不可离白术，为湿也。忌枳壳，为能宽肠也。忌当归，为能滑肠也用补中益气者，白芍代之。泻已愈，至明年此月复发者，有积也。热积，大承气汤见大便不通。虚者，保和丸见伤饮食加三棱、蓬术之属。寒积，备急丸见伤饮食。理中见中寒加茯苓、黄连，名连理汤，寒热杂合而泻者最宜如暑泻兼内伤生冷，或热邪已解，而泻仍不止，疑似之证，皆可服之。凡泻，津液既去，口必渴，小便多赤涩，未可便作热论必初起即渴，即赤涩，乃为热。阴阳已分，泻已止，而小便少者，此肺气虚不能生水，补中益气汤见气加麦冬、五味。或肾阴虚而水自涸，六味丸见虚损加麦冬、五味。或肾阳虚而阴无以化，八味丸见虚损。若再行渗利，则小便益不行，而水入不消，肿胀之症反作矣。泻脉必沉，宜细小，不宜大数实。下泄，上吐痰，皆不已，为上下俱脱，死。腹大胀，手足厥，痢不止，形脱，死。

肠鸣

大抵气与水液❷相冲击而成声。气多则响高，水多则响沉，或无水而有痰食之闭塞，气闭忽通，则鸣也。气有寒有热，热则气盛，其冲击必有力。寒则气不足，不足本不能冲击，然郁积久之，则亦必通。观寒凝腹痛者，以炒葱姜❸盐熨腹，则腹❹响而气行痛止，可见也。是故气之和平而流畅者不鸣也，必其或热或寒，有塞有通而后鸣。经谓：热淫所胜，病腹中雷鸣，气上冲胸，治以咸寒。又谓：中气不足，肠为之鸣，脾虚腹满，肠鸣飧泄，食不化是也。胃寒泄泻肠鸣，升阳除湿汤见泄泻加益智仁、半夏、枣、姜❺。火击水者，二陈见痰加芩、连、栀子。水气客于大肠，疾行则鸣，濯濯如囊裹水之声，河间葶苈丸。

痢

痢由湿热所致。或饮食湿热之物，或感受暑湿之气不论外感六淫，内伤七情，饮食劳倦，皆能致湿热，积于肠胃不论何脏腑之湿热，皆得入肠胃，以胃为中土，主容受而传之肠也，则正为邪阻，脾胃之运行失常。于是饮食日益停滞，化为败浊，胶粘肠胃之中，运行之机，益以不利。气郁为火，与所受湿热之气，混合为邪，攻刺作痛，此痢证所以腹痛也旧谓肺金之气，郁于大肠间，盖以气属肺为言耳，不必泥定是肺气也。○实热者，火性急迫，不得宣通，其痛必甚。虚寒则痛微，盖寒闭则痛甚，寒开则痛微。痢者虽滞而不畅，终是开而非闭，虚者少气，不甚壅，故痛微。邪能伤正，伤在血分则便血，曰赤痢当与肠风参看。伤在气分则便脓，曰白痢脓有二：一则胃中津液，一则水谷汁浆，均为邪

---

❶ 丸：原作“汤”，据乾隆本改。
❷ 液：原作“泪”，据乾隆本改。
❸ 姜：原作“羌”，据乾隆本改。
❹ 腹：原作“痛”，据乾隆本改。
❺ 姜：原作“羌”，据乾隆本改。

火煎熬成脓。观饭食腐败，往往化为白脓可见。而津液稠浊，上出为痰，下出为脓，尤其明著。景岳谓是肠间脂膏，剥刮而下。不思肠胃之里，并无脂膏，只有涎沫，观猪肠可见矣。又大肠合肺主气，小肠合心主血，故古谓血从小肠来，脓从大肠来，不必泥也。若血气并伤，则红[1]白兼见。又或湿盛血败而色如豆汁，或热极而色见紫黑黑而光如漆者，为瘀血，有血丝者亦然，或久痢而元气虚弱，湿痰败浊，色尘腐如屋漏水中原盖屋用泥，故漏水尘浊晦黑。或证转虚寒，色如鱼脑，如鼻涕，如冻胶色同白痢，但有初起后剧，及寒热不同。或脏腑败坏，面色如死猪肝鸡肝其色青黯，此痢之所以有各色也。气既郁滞肠中，则欲升不升，欲降不降，忽而下逼，火性迫促，竟若不及更衣，然欲降而不能降，虽就圊却无所出气郁不宣，则胶固之积不出，即日食之糟粕，亦销铄胶粘，所出无几。不降而偏欲降，才净手又要更衣，急迫频并，最是恼人，是为里急。邪迫肛门，气凝血聚，因而重坠亦有脱滑者，必病久[2]乃见，是为后重。痢本湿热，痢久阴伤，湿热转成燥热，肛门如火，广肠血枯，虽极力努责责，求也，努力以求其出也，而糟粕干涩，欲出不能，但虚坐而无所出，是为虚坐努责。泻痢皆由于湿，而湿有寒热，皆能作泻。痢则因湿热若是寒湿[3]，即当洞泄，无结滞不通，欲出不出等症，谓痢有因寒湿者，谬也。均之湿热，而或泻或痢，何也？曰：泻因湿热骤盛，火性急速，遽迫水谷暴下，不及蒸为腐败，倾盆而出，肠胃即清，故无胶固垢积。积滞既无，气行弗碍，浊降而清[4]随升，故无里急后重。病发既速，则血气未伤，故无赤白血脓。痢则初起[5]湿热尚微，积渐乃盛，盛而后发，为日既久，遂蕴酿出如许证候耳。有先泻后痢者，因湿少[6]热多，湿已泻出，热尚未除，且泻久亡阴，阴虚又复生热，湿火转成燥火，刮逼肠垢与血而下，故转而为痢也古谓此为脾传肾，以脾恶湿，肾恶燥。此证先湿伤脾，后燥伤肾，故曰脾传肾也。其病为进，贼邪也。有先痢后泻者，因湿多热少，痢久热去，而湿犹存。火与元气不两立，邪热既去，则正气得复，正不容邪，所余垢积与湿，至是尽行扫荡热邪在中，肺气被壅，热去则肺气下行，化水四布，有若时雨，沟浍皆盈，垢积尽荡矣，故转为泻也此为肾传[7]脾，其病为退，微邪也。

夏时受邪，至秋病发，或疟或痢，其流则[8]异，其源则同盖夏月感受风凉，喜食生冷，风寒客于肌肤，邪正杂处，生冷停于肠胃，湿热相蒸，其时腠理开通，未至郁闭，胃气升发，未至遏抑。至秋而气敛火降，邪在肌肤者，被敛而内争为疟，在肠胃者，被降而下迫为痢也。疟痢并作者，如疟止痢甚，加腹痛，饮食少进，此虚寒也。疟之止非真止，乃阴胜而阳不敢与争耳，补中益气汤见气加姜、桂。一服愈，如痢止疟复作，乃阳得补而渐伸，能与阴争，故疟复作，吉兆也。再服前方，以助微阳之力，加附子五钱，二症并除。按此说甚是，然岂无热陷于里，不与阴争，又岂无热胜寒衰，阴不敢争，故疟止痢甚者乎？一隅三反，是在明者再按疟痢并作，必先治疟，以表有风寒，宜先解表。若先治痢，恐虚其里，致表邪内陷也。疟后痢，

[1] 红：乾隆本作“赤”，可参。
[2] 病久：原作“久病”，据乾隆本改。
[3] 湿：原作“显”，据乾隆本改。
[4] 清：原作“气”，据乾隆本改。
[5] 初起：此二字原无，据乾隆本补入。
[6] 少：原无，据乾隆本补入。
[7] 传：原作“伤”，据乾隆本改。
[8] 则：乾隆本作“虽”，可参。

乃余[1]邪内伏，或脾胃气虚下陷使然，谓之似痢非痢。痢后疟，乃气血两虚，气虚则[2]恶寒，血虚则发热，故寒热交争，谓之[3]似疟非疟。二者俱作虚治，并用补中益气汤。

凡痢证，有身热者为重，若兼外感者外感风寒郁为湿热致痢[4]，不在此论。苟非外感，而初起身热，是毒盛于里而达于外也。久痢身热，是阴虚而阳越于外也，故皆为重证[5]。

呕逆为火邪上冲，亦不宜，见此，即防噤口。

噤口，有因积垢壅滞，有因宿食不消[6]，有因热毒上冲，有因停饮上逆，有因兜涩太早[7]，邪反上干，有因过服寒剂，伤败胃气，以致饮食与药俱不能入，入即吐出，此为危候。胃惫气陷，绝不思食者，不治。

屡止屡发，经年不愈者，名休息痢。多因兜涩太早，积热未清。或过服寒凉，元气下陷，肾虚不固所致。

时行疫痢，当求其时气而治之。盖必有彼此相同之证候，即其气也如皆见身重，即为时气之湿也。

凡痢初起，必无寒证。然其人平素阳虚，元气衰弱，又复过食生冷，以致火郁，蒸成湿热，其标虽热，其本则寒，治当求本。若夫病久气虚，或过服凉剂，转为寒证，固甚多矣，所当细察。如始见烦渴引饮，喜冷畏热，小便赤涩，面色黄赤，手足温暖，脉见数盛。久之则心不烦，口不渴，即渴而喜热饮，小水由赤而黄，由黄而白，面色亦转青白，手足不温而冷，脉变虚弱，则证转虚寒无疑。虚实当辨。如腹痛拒按者为实，喜按者为虚。脓血稠黏，数至圊而不能便者为实，不及拈衣而即泄出者为虚。未经泻荡而后重者为实，已经泻荡而仍后重者为虚。邪实之重，粪出少减名粪前坠，滞也，少顷又重邪未尽也；虚滑之重，粪出愈甚名粪后坠，少顷略可较愈甚时略松也，气复升故也[8]。凡痢中所有之症，如烦渴，咽干，舌黑，肿胀之类，悉有虚实之殊，无得概指为实，当细别之。

脉法

痢为里证，脉宜沉恶浮有表邪者不在此论，宜细恶大初起邪盛者不在此论，宜缓恶弦。

治法

初起宜利湿清热，疏通积滞。若久痢亡阴，湿转为燥，则利湿又在所禁不特此也，湿不盛者，初起亦不可利，恐致津液干涸，邪热愈炽，不救。本寒标热，证见阳虚[9]，则寒剂又在所禁。旧积已去，新积旋生，则下剂又在所禁矣积去而复生者，血气凝滞故也，但当调其气血[10]耳。不特此也，旧积而夹虚亦不可下。丹溪治叶氏，先补完胃气而后下之。再按积垢胶固肠胃，与沟渠壅塞相似，刮磨疏通则可，木香槟榔丸之类是也。轻用硝、黄、巴豆、牵牛等，辟以清水荡壅塞之渠，安得疏畅。必壮实人初起，始可以一下而愈，胃气弱者不宜。

利湿，五苓散见伤湿、益元散见伤暑等。清热，香连丸、白头翁汤等。荡积，承气汤见大便不通、芍药汤、利积[11]丸、导气汤。脉浮大忌下。调气，霍香正气散见中风加木香，吞感应丸见伤饮食。血痢加黑豆三十粒，黄连阿胶丸、白头翁汤、香

---

[1] 乃余：原作“致饮”，据乾隆本改。
[2] 则：此下原有“发热”二字，据乾隆本删。
[3] 谓之：原无，据乾隆本补入。
[4] 痢：原作“用”，据乾隆本改。
[5] 证：原作“论”，据乾隆本改。
[6] 消：此下原有一“者”字，据乾隆本删。
[7] 早：原作“旱”，据乾隆本改。
[8] 也：乾隆本无此字。
[9] 阳虚：原作“虚阳”，据乾隆本改。
[10] 气血：乾隆本作“血气”，可参。
[11] 利积：原作“积利”，据乾隆本改。

连丸、苏合丸见诸中。和血，芍药汤。腹痛，紫参汤。肺气郁于大肠，苦梗发之。或食粥稍多，或饥甚方食，在中作痛，白术、陈皮各半，煎汤和之，仍夺食。伤冷水，泻变痢，腹痛食减，躁热困软，茯苓汤。脉弦，或涩或浮虚，建中汤见劳倦。当归、芍药、甘草，能和腹痛。里急，宜行气清火。后重，宜调气，木香、槟榔。宜下其积滞，下坠异常，积中有紫黑色，又痛甚，为死血，桃仁泥、滑石粉行之。荡积后仍重，为大肠滑坠，余邪未尽者，升消散，兼升兼消。已尽，宜御米壳等涩之，加❶升麻以升其阳。按东垣云：里急后重，数至圊而不能便，或少有脓血，慎勿利之，宜升阳除湿防风汤见血。此当是湿热郁闭，上气不通所致，故升其阳而便自下。古云大便不通用升麻，即此意也。虚坐努责，血虚肠燥不能出，当归为君，生血药佐之。滑脱，桃花汤、断下汤、养脏汤、白术安胃散。固涩药中须加陈皮为佐，恐太涩能作痛❷。甚者灸天枢、气海。

凡痢初起，邪实当去积滞，俟腹不痛即愈，不愈可用鸦胆丸止之。脱肛，诃子皮散。磁石末二钱，空腹米饮下，外用铁锈磨汤温洗。大孔痛，熟艾、黄腊、诃子烧熏之，食淡味自安。大孔不闭，葱和花椒末捣烂，塞谷道中。御米壳、诃子皮各一钱，为末，米汤下。噤口，以脉症辨之，如脾胃不弱，头疼心烦，手足温热，未尝多服凉药者，此乃毒气上冲心肺，所以呕而不食，宜下❸。或用败毒散见伤湿，每服四钱，陈仓米三❹百粒，姜❺三片，枣一枚，水一盏半，煎八分，温服。若其脉微弱，或心腹膨胀，手足厥冷，初病不呕，因服罂粟壳、乌梅，苦涩寒冷太过，以致闻食先呕者，此乃脾胃虚弱，用山药一味，剉如小豆大，一半入瓦铫内炒熟，一半生用，同为末，饭饮调下。又方：石莲捶去壳，留心，并肉研为末，每服二钱，陈米饮调下。此疾盖是毒气上冲心肺，借此以通心气，便觉思食。丹❻溪用❼人参、黄连、姜❽汁炒，浓煎汁，终日细细呷之。如吐再吃，但一呷下咽便开，痢亦自止，神效。人参、黄连、石莲，煎汤徐呷，外用黄瓜藤茎叶经霜者，烧灰，香油调，纳脐中即效。仁斋用参苓白术散见泄泻，加石菖蒲末，以道地粳米饮乘热调下。或用人参、茯苓、石莲肉，入些少菖蒲与之。愚谓莫妙于问病者所欲，食之即开。夹暑，自汗发热，面垢烦渴，呕逆，小便不通，香薷饮见中暑加黄连，益元散见伤暑。腹痛，食不进，六和汤见伤暑，藿香正气散见中风各半服。夹寒，外感风寒，先宜发表，仓廪汤汗之，次乃治痢。酒痢，葛根汤。久痢，或瘀血，或食积，或顽痰，或元气虚弱，当随证治之。丹溪治族叔，病虽久而神不瘁，小便涩少而不赤，两手脉俱涩而颇弦，自言胸微闷，食亦减。因悟必多年沉积，癖在肠胃。询其平生喜食何物，曰：喜食鲤鱼，三年无日不用。此积痰在肺，肺为大肠之脏，宜大肠之不固也，当与澄其源而流自清。以茱萸、陈皮、青葱、蔍苜根、生姜❾煎浓汤，和以砂糖，饮一碗许，自以指探喉中❿，吐痰半升如胶，其夜减半，次早又服，又吐痰半升，而痢自止。又

❶ 加：原作“如”，据乾隆本改。
❷ 痛：乾隆本作“疼”，可参。
❸ 下：乾隆本此下有一“之”字，可参。
❹ 三：乾隆本作“一”，可参。
❺ 姜：原作“羌”，据乾隆本改。
❻ 丹：原作“山”，据乾隆本改。
❼ 用：原作“月”，据乾隆本改。
❽ 姜：原作“羌”，据乾隆本改。
❾ 姜：原作“羌”，据乾隆本改。
❿ 中：此字原无，据乾隆本补入。

与平胃散见伤饮食加白术、黄连，旬日而安。愚按小便涩而不赤，非热矣。非热而涩，则肺气为痰所滞，合之胸闷食减脉涩弦，知痰在肺也。休息痢，宜四君子汤见气加陈皮、木香，吞驻车丸。兜塞太早，有余积者，利积丸去之，后用神效参香散。经年累月，愈而复发，补脾不效，此系寒积在大肠之底，诸药不能到，故无愈日。用巴豆一味研炒，蜡丸，桐子大，空腹米汤送下七八丸，一服永不再发。感应丸见伤饮食亦佳。喻嘉言治周信川休息痢，阳邪陷入阴分，以布条卷成鹅蛋状，垫肛门，厚被围坐，热饮人参败毒散见伤湿，良久又饮，遂觉皮间微有津润，令其努力忍便，不得移身。约二时久，病者心躁畏热不能忍，始令连被卧，病即减。改服补中益气汤见气，旬日愈。盖内陷之邪，须提出之，以挽其下趋[1]之势，又须缓缓透出，方为合法。凡久痢、久疟、久热等症，皆须识此意。劳痢，痢久不愈致虚，五心发热如劳证，莲饮：莲肉、山药各等份，赤多倍莲肉，白多倍山药。愈后异功散见气，或平胃散见伤饮食加参、苓。清阳下陷，始则飧泄，久则肠澼，亦见里急后[2]重，脓血相错，专用补中益气见气，痢不治而自止。不效，是无火也，急用八味丸见虚损。大瘕泄，亦见里急后重，红白杂，便则痛，欲小便，大便先脱，欲大便，小便自遗，或小便涩痛，或不通，或大小便牵痛，急用八味丸见虚损加故纸、肉蔻、阿胶治之，不可用痢门药也。说详《医贯》泻痢门中参下淋症似淋非淋条。刮肠，诸病坏证，久下脓血，或如死猪肝色，或五色杂下，频出无禁，有类滞下，俗名刮肠。此乃虚脱之证，若投痢药则误，六柱散去附子，加益智仁、白芍药，或可冀其万一。痢后风，足[3]痛，或痹软，或胫肿，或膝肿，名痢后风。因痢后下虚，感受风湿，留滞关节所致。独活寄生汤见腰痛，吞虎骨四斤丸见脚气，或大防风汤。外以杜牛膝、杉木节、白芷、南星、萆薢煎汤熏洗。若恶血痢下未尽，留滞经络作痛叫号者，日久恐成鹤膝，四物汤见血加桃仁、红花、牛膝[4]、黄芩、陈皮、甘草煎，生姜[5]汁研潜行散，入少酒饮之，数十贴。又刺委中出血。又方，松明节一两，乳香二钱，炒焦存性，苍术、黄柏各一两，紫葳一两半，甘草五钱，桃仁去皮不去尖一两，为末，每服三钱，生姜[6]同杵细，水荡起二三沸服。若由下多亡阴而致者，补脾胃生血，忌用风药。

用药禁忌：初起忌温补，即胃气虚弱亦[7]不宜，黄芪尤禁，用之则发胀。忌兜塞，亦禁升麻，非元气下陷而用之，升毒上干，速死之道。忌利小便，非湿盛小便不通而利之，致津竭热炽，必剧。忌发汗，非表证而妄汗，致津涸热盛，必剧。禁酒，痢时酒则难愈，愈后酒[8]则复发。

大便不通

有热结者，热耗血液干燥，故结也。脉洪数，能食即仲景所谓阳结，麻仁丸，四顺饮子吞润肠丸。若燥实坚，腹满痛，承气汤见中气治之[9]。

---

[1] 趋：原作“出”，据乾隆本改。
[2] 后：原作“厚”，据乾隆本改。
[3] 足：原作“之”，据乾隆本改。
[4] 膝：原作“漆”，据乾隆本改。
[5] 姜：原作“羌”，据乾隆本改。
[6] 姜：原作“羌”，据乾隆本改。
[7] 亦：原作“下”，据乾隆本改。
[8] 后酒：原无，据乾隆本补入。
[9] 见中气治之：乾隆本无此五字，可参。

有寒结，冷气隐[1]于肠胃，阴凝不运，津液不通，故结也。脉沉迟，不能食，腹痛即仲景所谓阴结也[2]。寒而实者，备急丸见伤饮食、温脾汤。寒而虚者，半硫丸，姜[3]汁调乳香吞之，或八味丸见虚损。外用握药。

有气秘，气壅塞[4]不通，不升不降，其人多噫。实者破结导滞，木香、槟榔、枳壳、陈皮、杏仁等类。虚者气虚不运故壅滞补而行之，不宜破散[5]，人参多用。若气阻隔不通，而见噎膈反胃等症者，人参利膈丸、四磨汤见气选用。仍分虚实治之，若气少气弱，无力推送，则惟有助气而已肺主气，肺与大肠为表里，气秘治在肺。丹溪云：肺气不降，则难传送，用枳壳、沉香、诃子、杏仁等。老人、虚人津液少，宜滑之，用胡麻、麻仁、阿胶等。

有血秘，老人老人后门固，寿之征、产妇产后有秘至数十日者，勿亟通之血液干枯，或病后血虚，或发汗利小便以致津涸津亦属血，均宜润剂，苁蓉润肠丸、更衣丸、四物汤见血、麻仁、杏仁辛润之品。又肾司二便，肾水虚燥，宜以六味见虚损滋水，少佐辛味以润之。若跌打损伤，瘀血凝滞，致气不行，而大小便不通者，破瘀导滞为主。

有风秘，其人肠胃素有风，风能燥湿燥血，故大肠不润而结，搜风顺气丸见中风、滋燥养荣汤见虚损[6]。

老人气血多虚，察其脉浮虚者，气虚也；沉虚者，血虚也。

凡结实难下之症，可用穿结药[7]及妙香丸见烦躁。

燥屎巨硬，结在肛门，难出，名直肠结，从导法治之。

导法：以蜂蜜炼成条，大如指，粘皂角末，油抹，入便门。寒结者加草乌头末，以化寒消结。热结者以[8]猪胆汁导之[9]。

大小便不通

证在危急，韭地中蚯蚓泥捣，和水澄清饮之，立通。又方，大黄、滑石、皂角各三钱为末，如小便势急，倍滑石，大便势急，倍大黄。又推车子七个，土狗七个，新瓦上焙干为末，以虎目树即虎杖皮向东南者，煎浓汤调服。又皂角末、葱白连须，加麝香二分，蜜少许，捣贴脐下至毛际。湿热痰火结滞，脉洪盛，肢节烦疼湿热也，凉膈散见发热、通圣散见中风。吐逆，二便不通，导气清利汤。痰隔中焦，气聚上焦不下，二陈见痰加木通，先服后吐。烧皂角灰为末，粥清调服。皂角去皮弦、琥珀各一钱，麝少许，神曲为丸，作二次服，用升提分利药送下之，立通。少顷未通，探吐之，无不通者。

小便不通

点滴不出，小腹胀痛，由气道闭塞六淫七情，痰湿血食，内外诸邪，皆能闭气。气分上中下三焦。上焦之气肺主之，肺热则气不下行，治宜清降。中焦之气脾胃主之，湿盛或热盛，而气滞不行，须治湿热。若气虚而下陷不运，须升清以降浊。下焦之气肝肾主之，肾移热于膀胱，无阴则阳无以化，须纯阴之剂，滋

[1] 隐：乾隆本作“横”，可参。
[2] 也：乾隆本无此字。
[3] 姜：原作“羌”，据乾隆本改。
[4] 塞：乾隆本作“滞”，可参。
[5] 散：原作“哉”，据乾隆本改。
[6] 见虚损：乾隆本无此三字，可参。
[7] 药：原无，据乾隆本补。
[8] 以：乾隆本无此字，可参。
[9] 之：乾隆本无此字，可参。

肾丸。肝脉过阴器，肝火郁不伸，则癃闭，肝火疏泄，则为遗溺，治取肝经俞穴。又下焦脉在膀胱经前，胆经后，出于腘❶中外廉，曰委阳，膀胱经络也。下焦火盛则癃闭，虚则遗溺。又督脉，女子入系廷孔，男子循茎下至篡，其病癃闭遗溺，治取督脉俞穴不取膀胱俞穴者，以膀胱但藏溺，其出溺皆从三焦督脉及肝也。丹溪云：肺热不生水，清金，乃隔二之治也。脾湿不运，清不升，浊不降，故肺气壅闭不下行，燥湿健脾，乃隔三之治也。若不关脾肺，但膀胱有热，直泻膀胱，乃正治也。东垣分在气在血，以渴不渴为辨。渴者热在肺，属气分，用淡渗之药，茯苓、猪❷苓、泽泻、琥珀、灯心、通草、车前、瞿麦、萹蓄等气薄之品，气薄为阳中之阴，从阳而下降者也。不渴者热在下焦，属血分，须用纯阴之剂，无阴则阳无以化，黄连、黄柏、知母、滑石之类淡渗之品，乃阳中之阴，非阴中之阴，勿用。热实者，八正散见淋加木香。腹痛不可忍，木通汤。上喘，红秫散。肾虚寒，气不化者，甚而转筋，不救，肾气丸见虚损。此为下元冷秘，常有用桂附乃通者。气虚不化，而不急满，惟倦怠懒言，春泽汤见伤湿。津液藏于膀胱，气化乃能出，故用沉香、橘红之属。或用吐法，以提其气，气升则水自降，如滴水之器，上窍开，下窍乃通也气虚而不升化，用参、芪等药，先服后吐之；痰多闭气，用二陈，先服后吐之，更推类，以尽其余。或由大便不通，而小便渐闭者，通大便则小便自行。瘀血闭气者，宜多用牛膝，实者桃仁煎、代抵当丸见血、牛膝膏见淋。渴而腹冷，水气也水蓄腹中故冷，停蓄不运，清气不升，津液不生，故渴。不降，故小便闭，瓜蒌瞿麦丸主之，便利腹温为度。小便不通，及转胞危急，诸药不效，用猪尿脬一个，底头穿一小孔，贯一通透翎筒❸，线扎紧，翎筒口塞以蜡，从脬口吹气，满七分，线扎紧，再用手捻紧翎筒根，令不泄气，乃去筒口之蜡，将筒口插入茎物窍内，放手放开捻筒根之手也，却捻猪脬，使气透入膀胱，小便即出。小便不通，呕逆，饮食不得入，名关格。若头汗出者阳脱死，脉细涩者知阴亦竭亦死。葱白一斤，碎切，入麝香五分，拌匀，分二包，先用一包置脐上，以炭❹火熨斗熨之，半炷香久，换一包，以熨斗盛冷水熨之，互相换熨，以通为度。或以木通、老葱煎汤服，顷时探吐，再服再吐，以通为度。或身无汗，以葱汤入木桶内，令病者坐杌❺上，没脐为度，匝腰系裙以覆之，少时汗出尿亦出，即于桶中溺之，勿出桶，恐气收而尿又回也。孕妇胎满，逼压尿脬，胞转翻倾侧，胞系了戾，不得小便，名转胞。须举其胎，令稳婆香油抹手，入产户托起其胎，溺出如注。次以人参、白术、陈皮、升麻，加入四物见血内煎服，顷时以指探吐，如此三四次，则胎举矣。一法令孕妇卧榻上，连榻倒竖起，尿自出，胜手托。男子亦有转胞。妇人转胞，不必尽由胎压，多因尿急脬胀。而骤马驰车，飞跑疾走，致脬撷翻，或水溢中焦，食满肠胃，下压膀胱，无处退避，以致闪侧翻转热攻气迫者可推，并须吐法。滑石散。《金匮》，妇人病，饮食如故病不在胃，烦热不得卧，倚息喘也，不下通则上干，故烦喘不得卧，阳被迫浮越，故热，此转胞不得溺也此由虚寒，

❶ 于腘：原作“一㮚”，据乾隆本改。
❷ 猪：原作“茱”，据乾隆本改。
❸ 筒：原作“管”，据乾隆本改。
❹ 炭：原作“红”，据乾隆本改。
❺ 杌（wù）：小凳，杌子。

气不化，溺急胞胀，重坠翻转，肾气丸即八味丸，见虚损。

淋

一滴不出名闭，即小便不通。点滴而出名癃，即淋。二证皆由气闭涩，其理已见上篇。淋证大概肾虚膀胱热五脏六腑所受内外诸邪热，皆得入膀胱。肾虚则火动，常欲泄而不能藏火动欲泄则属之肝，故上篇言肝火疏泄为癃，故数。膀胱热则水道枯涩，故渗出涩滞，数而且涩，茎中痛，淋沥不宣，故谓之淋肾虚膀胱热，则水液少。子和治一人，令顿食咸鱼，少顷大渴，令恣意饮水，然后以药治之，立通。曰：淋者无水，故涩也。脉实大，宜分理。脉虚细涩，精血败坏，难治。治法：行滞气，解邪热，通水道，其大纲又在平心火。此证最忌发汗淋证属热耗津液，发汗则愈涸，无水可出则动血矣，汗之则尿血，《准绳》谓暑月多此证，以汗多，小便常赤涩也，治用五苓散见伤湿，敛其外发之汗意谓内有白术、桂枝能敛汗也，恐未必。不如去桂，合生脉散佳，使液聚于内，又从而导下之。然有虚劳汗出而赤涩者，乃津液枯燥，又不宜渗利矣，敛汗清热滋液可也。失血亡精者，同此论之。淋证茎中必痛，若先痛后痒，则火退矣，或者实证转虚。

气淋。初起为气淋，以气滞而涩痛也，白茯苓、甘草梢、白芷、山栀、木通、猪苓、泽泻、车前、地肤子、葱白。生料五苓散见伤湿加阿胶，或五苓、益元见伤暑各半服。火府丹佐以导赤散见发热、石韦散。或四苓见伤湿加木通、滑石、瞿麦、灯心。肺热，清肃之气不下降，加味八正散。气虚，八物汤见虚损加杜牛膝、黄芩。

膏淋。久为膏淋及砂石淋。膏淋湿热伤气分，水液混浊如膏，如涕，如米泔。实热八正散加苍术，虚热鹿角霜丸。精尿俱出精塞尿道，欲出不能而痛，海金砂散、菟丝子丸、鹿茸丸见血、土牛膝、地肤叶汁、白茯苓、泽泻、山栀、甘草梢、琥珀、郁金、萆薢。

砂淋。尿为热所煎熬成沙石，如煮海水成盐。八正散、神效琥珀散、如圣散、石燕丸、独圣散。石首鱼脑中石十个煆，滑石二钱，琥珀三分，为细末，每服一钱，木通汤下。蝼蛄七个，盐一两，新瓦上铺盖，焙干为细末，每服一钱，温酒下。冬葵子、滑石、瞿麦、琥珀、土牛膝、车前、泽泻、山栀、地肤叶汁。必断盐乃效，一则淡食能渗利，一则无盐不作石也。

血淋。热伤血分，茎中必痛不痛为尿血，见血门，归尾、土牛膝、赤芍、玄胡、车前、泽泻、郁金、山栀、刘寄奴主之。血瘀则小腹硬痛，加红花、五灵脂。血热则色鲜红，脉数有力，加生地。血虚，六味见虚损加车前、牛膝。血冷则色黯，面枯，尺脉沉迟，肾气丸见劳损。死血，牛膝膏。牛膝根茎叶酒煮服，治小便不利，茎中痛欲死，及妇人血结坚痛，如神。但虚人不宜用，当同补药用之，免损胃。侧柏叶、生藕节、车前草等份，捣汁调益元散见伤暑、发灰散、小蓟子饮并见血、立效散、瞿麦散。

痰淋。痰郁气成热所致，七气汤见气、青州白丸子见中风。

劳淋。劳则动火，热流膀胱所致。脾劳劳倦所伤，补中益气见气合五苓见伤湿。肾劳色伤，阳虚肾气汤，阴虚知柏地黄汤并见虚损。心劳思虑所伤，清心莲子饮见赤白浊。

热淋。火府丹、益元散见伤暑、导赤

散见发热、五淋散、榆白皮散。

冷淋。由冷气客于下焦，满于脬中，水道为寒所凝，不得宣通，故先寒战，而后便数成淋邪正相争，正气怯邪气之冷，故寒战。又为冷气相激，则郁热而成淋，进冷剂愈甚者是也。宜地髓汤下八味丸见虚损，或用生料鹿茸丸见血、肉苁蓉丸、泽泻散、沉香散。若下元虚冷，水寒冰凝，小便不通，或淋沥，症见转筋[1]，喘急欲死，不问男女胎产，急用八味丸料煎服，缓则不救。盖寒得热则流通，非附、桂何能直达膀胱，使雪消春水来耶。

又有似淋非淋者。老人阴萎而思色，则精不出而内败火虽动而气已衰，不能送精出外[2]也，小便涩如淋败精流入茎窍，二便牵痛精伤血枯燥，故大便亦痛，愈痛则愈便，愈便则愈痛精伤血败，气亦下陷，大便红白似痢，小便白浊如淋，因其痛而欲便以求通，因便多而气愈坠，故痛更甚，大菟丝子丸见咳嗽、鹿茸丸见血、肾气丸见虚损。

又有胞痹一证。小腹按之痛水闭故按之痛，若沃以汤水闭气蒸成热，小便不利，上为清涕，由风寒湿三气客于胞中，痹而不通，故气不化。风寒由足太阳入，太阳经络脑下鼻，故流清涕。治以肾着汤见伤湿、茯苓丸见小便不禁、巴戟丸。此本痹证而兼淋者也。

小便数

频数无度，似淋而茎中不痛，故另分一类[3]数而少且涩，则似淋，以不痛故异。多且不涩，又似不禁，然可忍为异。证由肾虚有火，火动欲出，水不得藏肾虚六味丸，有火五苓散，数而少者，茯[4]苓[5]琥珀汤利之，免致涩痛成淋。数而多者，薯蓣、莲肉、益智仁之属收之。然此证固属有火，亦有下元虚冷，肾不摄水者，菟丝子丸、八味丸见虚损、鹿茸丸见血。中气不足，数而多，补中益气汤见气。夜多小便，益智仁二十个为末，盐五分，水一碗煎，临卧温服，或苁蓉丸。小便毕，少顷，谓已尽，忽再出些少，或尿后又急者，多由忍尿行房所致忍尿则水不下行，行房则火炎，气升而不降，水不下而气不降，后虽便亦不畅，其去未尽，故情[6]状如此，宜生料五苓散见伤湿加阿胶，吞加减八味丸见虚损。心移热于小肠，致小便数大喜动心火多有之，分清散见赤白浊、四七汤见气，仍以辰[7]砂妙香散见心痛煎吞小菟丝子丸见赤白浊。大便硬，小便数者，名脾约，麻仁丸见大便不通。说详《伤寒·阳明篇》。天暖衣厚，则气上升而外泄，故多汗。天寒衣薄，则气内敛而下降，故多尿，不在病论。

遗尿、小便不禁

不知而出为遗，知而不能忍为不禁，比小便数为甚，故另为一类[8]。多由肺肾虚寒，气不能摄，补中益气汤见气送肾气丸见虚损。大抵上虚补气，下虚固脱。睡着遗尿，大菟丝子丸见咳嗽，猪脬炙碎煎汤下。韭子丸、六味丸见虚损去泽泻，加故纸四两，益智仁、人参各三两、肉桂一两。老人尿不节，山茱萸一味最妙。产后不禁，血气兼虚，八珍汤见虚损。以

---

[1] 转筋：原作“筋转”，据乾隆本改。
[2] 出外：乾隆本作“使出”，可参。
[3] 类：乾隆本作“篇”，可参。
[4] 茯：原作“伏”，据乾隆本改。
[5] 苓：原作“苔”，据乾隆本改。
[6] 情：原作“清”，据乾隆本改。
[7] 辰：原作“长”，据乾隆本改。
[8] 类：乾隆本作“篇”，可参。

上皆言[1]虚寒之证，亦有热甚神昏，尿出不知者，即《伤寒论》所谓直视失溲也，此为死证。热甚，阳[2]邪盛也；失溲，阴失守也，故死。河间谓：热甚客于肾部，干于肝经，廷孔郁结之极，气血不能宣通，神无所用，故遗尿不禁肝主疏泄，郁极则泄愈甚。后人又推广之，谓各脏腑之热，皆能令小便不禁，皆热证也。实热者，神芎导水丸见肿胀，每服百丸，空心白汤下，一服利，即止后服。

薛立斋治因劳发热作渴，小便自遗肝火疏泄，或时闭涩肝血虚故涩，气郁故闭也，作肝火血虚，阴挺不能约制，午前服补中益气汤见气。升散其郁。加山茱、山药。午后服六味丸见虚损。滋阴养血。月余悉退，此虚热也。有洗手足，尿即急，不能忍者，岂房劳伤肾，尿为火持不下，得水则阳得阴化，故尿出乎？又岂肾冷不摄，得水则益其冷，而即出乎？然阴性迟，火性急，似当以前说为是大抵内水与外水相感应之理。

小便黄赤

小便白则无火，是黄赤乃有火也，黄柏、知母主之。然有实火虚火之分。如天热多汗，或阴分枯涸，则小便短少，短少则必黄，此为虚火，不得专用寒凉。

交　肠

大小便易位而出也粪出前窍，尿出后窍，乃脏气乖乱所致。或因醉饱，或因大怒，气乱于中，肠胃失职，不循输化之常道故也。法当宣吐以开提其气如走错路者，仍令回至原处，则不再误也，使阑门清利，得复司泌别之职，则愈矣。吐后宜五苓散见伤湿、木香调气散见[3]中气各一钱，加阿胶末一钱，汤调服。或研黄连阿胶丸为末，加木香少许，汤送下。此皆除湿热之剂。盖气乱由于郁不郁则顺道而行，何乱之有？惟郁极暴伸，势必肆行横决，不循常道，气郁则为湿热也。嗜酒者血必瘀，湿热所伤也，四物见血加海金砂、木香、槟榔、木通、桃仁。姜宜人二便俱从前阴出，以为交肠，用五苓。喻嘉言曰：非也。交肠乃暴病，骤然而气乱于中。此证乃久病，以渐而血枯于内，先由脾不摄血，下行有若崩漏，胞门子户之血渐亡，转吸大肠之血亦尽，又转吸胃中之血亦尽，下脱之血始无源而止。血尽则气孤而无偶，为拳为块，奔迫散乱，水谷舍故趋新，水道辟为谷道，江汉两渠，并归一道[4]，与交肠易位而出不同，安可用五苓再劫其阴。其说甚辨，录之。夏子益奇疾方，治妇人因产病交肠，用旧幞头，烧灰酒服，仍间服五苓散分利之。如无幞头，旧纱帽可代，以受头气日久，取阳气上冲之义即用吐升提意，故又治血崩，取漆能行败血也。

关　格

关格之说不一，而各有理。经谓：寸口即手寸关尺之总名主中寸口本肺脉，属脏，以候内，人迎在结喉旁，乃胃脉，属腑，以候外主外，两者相应，大小齐等。春夏人迎微大，秋冬寸口微大，曰平人说见四诊。人迎一盛大于气口一倍也。下仿此，病在足少阳，一盛而躁，病在手少阳。二盛，病在足太阳，二盛而躁，病在手太

---

[1] 言：原作"虚"，据乾隆本改。
[2] 阳：原作"寒"，据乾隆本改。
[3] 见：原作"是"，据乾隆本改。
[4] 道：乾隆本作"路"，可参。

阳。三盛，病在足阳明，三盛而躁，病在手阳明。四盛，且大且数数即躁也，名曰溢阳阳盛而溢，为外格拒饮食不得入。寸口脉一盛，病在足厥阴，一盛而躁，病在手厥阴。二盛，病在足少阴，二盛而躁，病在手少阴。三盛，病在足太阴，三盛而躁，病在手太阴。四盛，且大且数，名曰溢阴，为内关溲溺不通，皆死不治。人迎、寸口俱盛四倍以上，命曰关格，与之短期按此皆以躁数为言，是主热立论，乃举隅之词。观其又一条云：必审按寒热，以验脏腑之病，可知此证有寒有热矣。又谓五脏不和，则七窍耳目口鼻不通气不通也，六腑不和，则留结为痈。故邪在腑，则阳脉不和，不和则气留而阳盛矣。气大[1]盛，则阴脉不利此二句，当依《难经》云：邪在脏，则阴脉不利，接下不利则血留而阴盛，与上文邪在腑对讲。今云阳太盛则阴不利者，以见阴阳相关，彼此脉络传注之理，古人文字往往如此，不利则血留而阴气盛矣。阴气大[2]盛，阳气不能荣也血气[3]相和则荣茂，今血不行，而邪聚于阴经，则阳气不能与通，故曰关阳言闭关不使阳入也。阳气太盛，则阴气不能荣也，故曰格阴拒格其阴不得入也。阴阳俱盛，不得相荣，故曰关格，不得尽期而死。按经言阴阳之邪，偏盛或俱盛，则其经脉不和，而见于人迎、寸口如此。后世独诊寸口，故秦越人以上鱼为溢阳被阴格，脉从寸溢上鱼际也，为外关内格外阳为内阴所拒格，不得下通，如被关闭然；入尺为覆阴被阳格，脉从尺覆，向臂上。覆，退却之义，为内关外格阴被格不上通，如被关闭也。仲景则谓，寸口脉浮而大，浮为虚正气内虚，故外浮越，大为实邪气实也。在尺为关，在寸为格，关则不得小便，格则吐逆此与越人同意。越人以脉之长而有余言，仲景以脉之大而有余言，皆邪盛也。又谓下微本大者下谓沉分，本谓尺言。沉分脉微小，惟尺略大也，则为关格不通，不得尿沉而微小，阴虚，尺大寒邪盛。虚寒[4]无阳则不化，故小便不能出，不言格食者，省文也，头无汗者可治，有汗者死阳脱也。又谓趺阳脉伏而涩伏则气不[5]行，涩则血[6]不化[7]，无[8]以出纳[9]施[10]化，伏则吐逆，水谷不化，涩则食不得入血枯[11]，胃腕稿[12]也，名曰关格不言小便不通，亦省文也。上二条以尺、寸言，此以趺阳言也。详此后贤[13]所论[14]，各有其理，亦推广《内经》未尽之意也。又云岐子云[15]，关格者[16]阴阳易位，盖阳上阴下，定位也。今寒反在胸中，舌有白苔，而水浆不下，热在丹田，而小便不通，曰[17]关格。上寒治以热，下热治以寒。若兼有寒热，分主客治之，治主宜缓，治客宜急，此亦一说也。由此论之，则夫阳极于上，阴极于下，痞隔不交者，当通其阴阳，转否为泰，可知矣。又张景岳谓：《内经》谓人迎盛四倍以上，为有阳无阴；寸口盛四倍以上，为有阴无阳；二者俱盛四倍以上，为阳极于上，下焦无阳，阴极于下，上焦无阴，阴阳离绝。多由酒色伤其精气，以致阳飞于上，阴走于下，脉浮豁无根，散大躁动如此，为欲

---

❶ 大：乾隆本作“太”。
❷ 大：乾隆本作“太”。
❸ 血气：乾隆本作“气血”，可参。
❹ 虚寒：原作“寒虚”，据乾隆本改。
❺ 气不：原无，据乾隆本补入。
❻ 血：原无，据乾隆本补入。
❼ 化：乾隆本作“流”，可参。
❽ 无：此字原无，据乾隆本补入。
❾ 纳：原作“为”，据乾隆本改。
❿ 施：原无，据乾隆本补入。
⓫ 血枯：原无，据乾隆本补入。
⓬ 腕稿：原无，据乾隆本补入。“腕”疑当作“脘”，“稿”疑当作“槁”。
⓭ 后贤：乾隆本作“二家”，可参。
⓮ 论：乾隆本作“云”，可参。
⓯ 云：乾隆本作“谓”，可参。
⓰ 者：乾隆本作“为”，可参。
⓱ 曰：原作“治”，据乾隆本改。

脱危候。凡见六脉如弦如革，洪大异常，而且躁数，脉动则身亦动，乳下之虚里及脐旁，皆有动气，舂舂筑筑，与脉相应。上气微喘，动作则甚，肢体无力，谓为虚损，则本无咳嗽失血等症，谓为痰火，则又无实邪发热等症，此真阴败竭，元海无根，最危之候也。彼不纳食，不得小便，自有本证，与关格何涉哉？其说虽与前人异，然理甚精按诸家皆就吐食不溺之证言，而无一定之脉，景岳则指定大数之脉言，而无吐食不溺之症，各如其说，施治可也。

头痛

头为清阳之分，外而六淫之邪相侵，内而脏[1]腑经脉之邪气上[2]逆，皆能乱其清气，相搏击致痛。须分内外虚[3]实。实者，其人血气本不虚，为外邪所犯，或蔽覆其清明，或壅塞其经络，或内之实火上[4]炎，因而血瘀涎滞，不得通行而痛，其痛必甚，此为实。虚者，其人气血本虚，为外邪所犯，或内之浊阴上干，虽亦血瘀涎滞，不能通行，而搏击无力，其痛不甚，此为虚《准绳》谓真气虚寒，遇外之寒湿所侵，血涩脉寒，卷缩紧急，引其小络而痛，得暖则痛止。实者，邪气实而正气不虚，可任攻。虚者，正气自虚，而邪气自实，补正仍须治邪。若邪亦不实，但补正则邪自退。六淫外邪，惟风寒湿三者，最能郁遏阳气。火暑燥三者皆属热，受其热则汗泄，非有风寒湿袭之，不为患也。然热甚亦气壅脉满，而为痛矣。内邪不一，皆统于风风即气之飘飏上升者，以高巅之上，惟风可到也。故不论内外邪，汤剂中必加风药以上引之。风药，味之薄者，阴中之阳，自地升天者也，升麻、薄荷之类。痛如破，不能忍，蔓荆子。风在太阳，巅顶连颈强痛，脉浮紧，君羌活，加姜[5]、葱葱白宜连须用。风在少阳，头角痛，口苦，脉弦细，君柴胡，加姜[6]、葱。风在阳明，额痛连目，脉浮长，君白芷，加姜[7]、葱。少阴、太阴，脉至胸颈而还，故无头痛。惟厥阴脉会巅顶，故巅痛，君藁[8]本，如脉沉足冷，干呕吐沫，加吴茱萸、附子。用风药者，由风木虚，不能升散，土寡于畏，得以壅塞而痛犹言少阳清[9]气不升[10]，脾湿上壅不降耳。故用风药以散之。若疏散太过，服风药反甚发散太过，清阳之气愈虚，浊阴终不降，且表虚易招外侮，宜补气实表，顺气和中汤。凡外感头痛，详《伤寒论》。头痛久不愈者，名头风。头风，头面多汗，恶风，时止时发，先风一日则痛甚，至风日则少愈清阳之气被郁，故喜通而恶塞。风者，天气之通者也。先郁后通，先风一日，正郁极欲通之候也，欲通不通，故扰动而痛甚。至风日则天气通，而人气应之亦通，故少愈也。由内有郁热，或痰火，毛窍常疏，风易入，外寒束内热，闭逆为痛。医用辛温之药散其标寒，虽暂效，以热济热，病益深。宜泻火凉血，佐以辛散，南星、苍耳子、石菖蒲、天麻最当。头风久不愈，恐损目[11]邪害空窍，清空膏主之。有痰加半夏，诸般头痛并治。惟血虚头痛详下不宜，正巅顶痛者亦勿用。内伤头痛，气虚者，耳鸣目眩清气

---

[1] 脏：原作“外”，据乾隆本改。
[2] 上：原作“土”，据乾隆本改。
[3] 虚：原作“处”，据乾隆本改。
[4] 上：原作“止”，据乾隆本改。
[5] 姜：原作“羌”，据乾隆本改。
[6] 姜：原作“羌”，据乾隆本改。
[7] 姜：原作“羌”，据乾隆本改。
[8] 藁：原作“膏”，据乾隆本改。
[9] 清：原作“升”，据乾隆本改。
[10] 升：原作“清”，据乾隆本改。
[11] 目：原作“且”，据乾隆本改。

不升，阴火上冲，九窍不利气不能达于九窍也，自觉空虚，恶劳动，动则痛更甚，脉虚大，必包裹其头乃少宁，四君子汤见气加风药。血虚头痛，鱼尾眉尖后，近发际终日星星如细筋抽引，痛不甚，脉芤或数，善惊惕，当归、川芎、连翘、熟地各二钱，水煎，泡薄荷末二钱、鼻吸其气，候温服，安卧效。或四物汤见血加风药。气血俱虚者，调中益气汤见劳倦加川芎、蔓荆子、细辛，神效。阴虚发热，两太阳穴作痛，此相火自下冲上，六味丸见虚损。产后血瘀头痛，膈热上干也。热厥头痛，虽严寒犹喜风寒，在暖处或见烟火尤❶甚，宜清上泻火汤，后用补气汤。头目赤肿，胸膈烦闷，大便微秘，身半以下寒，足胻尤甚此条详寒热篇上热下寒条，既济解毒汤见寒热。痰厥头痛，晕眩烦乱，恶心欲吐，半夏白术天麻汤见眩晕。虚风内作，非天麻不治，痰非半夏不除，黄芪实表止自汗，人参补气，二术、泽泻、茯苓除湿，橘皮调中升阳，炒曲麦芽消食荡胃，干姜❷除寒，黄柏酒炒治伏火发躁。湿热作痛，必昏重欲吐，兼眉棱骨痛，二陈见痰加风药。伤食头痛，胸膈痞塞，咽酸，噫败卵臭，恶食，治中汤加砂仁一钱，或红丸子，或平胃散并见伤饮食加枳实。伤酒头痛，恶心，昏冒眩晕，葛花解酲汤见伤饮食。头痛巅疾，下虚上实也寒湿上干。过在足少阴太阳，甚则入肾，寒湿自经而入脏也。肾主骨髓，髓通脑，寒入骨髓，逆上至脑，阻碍清阳，故脑痛连齿，齿亦骨之余也此几几乎真头痛矣。湿热上干者，必以苦吐之，轻者透顶散，搐鼻取涎。头重如裹，由湿气在头，头者轻清象天，清故轻也。湿者地之浊气，浊故重也。外湿蒙蔽故如裹，宜微汗，勿大汗，恐汗去湿留，红豆搐鼻散。外有嗅毒头痛，吃炒香附一味愈。真头痛，手足寒至节，全脑连齿皆痛，旦发夕死，不治。与黑锡丹见呃逆，灸百会，猛进参、沉❸、乌、附或可生，然天柱折者必死真头痛与真心痛皆寒证，阴灭阳也。

偏头痛。旧分右属热与痰热用黄芩，痰用半夏、苍术，以阳明胃府居右，多热多痰也。分左属风属血虚，以肝木主风居左，又左属血也风用荆芥、薄荷，血虚用川芎、当归、菊花。然不必泥定。生萝卜汁，仰卧注鼻中，左痛注右左痛则左壅塞，虽注之亦不通，右通故可注，从右透左，则并通矣，右痛注左。荜茇散热、猪胆清热搐鼻。川芎散、细辛散。川芎、柴胡为主，佐以蔓荆子、苍耳叶、升麻、甘草、葱、姜❹。大便秘，大黄下之。外用蓖麻子五钱，大枣十五枚捣成泥，涂绵纸上，箸卷成筒，去箸，纳鼻中，良久下涕，痛止。又石膏二钱，牛蒡子二钱，为末酒下，饮大醉立愈。

雷头风。头痛而起核块，或头中如雷鸣风动作声，如籁之发，清震汤。或不省人事，地肤子、生姜❺捣烂，热酒冲服，取汗愈。子和用茶调散见伤饮食吐之，后用神芎丸见肿胀下之，再服乌荆丸见血，及愈风饼子之类。弱者用凉膈散见发热，消风散热。痰热生风作响，半夏牙皂、姜❻汁煮过，一两、大黄酒浸透，湿纸包煨，如是者三次，二两、白僵❼蚕、连翘、橘红、桔梗、天麻各五钱、片芩酒炒，七钱、薄荷叶三钱、白芷、青礞石、粉草

---

❶ 尤：乾隆本作“则”，可参。
❷ 姜：原作“羌”，据乾隆本改。
❸ 沉：原作“况”，据乾隆本改。千顷堂本作“术”。
❹ 姜：原作“羌”，据乾隆本改。
❺ 姜：原作“羌”，据乾隆本改。
❻ 姜：原作“羌”，据乾隆本改。
❼ 白僵：原作“日羌”，据乾隆本改。

各一钱，为末，水浸蒸饼丸，绿豆大，临卧茶吞二钱，以痰利为度，后服清痰降火之药。气挟肝火作响，加味逍遥见郁最当。亦有如虫响者，名天白蚁，茶子为细末吹鼻。

大[1]头痛。头肿如斗，俗云大头瘟，天行疫气所发。头面赤肿，或发疙瘩。先发鼻额属阳明，先发耳前后属少阳，先发脑后及顶[2]属太阳。若三阳俱受邪，则各处并发，治戒急下恐遗高分之邪。当先缓后急，退热芩、连等、消毒连翘、鼠粘子、板蓝根之类，缓缓治之细口呷，或食后服，或酒炒使上升不速下，皆缓之义。候大便热结，上焦之邪热皆降聚于中州，乃下之，三承气见大便不通选用。此毒若结块不散，必成脓，外用柏叶和蚯蚓粪泥捣敷。或井底泥调大黄、芒硝末亦可。赤肿结核，铧[3]针出血愈。头摇[4]掉眩属风热，风火主动也，羌活、川芎、白芷、藁本、苍术、细辛、甘草、天麻。若因肝肾二经血亏，致火炎生风，须养血。又凡人内有痛则头摇，心绝则头摇，状如烟煤，直视者死。痉病亦头摇。

头风屑。罗谦甫谓肝风盛，金来克之，使头有雪皮难解。大抵风热上蒸，其液干，则化为白屑耳。大便实，泻青丸见中风，虚者人参消风散。

眉棱骨痛。或外邪郁成风热，上攻于脑，从目系过眉骨，下注于目目系上属于脑，过眉骨也。或内之风热湿痰上攻，选奇汤主之风热者，清上散痰，二陈加酒芩、白芷。风寒羌乌散。肝虚者，才见光明，眼眶骨痛，生熟地黄丸肝血虚火旺也。肝经停饮，发则眉骨痛，眼不可开，昼静夜剧湿为阴邪，故夜病甚，导痰汤[5]见痰，或小芎辛汤加半夏、橘红、南星、茯苓。

眩　晕

眩，惑乱也，从目从玄。玄，黑暗也，谓眼见黑暗也虚人久蹲陡起，眼多黑暗是也。晕与运同，旋转也，所见之物皆旋转如飞，世谓之头旋是也。此风火上冲使然。经以掉眩属风木，风即火气之飘忽者，风从火生，火借风煽，观焰得风而旋转，可见矣外风、内风、热风、冷风，皆能煽火。经言：五脏六腑之精气，皆上注于目，然则目之能视者，乃脏腑之精气灵明为之也。此上注之精气，必安静不摇，而后烛物有定，若为风火所煽而旋转，则所见之物亦旋转矣。此乃目之精气为病，非目睛之转动也。然经谓：目系属于脑，出项中，邪邪指风邪言中项入深，随目系入脑则脑转，脑转则引目系急，目系急则目转眩。赵以德谓：顺静宁谧者水之化，动扰挠乱者火之用。头以脑为主，脑者髓之海，目之瞳子亦肾之精，二者皆属肾水，喜宁静而恶动扰。宁静则清明内持，动扰则散乱昏惑，故目眩脑转云云。则风火煽动，固有脑转系急，而目转眩者乎。六淫七情，饮食痰水诸邪，皆能动火生风，风火盛极即然，虽壮实人亦有之，不必虚弱也，但虚者多耳。昧者定归之虚，试观醉人眼花，与虚何涉哉？刘宗厚以为上实，经以为上虚，非相悖也。盖虚者血与气也，实者风火与痰涎也，正自虚而邪自实也。痰涎随风火上壅，浊阴干于清阳

[1] 大：原作“太”，据乾隆本改。
[2] 顶：乾隆本作“项”，可参。
[3] 铧：原作“排”，据乾隆本改。
[4] 摇：原作“眩”，据乾隆本改。
[5] 汤：此下原衍一“痰”字，据乾隆本删。

也，故头风眩晕者多痰涎。丹溪谓无痰不作眩，必搐去而后愈。

治法

气虚者，补中益气汤见气。血虚者，补肝养荣汤，或四物汤见血加荆芥穗。肾阳虚，八味丸见虚损或黑锡丹见呃逆。肾[1]阴虚，六味丸见虚损。中脘伏痰呕逆，旋覆花汤。痰闭不出者吐之，独圣散见伤饮食。吐讫，可用清上辛凉之药，防风通圣散见中风加半夏等。青黛散，搐鼻取涎，神效。痰涎盛，而大小便结，利下之。但见有吐涎者，知其有痰，半夏、橘红、旋覆等。风痰，南星、僵[2]蚕。因停水眩晕者，详水肿门。因湿者，头重不起，虚人更甚，五苓散见伤湿、除湿汤见中湿。因热者，烦渴，栀子、黄连、甘菊。实者，大黄酒炒三次，为末，茶调，每一二钱。因气郁者，则志气不舒，逍遥散见郁加薄荷、菊花。虚寒者，宜三五七散，或芎附汤见血。生料正元饮加鹿茸一钱，下灵砂丹见呕吐。或正元饮加炒川椒十五粒，下茸珠丸。不效，则独用鹿茸一味，每服五钱，无灰酒煎，入麝香少许服缘鹿茸生于头，故治头眩也。泻多脱阴，虚阳上浮，时时眩晕，或视物不见者危。眩晕非天麻不治，不可缺。

项强痛

多由风寒邪客三阳，亦有痰滞湿停，血虚闪挫，久坐失枕所致。感冒风寒者，驱邪汤。痰盛者，消风豁痰汤。湿盛者，加味胜湿汤。血虚火盛筋燥者项强急，动则微痛，左为甚[3]，眩而晕[4]，疏风滋血汤。闪挫，久坐，失枕，而致项强，不可转移，多由肾虚不能生肝，肝血虚，无以养筋，六味丸见虚损常服更妙[5]。

胸　痛缺盆下曰胸。当与痞满门胸痹条参看

五脏及胆、心包络七经筋脉，俱至胸，是诸经之邪，皆得为胸痛。而胸者，肺之部分，则其痛尤多属肺可知。乃医书多以肝病为言，此举隅之论耳，勿泥。须知胸为清阳之分，其病也，气滞为多实亦滞，虚亦滞。气滞则痰饮亦停，宜行气除饮，此治在肺分。肺主气，宜下降，不宜上壅者也至气有余为火而属心，痰本于湿而属脾，其义可兼举矣。若乃肝气实而上冲，因载血以上，或肝虚而清阳不升，浊阴不降，此则病在肝胆，痛必连胁矣至肝火之上炎。由肾水之竭，肝气之虚寒，由肾火之衰，亦可推。治法于上下篇参之。经云：春脉如弦，其气不实而微，此谓不及，令人胸痛引背，两胁胀满，此肝虚也，补肝汤见胁痛。《金匮》肝中寒者此下有两臂不举，舌本燥七字，《医宗金鉴》谓是衍文，删之，善太息，胸中痛，不得转侧则胁亦痛可知，食则吐肝性条达，为寒所郁不得伸，故太息以舒之。食则吐者，气上逆也，而汗出也。又云肝着气着滞不行也，常欲蹈其胸蹈者，按摩之谓[6]，先未苦时，但欲饮热寒则塞[7]滞，热则流通，故[8]喜饮热，旋覆花汤主之方用旋覆花三两，葱十四茎，新绛少许，水三升，煮一升，顿服。《金鉴》谓与证不合，疑误。愚谓此乃停饮，而阳气不宣，故用此逐饮通阳[9]，加绛以和血

---

[1] 肾：此字上原衍一“逆”字，据乾隆本删。
[2] 僵：原作“羌”，据乾隆本改。
[3] 甚：原无，据乾隆本补入。
[4] 眩而晕：乾隆本作“脉弦而涩”，可参。

[5] 更妙：乾隆本无此二字。
[6] 谓：乾隆本作“意”，可参。
[7] 塞：乾隆本作“凝”，可参。
[8] 故：原作“非”，据乾隆本改。
[9] 通阳：原作“阳通”，据乾隆本改。

也。此肝实也。《素问》曰：阳明所谓胸痛短气者，水气在脏腑也。轻者五苓散见伤湿，重者用张子和法取之。木香、郁金二味，气郁痛者倍木香，血郁痛者倍郁金，为末，每服二钱，老酒下，虚者加人参。痰饮痛，轻者小陷胸汤，重者大陷[❶]胸丸治之。若痰唾稠黏者[❷]，则用控涎丹见痰饮甚合[❸]。

心　痛心包络痛，胃脘痛

心为君主，义不受邪。若邪伤其脏而痛者，谓之真心痛。其证卒然大痛，咬牙噤口，舌青气冷，汗出不休，面黑，手足青过节，冷如冰，旦发夕死，夕发旦死，不治。不忍坐视，用猪心煎取汤，入麻黄、肉桂、干姜[❹]、附子服之，以散其寒，或可死中求生。如但见爬床搔席，面无青色，四肢不厥，声尚能出，即非真心痛，乃心包络受邪作痛也。而包络之邪，皆由各脏腑经脉传来。如从胸痛至心，是肺心痛；从胃脘痛至心，是胃心痛；从胁痛至心，是肝心痛；从腰痛至心，是肾心痛，可类推之。盖五脏六腑任督各支脉，皆络于心，其邪气自支脉而乘心者，不易入于心，而但犯其包络也。于是气血为邪所滞，邪正相击，故痛矣。

心包络痛，在胸下髑骬骨处，稍下即为胃脘痛。胃上脘名贲门，在脐上五寸，去髑骬骨三寸，而痛每相连，故世俗总以心痛呼之。且有九种心痛之说，曰：虫、饮、食、风、冷、热、悸、疰、去来痛。丹溪云：心膈痛须分新久，若明知身受寒气，口食寒物，于新得之时，当与温散，或温利之仲景九痛丸，洁古煮黄丸之类。病久则郁蒸成热，若用温散温利，恐助火，须加山栀仁。气郁即痛，不必待成热也。而概以火郁言之者，以气属阳，即属火也[❺]，此义宜知。寒痛，寒气客于肠胃，卒然而痛，二陈见痰饮、草果、干姜[❻]、吴茱萸、扶阳助胃汤、草豆蔻丸之类。热痛，清中汤，黄连、龙胆草之属。痰积痛，星半安中汤，海蛤丸，或吐之。痰痛，湿痰嘈杂不宁，如饥如饱，欲吐，吐即宽，二陈加草蔻、苍术。清痰流饮，漉漉有声，攻走腰肋，胃苓汤见泄泻。寒痰，一月一发，或两发，或二三月一发，发时痛极，闷死，偶怒或劳，乘势涌起，平胃见伤饮食加干姜[❼]、草蔻、枳壳。咳逆上气，痰饮心痛，海蛤粉煅[❽]、瓜蒌实带穣，等份为末，米糊丸。气攻刺作痛，加味七气汤，沉香降气散此及下方并见气，正气天香散但忍气即发者是也。死血作痛，脉必涩，发作时，饮米汤下。或作呃，有时气逆腾，如虫搅，唧唧有声，勿误作虫。壮人用桃仁承气汤见血，弱人用归尾、川芎、丹皮、红花、苏木、玄胡索、桂心、桃仁泥、赤曲、番降香、通草、穿[❾]山甲之属，煎成入童便、韭汁，大剂饮之，或失笑散。虫痛如咬，面有白斑，又面色乍青乍白乍赤，唇红，吐清水，或青黄水，时痛时止，能食，或食即痛，以虫得食而动，故痛也，饱后痛即止。化虫丸见虫、川楝子、苦楝根、使君子、槟榔、黄连、雷丸、乌梅，不可用花椒，太辣，恐大惊跳，治详虫门。食痛，如有物碍，累累

---

❶ 陷：原作“焰”，据乾隆本改。
❷ 者：乾隆本无此字。
❸ 甚合：乾隆本无此二字。
❹ 姜：原作“羌”，据乾隆本改。
❺ 也：乾隆本作“耳”，可参。
❻ 姜：原作“羌”，据乾隆本改。
❼ 姜：原作“羌”，据乾隆本改。
❽ 煅：原作“煆”，据文义改。
❾ 穿：原作“川”，据乾隆本改。

不下，时嗳腐气，略伤食，闷闷作痛，平胃散见伤饮食加枳实、半夏、槟榔。旧有酒食痰积，一遇触犯便痛，夹风寒者，参苏饮见发热加葱姜[1]；夹怒气者，二陈见痰加青皮、山栀、曲蘖、山楂、草果；夹火热者，二陈加枳实、黄连姜[2]汁炒、山栀。脉坚实，不大便，心下满痛，不可按者，实也，大柴胡见疟、三承气见大便不通下之。痛不可按为实，可按为虚，虚者补而行之，或纯补。丹溪治许文懿公食积痰饮，往来如潮，涌上则为心脾痛，降下则为膀痛，以制甘遂末入猪腰内煨食之即张子和煨肾散，方峻，勿轻用。连泄七次，足便能步。然多年郁结，一旦泄之，徒引动其猖獗之势，仍以吐剂达其上[3]焦，连用瓜蒂、藜芦、苦参等。俱吐不透，仍用附子尖三枚，和浆水以蜜饮之，方大吐胶痰一桶。然后治及中下二焦，以朴硝、滑石、黄芩、石膏、连翘等一斤，浓煎冷饮之，四日服四斤，腹微痛，二便秘，脉歇至于卯酉时，乃阳明之应，胃与大肠积滞未尽也。乃作紫雪见遗精论末三日，服至五两，腹稍安。后又小便闭痛，饮以萝卜汁，得吐立通。又小腹满痛，以大黄、牵牛等份，水丸服至三百丸，下如烂鱼肠者二升许，脉不歇。又大便迸[4]痛，与前丸，下秽物如柏[5]油条尺许。自病至安，脉皆平常弦大，次年行倒仓法见积聚全愈此得于张子和，无胆识者敢乎。

腹　痛小腹痛

经脉有正有别，其别分络脏腑部位，邪在正经，则注[6]于别络，而从脏腑所虚之部位而入焉胸为心肺部位，肚腹脾胃[7]部位，肚胁小腹肝胆部位，腰脊肾部位也。邪入则气停液聚，痰血不行，脉络皆满，邪正相搏故痛。六淫七情，饮食劳倦，皆能致之，不独寒也。痛脉多紧急，河间谓急脉固属寒象，然寒脉当短小而迟，若兼洪数，则为热痛之脉。分寒热、虚实、气血、饮食、痰虫施治。寒痛：绵绵无增减，喜热恶寒，口中和，二便清利，脉沉迟，干姜[8]、肉桂、吴萸、草蔻、木香、厚朴、陈皮、香附之属。诸寒痛得热即止者，用熟艾半斤，隔白纸铺腹中，又以憨葱数枝，批作两半片，铺艾上，再用纸盖之，慢火熨斗熨之，冷则易，觉腹中热，腹皮热难当，仍用帛裹紧，将冷乃解。一法用炒盐熨。房事后受寒腹痛，灸神阙、气海等穴，或炒姜[9]、葱熨之，内服理中见中寒、四逆见厥等汤。热痛，时痛时止，口干舌燥，二便结涩，喜冷恶热，脉洪数，白芍、黄芩、黄连、山栀、甘草之属。寒亦有实，热亦有虚，热实者寒药下之三承气等，寒实者热药下之备急丸等。辨虚实法不一，而可按属虚，拒按属实，尤其显著者。治虚分气[10]血，痛时常觉虚豁，似饥非饥，呼吸无力，气虚也，六君子见气加木香。若偎偎[11]作痛，似细筋抽引不宁，又如芒刺牵引，属血虚，四物见血加陈皮、甘草、木香。气滞作痛，则腹胀脉沉，木香顺气散、七气汤见气，此为气实。又饮食、痰湿、死血、虫作痛，皆为实。食痛，欲大便，便后痛减，脉

---

[1] 姜：原作“羌”，据乾隆本改。
[2] 姜：原作“羌”，据乾隆本改。
[3] 上：原作“土”，据乾隆本改。
[4] 迸：原作“併”，据乾隆本改。
[5] 柏：乾隆本作“桕”。
[6] 注：原作“泩”，据乾隆本改。
[7] 胃：原作“肺”，据乾隆本改。
[8] 姜：原作“羌”，据乾隆本改。
[9] 姜：原作“羌”，据乾隆本改。
[10] 气：原作“血”，据乾隆本改。
[11] 偎：原作“作”，据乾隆本改。

沉滑或弦。食得寒则凝，得热则行，平胃散见伤饮食加枳实、草蔻、半夏，保和丸、枳术丸二丸并见伤饮食之属。酒积痛：三棱、蓬术、香附、苍术、陈皮、厚朴[1]、茯苓，木香槟榔丸主之。多年败田螺壳煅[2]存性，加三倍于木香槟榔丸中，更加山栀、茵陈，其效甚速。痰痛：脉必滑，眩运吐涎，或下白积，或小便不利痰碍气道也，或得辛辣热汤则暂止，二陈见痰饮加苍术、香附、抚芎、枳实、姜[3]汁。死血作痛：脉必涩，痛有定处，元胡、归尾、五灵脂、苏木、桃仁、没药、赤芍等。或桃仁承气汤见血，虚者加归、地，蜜丸服，以缓除之。虫痛：心腹懊侬，往来上下，痛有休止，或腹中块起，恶心，吐清水，食厚味或饱即止，面色青白赤不定。蛔虫攻咬，面必黄参看心痛门，鸡汁吞万应丸见虫。雄黄、白矾，饭丸亦可。感湿而痛，小便不利，大便溏泄，脉必细，胃苓汤见泄泻。感暑而痛：吐痢并作，脉必虚豁，十味香薷[4]饮、六和汤并见伤暑。详霍乱门。失笑散见心痛治心腹痛神效。刘寄奴末六钱，玄胡索末四钱，姜[5]汁热酒调服亦佳，皆通理气血之剂也。中脘痛，太阴也，理中见中寒、建中见劳倦之类。脐腹痛，少阴也，四逆见厥、真武之类景东阳谓心脾筋结脐，胃筋脉挟脐，当脐明属脾胃。其肾之筋脉从腰贯脊，并不及脐，当脐痛用肾经药太误。愚谓肾附于脊，正与脐[6]对。又胎胞初结，中起一茎，形如莲蕊[7]，一茎即脐蒂，莲蕊即肾。是脐乃肾之根蒂，而位又正对，则当脐痛，虽与少阴经无涉，而谓与肾脏无关，亦不可也。小腹痛，厥阴也，重则正阳散、回阳丹之类，轻则当归四逆汤见厥之类。小腹痛，因小便不利者，五苓散见伤湿。若小便利者，审是血证，桃仁承气见血之类。若肝气郁痛者，青皮、柴胡之属。亦以可按为虚，拒按为实。气寒血结，威灵散。气滞血凝，当归散。若连阴作痛，按之即止，为肝经血虚，四物见血加牛膝、人参、炙草。又白胶香一味最妙。其有青筋见于小腹及大腹，乃肝火乘脾，小柴胡见寒热合四物，加胆草、山栀。若因睾丸肿疼，牵引而痛，乃疝气病也。霍乱腹痛，必吐痢兼作，亦有不吐痢者，名干霍乱。又肠痈腹痛，小腹痛并小便数，似淋，身甲错，腹皮急，按之软，如肿状，或绕脐生疮，可辨也。又有胞痹一证，小便不利，小腹按之痛，若沃以汤，详痹及淋二门。

腰痛

膀胱脉抵腰，肾脉入腰。又经曰：腰者，肾之府也，转摇不能，肾将惫矣。是腰痛乃肾与膀胱之病也。太阳经虚，则风寒湿诸客邪皆得为患，而肾虚之所患尤多。腰肢痿弱，身[8]体疲倦，脚膝酸软，脉或洪或[9]细，皆无力，痛亦悠悠隐隐不甚，是其候也。分寒热二证，脉细无力，气怯弱，小便清利，为阳虚，宜肾气丸见虚[10]损、橘香丸、生料鹿茸[11]丸见血之类。仍以茴香炒研[12]，猪腰切片，勿令断，糁末其内，纸裹煨熟，黄酒下。脉洪而无力，小便黄赤，虚火时炎，为

[1] 陈皮厚朴：乾隆本作“厚朴陈皮”。
[2] 煅：原作“煆”，据文义改。
[3] 姜：原作“羌”，据乾隆本改。
[4] 薷：原作“茹”，据文义改。
[5] 姜：原作“羌”，据乾隆本改。
[6] 脐：原作“肾”，据乾隆本改。
[7] 蕊：原作“涩”，据乾隆本改。

[8] 身：原作“小”，据乾隆本改。
[9] 或：原作“细”，据乾隆本改。
[10] 虚：原作“气”，据乾隆本改。
[11] 茸：原作“葺”，据乾隆本改。
[12] 研：原作“砂”，据乾隆本改。

阴虚。东垣所谓醉以入房，损其真阴，则肾气热，热则腰脊痛不能举，久则髓减骨枯，发为骨痿，六味丸见虚损、滋肾丸见小便不通、封髓丹见遗精之类。疟痢后，月经后痛者，多属虚，于补气血药加杜仲、侧柏叶。丹溪云：久腰痛，必用官桂开之，痛方止。胁腹[❶]痛亦然。有风有寒，有湿有热，有闪挫，有瘀血，有滞气，有痰积。伤于风，脉必浮，或左或右，痛无常处，牵引两足，羌、防、秦艽必用。感[❷]寒而痛，腰间冷如冰，脉必紧，得热则减，得寒则增，姜[❸]附汤见中寒加辣桂、杜仲，外用摩腰膏。伤于湿，如坐水中，脉必缓，遇天阴或久坐久坐则湿凝必发，身体肿，渗湿汤、肾着汤并见伤湿。体重腰冷，饮食如故，小便自利，名肾着寒湿之气，凝着不行，治宜除湿兼温散。风湿，独活寄生汤。湿热，苍术汤、独活汤、羌活汤。闪挫或跌仆损伤而痛，乳香趁痛散，五积散见中寒加桃仁、大黄、苏木各一钱，倍当归。或以茴香根同红曲擂烂，热酒调服。若因劳役负重而痛，和气饮见肿胀，或普贤正气散。瘀血，脉必涩，转侧若刀锥之刺，大便黑，日轻夜重，桃仁酒调黑神散，或四物并见血[❹]加桃仁、红花之属。气滞，脉必沉，乌药顺气散见中风、人参顺气散。痰注，脉必滑，或沉弦，二陈见痰加南星、香附、乌药、枳壳、威灵仙治痛要药，为末，每用二钱，糁猪腰内煨[❺]吃，热酒下，微利为度。杜仲姜[❻]汁炒断丝、黑丑、破故纸、桃仁炒，去皮尖、玄胡索，等份为末，酒煮面糊，胡桃肉和丸，桐子大，空心温酒或白汤下五七十丸，宜下者用之。腰痛虽属肾与膀胱，然有子病累母者，故郁怒伤肝亦[❼]致腰痛，宜调肝散。有土病及水者，故忧思伤脾，亦为腰痛，沉香降气汤见气和调气散见中气。腰痛，面忽红忽黑，为心肾交争，难治之证也[❽]。

背脊强痛

督脉主脊。经云：督脉之别，名曰长强，别走太阳，实则脊强，取之所别也刺灸之[❾]。大肠筋挟脊。心脉与脊里细筋相连贯，故心痛有连背者。脾筋着脊。肾筋脉贯脊，脊髓空则痛。膀胱筋脉挟脊，上项，为风寒湿所袭，则倔强不能屈伸，取本经腘中血络。背上两角为肩解，小肠脉出之，肩解下成片肉为肩胛，大小肠筋脉俱绕之。又肩背属肺部分。太阳中风湿，经脉不行，脊痛项强，不可回顾，羌活胜湿汤见伤湿。兼气实郁滞者，则常常作痛，加木香、陈皮、香[❿]附。气虚郁滞者，则时止时痛，加升、柴、参、芪。血虚郁痛者，则夜甚时止，加归、芍。血瘀郁痛者，则夜痛不止，加姜[⓫]黄、灵脂、红花[⓬]。风盛项背强，加威灵仙。湿盛肩背重，加二术。痰气凝滞则呕眩，本汤送青州白丸子见中风。看书对奕[⓭]，久坐而脊背痛者，补中益气汤见气，或八珍见虚损加黄芪。喘咳气逆，肩背痛，汗出，肺实也，热也。肺虚亦痛，觉寒，少气不足以息，当补气。肾气上逆，先背痛，后及肩，和气

❶ 腹：原作“胀”，据乾隆本改。
❷ 感：原作“惑”，据乾隆本改。
❸ 姜：原作“羌”，据乾隆本改。
❹ 血：此下原衍一“血”字，据乾隆本删。
❺ 煨：原作“煨”，据乾隆本改。
❻ 姜：原作“羌”，据乾隆本改。
❼ 亦：原作“故”，据乾隆本改。
❽ 之证也：乾隆本无此三字。
❾ 之：此下原有一“类”字，据乾隆本删。
❿ 陈皮香：此三字原脱，据乾隆本补入。
⓫ 姜：原作“羌”，据乾隆本改。
⓬ 花：原作“化”，据乾隆本改。
⓭ 奕：当作“弈”。

饮见肿胀加炒盐、小茴。当肩背一片冷痛，而用神保丸者见伤饮食，此有积气故也。素虚人，或病后，或发汗过多，心膈间痛引乳胁或肩背，此气上逆，当引使归元。有患肩胛缝一线痛起，上跨肩肩背属小肠经，至胸前侧胁止胆经，昼夜不息。丹溪谓因思虑伤心心血虚而火动，移于小肠，及虑不能决，又归之胆胆火亦动，子来乘母，为实邪，以人参四钱思虑则气结不行，故补其气以行之，木通二钱引火从小肠出煎汤，下龙荟丸见胁肋痛。除肝胆火而愈。

胁肋痛*下为胠，胠下为胁，胁下为肋，肋下为季胁，季胁下为眇*

肝胆脉布胁，而心包络筋脉亦挟胁。肝脉布肋，而脾筋亦结肋。胆筋脉乘季胁，而肺筋亦抵季胁。胆脉乘眇，是胁肋痛未必尽由肝胆，而肝胆为多。大概分气血食痰四种，而怒气瘀血居多，治者须分左右，审虚实。左痛多留血，或肋下有块；右痛多气郁，气郁则痰亦停。然左血右气，亦难泥定。大抵瘀血按之痛，不按亦痛，痛无时息，而不膨胀。气痛则时止而膨，得嗳即宽，以此辨之。胁痛，火实者，忌陈皮、生姜[1]、细辛，能令肝胀火盛忌热药，三者性热，而味又辛散，火得风而益炽也，故忌之。龙荟丸，柴胡、青皮必用。肝火郁甚，用黄连、龙胆草等苦寒直折，火愈郁愈烈。用大瓜蒌一枚，连皮捣烂，加粉草二钱，妙，瓜蒌甘寒润滑，于郁不逆，又如油之洗物，未尝不洁也，详《准绳》。气实痛，枳壳、青皮、姜[2]黄、香附、甘草，有痰加苍术、半夏、白芥子。枳壳乃治胁痛的剂，必用。死血阻滞，必日轻夜重，午后发热，脉短涩，桃仁承气汤见血加鳖甲、青皮、芎、归之属。痰饮痛，脉沉弦滑，导痰汤见痰。食痛，凡痛有一条扛起者是也。煮黄丸见心痛治胁下痃癖痛，如神。悲哀伤肝，气引两胁疼痛，枳壳煮散。房劳伤肾，气虚血滞，胸胁多有隐隐作痛，宜补肾，加芎、归之类和血。酒色太过，胁下一点痛不止，名干胁痛，甚危，惟大补气血而已。虚冷作痛，不宜疏散，须辛热补剂。肝虚，视物不明，筋脉拘急，面青爪甲枯，胁引小腹痛，补肝汤。凡痛而胁骨偏举者，肝偏倾也。

臂　痛*腋肿*

臂痛有六道经络，究其痛在何经，以行本经药行其气血，气血通则愈矣。以两手伸直，臂贴身垂下，大指居前，小指居后而定之。其臂臑之前廉痛者，属阳明经，以升麻、白芷、干葛行之。后廉痛者，属太阳经，以藁本、羌活行之。外廉痛者，属少阳经，以柴胡行之。内廉痛者，属厥阴经，以柴胡、青皮行之。内前廉痛者，属太阴经，以升麻、白芷、葱白行之。内后廉痛者，属少阴经，以细辛、独活行之，并用针灸法。臂为风寒湿所搏，或饮液流入，或因提挈重物致痛，或肿或不肿，除饮证外，其余并可五积散见中寒，及乌药顺气散见中风，或蠲痹汤见痹。审知是湿，蠲痹汤每服加苍术末三匙，防己四分。挈重伤筋者，琥珀散、劫劳散、或和气饮见肿胀，每服加白姜[3]黄五分，以姜[4]黄能入臂故也薄桂味淡，能横行手臂，引药至痛处，

[1] 姜：原作"羌"，据乾隆本改。
[2] 姜：原作"羌"，据乾隆本改。
[3] 姜：原作"羌"，据乾隆本改。
[4] 姜：原作"羌"，据乾隆本改。

亦不可少。痰饮，臂酸疼软麻，导痰汤见痰加木香、白姜❶黄各五分，重者控涎丹见痰加去油木鳖子一两，桂枝五钱，每服二十丸，加至三十丸。血虚不荣于筋者，蠲痹汤、四物汤见血各半帖煎服。气血凝滞者，舒经汤。

腋属心包经、肝经，腋前属肺经，腋后属心经，腋下属肝经。经气热则腋肿，察其部位治之。

身体痛身体拘急

体痛，谓一身尽痛，伤寒太阳表证，六脉俱紧，发汗后痛，为气血不和，脉弦迟、阴毒伤寒阴毒，痛如被杖、霍乱吐泻腹痛、中暑汗太多，脉虚、湿痹湿流关节，一身尽痛，风湿相搏，重痛不可转侧，脉缓、虚劳气血虚损，脉弦小，或虚数，皆有之。寒者，甘草附子汤。热者，当归拈痛汤。内伤劳倦饮食，兼感风湿者，补中益气汤见气加羌、防❷、升麻、苍术、藁本治之。春月寒湿郁遏，清❸阳不得升，火伏下焦，浮而躁热，虽在阴室中亦汗出，壮火食气，困乏懒言，以麻黄复煎汤，渐渐发之，令寒湿去，阳气升，困倦乃退。遍身痛如劳证者，参、芪、甘草、附子炮、羌活、木香、知母、芍药、川芎、前胡、枳壳、桔❹梗、白术❺、当归、茯苓、半夏制，各五钱，柴胡、鳖甲醋炙各一两，桂心、酸枣仁各三钱，杏仁炒五钱，为末，每服四钱，姜❻三片，枣二个，乌梅三个，葱白三寸，水煎，空心调服。少年虚损冷惫，老人诸疾并治，惟伤寒体痛不宜。活血丹与四物苍术❼各半汤相表里，治遍身骨节疼痛如神。身体拘急属寒，寒则收引也。又属湿，湿亦寒也。寒属肾，湿属脾，于二经取之。

面详四诊察面。〇颊车蹉

诸阳经皆上至于头，而胃脉起鼻交頞中，侠口环唇循颊车，上耳前，过客主人，故面部属胃经按小肠脉别支从顴上䪼，抵鼻络顴，亦面部也。胃热则面热，便燥结者，先用调胃承气汤见大便不通。彻其本，次用升麻加黄连汤，以去其经络中上行之风热。胃寒则面寒，先以附子理中丸见中寒温其中气，次以升麻加附子汤，以散其经络中上行之寒。风热甚则面肿痛，白芷、升麻、葛根、薄荷、防风、荆芥、羌活、苍术❽、黄芩、石膏，外杵杏仁膏涂之。肿如蛇状，青苔水调涂。风水亦浮肿，详肿胀门肿与浮异，风火上炎，红肿而痛，此邪有余而肿也。脾肺气虚，不能运行，上壅不降，面目虚浮，此正不足而浮也。面疮或粉刺，或起白皮作痒，但浅在皮肤者，皆属肺经风热，清肺饮。

面焦，胃脉衰，人参、黄芪、甘草、白芍、升麻、葛根、白芷。面尘即晦暗，阳气郁滞则无光，水涸则不润，故晦暗如蒙尘土，宜疏肝、清肺、滋肾。面上黧黑斑，水虚也，女人最多，六味丸见虚损。外用甘松、山奈、细辛、白芷、白蔹、白及、防风、荆芥、僵❾蚕、藁本、天❿麻、羌活、陀僧、川椒、菊花、独活、枯矾、檀香各一钱，枣肉

❶ 姜：原作“羌”，据乾隆本改。
❷ 防：原作“黄”，据乾隆本改。
❸ 清：原作“升”，据乾隆本改。
❹ 桔：原作“枳”，据乾隆本改。
❺ 术：原作“木”，据乾隆本改。
❻ 姜：原作“羌”，据乾隆本改。
❼ 术：原作“木”，据乾隆本改。
❽ 术：原作“木”，据乾隆本改。
❾ 僵：原作“羌”，据乾隆本改。
❿ 天：原作“大”，据乾隆本改。

七个，肥皂肉一斤，同为丸，秋冬加生蜜五钱，皮粗槁加牛骨髓三钱，洗面。面上黑子，石灰、碱水调稠，糯米插入灰内，留半截在外，片时米色如水晶，用以点之即落。痄腮，鸡子清调赤小豆末，加蜗牛、飞面捣匀贴之。又用靛缸底泥涂之❶即消。面黑，有胃阳虚，肾寒侮土，故黑色见于面唇唇者，脾❷之华，土不胜水，故黑，以升麻、葛根、防风、白芷，推扬胃气，而散其滞，苍术散其寒，白芍以敛脾阴，参、芪、甘草、姜❸、枣以补其阳。午前阳升之时服之，数帖而愈。又有登厕感非常臭气而得者，以沉檀焚于帐内熏之，旬日而愈。盖臭属肾水，香属脾土，取其相胜也。又有因吃斑鸠而得者，鸠常食半夏苗有毒，以姜❹汁解之而愈。

欠伸，颊车蹉，口开不能合，醉以酒，俟睡，皂角末吹其鼻，嚏即止。

耳

经谓：肾开窍于耳。又谓：心开窍于耳。解者谓：心本开窍于舌，因舌无窍，故借窍于耳。肺络会于耳。胆、三焦脉皆走耳前，入耳中，过耳后。胃脉上耳前，筋结耳前。小肠、膀胱脉，俱结耳后完骨。胃之支脉亦过耳后。又《素问》谓❺心、肾、肺、脾、胃五络，皆属之❻于耳中。又谓肝病气逆则耳聋。

耳聋，声有所蔽塞则不通，在外之蔽塞，与在内之蔽塞，一也。内气本流通，何以蔽塞？则风火痰血之为之也。在上为心肺之气，在下为肝肾之气，在中为脾胃之气。气动而为火，火动而为风，壅于上焦，扰攘不清，则外入之声，为其所乱。若更蒸❼液而痰凝，伤阴而血瘀，则耳窍蔽塞。甚则为痛为肿，结核停脓，不但聋也。不甚则为鸣，气上出于耳而作响也。气上盛则鸣甚，不盛则鸣不甚。上焦气壅属实，下焦气逆属虚，或阴虚而火上炎，或阳虚而火上浮也。中焦多属湿热，酒食之所郁积也。各脏腑经脉，皆能动气生火作聋，岂必拘定脉络通耳者乃然哉。此皆言内气上壅者，若气虚下陷则亦聋。以清气自下，浊气自上，清不升则浊不降也。更有老年精脱❽气衰，不能上通者，即无浊火上乱，而精气萎弱，既不上通，则窍遂渐闭，如路久不行而茅塞也。亦有沉静之人，收视返听，精气退藏于密，而上窍亦渐闭者，乃高寿之徵也。明此义，而纷纷之说，皆一以贯之矣。耳聋治法：热者犀角饮子，大便秘者加大黄。壅热生风，犀角散。兼外风者，防风通圣散见中风。兼痰者，滚痰丸见痰。郁火，防风通圣散，加大黄酒煨，再用酒炒三次，又同各味通用酒炒。加味逍遥散见郁。厥气上逆者，多见眩晕之症，沉香降气汤，苏子降气汤。甚者吞养正丹并见气，以镇坠之。肾水虚精脱者，必颧颊黑，六味地黄丸见虚损、《本事》地黄汤内有羌、防二味，为肾虚而兼受风邪也，无风邪者去之。肾虚寒者，八味丸见虚损、益肾散。多恐为肝虚，四物汤见血加羌、防❾、柴胡、菖蒲、茯神。劳役伤，房劳伤，虚火上炎，瘦悴昏聩，是为劳聋，益气聪明汤。耳

---

❶ 之：乾隆本无此字。
❷ 脾：原作"皮"，据乾隆本改。
❸ 姜：原作"羌"，据乾隆本改。
❹ 姜：原作"羌"，据乾隆本改。
❺ 谓：此字原无，据乾隆本补入。
❻ 之：乾隆本无此字。
❼ 蒸：原作"精"，据乾隆本改。
❽ 脱：原作"锐"，据乾隆本改。
❾ 羌防：原作"防风"，据乾隆本改。

者，宗脉之所附，脉虚而外风袭，使经气闭塞，是为风聋，多见头痛，排风汤见中风、桂星散、磁石丸。气壅头目不清，清神散。气闭不通，通气散。外治：通神散、通耳法、追风散。甘遂半寸，绵裹插耳中，口嚼甘草。苍术[1]长七分，一头削尖，插耳内，一头平，安艾灸，觉耳中有热气，效。久[2]聋，蓖麻子丸、胜金透关散。

耳鸣。经谓上气不足，又谓脑髓不足，则脑转耳鸣。皆精气虚弱之故也。王汝言谓耳鸣甚者，多是痰火上升，又感恼怒而得。若肾虚而鸣者，其鸣不甚，当见劳怯等症。薛立斋云：若血虚有火，四物汤见血加山栀、柴胡。气虚，补中益气汤见气。血气俱虚，八珍见虚损加柴胡。若怒而鸣，气实，小柴胡见寒热加芎、归、山栀；虚用八珍加山栀。若午前甚者，阳气实，热也，小柴胡加黄连、山栀；阳气虚，补中益气见气加柴胡、山栀。午后甚者，阴血虚也，四物见血加白术、茯苓。若肾虚火动，哄哄然，胫酸，或痰盛作渴，必用地黄丸见虚损。甚者当镇坠，正元饮见眩晕咽黑锡丹见呃逆。有热者，龙齿散。肾者，宗脉所聚，窍于耳。宗脉虚，风邪乘虚随脉入耳，气与之搏而鸣。先用生料五苓散见伤湿，加制枳壳、橘红、紫苏、生姜[3]同煎，吞青木香丸见气，散邪疏风下气，续以芎归[4]饮和养之。若更四肢抽掣痛，睡着如[5]打战鼓，耳内觉有风吹奇痒，黄芪丸甚效[6]。

耳肿痛生疮，鼠粘子汤、柴胡清肝饮。耳湿肿痛，凉膈散见发热加酒炒大黄、黄芩，酒浸防风、荆芥、羌活。湿多，外用枯矾吹入耳中。耳湿结块，生猪脂、地龙粪、釜下墨研末、葱汁和捏如枣核，绵裹塞[7]耳，润则换。耳干痛亦用此方。耳痛如虫内走，蛇蜕灰[8]吹入立愈。

聤[9]耳。劳伤气血，热气乘虚入聚，则生脓汁也。内服柴胡聪耳汤、蔓荆子散，外用红绵散。壮人积热者，玉屑无忧散送解毒雄黄丸并见咽喉，下三四次效。出脓，发灰吹之。耳脓溃烂，矾灰、铅丹吹。又方，陈皮烧灰一钱，轻粉三分，麝五厘，吹入即干。耳出血，龙骨末吹即止。按初起忌敛涩，铅丹、矾不宜用，红棉散亦勿用也。

耳痒。沈存中病赤目，百治不瘥，邱华问耳中痒否，痒是肾风，四生散见中风二三服即瘥。如言服二次，目反大痛，更二服遂愈。以语孙和甫，孙曰：尝见吕吉甫目久病，服透冰丹乃瘥，透冰丹亦疗肾风也。《圣惠》云：有耳痒直挑剔出血乃止者，此肾虚浮[10]毒上攻也，宜透冰丹。

戒酒、面、鸡、猪之属一月，若[11]不能戒者[12]，无效也[13]。

虫入耳，生姜[14]擦猫鼻即尿，取滴耳，虫即出。或[15]用管入耳极力吸之。蚁、蜈蚣入耳，生姜[16]汁或蒜汁灌，或炙猪肉、鸡肉置耳边。苍蝇入耳，皂角子虫研烂，生鳝血调灌耳中。蚤、虱入耳，菖蒲末炒，乘热棉裹着耳边。蜒蚰入耳，盐擦耳内，或硼砂、胆矾等份为末吹，

---

[1] 术：原作“木”，据乾隆本改。
[2] 久：原作“人”，据乾隆本改。
[3] 姜：原作“羌”，据乾隆本改。
[4] 芎归：查后载之方有芎归饮，乾隆本作“归芎”，疑误。
[5] 如：原作“加”，据乾隆本改。
[6] 甚效：乾隆本无此二字。
[7] 塞：乾隆本作“入”，可参。
[8] 灰：原无，据乾隆本补入。
[9] 聤：原作“脝”，据乾隆本改。
[10] 虚浮：原作“浮虚”，据乾隆本改。
[11] 若：乾隆本无此字。
[12] 者：乾隆本无此字。
[13] 也：乾隆本无此字。
[14] 姜：原作“羌”，据乾隆本改。
[15] 或：乾隆本无此字。
[16] 姜：原作“羌”，据乾隆本改。

即化水。水入耳，薄荷汁点立效。耳中有物不能出，弓弦头散处敷好胶，入耳中粘[1]之，徐徐引出立效[2]。百虫入耳，用茶油一滴渗入耳内，即效而安[3]。

❶ 粘：原作“点”，据乾隆本改。
❷ 立效：乾隆本无此二字。
❸ 百虫……即效而安：乾隆本无此句。

卷之四

杂症

鼻

肺开窍于鼻。胃脉起鼻两旁筋亦结鼻两旁，交頞即山根。大肠脉夹鼻孔。小肠脉抵鼻。膀胱筋结鼻下两旁。气出于鼻，气热且郁，则蒸成水而为涕；但热不郁，则干且痛而带辛。鼻塞，一由脑冷而气化液，下凝于鼻如天寒呵气成水也。脑暖立通；一由气热蒸涕壅塞。固矣，乃极力去其涕，而仍不通者，则窍之外皆涕液之所浸淫，肉理胀满，窍窄无缝故也。风寒外束，气不外越，只从鼻窍上出，则鼻气盛而喘息有音，初时气势上壅之甚，故化水速而多，且清；后则势略缓，故涕不即出，久蒸而成浊。然浊涕有不由外感者，《素问》谓：胆移热于脑，则辛頞鼻渊鼻流浊涕，如泉不止也，传为衄衊衄衊，鼻出血也，热甚所致[1]、瞑目暗也。血因衄而虚，不能养目。由膀胱脉络脑，受脑之热，注于胃脉，薄于頞中，故鼻辣痛而浊涕下。盖脑液下渗也，俗名脑漏，防风汤。衄血，详血证门。偶感风寒鼻塞者，自作风寒[2]治。若平日常常鼻塞，不闻香臭，或值寒月，或略感风寒即塞者，乃肺经素有火郁。喜热热则行散，故喜之恶寒，故略一感寒即发。气壅不舒，热郁于脑，鼽、渊、瘜、痔。皆由此生，清金降火为主桑白皮不可少，佐以通气之剂。气有余为火，固矣。亦有脾胃气虚不能升发，郁而成火者，补中益气汤见气主之。外治：瓜蒂、细辛、麝为末，棉裹塞鼻；或蓖麻仁和枣捣[3]塞，每日易之。

常流浊涕名鼻渊，六味丸见虚损，甘菊、薄荷、玄参、苍耳子。脑属肾[4]，故用六味。又有脑痛，鼻出臭黄水，俗名控脑砂，有虫食脑，用丝瓜藤近根者三五寸，烧存性，酒服二钱，立效。外用桃叶作枕鼻渊又见伤风门。

常流清涕名鼻鼽，肺热者肺热则气盛化水成清涕。其不为稠浊者，火性急速，随化随流，不及浊也，桔梗、山栀、薄荷、麦冬、玄参、辛夷、甘草；若因脑冷所致脑冷则气化液下溜，如天寒呵气成水也，苍耳子、干姜、升麻、藁本、辛夷、川芎、肉桂。

瘜[5]肉痔痈[6]，鼻中肉赘，臭不可近，痛不可摇，此湿热壅盛所生，如地湿热而蒸成芝菌也。清肺饮、羌活胜湿汤见伤湿，或白茯、桔梗、山栀、黄芩[7]、辛夷、白芷、木通、柴胡、防风、苍术、薄荷，外用白矾末加硇砂少许吹之；或瓜蒂、细辛、麝香为末，棉裹塞鼻，即化黄水。桃叶嫩心亦可塞。又雄黄、白矾、苦丁香为

---

[1] 致：原作“至”，据乾隆本改。
[2] 寒：原作“塞”，据乾隆本改。
[3] 捣：原作“擣”，据乾隆本改。
[4] 肾：原作“贤”，据乾隆本改。
[5] 瘜：原脱，据乾隆本补入。
[6] 痈：原作“瘫”，据乾隆本改。
[7] 芩：原作“岑”，据乾隆本改。

末，霜梅肉捣膏作条，入鼻内，亦效。

鼻疮，黄连、大黄、麝香为末，擦鼻中。辛夷膏亦可。内服乌犀丸。肺热鼻干无涕，心神烦乱，犀角散、桑根白皮散。

鼻痛，葛根、竹叶、青黛、薄荷、防风、石膏、升麻、石斛。外用宣脑散，取鼻中黄水。食物卒从鼻中缩入，介介痛不出，以牛脂或羊脂如指❶头大，内鼻中，吸入须臾，脂消则物与同出。

鼻红赤或紫黑，阳明血热，多得之好酒，热气熏蒸肺叶，故鼻红赤。若为寒冷所抟，凝结不行，则瘀浊而变为紫黑。治须融化滞血，滋生新血，去风热，丹参、生地、当归、红花、山栀、桑白❷、防风、薄荷，煎服。或酒制四物汤见血加酒炒片芩、陈皮、生甘草、酒红花、生姜煎，调五灵脂末。形肥气弱者，加酒黄芪，临服入好酒数滴为引。若素不饮酒，则为肺家风热，前一方加荆芥。亦或脏中有虫，用去虫药。外用杏仁二十个去皮、尖❸、胡桃二个连皮，瓦上焙，不可焦，大枫肉三个、水银三分，唾津手研成黑水，涂之，三两次愈。

鼻气臭，非瘜痔，其人病重者，乃脏坏气臭，不治。

口

脾开窍于口。胃筋脉挟口，胃经血气少，两吻多纹❹画。大肠脉挟口，交人中。

口苦，心热，黄连、生地、麦冬、丹皮必用。胆❺热则胆汁上溢，亦苦，柴胡、龙胆草、生甘草、枣仁、茯神、生地。口淡，胃热，石斛、石膏、竹叶、青黛。湿盛加白术、半夏、茯苓。又大泻后多有口淡者，不可作热治。口甘，脾热，白芍、山栀、兰草、花粉、黄连。口咸，肾热，六味汤见虚损加玄参、知柏。口酸，肝热，柴胡、黄连、胆草，逍遥散、越鞠丸并见郁。口辛，肺热，桔梗、山栀、黄芩、桑皮、二冬、沙参。

口常流涎，脾胃热，津溢也，清胃散见齿。亦有脾虚不摄者，六君子见气加益智，妙。亦有肾热者，六味丸见虚损加知柏。

口干涩，火盛津虚，大忌五苓、星、半。五味为君，加二冬、白芍、生甘草、人参、乌梅。又用黄芩、葛根生❻津、防风、薄荷二味疏风。按风，即热也、瓜蒌去痰不用星、半而用此，取润恶燥也。又生津方，神效。

口疮，热与痰上盛也。口舌状如无皮，曰口疮；糜烂，曰口糜。实热者可❼用寒凉，金花丸、凉膈散见发热、升麻饮之类。西瓜浆最妙，冬月❽西瓜皮烧灰，噙。黄连散去热涎。亦有虚热者，脾胃气虚下陷，郁而成火，上炎所致，补中益气汤见气。加竹叶、花粉。若下焦虚寒，逼其无根之火上炎者，八味丸引火归元，外用生附子末，唾调涂足心。若肾水虚火炎❾者，六味丸加知柏。晡热、夜热，血虚也，八物并见虚损加丹皮、五味、麦冬。口破，色红，腮舌肿，干渴，凉膈散见发热、赴筵散；色淡白，不渴，由思烦多醒少睡，虚火所发，滋阴四物汤、柳花散。口疮连牙根烂痛，玄参散。

---

❶ 指：原作“脂”，据乾隆本改。
❷ 白：乾隆本作“皮”。
❸ 尖：乾隆本作“油”。
❹ 纹：原作“绞”，据乾隆本改。
❺ 胆：此下原衍一“胆”字，据乾隆本删。
❻ 生：原作“主”，据乾隆本改。
❼ 可：原作“板”，据乾隆本改。
❽ 月：千顷堂本作“用”。
❾ 炎：原作“淡”，据乾隆本改。

久不愈，以五倍末擦之，使收敛。鹅口，初生小儿满口生白屑也，心脾热所致。先用绵蘸水洗去，后用冰硼散吹之。内服凉膈散。口疳，多食肥甘，积热所致，用口疳药吹之。

口苦[❶]无皮，中气虚热，清热补气汤。

口臭，竹叶石膏汤见烦躁加减、甘露饮胃火之臭必秽浊，若臭而馊腐，则食停不化之臭，当辨。口腥臭，肺热也，桑白皮、地骨皮、黄芩、知母、五味子、麦门冬、桔梗。

悬痈，生上腭，发紫泡者是。银针挑破，吹口疳药，碧丹见咽喉亦可。口菌，生牙肉上，隆起形如菌，紫黑，或生舌上，俱口疳药吹，或用茄母蒂烧灰，盐拌醋调，时擦。

唇

脾之荣，在唇四白。胃脉环唇。肝脉环唇内。三经热盛则唇红甚，寒则青黑，气血两虚则黄白，血液虚热则干燥，燥[❷]甚则裂，风动则润唇动不止也。验脏腑之寒热，莫便于此。

唇干，生地、麦冬、山药、当归、白芍、人参、蜜。冬月唇干折[❸]裂血出，用桃仁捣，猪脂调涂。唇裂，石膏、黄连、当归、生地、石斛、竹茹、生甘草、蜜。风热者，白芷、升麻、防风、黄芩、甘草。唇瞤，柴胡、防风、荆芥、山栀、生甘草、当归、赤小豆、薏苡。唇青黑，理中汤见中风[❹]。唇茧，肿起白皮，皱裂如蚕茧。亦有唇下肿如黑枣者。亦有不肿，缩紧小，起白皮者，名紧茧。皆燥热所致，治须润燥、清火、消风，大概以养血为要。肾虚者，内热口干，吐痰体瘦，济阴地黄丸；肝火，柴胡清肝散；胃火，清胃散见齿；脾经风湿，泻黄饮子。唇疮，虫食喉，则上唇疮，声哑；食肛则下唇疮，咽干，黄连、犀角、乌梅、木香、雄黄、桃仁，煎服。亦有气郁生疮，甑[❺]上滴下汗，传[❻]之如神，白荷花[❼]瓣贴之亦效。小儿燕口疮，燕窠土擦，发灰擦，并效。大抵唇、口、舌诸疮，暴[❽]发赤肿痛者，多实热，凉膈散见发热、栀子金花汤可用。若日久色淡疮白，时痛时否，多属虚热，清心莲子饮见赤白浊、四[❾]物汤见血加知柏、丹皮，少佐肉桂，补中兼清可也。若服凉药久不愈者，以七味地黄汤见虚损冷服，引火归元，甚则加附子。

齿取牙

男子八岁肾气实而生齿，三八而真牙生，五八则齿槁，八八而齿去矣。女子亦然，以七为数。盖肾主骨，齿乃骨之余，髓之所养，故随天癸为盛衰。又胃经之支者，入于上齿；大肠经之支者，入于下齿。故肾髓足、肠胃实则齿坚牢，虚则齿摇动。齿痛者，皆齿之根肉痛也，由风热湿之邪入聚为液、为涎，与齿间之气血相搏击[❿]而痛。湿热盛则痛且肿，风热盛则痛而不甚肿。又湿热生虫，蚀其牙根，则亦痛。又风热盛，搏[⓫]击于血则血出，甚则气血腐化为脓，出

---

❶ 苦：乾隆本作“若”。
❷ 燥：原脱，据乾隆本补。
❸ 折：乾隆本作“拆”，疑为“坼”。
❹ 风：参本书目录当是“寒”字之误。

❺ 甑（zèng）：古代蒸饭的一种瓦器。
❻ 传：乾隆本作“傅”，千顷堂本作“敷”。
❼ 花：原作“化”，据乾隆本改。
❽ 暴：原作“恭”，据乾隆本改。
❾ 四：原作“曰”，据乾隆本改。
❿ 击：原作“系”，据乾隆本改。
⓫ 搏：原作“博”，据乾隆本改。

臭汁，名齿龋。龈肉消蚀则齿根露而挺出，名齿挺❶。肾热则齿色黑而槁，肾竭则面亦❷黑。

齿痛，肾虚无热者，但摇动不痛。痛必因风火与虫。风有外风，有内风，内风即热气，外风则外感之风寒也。内有火，为外风所郁则益烈，故痛甚。亦有头脑感受风寒，脑痛连齿者，羌活附子汤发散之，此肾经虚而犯风寒也。齿属肾，脑亦属肾，寒邪犯肾为伤根本，宜急治，缓则不救真头痛者必死，是也，白芷散亦可。此证必喜热，齿亦不肿、不蛀，盖暴病也，与素病齿者异。若不连脑，只连头项❸者，乃外风郁热于内也，立效散。湿热甚而痛者，承气汤见大便不通❹下之；轻者，清胃散。六郁而痛者，越鞠丸见郁。风热而痛者，独活散，不愈，茵陈散。中气虚而痛清阳不升而浊火上炎也，补中益气汤见气。此证多有齿缝胀不能嚼者。肾经虚热者，六味丸见虚损。诸症未能细辨，且与消风散见头痛揩抹。又并宜香附炒黑三分，炒盐一分，研❺擦。又石膏、胡椒为末擦，立愈。牙痛用清凉药反甚者，从治之，荜茇、川椒、薄荷、荆芥、细辛、樟脑、青盐为末擦，则热散而不郁。得热则痛，得凉则止，常欲吸凉风者，以黄连、梧桐律之苦寒，薄荷叶、荆芥穗之辛凉，治其湿热，更以升麻引入胃经，以羊角灰引入肾经，加麝香少许为末擦。又以调胃承风❻汤见大便不通去芒硝❼加黄连，下三五次。胃热致痛不可忍，连头脑，满面发热大痛，其齿喜寒恶热，清胃散。亦有得寒而反痛者，热被郁也；亦有恶风寒者，热已为风寒所郁，故恶也，金沸草散见咳嗽。齿缝有红肉努出者，消风散见头痛，临卧茶点服。仍❽入荆、防、白芷、蜂房之属煎，频漱口。亦有寒热并恶者，寒热之邪混杂作痛也，宜当归龙胆散、益智木律散。恶寒之情多于恶热者，寒多热少也，草豆蔻散。恶热之情多于恶寒者，热多寒少也，立效散、麝香散。上牙疼，升麻散，恶热者，灸❾足三里。下牙疼，白芷散，恶寒者，灸❿三间。肾虚牙浮长，动摇欲脱而痛者，六味丸、八味丸并见虚损、黑锡丹见呃逆择用。齿长渐至难食，名髓溢。盖肾水不藏而浮泛之故，白术煎⓫汤漱服。长用刷⓬牙，牢牙散、白牙散、羊胫散。

龋蛀，数年不愈，当作阳明蓄血治之，桃仁承气汤见血料，丸服。好酒者多患此参血证齿衄。蛀牙痛，芦荟、白胶香，塞蛀⓭孔内。松脂锐如锥者，塞孔中，少顷虫出脂上。温米醋漱出虫，愈。天仙子烧烟，用竹筒抵牙，引烟熏之，虫即死。水⓮瓦片置油拌韭子烧烟，搁在水碗上，以漏斗覆之，熏牙，虫如针者皆落水中。虫出穴空而痛者，乳香炙软实之。樟脑、川椒各五分，研碎放铜杓内，茶钟盖，稠面封四围，勿令走气，微火升之，少顷觉闻樟脑气取起，地上候冷揭开，药俱升在钟底，入瓷器收贮。每用少许塞痛处，立愈。

牙龈宣露，蔓荆子、生地黄、地骨皮、青蒿各一两，郁李根皮二两，每用

❶ 挺：原作“梃”，据乾隆本改。
❷ 面亦：原作“而赤”，据乾隆本改。千顷堂本作“面赤”。
❸ 项：原作“顶”，据乾隆本改。
❹ 通：原作“痛”，据乾隆本改。
❺ 研：原作“硏”，据乾隆本改。
❻ 风：诸本皆同，疑作“气”。
❼ 硝：原作“砂”，据乾隆本改。
❽ 仍：原作“乃”，据乾隆本改。
❾ 灸：原作“炙”，据乾隆本改。
❿ 灸：原作“炙”，据乾隆本改。
⓫ 煎：原作“前”，据乾隆本改。
⓬ 刷：原作“制”，据乾隆本改。
⓭ 蛀：原作“蛀”，据乾隆本改。
⓮ 水：乾隆本作“小”，可参。

五钱水煎，热含[1]冷吐。蚯蚓屎水和为泥，火煅[2]赤，研如粉，腊月猪脂调傅，日三次。

牙齿动摇，还少丹、地黄丸见虚损。阴虚内热者，甘露饮。

牙齿不生，黑豆三十枚，牛粪火烧，令烟尽，取出细研，入麝少许研匀。先以针挑破不生处，令血出乃涂药，不可见风，忌酸咸物。露蜂房散、川升麻散。

牙槽风，齿痛不已，龈肉连颊浮肿，紫黑出血，腐烂，口疳，药内加牛黄，倍珍珠、儿茶，频吹。久不愈，牙缝出脓，甚则齿落，名牙漏上边龙门牙落，不治，外吹疳药，内用滋阴降火之剂。又牙槽风溃后，肿硬不消，出臭血而不出脓者，名牙疳，臭秽难近，清胃散。有风加防风，甚则用芜荑消疳汤数下之。牙疳烂黑，防穿腮，芦荟消疳饮，外用人中白散。疳速者，一日烂一分，两日烂一寸，杀人最速，名走马疳。鼻梁发红点如朱，及上唇龙门牙落者死，口疳药见口加牛黄。小儿痘后毒发，多此证。或用绿矾一块，安铁绣[3]器上烧干，先用青绢蘸浓茶搅口净，乃敷之。若恶寒喜热，胃气伤者，补中益气见虚损。

牙痈，俗名牙蜞，初起龈肉或上、或下、或内、或外肿硬成条是也，口疳药吹之。牙咬，牙尽处肿也。初起势盛，夜尤痛甚，清阳[4]散火汤，外用金、碧二丹吹并见咽喉。若牙关紧闭，用黄熟香削钉，渐渐撬进，牙关渐开[5]，即吹之。牙肉肿如豆大，或内或外，无定处，先用金丹，后用口疳药。

穿牙疔，先二日牙痛，发寒热，后痛更甚，龈上发一紫块，龈肉皆紫黑者是。主金丹加碧丹吹之，内服凉血、清火、解毒之剂。破者，口疳药加牛黄。小儿马牙，龈上有白色如脆骨者是，将发此毒即打嚏，日日以针挑之。

牙楚，因食酸所致，胡桃解之。

满口牙出血，枸杞为末，煎汤漱之，然后吞下，立止。又马粪烧灰存性，擦[6]之立止。

欲取牙，凤仙花子为末，糁牙根自脱。干玉簪花根亦效。

舌

舌为心苗。脾脉连舌本，散舌下。肾脉挟舌本。膀胱、三焦筋并结舌本。肝脉络舌本。

舌苔，见四诊察舌条。舌衄，详血门。舌肿痛，舌下肿似又生一小舌，名重舌。肿硬不柔活，名木舌。皆心、脾、胃经蕴热，凉膈散见发热、栀子金花汤见唇、玄参升麻汤。热而痰盛者，清热化痰汤。重舌外治，桑皮、僵蚕、发灰，醋调敷舌下，金丹见咽喉吹更妙。并用黄连、犀角、山栀、丹皮、生地、木通、赤芍、麦冬、连翘、生甘草。木舌肿甚，色如猪肝，满口胀塞，先于舌尖或两旁刺之，又看舌下有如蝼蛄、卧蚕肿突者刺出紫血，棉蘸甘草水润之，用百草霜细研醋调傅[7]舌上下，或同盐等份，井花水调涂。凡舌肿胀，宜刺舌尖或舌上或两旁出血，惟舌下廉泉穴属肾经，慎刺，恐出血太过则瘖。按木舌有不痛者，痰湿盛于热也。又有麻舌，火嘘痰沸故麻，或血虚气涩亦麻，理详痹门。舌强，舌

---

1. 含：原作“舍”，据乾隆本改。
2. 煅：原作“煆”，据文义改。
3. 绣：疑当作“锈”。
4. 阳：原作“汤”，据乾隆本改。
5. 开：原作“闻”，据乾隆本改。
6. 擦：原作“憏”，据乾隆本改。
7. 傅：原作“传”，据乾隆本改。

肿必强，即木舌之不能柔活也，牛[1]黄散。又用蛇蜕烧存性，全蝎等份，为细末傅[2]之。又有痰涎滞其筋脉，不能转运而强者详中风门。又有热极燥血，不能荣其筋脉，拘急而强者详中风门，甚则为卷缩。舌卷缩，肝经热极，血枯不能荣筋，故卷缩。又伤寒直中阴经，寒甚筋脉收引，亦卷缩。并详伤寒。然经谓：邪客三焦之络，喉痹舌卷，口干心烦。又谓：大肠筋病，转筋舌卷。则不止肝之一经为然可知，亦不止伤寒一证为然可知矣。风寒湿所中而舌强卷缩，小续命汤见中风。夹热，升麻汤加桔[3]梗漱之，碧雪傅[4]之。舌出不收，热甚纵长之与肿大，一也，故皆为热甚，珠末、冰片等份敷之，内服黄芩、僵蚕、胆星、乌药、竹沥等，去痰清热。伤寒热毒攻心，及伤寒愈后不能调摄阴阳易常有此，与中毒、大惊、产后俱有之。甚有出数寸者，用巴豆一枚，去油取霜，纸捻卷之，内鼻中，舌自收，此治伤寒后不调摄者。产后者，朱砂末傅舌，令作[5]产子状，以二女掖之，乃于壁外潜累盆盎[6]，触倒作声，声闻而舌收矣。余者，雄鸡冠血浸舌，或冬青浓汁浸。舌纵流涎，涎从舌下廉泉穴出，乃肾火盛而逼津液上出也，神龟滋阴丸见痿，芩、连、栀、柏、竹沥、姜汁等可用。舌干裂，花粉散、泻心汤。舌生疮，甘露饮。口舌生疮，体倦食少，清热补血汤。不应，补中益气汤见气加五味子。思虑太过，血伤火动者，归脾汤见血加柴胡、栀子、丹皮。舌下生水泡，初起一，渐至七八枚，名连珠疳，吹口疳药见口。

咽 喉

咽在喉后，主纳食，胃之系也；喉在咽前，主气出入，肺之系也。胃、肾、肝三脉循喉。任脉至咽喉。《灵枢》谓：手阳明大肠、手太阴肺经之正，循喉咙。足少阳胆经之正，挟咽。脾脉挟咽。心脉支者挟咽。小肠脉循嗌咽。

按：咽喉为饮食、呼吸之路，居脏腑之上，不论何经之邪皆得上干之。观经谓邪客手少阳三焦经之络，令人喉痹，可知。不必其经脉之循于咽喉者，乃能为病矣。咽喉之病，皆属火。有上焦火盛者，有下焦火冲者，以致痰涎、气血聚结，肿痛闭塞。

蛾喉，肿痛在咽喉两旁者，名双乳蛾形若蚕蛾故名，亦有形若枣栗者；在一边者，名单乳蛾；如白星上下相连者，名连珠蛾。但张口可见者，吹药易到，针刺易施；深而不可见者，颇难治。俱宜服清咽利膈汤，吹冰硼散见口。易见者，脓熟针之；难见者，桐油饯[7]探吐脓血。若痰壅气急声小，探吐不出者危。急用三棱[8]针刺少商穴在大指甲内边，去甲韭叶许，刺深二分出血，仍吹、服前药，缓缓取效。若形如圆眼[9]，有红丝相裹，或单或双，生于喉旁有顶大蒂小者，不犯不痛，名为喉瘤，由肺经郁热，多言损气而成，忌针，益气清金汤，外用消瘤碧玉散点之。

喉痹，痹者，闭塞之谓。饮食难入，语言难出，喉中或有疮，或无疮，或有块如丸、如拳。若初起即发寒热，势盛而急，且痛且痒，绕颈红肿，痰涎壅塞，

---

[1] 牛：原作“干”，据乾隆本改。
[2] 傅：原作“传”，据乾隆本改。
[3] 桔：原作“吉”，据乾隆本改。
[4] 傅：原作“传”，据乾隆本改。
[5] 末傅舌令作：此五字原版不清，据乾隆本补入。
[6] 盎：古代的一种盆，腹大口小。
[7] 饯：原作“钱”，据乾隆本改。
[8] 棱：原作“陵”，据乾隆本改。
[9] 圆眼：即龙眼。

声如拽锯，即名缠喉风，须臾不救。急令张口，针其喉中肿处，并刺两手少商穴出血，或以桐油饯[1]探吐其痰，随用甘草汤漱口，以解桐油之气为上策。若牙关紧闭，用巴豆油，纸捻蘸燃吹灭，令鼻吸其烟，即时口鼻流涎，牙关自开。或水化解毒雄黄丸，吹鼻达咽即吐，牙关亦开。随用上法以通其闭塞，频服喉痹饮或清咽利膈汤，吹金、碧二丹或冰硼散见口，药内须加牛黄，功效乃速。《准绳》急喉痹，有声如鼾，痰涎响者，此为肺绝之候，宜参膏，用姜汁、竹沥开服，或先煎独参汤救之，迟则不及。予按此证属风火急暴，痰涎壅塞，致气闭塞以死，非气虚也。不务撩痰出血而补气何也？及见《医贯》引此有注[2]云：类中风多此证。又观《景岳全书》论阳虚喉痹谓：非喉痹因于阳虚，乃阳虚由于喉痹，缘患喉痹而过服寒凉，或艰于饮食，致中气虚寒暴脱，声如鼾，痰如拽锯，宜人参汤救之云云。乃知《准绳》所言，不为初起实证立法，勿误会也。肿发项外，脓胀痛者，防透咽喉，不可轻针。急用皂角末吹鼻取嚏，其肿即破，或兼用皂角末醋调，厚敷项肿。凡喉证皆由内火炽盛，若兼感风寒，则火被寒束，其性更烈。有舌胀出口搅动者，名弄舌喉风，治法大概相同。凡兼外感者，切忌胆矾等酸收之药吹点，敛热不散；又忌硝黄等下剂，致阳下陷凡同时多病此而恶寒者，属时行之寒疫也，即为外感。当用甘桔汤加黄连、僵蚕、荆芥、半夏、鼠粘子根、薄荷等发之。夹虚者，加人参、当归辈。水浆不入者，先用解毒雄黄丸四五粒，极酸醋磨化，灌令吐痰上言不可用酸收，此用醋者，为吐痰计也。吐痰须收敛在一处乃吐之，既吐则醋亦随出矣。又醋能消积血，更用生姜汁灌之一以散寒，一以去用醋之涩，却用上药咽喉证最忌半夏、生姜，以内火得辛散愈炽也。惟兼外感可用。若风寒结热，先于耳前听会穴起，形如瘰疬，渐攻咽喉肿痛者，宜速用牛黄清心丸，兼服清咽利膈汤，吹冰硼散见口。若纯是内火，不兼外寒，则酸涩之品，硝黄之剂，正当用矣。大约撩痰出血，为此证急务。按此证有无兼外感，最难辨，何则？外感必发热恶寒脉浮，而此证急者，初起亦发寒热，脉浮若初起一二日不发寒热，三日后乃发者，则为缓证，故难辨也。须问其有无受风受寒，及有无时行证同，细细察之。大抵无外感者，必先一二[3]日见胸膈气滞痰壅，后见喉痛，乃身发寒热；若因外感者，必先发寒热，后见胸膈气滞痰壅，咽喉痛也。以上皆言急证，若[4]缓证便宜缓治。喉痹饮，徐徐频与，不可过用寒凉，恐痰结胸中，得寒则凝滞不运，渐至喘塞不治。其有气急闭甚者，僵蚕为末，姜汁调下立愈。或马蔺根苗捣汁，鹅翎蘸探吐，或饮汁亦妙，或以汁和醋含漱，皆可。此证必问二便，便利者浮游之火上攻，宜消风热，降气解毒。

喉痛，连胸红肿而痛，恐是肺痈，必用蜜调药，加百草霜、桔梗为要。妇人喉证，先问月经，闭者用通经药，一服愈。此证虽因于火，而火有虚实。实火，因过食煎炒、浓酒、厚味，蕴积热毒，其症烦渴便闭，宜用重剂润下，泄其积热。大便通后，乃用去痰解热之药清和上焦。然元气有余，可用硝、黄；弱者，须滋燥润肠，或蜜导。虚火，由劳心好色，七情内伤，以致肾水亏损火

---

[1] 饯：原作“钱”，据乾隆本改。
[2] 注：原作“证”，据乾隆本改。
[3] 二：乾隆本作“两”，义同。
[4] 若：原作“苦”，据乾隆本改。

上炎，午后痛甚者，宜滋阴降火。此证初起，有觉咽喉干燥，如毛草硬物刺梗，微红肿痛。甚者，日久紫暗不鲜[1]，颇似冻榴子色。其后，破烂，腐衣叠若虾皮，声音雌哑，臭腐延蚀，妨碍饮食，宜知柏地黄汤见虚损。若吐酸甜涎者，甘露饮见齿加黄连。便燥者，炼过猪油、白蜜各半，挑服二匙，日三五次。肿，吹紫雪散；腐，吹八宝珍珠散，此治肾水虚火炎者。若肾阳衰虚，下焦阴寒之气，逼其无根之火上冲者，亦午后痛甚，须八味丸见虚损料，大剂煎汤，冰冷[2]与饮，引火归原乃可救，切不可用寒凉。人之咽喉如曲突。曲突火炎，若以水自上灌下，突爆裂矣。惟灶床下以盆水映之，上炎即熄，所谓上病疗下也。亦忌发汗、针砭出血。又有中焦阳衰，虚浮之火上炎而咽痛，面赤喉干，口舌生疮，遇劳更甚，或午前甚者，其[3]脉必浮大，理中汤见中寒加山药以右降之、山茱萸以左降之。理见六味丸注，或补中益气汤见气加麦冬、桔梗、牛蒡子。若面唇俱白，不寐懒食，归脾汤见血加酒炒川黄连。俱用冰硼散见口一钱，加灯草煅[4]灰存性者三分，吹之立效凡红肿无形者，灯草灰最宜。凡属虚证，其势必缓，其色亦淡，其肿亦微。

喉癣，喉间生红丝，如戈窑纹，又如秋海棠叶背，干燥而痒，久则烂开，有小孔如蚁蛀，故又名天白蚁。由过食辛热，致胃火上炎灼肺所致。痨证亦多此，皆属火盛水虚，观其干燥不肿可知矣。宜广笔鼠粘汤。未溃吹矾精散，已溃吹清凉散。须清心寡欲，戒厚味发物，庶可保全。若至喉哑，或烂开叠起腐衣，形如蚁蛀，多不救。喉菌，状如浮萍，色紫，忧郁气滞血热使然，妇人多患之。初用碧丹五、金丹一，后则碧三、金二，吹之。噙清灵膏，服喉痹饮。喉疮，层层如叠，不痛，日久有窍出臭气，枸[5]杞叶烧酒顿服。久嗽喉痛，乌梅肉五分，柿霜、天冬、麦冬、硼砂各二钱，玄参一钱，蜜丸含[6]化。会厌痛，详下瘖门。喉柱肿痛，烧盐、枯矾研匀，箸头点之即消。内[7]服甘桔射干汤。禁针，伤命。

凡喉证已碎破损也者，先吹长肉药，后用碧丹。痰不出，用金丹加制皂角少许。倘至穿烂，多用口疳药见口加龙骨、珍珠。凡喉证无痰者，不治。水涸也，且无可去，闭从何通！故难。凡喉证，舌肿满口，色如胡桃、茄子、硃砂纸，不治。最忌口渴气喘，痰如桃胶，一颈[8]皆肿，面红紫或青白无神，皆恶候。凡喉证，急切无药，牙皂一个，蜜调和[9]水煎服。凡喉证，用诸冷药不效者，宜姜汁。然已破损者，用姜汁则辣痛，且散而难收，又在所禁矣。

喉痹[10]则呼吸难通，言语难出；咽痛则不能咽唾、纳食。喉痹必兼咽痛；咽痛未必兼喉痹。

咽中结块，饮食不通，此危证。射干、牛舌叶汁、海藻，俱治此。然不若，百草霜蜜丸芡实大，新汲水化服，甚者不过两丸。

咽痛，必用荆芥。阴虚火上炎者，必用玄参。气虚，人参加竹沥。血虚，四物见血加竹沥。实热，三黄丸见发热，或黄连、荆芥、薄荷为末，姜汁、蜜调

[1] 鲜：原作“解”，据乾隆本改。
[2] 冷：原作“泠”，据乾隆本改。
[3] 其：原作“甚”，据乾隆本改。
[4] 煅：原作“煆”，据文义改。
[5] 枸：原作“枹”，据乾隆本改。
[6] 含：原作“合”，据乾隆本改。
[7] 内：原作“肉”，据乾隆本改。
[8] 颈：原作“胫”，据乾隆本改。
[9] 和：原作“程”，据乾隆本改。
[10] 痹：原作“痛”，据乾隆本改。

噙。或山豆根噙。风热，表散之，散之下已，则收之。或单用硼砂，或和胆矾、白僵蚕、白霜梅噙，不宜过用寒药。瓜蒌一个，白僵蚕微炒五钱，桔梗七钱，甘草炒二钱，为末，每用少许吹之。红肿，可用此散一钱，加朴硝一钱吹之，咽津。有小白头疮者，此散一钱加白矾五分，吹之。咽痛，诸药不效者，非咽痛也，乃鼻中生一红丝，悬一黑泡，如樱珠垂挂到咽门，碍饮食。用生牛漆❶根直而独条者，洗净，加好醋三五滴，同研细，就鼻孔滴二三点入去，则丝断珠破，立安。若溃腐久不愈，由杨梅毒者，须以萆薢、土茯苓为主。

咽喉中有物，不能吞吐，如毛刺、如絮、如膜、如梅核、如肉脔，均名梅核气。由气结生痰，日久恐成噎膈。木香四七丸，苏子降气汤，四七汤二方见气。或人参、官桂、枇杷叶各五钱，杏仁二钱五分，蜜丸弹子大，含化，以愈为度。或胆矾、硼砂、牙皂、雄黄，枣肉丸芡实大，噙化。温黄酒一杯过口，清咽屑更佳。

诸物哽喉，《三因方》煮薤白令半熟，以线❷缚定❸，手执❹线头，少嚼薤白咽之，度薤白至哽❺处便牵引，哽❻即出矣。秘方用倾银炉上倒挂灰尘，砂糖和丸，咽之自下。骨鲠❼，槿树叶油、马屁勃、砂糖三味，熬膏为丸，噙化。苎麻杵烂，丸如弹子大，将所哽物煎汤化下。禽兽骨鲠，以犬吊一足，取其涎，徐徐咽之。剪刀草，如野茨菇，生篱堑间，其根白，研之则如胶，用顺水吞下，即吐出骨，不过两三口，效。研萱草根，顺水下，亦佳。朴硝研，对入鸡苏，丸如弹子大，含化，不过三四丸。南硼砂，井花水洗涤，含化，最软骨。贯众浓煎一盏半，分三服，连进，片时一咯骨自出。鱼骨鲠，以皂角少许入鼻中，得嚏鲠出。细茶、五倍子等份为末，吹入咽喉，立愈。食橄榄即下，或用其核为末，顺流水下。鱼骨在肚中刺痛，煎吴茱萸汁一盏饮之，则骨软而出。鸡骨鲠❽，用水帘草捣汁饮之，其骨自消。野苎麻洗净，捣烂如泥，每用龙眼大。如被鸡骨所伤，鸡羹化下；鱼骨所伤，鱼汤化下。稻芒糠❾谷哽喉，将鹅吊一足，取涎，徐徐咽下即消。或取荐头草嚼，亦妙。吞钉铁、金银、铜钱等物，但多食肥肉，自随大便而下。吞钱及铁物在喉不得下，南烛根烧，细末，汤调一钱下之。吞铁或针，用饧糖半斤，浓煎艾汁，调和服。或用磁石磨如枣核大，钻眼以线穿，令吞喉间，针自引出，磁石须阴阳家用验者。吞钱，烧炭末，白汤调服。数匙即出。或服蜜升许。或食荸荠、茨菇，其钱自下。或用艾一把，水五升，煎至一升，顿服即下。或用百部根四两，酒一升，渍一宿，温服一升，日再。吞钗，取薤白曝，令萎黄，煮使熟，勿切，食一枣大即出。吞钱钗及镮，饴❿糖一斤，渐渐食之。吞⓫发绕喉不出，取自乱发作灰，白汤调服一钱。陈无择云：凡治哽之法，皆以类推，如鸬鹚治鱼鲠，磁石治针鲠，发灰治发鲠，狸虎治骨鲠，亦各从其类也。《金鉴》鱼骨，用河中养畜之鸭，倒挂取涎，仰卧频灌。

❶ 漆：乾隆本同，疑当作“膝”。
❷ 线：原作“绵”，据乾隆本改。
❸ 定：原作“守”，据乾隆本改。
❹ 执：原作“热”，据乾隆本改。
❺ 哽：原作“硬”，据乾隆本改。
❻ 哽：原作“硬”，据乾隆本改。
❼ 鲠：原作“硬”，据文义改。

❽ 鲠：原作“硬”，据文义改。
❾ 糠：原作“糖”，据乾隆本改。
❿ 饴：原作“饀”，据乾隆本改。
⓫ 吞：原作“舌”，据乾隆本改。

瘖

一曰舌瘖，乃舌不能转运言语，而喉咙声音如故也。娄全善云：人舌短，语不清，乃痰涎闭塞舌本之脉而然。盖肾脉挟舌本，脾脉连舌本，心脉别系舌本，三脉有虚则痰涎入之，脉道闭塞不能运舌矣。以参、芪、术、归、陈皮、竹沥、姜汁治之，半月愈。若三脉亡血，筋枯缩，亦瘖。经云：刺舌下，中脉太过，血出不止，为瘖。又云：脉涩甚为瘖，是也。前方加补血药。又风寒客之则急缩。经云：脉抟坚而长即弦劲意，病舌卷不能言，是也。大秦艽汤见中风。又热则脉弛缓，亦不能运，宜清热。经云：脾脉病，舌本强，视盛虚热寒陷下取之。又云：手太阴之别曰通里，去腕下一寸五分，别而上行，入于心中，系舌本，虚则不能言，取之掌后一寸。产后败血迷心窍，心气不通，脉亦不行，舌强者，七珍散。妊娠瘖者，其言哑细无音，由肾脉为胎盛阻绝，不能上通舌本也，不必治。

一曰喉瘖，但喉中声哑，而舌则能转运也。由劳嗽久而然，盖声出于肺凡物中空有窍者能鸣，肺有窍而虚者也，喉为道路，劳病日久，火刑肺金，金伤，破则不鸣。又火盛则痰壅，痰塞肺窍，是为金实亦不鸣也。若热壅成疮，肺痈喉烂，则更甚矣。不甚者声只嘶破，甚则竟不能出声也，此属内伤。又有外感风寒入肺，郁热成痰，痰火窒塞，肺窍不利，声亦嘶哑重浊。又有大声疾呼、讴歌失音者，亦金破之义也。平常痰火上壅，香附，童便浸透，为末，调服，以疏通上焦。诃子，泡，去核，以消痰、降火、开音；木通以降火清肺，导热由小肠出；桔梗以利肺气；童便以降火润肺，故诸方通用之。发声散，开结痰。橘红煎汤，化痰甚捷。寒包热者，解表，郁金、生地、阿胶、知母、杏仁、桔梗、沙参、蝉蜕、牛蒡子、童便。寒痰结滞，玉粉丸。积血作痛失音，蛤蚧丸血为热壅，结滞肺窍。劳证血枯火盛，青黛、蛤粉，蜜调服。狐惑声哑，详伤寒。气虚感湿，痰涎凝肺，补虚去湿。风寒郁热，暴咳失音，杏仁煎。或灸丰隆二穴各三壮，照海二穴各一壮，立效，仍药之。

又有寒客会厌而卒瘖，吞吐不痢者，生附子去皮、脐，切大片，蜜炙，噙之勿咽，一云咽津。忌苦寒药，恐成疮，难消难溃。

皮毛须发肌肉筋骨四肢二阴

皮毛，经曰：肺之合皮也，其荣毛也。又云：肺主皮毛，肺气不荣，则皮毛焦，津液去，爪枯毛折。

皮肤痛，属火邪伤肺。经云：夏脉太过，则病身热肤痛，为浸淫湿热小疮。

皮肤索泽枯索而不润泽也，由精血枯涸，清燥润肺可也牛骨髓、真酥油合炼一处，每日空心热酒调服三匙，治皮肤枯燥如鱼鳞。糙涩如鳞甲之相错，曰甲错。仲景谓：劳伤虚极羸瘦，内有干血❶，两目❷黯❸黑，肌肤甲错，大黄䗪虫丸见虚劳主之。又云：咳有微热烦满，胸中甲错，为肺痈，苇茎汤主之。

皮肤麻木详痹❹证门，《伤寒论》曰：身如虫行，汗多亡阳也。可见麻由气虚，气虚则运行不能流利，嘘其痰液，纷然

---

❶ 血：原作“皿”，据乾隆本改。
❷ 目：原作“日”，据乾隆本改。
❸ 黯：原作“黯”，据乾隆本改。
❹ 痹：原作“痰”，据乾隆本改。

沸动，有如虫行。若为风邪所凑，痰被风嘘[1]，如波浪[2]沸腾，其麻更甚矣。先用生姜为向导，枳壳以开气，半夏以逐痰，羌、防以散风，木通、牙皂以通经络，又僵蚕为治麻圣药。麻在手臂加桑条，在股、足加牛膝。待病减用补中益气汤[3]见气[4]加参、芪。暑天热伤元气，手与背麻，参、芪、升、柴、白芍、五味、甘草，空心服。手摩患处，午前又一服。经年累月，无日不木，乃死血凝滞于内，外挟风寒，用附、桂为向导，乌药、木香行气，当归、桃仁、红花、阿胶活血，木通、牙皂、穿山甲通经络。待病减用八珍见虚损补气血，必效。浑身麻木，八仙汤：当归、茯苓、川芎、熟地、陈皮、半夏、羌活、白芍、人参、秦艽、牛膝、白术、桂枝、柴胡、防风、炙草，煎服。四肢面目皆麻，补中益气见气加木香、炮附、麦冬、羌、防、乌药。但在腿麻木沉重，黄芪、甘草、五味、升、柴、当归、红花、陈皮、青皮、泽泻，名除湿益气汤。瘀[5]血麻木，四物见血加桃仁、红花、韭汁。因气麻木，紫苏、陈皮、香附、乌药、川芎[6]、羌活、苍术、南星、半夏、当归、桂枝、甘草。身麻有痰，黄连、半夏、瓜蒌仁、黄芩、茯苓、桔梗、枳壳、陈皮、天麻、细辛、南星、甘草，煎。口舌麻木吐涎者，并治。

皮肤痒，痛痒皆属火，火甚则痛，微则痒观火近灼则痛，远烘则痒，可见。或以为风者，风即火气，非有二也此内风也。亦有火[7]气欲散，忽感外风，郁火不得外散，进退皮肤间，扰动作痒者。仲景《伤寒论·太阳篇》有脉浮迟，面热赤，不能得小汗，身必痒之文，可参也。若无外风，不得误用风药，以证既属火，则血必虚，风药燥血，不可用也，但宜清火养血血行风自灭。又火与元气不两立，火之盛，气之虚也。然泻火便是补气，不必用补中、四君并见气等。大抵遍身瘙痒，由肺家血虚火盛而生风，宜四物见血加二冬、桑枝、蝉蜕、僵蚕、牛蒡、刺蒺藜、威灵仙，外用苍耳叶、地肤子、浮萍，煎水浴。

遍身瘙痒起疙瘩，俗名风疙瘩。红者，名血风，血分风热也；白者，名白膜，气分风热也，广州名风落瘼。鱼罾煮水浴，或羊桃叶，火燂[8]热擦，并效。此与赤白游风相类，所异者，彼游走而此痞耳。又与发斑异，此无病而陡发，彼因病而后发也。

暑月痱子痒痛，苦参四两，菖蒲二两，水五瓢，煎数滚，添水二瓢，盖片时，临洗和入公猪胆汁四五枚洗之，不三次全愈。若抓破者，绿豆粉一两、滑石五钱、黄柏三钱、轻粉二钱，搽之。

遍身青紫斑点，色若葡萄，初起用羚羊角、防风、玄参、麦冬、知母、黄芩[9]、牛蒡[10]各八分，甘草二分。

发须，经曰：肾之合骨也，其荣在发。多食甘，则骨痛而发落。又曰：女子七岁肾气实，齿更发长；五七阳明脉衰，面始焦，发始堕。丈夫八岁肾[11]实，发长齿更；五八肾气衰，发堕齿槁。又曰：冲任皆起于胞中，上循胸里，为经络之海。其浮而外者，循腹上行，会于咽喉，别络唇口。妇人数脱血，冲任之脉不荣口唇；宦者，去其宗筋，伤其冲

[1] 嘘：原作“噎”，据乾隆本改。
[2] 浪：原作“涌”，据乾隆本改。
[3] 汤：乾隆本无此字。
[4] 见气：原无，据乾隆本补入。
[5] 瘀：原作“疼”，据乾隆本改。
[6] 芎：原作“弓”，据乾隆本改。
[7] 火：原作“大”，据乾隆本改。
[8] 燂（tán）：烧热。
[9] 芩：原作“苓”，据乾隆本改。
[10] 蒡：原作“旁”，据文义改。
[11] 肾：《素问·上古天真论》肾下有一“气”字。

任，血泻不复❶，唇口不荣，故须不生。有人未尝有所伤，不脱于血，其须不生，何也？曰：此天之所不足也，禀冲任不盛，宗筋不成，有气无血，唇口不荣，故须不生。张子和曰：年少发早白落，或头起白屑者，血热太过也。世俗只知发者血之余，以为血衰，不知血热发反不茂，火多水少，木反不荣，火至于顶❷，炎上之甚也。大热病汗后、劳病后，发多脱落，岂有寒耶？用铍针刺神庭、上星、囟会、前顶、百会出血，次调盐、油以涂发根，甚者至再、至三，少白可黑，落发可生。按子和所论甚是，尝见人年三四十后，顶发脱落者，其人必躁动多火，常患目疾；顶发茂密者，其人必沉静少火，从不病目，可验也。丹溪治一少年发尽脱，饮食起居如常，脉微弦而涩，轻重皆同。此厚味成热，湿痰在膈间，又平日多吃梅故脉弦涩，酸味收湿热之痰，随气上升，熏蒸发根之血，渐成枯槁，故脱发。处以补血升散之药，用防风通圣散见中风去朴硝嫌其速下也，大黄三度酒炒使上行泻热，兼四物汤见血。酒制，合和作小剂治上故小其服，煎以灰汤灰可治梅酸，入水频与之在上之药，不厌小而频也。两月后，诊其脉，湿热渐解，停药，淡味调养，二年发长如初。甜瓜叶捣汁涂，即生。麻叶、桑叶，泔煮，沐发七次，可长六尺。三青膏可染须。

肌肉，经曰：脾主肉。邪在脾胃，则病肌肉痛。邪溢气壅，脉热肉败，营卫不行，必将为脓。湿伤肉，风胜湿，甘伤肉，酸胜甘。又云：多食酸，则肉胝䐢而唇揭。久坐伤肉。形乐志乐，病生于肉，治之以针石。

筋骨，经曰：肝主筋，筋病无多食酸，酸伤筋，辛胜酸。又云：多食辛，则筋急而爪枯爪为筋之余。又云：久行伤筋。诸筋皆属于节。手屈而不伸者，病在筋也；伸而不屈者，病在骨也。转筋皆属血热，四物见血加黄芩、红花、苍术、南星因❸于热者用此。挛急疼❹痛，松节二两，细剉如米粒，乳香一钱，共放银石器内，慢火炒出火毒，研末，每服一二钱，热木瓜酒调下因于寒者用此。娄全善谓：转筋之时，当随其所痛之处，燔针刺之，以知为度。愚谓：用灯心蘸油燃焠可也❺因寒因热俱可用。余详霍乱门。肾主骨，寒则坚，热则腐。骨病无多食甘，食甘积热伤骨，故过食甜而齿病齿者骨之余。又苦走骨，骨病无多食苦。久立伤骨。

四肢❻，经谓：四肢为诸阳之本。又云：阳受气于四肢。又云：阳气者，起于足五趾之表。其说可疑。人身阴阳之气，皆从脏腑外达至于四肢，故四肢为末。今反以之为本，谓阳受气于此，起于此，可乎？若云手之三阳从手走头，则足之三阳又从头走足矣。此等疑义，千古莫晰，何也？阳实则肢肿，热肿也；阳虚则肢满，寒胀也。脾主四肢，脾实则四肢不举，湿热盛也；脾虚则四肢不用，气困乏也。风淫末疾，故四肢颤掉。五脏有邪，留在肢节。经云：肺心有邪，其气留于两肘；肝有邪，其气留于两腋；脾有邪，心有邪❼，其气留于两髀；肾有邪，其气留于两膝，是也。手心热属心与包络。手热赤痒，掌皮厚裂，脾热肝风也脾主四肢，风淫末疾，加

❶ 复：原作“𥩍”，据乾隆本改。
❷ 顶：原作“项”，据乾隆本改。

❸ 因：原作“四”，据乾隆本改。
❹ 疼：原作“痛”，据乾隆本改。
❺ 可也：此下原有“而用发散者……余详臂痛、厥逆、挛抽”，为错简，今从乾隆本，移至下“此证多有疑其风痰”之后。
❻ 肢：原作“服”，据乾隆本改。
❼ 心有邪：乾隆本无，疑为衍文。

味逍遥散加钩藤、熟地。手足心肿，风也，花椒、盐、醋和，敷之。手足抽掣动摇，弄舌吐沫，不可遽作风火痰治，其脉沉弱，即是脾虚生风之证，宜大补，归脾汤最妙。臂发热，四物汤加秦艽、丹皮、白术、茯苓、钩藤、甘草、柴胡。亦有怒动肝火，小柴胡加川芎、当归，亦可用加味逍遥散。膝属脾、肾、肝，凡人逸则痿软无力，劳则痛如针刺，脉洪数有力，皆肝肾阴虚所致。痿软无力，真病之形，作痛如锥，邪火之象，六味加牛膝、车前。此❶证多有疑其风痰而用发散者，是促其危也。有饮食过当，腿足或臂内酸❷胀浮肿作痛，又责之脾胃，补中益气加茯苓、半夏。足腿热渐至腰胯，苍术二两，酒黄柏、熟地各一两，川牛膝、归尾、萆薢、防己各五钱，酒糊丸。脚弱无力，及小儿不能行走，天麻、白附、牛膝、木鳖子各五钱，乌头炮一钱，羌活五钱，地龙一分，乳香、没药各二钱，朱砂一钱，酒煮南星，末为丸，每十丸薄荷汤下。一切腿痛，乳香、官桂、血竭、丁香、麝香各六分，杏仁一分四厘，蕲艾一两，木香六分，沉香四钱，檀香四钱，各为粗末，卷纸捻用油蘸点着，乌灭，照穴道针之。腨痟足肚酸❸疼也。痟音渊，足太阳膀胱病，防风、羌活、紫苏、蔓荆之类。脚赤肿痛溃脓，足三阳湿热下注，可治；微赤微肿脓清，足三阴亏损，难治。若黑暗不肿痛不溃脓，烦热作渴，小便淋漓，阴败未传，急证，急用八味丸，着肉灸，亦有生者。湿热下注，隔蒜灸，解壅毒，次服补中益气、六味丸，自愈。又四肢皆禀气于胃，胃血气盛则善步，胃血气少，足少肉，善寒，渐成痿厥足痹，故足疾必用补中益气，不可不知。

❶ 此：原作“比”，据乾隆本改。
❷ 酸：原作“痰”，据乾隆本改。
❸ 酸：原作“痰”，据乾隆本改。

足跟痛，足跟属膀胱、肾。热痛，乃阴血虚极，圣愈汤：生地、熟地、当归、人参、黄芪。又经验方：牛膝一两，苡仁一两五钱，苍术七钱五分，杜仲、黄柏、当归、石斛、萆薢、木瓜、秦艽、木通各五钱。足心属肾，或热或痒痛是水虚，或麻或肿胀是火虚，皆肾虚，六味、八味消息之。又有足心如中箭，发歇不时肾不虚而热盛也，此肾之风毒，泻肾则愈。余详臂痛、厥逆、挛、抽搐、颤振、脚气各门。

二阴，详泄泻、痢、二便不通、小便淋数、黄赤、遗尿不禁、交肠、关格、赤白浊、遗精、阴痿、阴缩、阴纵、疝、脱肛、谷道痒痛各门。

厥　逆

仲景所谓厥逆，与《内经》所言不同。盖仲景单就伤寒言，以阴邪直中，寒入三阴而手足冷者为寒厥；阳邪传经，热入三阴而手足冷者热深入，阳内陷，不达于四肢，故冷也为热厥。盖主外邪言，不论寒热证皆手足冷者也。《内经》则指内伤言，以上盛下虚，气血逆冲而上，暴仆卒倒者为厥逆厥者尽也，逆者上冲也，言正气虚竭，上冲而欲脱也。又分热厥者手足热，寒厥者手足寒，其不同如此。仲景所谓寒厥、热厥，及蛔厥、脏厥等，已详《伤寒论》，此❹篇只就《内经》所论言之。

经云：内夺而厥，则为瘖痱，此肾

❹ 此：原无，据乾隆本补入。

虚也详中风门。又云：气血并走于上，则为厥，暴死，气复反反于下也则生，不反则死。又云：脉至如喘急促之意，曰暴厥，不知与人言即中风不识人证。又云：阳并于上则火独光，阴并于下则足寒。又云：阳气者，烦劳则张气高喘也，精绝热耗水虚，辟积于夏，使人煎厥辟积，即襞积，衣褶也，有叠积意。叠积至夏令，则益热而如煎如熬矣。即中暑证。又云：大怒则血菀于上血随气上壅也，使人薄厥薄者，相迫之谓。言气血乱于胸中，相迫而厥。即中气证也。又云：偏枯痿厥，肥贵人则膏粱之疾也即中食证。又云：冲脉者，脏腑之海。其上者，出于颃颡，渗诸阳，灌诸精，其下者，并于少阴之经，渗三阴，下循跗，故别络结则跗上不动，不动则厥，厥则寒详《灵枢·逆顺肥瘦》篇〇愚按：冲脉实通身经络之所会归，故又称血海，与任督二脉并起胞中。胞中即丹田，在女子谓之胞，在男子为精室，乃性命之根本也，根本一败，诸经皆败。然则卒厥暴仆，岂止一经一脏之所致哉？又云：邪客于手足少阴、太阴，足阳明之络，此五络皆会于耳中，上络左角左额角也。五络俱竭谓脉为邪阻，不至也，令人身脉皆动而形无知也所谓形如死人，其状若尸，曰尸厥。鬄即剃其左角之发方一寸燔治即烧灰存性也，饮以美酒一杯血余通血，酒通气，气血通则苏，不能饮者口噤也灌之，立已此即中恶证也。

以上经文与诸中篇中所言无异，是经所谓厥逆者，明以暴仆卒倒为言，初不系于手足之为寒为热也。此其与《伤寒论》所称固大异矣，然经亦有以手足寒热为言者，详下文。

《厥论》谓：阳气衰于下则为寒厥，以阴气起于五趾之里而聚于膝，阴气胜则从趾至膝上寒，由此人质壮，以秋冬夺于所用于秋冬阳气收藏之时，妄行耗散，其阳如被夺去也，阳气衰损，阴气独在，故手足寒也。阴气衰于下则为热厥，以阳气起于足五趾之表，阴脉者集于足下而聚于足心，故阳气胜则足下热，由其人数醉，若饱以入房，气聚于脾中不得散酒食在胃，因房事伤其精气，不能运行也，酒气与谷食相薄，热盛于中，遍于身，内热则溺赤，肾气日衰水受火耗，阳气独胜，故手足为之热也。

详此经文，热厥则手足热，寒厥则手足寒，亦与仲景不论寒热厥皆手足寒者，异矣。

治法：煎厥，人参固本丸。薄厥，蒲黄汤。尸厥，二十四味流气饮、苏合香丸见诸中，菖蒲末吹鼻。寒厥，四逆汤、六物附子汤，灸阳辅、绝骨，或酒水各半，温渍至膝。热厥，六味地黄丸见虚损，小便三升，温渍手足。另有痰厥，即中风篇丹溪所云因于湿热生痰者也。若是寒痰迷闷，四肢逆冷而卒倒，姜附汤见中寒。又气厥，分气虚、气实。虚者，即中风篇东垣所谓因于气虚者也；实者，即中气篇所言者是也。又有血脱之厥大吐大崩，多致卒倒，宜先掐人中，或烧炭沃醋熏鼻，以收其气，急用人参一二两煎汤灌之，然后依血证门用药。有色脱之厥，淫欲过度立即脱死者，急掐人中，令阴人搂定，用口相对，嘘暖气通接之，切勿放脱，随灸气海数十壮，饮以独参汤。如迟至三两日乃脱者精去于先，而气脱于后也，亦灸气海，饮参汤。酒厥，葛花解酲汤见伤饮食。大醉则上盛下虚，故卒厥。食厥，过饱，适有感触，胃气不行，阳并于上，上半身热，下半身冷即中食上部有脉下部无脉证，拥炉不暖。误行温补则死，此阳明气逆，故两手不冷，平胃加减保和丸并见伤食。

挛

挛者，久不伸，锢则难医，非如抽搐拘急暂病可比。其理不外寒则收引，热则干缩二端。而寒者易治，热者难治，何则？寒虽收引而筋脉不枯，但用温热之剂以去其寒，则阳回冻解而缩者以舒，不难治也亦有日久寒气聚沫结痰，包裹坚凝，药不能攻者，然熨、洗、烙、灸法，皆可施也。惟热而干缩者，日久槁枯已定，虽极力滋润，终难复元耳。热者多虚，血液枯也。亦有实者，或为风寒所闭，或为痰涎所滞，血脉不得流通，火性不受遏郁，激而暴发，陡然挛曲如蛇之动而挛曲，是其象也，观脚之转筋抽缩可见矣。寒者多实，血液痰湿为寒所凝滞。亦有虚者，阳气不足也。丹溪治一村夫，背偻足挛，已成废人，脉沉弦而涩，用张子和煨肾散治之，吐泻两月余而愈。

抽　搐

《准绳》谓即瘛疭。瘛，拘急也，疭，弛纵也。抽搐属瘛，然亦微异。盖拘急者，筋脉拘束紧急不得伸舒，观脚指受寒筋急可见。抽搐，则频伸频缩也

抽搐者，手足频频伸缩也。或言搐搦[1]者，搦谓十指频频开合，两拳紧捏也。证属风火，风火为阳邪，主动而不宁。其不为躁扰而为搐搦者，血枯筋急也。若妄加灼艾，或发其表，则死不旋踵。小儿急惊风多此证。宜泻木火，凉惊丸主之。血虚，续断丸。肝邪盛，宜救脾者，小建中汤见劳倦加减。热伤元气，人参益气汤见痹。血气虚弱，内火盛，兼中外风，风火相煽，则不得不加发散之品，续命煮散。兼心神昏愦者，独活汤。产后血虚发热，热盛生风得此，八珍汤见虚损加丹皮、钩藤，以生阴血。不应，兼补脾胃以生血。小儿吐泻后，脾胃之阴气亏损，成慢惊风者，亦多见此，为虚风虚热。若更阳气虚陷，其风火尤为无根之虚焰。虚者，十全大补见虚损加桂、附；陷者，补中益气汤见气加桂、附。此等阳虚之证，肢体恶寒，脉微细，为真状。若脉浮大，发热烦渴，为假象，不可泥于证属风火一语，以为实邪也。若戴眼反折，汗出如珠，不治

按：血枯筋急，恐未尽然。观御痛者恒握拳咬牙，与小儿惊搐咬牙捏拳形状相同，可知此证必因风火内攻，有难于禁当者，故有此抵御情状。风火忽动忽息，故搐搦有作有止，若果由血枯筋急，则应缩多伸少，两拳常捏，且不必有咬牙情状矣。抽搐，风木曲直之象也；握搦咬牙，病人禁当之情也。

颤　振

颤，摇也；振，战动也。亦风火摇撼之象，由水虚而然水主静，虚则风火内生而动摇矣。风木盛则脾土虚，脾为四肢之本，四肢乃脾之末，故曰风淫末疾有头摇动而手足不动者，木气上冲也。风火盛而脾虚，则不能行其津液，而痰湿亦停聚，当兼去痰。子和治马叟，风搐三年，掉颤抖搜之甚，如线[2]引傀儡，以防风通圣散见中风汗之，继服涌剂吐痰一二升，又下行五七次，数日又再涌去痰三四升，又下数行乃愈。但觉极寒，盖卫气未复也，以散风导气药调之。不用温热，恐又动火故也。风火交盛

---

[1] 搐搦：原作"抽搐"，据乾隆本改。

[2] 线：原作"绵"，据乾隆本改。

者，摧肝丸。气虚者，参术[1]汤气虚不能周，四肢为虚风所鼓故动。心血虚者，补心丸。挟痰，导痰汤见痰加竹沥。老人战振，定振丸。

脚　气酒风脚　腿腕疮　脚跟注孔

脚气之名，始于晋苏敬，上古所无。然其肿痛顽麻，即经所谓痹也；纵缓不收，即经所谓痿也；甚而气上冲心腹，即经所谓厥逆也。病由湿致，或水湿外侵，或水饮内注。其初多寒，只见顽麻，其后湿郁成热，遂为肿痛。湿热蒸发则肿，血气壅滞则痛也。若加以风寒外袭，则热愈不得泄，而痛益甚矣。两脚之气血既壅滞不行，则周身之气血亦不宣[2]通，郁而发热。气不宣[3]通则不周于表，故洒洒[4]恶寒，而证类伤寒矣。纵缓不收者，筋得湿热则软而无力也凡物之湿热者必软。甚而上冲者，下不通则反干乎上也。

治法：须分湿热多寡，湿多热少，则肿甚而痛微；湿少热多，则肿微而痛甚。亦有单湿而无热者，但肿胀而不痛，俗名湿脚气；单热而无湿者，但热痛而不肿甚者枯细，俗名干脚气虽曰无湿，亦必有老痰恶涎凝聚不散。初起只觉冷冻顽麻而肿，灸患处二三十壮以引湿气外出，更饮驱湿药酒以通经散邪，用药宜麻黄、川乌、姜、附之属。麻黄发散，使湿从外泄；川乌辛热，走而不守，以通行经络；姜、附以散其寒；羌、防、升麻、葛根辈以升散之，风胜湿也；二术以燥之，土克水也；兼用二苓、泽泻辈以利之。此治寒湿之大法也苡仁酒、独活寄生汤可用。若初起只觉热痛不肿，乃三阴血虚，阳邪下陷成热不散，血脉不通而痛也，无湿故不肿。治宜清热养血，四物见血、六味见虚损，并加牛膝、黄柏、知母。又用补中益气汤见气以升提阳气之下陷。此治虚热之大法也。实热则兼湿痰，肿而痛也。便结者，羌活导滞汤微利之，后服当归拈痛汤见身痛。身有寒热者，加味败毒散，后服当归拈痛汤[5]。疼如火燎，热至腰胯，加味二妙丸。痛不可忍者，五积散见中寒加全蝎三个，酒煎。大抵湿热壅塞[6]，治宜宣通，活络丹见中风最妙。邪深伏者，非此不能透达。若壅塞既成，须砭恶血以杀其势，而后药之。此证须分经用药，前廉为阳明，白芷、升麻、葛根为引；后廉为太阳，羌活、防风为引；外廉为少阳，柴胡为引；内廉为厥阴，青皮、川芎、吴茱萸为引；内前廉为太阴，苍术、白芍为引；内后廉为少阴，独活为引。又须察其有无外感，感风则自汗，感寒则无汗，并加发散之品风加羌活、防风，寒加麻黄、细辛。若病甚而上攻，少腹不仁，或见食呕吐，腰脊身体俱痛，胸胁痛，则为重证。但见少腹不仁，不过二三日即上攻心，心烦气喘，呕逆头痛，眩冒不得眠，谵妄，目额黑，汗大出，脉短促而数，左寸乍大乍小乍无，尺绝者，皆不治，所谓冲心即死也。今列数方于下。丹溪用四物汤见血加炒黄柏，另以附子末津调傅[7]涌泉穴，安艾灸之，以引热下行血虚热上冲者宜之。金匮八味丸见虚损治脚气上入少腹不仁肾寒湿气上冲者宜，或茱萸丸、茱萸木瓜汤。槟

---

❶ 术：原作“木”，据乾隆本改。
❷ 宣：原作“宜”，据乾隆本改。
❸ 宣：原作“宜”，据乾隆本改。
❹ 洒洒：原作“酒酒”，据乾隆本改。
❺ 汤：此下原衍“痛汤（见身痛）身有寒热者……后服当归拈痛汤”，据乾隆本删。
❻ 塞：原作“寒”，据乾隆本改。
❼ 傅：原作“传”，据乾隆本改。

榔为末，童便调服。大腹子散。三脘散。桑白皮散以上实者宜之。犀角散热者宜之。沉香散无热者宜之。紫苏叶三两，桑白皮炒二两，前胡去芦一两，每服八钱。槟榔二枚，杏仁去皮、尖二十粒，生姜五片，水煎汤服。苏子降气汤，佐以养正丹或四磨饮并见气。以上气喘急者宜之。八味平胃散见呕吐，畏食者，生料平胃散见伤饮食，并加木瓜一钱。半夏散。橘皮汤以上呕逆恶心者宜。岭南人嗜酒者，每多病此，名酒风脚。由酒之湿热伤脾，不能运化，因而下坠，结为痰涎，不得解散所致。其痛不可忍，虽蚊蝇着脚重若石压。治此鲜有效者，盖利湿清热易，而去结痰难也。《准绳》载治廉平章患此，初用当归拈痛汤见身痛，二服效。后食湿面复发，以羌活辛温透关节去湿为君；当归辛温散壅，枳壳苦寒消食为臣；大黄苦寒导湿面下行，并利留结老血为使，全愈。又云：控涎丹见痰加胭脂一钱，槟榔、木瓜各一两，卷柏半两先以盐水煮半日，又用白水煮半日，同为丸，每服三十丸，加至五十丸，利下恶物立效。又云：威灵仙为末，蜜丸桐子大，酒下八十丸，利出恶物如青脓桃胶。当仿其意而用之，先去其湿热使气血得通，次以升、柴等轻清之药提拔痰涎上行，以控涎丹及诸软坚消结之品取之，更砭去其恶血，可也。《活人书》云：脚气忌服补药，禁用汤淋洗。按此为邪气壅实者言，故忌补。又为湿气太盛，将欲上冲者言，恐淋洗蒸动其湿，助之升腾也。若湿正沉坠在脚，不能外达，正宜淋洗以导之外出，用防风、荆芥、威灵仙、草乌、川椒、白芷、乌药、苍术、紫[1]苏之属，煎汤热洗可也。两脚须常护，令暖有微汗，仍不时令人按揉。饭后常自行动，以散泄其湿热为佳。夜饭宜少，不食更好，盖夜食难消，最能壅滞气血也。脚气有腿腕生疮者，肿痛用漏芦、白蔹、五加皮、槐白皮、甘草各七钱半，蒺藜子二两，水煎去渣，于无风处洗之。心神烦乱者，犀角散。脚跟注一孔，深半寸许，每下半日痛异常，以人中白火上煅[2]，中有水出，滴入疮口。

赤白浊

有精浊，有便浊。精浊出自精窍，与便浊之出于溺窍者大异。其出不因小便，窍端时常牵丝带腻，如脓如眵，频拭频出，茎中或痒或痛，甚如刀刮火炙大抵初起火盛则痛，日久火微则痒，而小便自清，不相混也。多由房事时精已离位，或强忍不泄，或被阻中止，离位之精化成败浊，流出窍端，故如脓如眵，其气臭腐。又不泄则肾火郁而不散，败精挟郁火以出，故茎肿窍涩而痛也，日久败精尽出则止矣。而不止者，虽火势已衰，但病久滑脱，已败之精与未败之精相引而出，故源源不绝也。若火势不衰或反盛者，则并其未败之精亦鼓之使出。甚者精已枯竭，并其未及化精之血亦出，故有赤浊也精为血化，观天癸初至之子，强力好色，所泄半精半血可见矣。其后火势亦衰，证转虚寒者有矣。旧分赤浊为热，白浊为寒，非也。若寡欲之人患此，多因湿热流注精房，精为所逼，不得静藏所致，与湿热遗精同理。热者清心莲子饮。寒者萆薢分清饮。虚劳者滋其阴。胃弱者参术[3]加升麻、柴胡。湿热

---

[1] 紫：原作“柴”，据乾隆本改。

[2] 煅：原作“煆”，据文义改。

[3] 术：原作“木”，据乾隆本改。

流注，二陈见痰加白术[1]、升、柴。感暑热者，四苓见伤湿加香薷、麦冬、人参、石莲肉。白浊初起势甚，败精结塞窍道，涩痛异常，五苓见伤湿、妙香散合清心莲子饮。白浊清火为主，补次之。赤浊补为主，清火次之。清心健脾、滋肾固脱，缺一不可，清浊饮主之。

便浊多是胃中湿热下流。伤气分则白，即膏淋也，便浊饮主[2]之。伤血分则赤，即血淋也，多者为尿血，治详淋证及血门溲血条。

遗　精

精者，一身之至宝，原于先天而成于后天者也精者水也，天一生水，原于有生之初而成于水谷之滋长。五脏俱有而属于肾，静则藏，动则泄。静者水之德，动者火之用，火不胜水，故在平人虽动而非与内接，则亦不至于泄也。若水极虚火极炎，则心有所感，虽不交亦泄矣。夫必交乃泄者，亦必寐且梦交乃遗，可知也。不必交亦泄者，亦不必梦交与寐乃遗，可知也。故有不寐之遗与寐而不梦之遗，寐而梦交之遗，宜分别论之。梦交何也？曰：相火客于阴器也，阴器为客火所动，动则举，举则欲交，故梦接内也。使火不客于阴器，则但为他梦矣。然有有欲无欲之分焉，无欲念而梦交者，气壹则动志也；有欲念而梦交者，志壹则动气也。气动志者，梦不必遗；志动气者，梦无不遗。相火独肝肾乎？曰：足三阴阳明之筋，与冲任督三脉之所会，诸筋皆结聚于阴器[3]，则诸经之火皆得客之矣，岂特肝肾为然哉？以肾主精、肝主泄，故归重此二者耳，治者当审其所由致可也。有肾水虚而火炎者，滋阴降火为主。有肝气郁滞而火盛者，散郁升阳为主。有脾胃湿热下流者，除湿清热升清为主。有用心过度而火炽者，清心养血为主。有肺感外邪，或悲哀所伤而动火者，散邪清肺为主。此皆易治。久旷之人，盛满而溢者，更不用治。惟思慕色欲者为难，非斩断情根，涤除妄念，虽药亦无济也。若乃不寐亦遗欲念一萌即泄，与才寐不待梦交即遗，则精滑之至也。或房事过多而滑，或梦遗日久而滑，或虚寒不固而滑气不摄精，比之梦遗为甚矣。然其治法亦无异也，锁精丸、固本丸、金樱丸、凤髓丹、固真散。用心过度，心不摄肾者，远志丸，用交感汤加莲肉、五味子吞下，仍佐以灵砂丹见呕吐。思色不遂，精以离位，客于阴器，至卧而梦泄者，四七汤见气吞白丸子见中风。甚者耳闻目见闻见其所思者之声容也，其精即出，名曰白淫，妙香散见赤白浊吞玉华白丹。色欲过度，下元虚惫，泄滑不禁，鹿茸丸见血、山药丸见腰痛、大菟丝子丸见咳嗽、固阳丸之类按此等皆热剂，非虚寒勿轻用。五倍涩精，敏于龙骨、牡蛎。交通心肾，菖蒲、远志、莲子等不可少。古方多治郁滞，庸医误用涩剂。一少年遗浊，少腹有气冲上肝气逆也，每日腰热肾火郁也，知其有郁，先用滚痰丸见痰大下之，次用加减八物汤吞滋肾丸见小便不通百粒。若稍用蛤粉等涩剂，则遗浊更甚，遂改用导赤散见发热，大剂煎服，遗浊皆止。又一男子梦遗，与涩药更甚，因与神芎丸见肿胀大下之，却制猪苓丸，与服而愈。脾胃湿热下流者，苍白二陈汤见湿加黄柏、升、柴。欲火大炽者，清心，使火不妄起，远志丸、茯神汤。一人劳心读书致此，卧时阴器但着

[1] 术：原作“木”，据乾隆本改。
[2] 主：原作“生”，据乾隆本改。
[3] 器：原作“气”，据乾隆本改。

被与腿，即梦交而遗，悬空则不梦。盖用心太过，血虚火炎，肾水亦竭，火客下焦，鼓其阴房，精不得藏，阴器着物如得接然，故作淫梦而遗。上则补心安神；中则调其脾胃，升举阳气；下则益阴固精，病随安此等当以六味、归脾、补中之属主之。一人年六十，患痎嗽，误治致湿热下盛，脉数而有力，与补中益气见气加凉剂，续与黄柏丸，尺脉顿减。问之曰：夜来梦交否？曰：然，幸不泄。曰：年老精衰，固无可泄，然火之结于精房者，得药已散走于阴器之窍，病可减矣。再服二日，又梦，其痎嗽全愈。亦有鬼魅相感者，其状不欲见人，如有晤对，时独言笑，或时悲泣，如痴如呆是也，脉乍大乍小，乍有乍无，左右互异，治以朱砂、雄黄、麝香、鬼箭、虎头骨之属。喻嘉言治祟方亦佳方见中恶门论末❶。以涩治脱不止，不如泻心，泻心不止，不如升阳，升阳最妙。肾气独沉者宜升，脾湿下流者宜升，肝郁者宜升，不止一途也。思想气结成痰，迷于心窍，猪苓丸之类利其痰。经络热而得者，作虚寒治则愈甚，清心丸。一人至夜脊❷心热梦遗，用珍珠粉丸、猪苓丸，遗止。终服紫雪见篇末，脊❸热始除。又有腰热遗精者，用滚痰丸下之，又用导赤散见发热治其火，乃愈。知身❹有热而遗者，多为热遗也。心神浮越，水火不交而滑泄者，镇固之，秘真丸、八仙丹之属。命门火衰，精脱，玉关不闭者，急用八味丸或金锁正元丹遗证初起，未有不由火盛者，久则火衰气虚而精滑矣。若因过服凉剂而致寒者，脉多紧涩，寒郁火于下焦也，当先升提。若脉沉迟，是下元虚冷，惟亟与温补，仍升提以挽其下趋。有一种肝经湿热，甚者茎中作痛，或挺纵不收，白物如精随溺而下，此筋疝也，龙胆泻肝汤主之此为白❺浊之类。

紫雪方：黄金百两、石膏、寒水石、磁石、滑石各三斤，碎，共用水一斛，煎至四升，去滓，入犀角屑、羚羊角屑、青木香、沉香各五两、玄参、升麻各一斤、甘草炒，八两、丁香一两，煮取一斗五升，去❻滓，入朴硝精者十斤、硝石四升。如无，芒硝亦可。每升重七两七钱半，微火煎，柳木搅不住手，候❼煎至七升，投水盆中半日❽，欲凝，入麝香当门子一两二钱半、飞朱砂三两，搅匀，候❾冷成霜雪紫色，冷水调服一二钱，小儿量减。能治烦热狂躁，兼解诸热药毒，及小儿惊痫等病。○按咽喉门有紫雪散与此大同小异，当参之。

阴痿

阳动则举，阴静则痿，虽无欲亦然观小❿儿子夜峻⓫作可知，况有心者乎？然而不举者，则气不从心也。其故有六：一则天禀使然，而不可强者也。一则有所恐惧，而气馁也。一则神摇火飞，气上不下也。此皆无病之人也。一则湿热太盛，下注宗筋，弛纵不收也。一则耗散过度，命门火虚也。一则肾水虚衰热盛，壮火食气也薛立斋所谓：如木得露则森立，遇酷暑则痿瘁也。盖水火和平则举，有水无

❶ 末：原作“未”，据乾隆本改。
❷ 脊：原作“吞”，据乾隆本改。
❸ 脊：原作“吞”，据乾隆本改。
❹ 身：原作“者”，据乾隆本改。

❺ 白：原作“曰”，据乾隆本改。
❻ 去：原作“法”，据乾隆本改。
❼ 候：原作“侯”，据乾隆本改。
❽ 日：原作“目”，据乾隆本改。
❾ 候：原作“侯”，据乾隆本改。
❿ 小：原作“子”，据乾隆本改。
⓫ 峻：疑当作“朘（zuī）”，男子生殖器，多指小儿。

火，有火无水，及水火淫盛为湿热者，亦不举也，参痿门自明。此有病之人也。火虚者，附桂八味丸；水虚者，知柏八味丸并见虚损。湿热，固真汤、柴胡胜湿汤其症多有阴汗臊臭，两股热者。或反冷，阴头两丸如冰者，不可误认为寒，盖湿热在脏腑，热亲上而湿流下，故证如此也。火上炎不下交者，降之。恐惧者，镇之。

阴缩阴纵

阴受寒则缩，受热则纵伤寒囊缩，阴证固有之，热证亦有，以热灼筋燥故缩也。但以平人论，则缩必因寒，观夏月囊软纵，冬月囊硬缩可知矣。丹溪治鲍姓，茎挺长，肿痿皮揭，湿润磨股，不能行，两胁气上，手足倦弱，以小柴胡见寒热加黄连大剂，行其湿热，略加黄柏，以降其逆上之气，挺肿收减，但有坚块未消。又以青皮为君，佐以散风之药，末[1]服，外以丝瓜汁调五倍末傅[2]之，愈。湿热挺肿，朴硝、荆芥煎汤浸洗。甚者，三一承气汤见大便不通下之。

疝

睾丸连小腹急痛，曰疝。或无形无声，或有形如瓜，有声如蛙。小腹、阴囊、睾丸皆肝经部分，盖肝经筋脉环阴器而上抵小腹也。故张子和谓此为肝经之病，肝主筋，睾丸非肝筋环引，与玉茎无由伸缩，经谓：足厥阴之经筋聚于阴器，伤于寒则阴缩入，伤于热则纵挺不收。又言：足厥阴之别曰蠡沟，循胫上睾结于茎，其病气逆睾肿卒疝，可见矣。俗称膀胱冷，或曰肾冷肾气通于外肾，膀胱系与睾丸系会也，或曰小肠气，皆非也。膀胱为水府，小肠为水道，专主渗泄通流，肾统二水，皆与筋无涉。虽经有言邪在小肠，连睾系，属于脊，贯肝肺，络心系，气盛厥逆，上冲肠胃，熏肝，散于肓，结于脐，取之肓原以散之，刺大阴以平之，取厥阴以下之，取巨虚下臁以去之。此其初虽言邪在小肠，至其治法，必曰取厥阴以下之，乃知疝必关于厥阴无疑。又谓：三阳膀胱经为病发寒热，其传为㿗疝。此亦言膀胱非受病之处，必传于厥阴部分乃为疝也。又言：脾风传肾，病名曰疝瘕，小腹冤热而痛，出白精浊也，风者热也，精得湿热为败浊，一名曰蛊强中入房，女所惑也。曰风，则属之肝木可知矣以上言疝非膀胱、肾、小肠之病。又云：厥阴滑为狐风疝滑为阳邪，热则生风也，少阴滑为肺风疝心火乘肺，太阴滑为脾风疝，阳明滑为心风疝金燥则热，热属心也，太阳滑为肾风疝膀胱与肾为表里也，少阳滑为肝风疝。皆言风者，厥阴木气之所主也又云：心脉滑为心疝，肝脉肾脉滑甚为㿗癀。亦以滑为疝也意谓上条言滑乃风疝之脉，则此条之滑亦为风脉可知也。又云：脉大急则为疝，心脉滑搏为心疝，肺脉沉搏为肺疝。搏急非肝邪而何？又云：督脉生病，从少腹上冲心而痛，为冲疝。盖足厥阴与冲任督俱会于前阴也，然则疝为肝病，岂不明哉以上言诸经之疝，皆归于肝也？按子和以疝病属肝部分，甚是。然各脏腑经脉相通，有由肝经自病者，则亦有由诸经之病传注者，其论中所举已自可见。况经又有云：足阳明之筋病㿗疝，腹筋急；足太阴之筋病阴器纽痛。小肠病者，小腹痛，腰脊控睾而痛，肾下则腰尻痛，不可以俯仰，为狐疝。寸口脉沉而弱曰寒热，及疝瘕少腹痛。黄脉之至也，大而虚，有

---

[1] 末：原作"夫"，据乾隆本改。
[2] 傅：原作"传"，据乾隆本改。

积气在腹中，有厥气，曰厥疝。其词不一而足，此当细察。盖肝经为朝宗之地少阴、太阴、阳明、少阳、太阳诸经，亦会于小腹前阴，各经为发源之区，源流并究可耳。再按张子和以疝属之肝，赵以德则又属之任脉，谓冲任二脉起于胞中，诸经皆受气于此，因以海名之。二脉通，则阳气下降，阴气上行，塞则阳壅于上，阴结于下。其所以闭塞者，或任脉之自病，偏寒偏热。或各经病邪相犯，致任脉结滞，阴气不化使然。引经任脉为病，男子内结七疝，女子带下瘕聚为据，其说甚有理。然冲任督同体，何不并举乎？窃谓诸经之邪，皆得传注冲任督三脉，而结于肝经部分为疝，则诸说皆会通矣。再按赵以德谓疝有二，不必小腹痛引睾囊乃名疝，但心腹痛即名为疝。引巢氏七疝为据，一曰厥疝，厥逆心痛，饮食吐不下也。二曰癥疝，腹中气乍满痛，气积如臂也。三曰寒疝，饮食寒冷，即胁下腹中痛也。四曰气疝，腹中乍满乍减而痛也。五曰盘疝，腹中痛在脐旁也。六曰胕疝，腹中脐下有积聚也。七曰狼疝，小腹与阴相引而痛也。赵氏盖以上六疝，只言腹胁痛而不及睾囊，故谓心腹痛即名为疝，庸讵知其非省文乎？今定以小腹痛引阴丸为疝，庶免歧惑又子和谓：遗癃滑浊，阴痿胞痹，皆男子之疝。血涸不月，经后腰膝上热，足躄嗌干，癃闭，小腹有块，或定或移，前阴突出，后阴痔核，皆女子之疝。但女子不曰疝而曰瘕，盖皆肝经任脉之病，故云尔。疝病之由，人皆以为经络得寒，收引不行而作痛。丹溪谓是始于湿热郁遏，又感外寒，湿热被郁作痛。其初致湿热之故，固太劳而火起于筋，醉饱而火起于胃，房劳而火起于肾，大怒而火起于肝。火郁之久，蒸为盛湿，浊液凝聚，并入血隧，流于厥阴。肝火性最急暴，为外寒所束，宜其痛暴而甚也。痛者，热气之冲击❶；肿而重坠，则湿之为耳虚亦肿，但不甚坠耳。左丸属血，诸寒收引则血泣，故左丸痛多而肿少。右丸属气，诸气郁蒸则湿聚，故右丸痛少而肿多。

张子和分七疝：一曰寒疝，囊冷结硬如石，阴茎不举，或控引睾丸而痛。得于坐卧湿地，或寒月涉水，久而无子。宜以温❷剂下之。二曰水疝，肾囊肿痛，阴汗时出，或囊肿如水晶，或囊痒，搔出黄水，或小腹按之作水声。得之饮水醉酒，使内过劳，汗出遇风，寒湿之气聚于囊中。宜以逐水之剂下之。三曰筋疝，阴茎肿胀，或溃或脓或痛，而里急筋缩，或茎中痛，痛极则痒，或挺纵不收，或白物如精随溲而下。得于房劳，及邪术淫方所致。宜以降心火之剂下之。四曰血疝，状如黄瓜，在小腹两旁、横骨两端约文中，俗云便痈。得于重感春夏大燠❸热则血流溢，劳动使内，气血流溢，渗入脬❹囊，结成痈肿，脓多血少。宜以和血之剂下之。五曰气疝，上连肾区，下及阴囊。或因号哭忿怒，则气郁而胀，过后气散则消者是也。宜以散气之药下之。小儿亦有此疾，得于父已年老，或年虽少而多病，阴痿精怯，勉强入房有子，此胎中病，不可治也。筑宾穴言❺之。六曰狐疝，状如瓦，卧则入小腹，行立则下入囊中，狐昼出穴夜入穴，与相似故名。今人带钩钤❻者是也。宜以逐气流经之药下之。七曰㿗疝，阴囊肿坠，如升如斗，不痒不痛者是也。得之

---

❶ 击：原作“系”，据乾隆本改。
❷ 温：原作“湿”，据乾隆本改。
❸ 燠（yù）：温暖。
❹ 脬（pāo）：膀胱。
❺ 言：诸本皆同，疑当作“灸”。
❻ 钩钤（qián）：钤，印章。钩钤当是指类似于现在的疝气带。

地气卑湿所生，潮湿之乡多感此疾。宜以去湿之药下之。女子阴户突出虽亦此类，乃热则不禁固也，不可便谓虚寒而涩之、燥之，本名曰㿗，宜以苦❶下之、坚之按子和于七疝皆言下之者，以内有湿热，结聚不通也。然必有此实证乃可下耳，不可泥。赵以德云：予尝病脾肺湿热流入，右丸肿大，寒热交作，虽张子和言疝病在下，当下不当吐，然脾气下陷必升举之，因先服调胃之剂一二贴，次早注神，使气至下焦，呕逆而上，觉肋下积动到中焦，则吐而出之，肿减半。次早复吐，吐后和胃气，疏通经络而愈。凡用此法治伤酒水注右丸肿者，辄效。

治法：内寒者，当归温疝汤。外寒入腹者，乌桂汤。外寒内热者，川乌头炮、栀子仁炒各三钱，煎服。湿热受外寒，十味苍柏散。水疝尿不利，茴楝❷五苓散。㿗硬血疝，大黄皂刺汤。冲疝、厥疝，夺命汤。气疝、诸疝走注痛者，青木香丸神效。狐疝及一切疝，茴香楝实丸。妇人产后血分受寒，疝者，羊肉汤。诸疝，灸❸大敦穴即安。《尊生书》谓：治法断不宜补，姜、橘同煎补肝，细辛闭肝气，必禁虚亦须补，此太泥。疝脉必弦急，忌微❹弱。亦有夹虚者，脉虽沉紧，必豁大无力，其痛亦轻，但重坠牵引耳，人参、牛膝可用。余皆作实治，破疝汤主之，木香、玄胡、橘核、荔枝核、茴香、川楝子、没药、地肤子、青皮，马鞭草根煮汁煎。寒疝，加吴萸、附、桂。亦有睾丸升上入腹者，加飞盐、沉香。或用鸡鹅蛋壳烧灰，空心酒下三钱，二服压至故所。亦有胁旁动气，横入阴处，响声如蛙，坠下，照前方去盐、沉。水疝有一丸渐小，竟消尽成独丸者，沉沉牵小腹作痛，水疝汤：白茯苓、萆薢、泽泻、石斛、车前各二钱，临卧及五更各一服。外用带须葱一大把，煎汤洗睾丸，频添热汤，以手挪之，即在汤内撒尿，其病易去。若囊破水流，灶心土糁之。狐疝，昼病夜安，气病血不病也，不宜辛香流气之剂、补中益气汤见气加知、柏、虎骨治之。血疝睾丸偏大，宜和血，四物见血加桃仁、玄胡、橘核，于夜分时，一手托下，一手按上，由轻至重，丸❺弄百回，弥月瘀血尽散。筋疝，茎筋掣痛，得之房术者，宜解毒缓急，甘草梢、黑豆、五倍同煎服。㿗疝，五苓散见伤湿加葱白、茴香、盐。若丸肿如斗，不痒不痛者，得之有生之初，无治法。又有木肾，顽痹硬大，或痛或不痛者是也，由寒冷凝滞，当温散，破疝汤加海藻、昆布、川椒、附子。外用艾炒热裹丸，冷则频换。疝由小肠经得者，旧名❻小肠气，又名横弦、竖弦，绕脐走注，小腹刺痛，喝起汤、救痛散。由膀胱经得者，旧名膀胱气，毛际上小腹作痛，五苓散见伤湿加川楝子。形如瓜，声如蛙，木香神效散。偏坠，不拘左右，川楝、木香、茴香、苍术、石菖蒲为丸，每服三钱，空心盐汤下，安卧片时，微汗既止。左边痛不可忍，茹神散。外肾胀大，麻木痛硬，七治金铃丸。偏坠药不愈，用蓖麻子，每岁一个，研烂贴顶门，以绳缚两足中指，合缝处艾如麦粒大灸七壮，即时上去，随去蓖麻。肛门、阴囊、肾茎痒甚，抓破好了又痒，人言熬醋洗立愈。外有发热，忽生痄腮，痄腮愈睾丸胀者，耳后属胆，胆受风热生

❶ 苦：原作“若”，据乾隆本改。
❷ 楝：原作“拣”，据乾隆本改。
❸ 灸：原作“炙”，据乾隆本改。
❹ 微：原作“征”，据乾隆本改。
❺ 丸：原作“九”，据乾隆本改。
❻ 名：原作“茗”，据乾隆本改。

痄腮，移热于肝，故睾丸肿，加味逍遥见郁入防风、荆芥、青皮。

脱　肛

气虚不能收者，宜补气以升提之，血虚加血药，寒者以香附、荆芥等份煎汤洗。若大肠受热而突出者，朴硝煎汤洗之。肠风者，凉血清肠散虚寒者不痛，其脱而出、托而入必滑；实热者必痛而肿，突而出、托而入必涩。虚而夹热者，槐花散、薄荷散。日久不愈，常宜服收肠养血和气汤，更须涩之，龙骨散、涩肠散。外用五倍末糁蕉叶上托之，数次即不复脱。生铁三斤，水一斗，煮取五升洗，内服磁石散。一法，鳖头烧灰涂。

谷道痒痛

多因湿热生虫，欲作痔瘘。以雄黄入艾棉烧烟熏之，并纳蜣螂丸。蜣螂七枚，五月五日收，去翅足，炙为末，新牛粪五钱，肥羊肉一两炒香，共[1]为丸如枣肉大，炙令热，新棉裹，纳谷道中，半日莫吃饭，虫即出，三五度瘥。杏仁捣膏傅。杵桃叶一斛，蒸极热，纳小口器内，坐熏之，虫即死。木鳖子肉四五枚，研如泥，沸汤冲洗，另用少许涂患处。

怒

阳为阴闭不得伸则怒，如雷之奋于地也。震[2]为雷，阳在阴下，阴雨则雷动。阴雨，以气言之则寒也，以象言之则水也。水者，有形之物也。故人身阳气，或为无形之寒气所闭，或为有形之痰血所遏，皆不得伸而郁为怒。经谓：血并于上，气并于下，则善怒[3]是也东垣以食填太阴为木郁，用吐以达之，亦此理也。阳气主升，属肝胆，故雷发于春。阳主舒，遇怫逆之事则不得舒而怒，亦郁遏之义也。怒而不得发者，发之。怒而屡得发者，平之。经曰：悲胜怒。

太　息

经曰：忧思则心系急，急则气道约约，结而不行也。忧思郁结则气不行，志为气帅，自然而然，何必推说到心系急乎？此真形骸之论，后人之伪说耳，故太息以出之舒之也。气盛而郁则为怒，气不盛而郁则为太息。观经谓胆病者气不得升故为胆病，善太息，口苦[4]，呕宿汁，可知。太息之与怒，同属于郁矣。

喜笑不休

笑由于喜，喜属心，则笑亦属心。经曰：心藏神，神有余则笑不休。神即心火也，观于火，熘烁甚则鸣笑，可知也。烛笑而光摇，人笑而气浮。子和以烧盐沧盐二两，火烧通赤，放[5]冷研细，河水煎服探吐热痰，及黄连解毒汤而愈。水克火，寒胜热也。

悲

悲属肺，悲则气降，肺主降，故属肺也。仲景云：妇人脏躁，则悲伤欲哭，象如神灵所作无故而哭，即本人亦不自知，故

---

❶ 共：原作“其”，据乾隆本改。
❷ 震：卦名，八卦之一。
❸ 怒：原作“恶”，据乾隆本改。
❹ 苦：原作“若”，据乾隆本改。
❺ 放：原作“旷”，据乾隆本改。

如鬼神所凭也，小麦一升，大枣十枚，水煮服。子和诊一妇人，问曰：娘子常欲痛哭为快否？妇人曰：然。子和曰：火灼肺金，金受屈[1]制，无所投告，肺主悲，故欲痛哭也。投黄连解毒汤见喜而愈。

喻嘉言诊姜宜人大肠血枯燥，曰：病中多哭泣否？曰：然。盖大肠与肺为表里，大肠燥则火热干肺也。

惊

遇事而惊者，由于外也；因病而惊者，动于中也。心为热所乘，则动而惊。而属之肝胆者，以肝主动，而胆虚则善惊也胆小及胆大而虚者，皆善惊，由血液不足也。血液者水也，水主静，水足则静而不易动，故不惊。心肝赖血以养，血虚则心之神无所依，肝之魂亦不藏。五脏之热，皆得乘心而致惊。经谓：阳明病者，恶人与火胃热则恶人之扰，与火之热，不得安静清凉也，闻木音则惕然而惊木生火而主动故也。举阳明可概其余矣。内火之惊，脉多浮数；外事之惊，脉多浮动，动脉如豆，摇摇不定是也。黄连安神丸。惊则气上，以重坠之药镇其浮越丹砂、龙骨之类。由于火盛血虚者，甘寒滋润之剂以泻心补血。惊则心神出而舍空，液入成痰，拒其神不得归，而惊不能已，十味温胆汤、养心汤、寿星丸见狂癫，控涎丹见痰加辰砂、远志。惊由于火，而致火多端，有五饮停蓄，郁成火者，五饮汤丸见痰饮。由湿郁成热者，羌活胜湿汤见伤湿。因寒而郁成热者，散寒火自退。热郁有痰，寒水石散。气郁有痰，加味四七汤。睡卧不安，时时惊觉者，温胆汤加枣仁、莲肉，以金银同煎，吞十四友丸，或镇心丹、远志丸。惊者平之，子和谓平，乃平常之义。如闻响而惊者，常击物作响，使习闻如平常，则不惊矣。

悸即怔忡

悸者，心筑筑惕惕然，动而不安也俗名心跳。一由血虚，血虚则不能养心，心气常动，幸无火热相乘，故不至于惊而但悸也。若血不虚而动者，则为心火盛亦有肾火上冲者，火主动也，幸血不虚，故但动而不惊。此惊与悸之别也。一由于停饮，水停心下，心火为水所逼，不能下达而上浮，故动而不安也必有气喘之证[2]。肾水上泛凌心，义亦如之，而治有异饮食所停之水宜疏导，肾阴上泛之水宜益火。但思虑即动者，属血虚。时作时止者，痰因火动。有失志之人，由所求不遂，或过误自咎，恨叹不已，独语书空，则心不息不安，时常劳动，而怔忡作矣。温胆汤见惊去竹茹，加人参、柏子仁各一钱，下定志丸，仍佐以酒调辰砂妙香散见心痛。有痞塞不思饮食，心中常有所歉，爱处暗地，或倚门后，见人则惊避，似失志状，心常跳动，此为卑惵[3]之病，以气血两[4]不足也，人参养荣汤见虚损。饮食少者，嘉禾散见疟加当归、黄芪各一钱。

恐

恐者，心有所怯也，盖心气虚使然。而属之肾者，恐则气下，故属肾也。经曰：精气并于肾气本亲上，今因虚而下，与精血并居肾部则恐是也。又属之肝胆者，以肝胆之气，旺则上升，虚则下降，今恐而气下，是肝胆之气不足也。故勇者

---

❶ 屈：原作“郁”，据乾隆本改。

❷ 证：原作“正”，据乾隆本改。
❸ 惵（dié）：恐惧，害怕。
❹ 两：原作“雨”，据乾隆本改。

谓之胆壮，怯者谓之胆小。张子和曰：惊者不自知，因外有所触而卒动；恐者自知，不能独坐安卧，必须人为伴侣。惊由血虚，恐因气怯，此大概也。恐亦有由血虚者，热伤肾阴，水涸血虚，复为火所扰。则志昏惑而不定肾藏志，志者心之定向也。肾属水，水清故鉴物分明，明则不惑，慧生定也。火扰之则浊，浊则昏暗，又火为荧惑，故昏惑也。不定则不静，故恐，恐亦心之动也。故孟子言不动心，以无惧为训。惊恐常相因，恐则惊矣，惊则恐矣。惊则安其神，恐则定其志。心之神下交，则肾有所主而志定，即坎中之一阳也。肾之精上奉，则心有所滋而神安，即离中之一阴也。丹溪治周本心病恐，如人将捕之，夜卧不安，口干，饮食不知味，以参、术、当归为君，陈皮为佐，盐炒黄柏、炙玄参各少许，煎服，月余而安。经云：恐伤肾恐则精却而走失，盖肾精方欲化气而上，因恐则退却而下，则精伤矣。精伤则肾气亦虚，而阴痿、骨酸等症皆作矣，故用柏、玄❶引之入肾以补之。人参散、茯神散、补胆防风汤，皆治胆虚。

健忘

水清明而火昏浊，此智愚之别。水静而神藏，火躁而消亡，此存亡之殊。故性静则心如止水，情动则心若亡猿，烦扰外驰，存乎中者几希❷矣。存乎中者几希，则语后便忘❸，不俟终日，纵复追忆，邈若山河。惟当夜半鸡鸣牿亡❹之余，灵明复蘖❺，日间所作、所言、所诵、皆历历能记。由是言之，药虽有安心养血之功，固不若自为存养之为得耳。七情五志，动即为火，皆足扰我安静之神，而痰闭血郁，又无论矣。若乃精神衰短，心惛然不能须臾，苟非老❻而遗忘，何以天夺其魄，牿之反覆，夜气不足以存，此孟氏所为致叹于牛山之木也。思虑过度，心血耗散，不任思索❼，每一追忆，心火即动，如油竭之灯，倏❽然焰大，即涤虑凝神，收敛久之，乃略宁息。归脾汤见血。有痰加竹沥。痰迷心窍者，导痰汤见痰吞寿星丸见狂癫。精神短少者，人参养荣汤见虚损。读书勤政劳心者，安神定志丸。心肾不交者，朱雀丸。孔圣枕中丹。菖蒲一，茯苓、茯神、人参各五，远志七，为末，服如上法。商陆花阴干百日，为末，暮服方寸匕。汪讱庵曰：金正希先生尝言，人之记性皆在脑中，凡人外见一物，必有一形影留在脑中，小儿脑未❾满，老人脑渐空，故皆渐忘。愚思凡人追忆往事，必闭目上瞪而思索之，此即凝神于脑之意也。案此说甚善，脑者髓之海，肾之精也，在下为肾，在上为脑，虚则皆虚，此证之为肾虚，信矣。《易》曰：智以藏往。智于五行配水、属肾，肾虚故不能藏也。

烦躁

烦者，心烦乱不安；躁者，手足扰动不宁也。大概皆火之为病。五脏之火，皆令烦躁，故或言心热，或言脾热、肺

❶ 玄：原作“立”，据乾隆本改。
❷ 几希：相差甚微，极少。
❸ 忘：原作“妄”，据乾隆本改。
❹ 牿（gù）亡：因受遏制而消亡。
❺ 蘖（niè）：树木砍去后从残存茎根上长出的新芽，泛指植物近根处长出的分枝。
❻ 老：原作“者”，据乾隆本改。
❼ 索：此下原衍一“索”字，据乾隆本删。
❽ 倏：原作“条”，据乾隆本改。
❾ 未：原作“末”，据乾隆本改。

热、肾热、肝热也。而有分烦为阳，躁为阴者，以阳火内生，心为热所乘，恶其扰乱，故烦闷。非甚而狂越，则不必手足之扰动，盖火在内而不在外也。若阴寒内生，逼阳于外，中寒而外则热，热在外而不在内，故但手足躁扰而心不必烦也，此阴阳以寒热分也。又心火为阳，火盛则烦；肾火为阴，火炎则躁，此阴阳以心肾分也。又人将死，则手足扰乱急遽，毫无和缓之象此与真脏脉弦强挺劲，毫无胃气同理，是名鬼躁，亦阴象也。烦，有实有虚。虚烦者，或气虚，或血虚也。血虚则无以养心，而怔忡不宁，不得寐则烦矣。气虚则火旺东垣所谓邪火与元气不两立，此衰则彼旺是也，故乘心而烦也。治法：热在心肺，起卧不安，宜栀子豉汤、竹叶石膏汤、竹茹汤、朱砂安神丸。下利后更烦，栀子豉汤。身热汗出，烦不解，名风厥。太阳伤风则发烦热，曰风；少阴之热亦上冲，故汗出不解，曰厥。经谓：表里刺之太阳为表，少阴为里，饮以汤止其上逆之气也。仲景麦门冬汤之烦。烦而心手极热，喜居阴处，脉沉口渴，妙香丸下其热痰。不得眠，温胆汤见惊、酸枣汤见不得卧。津耗者，生其津。血耗者，补其血。肾水竭者，滋肾。产、痘、滞下后，血液耗散，心烦不安，危矣，猛进独参汤。心中蕴热，清心莲子饮见赤白浊。虚烦有身热，与伤寒相似，但头身不痛，不恶寒，脉不紧为异。阴躁，欲裸衣坐井中，以热药治之，四逆见厥、理中见中寒之类。

嘈　杂

俗名心嘈。其症似饥，急欲得食，心中扰扰不宁，如酸如辣，似慌张。由肝火乘于脾胃，土虚不禁木摇，故烦扰不安。火盛则谷易消，食已则饥，得食则安，少顷又饥，又复嘈矣，此为火嘈，宜清火。若有痰饮停聚，似饥非饥，欲食而不能多食，脉滑，为痰嘈，宜化痰。若兼吞吐酸水，乃痰饮与火所为，清火去饮兼治。总以补土为主，六君子汤见气加减。久不愈者，养血，以火盛则血亏也。故思虑血虚，五更嘈者，及妇人嘈杂，恒用四物见血加减。

不得卧

卧属阴、属静。阴虚有火则动扰，故心烦而不得卧也。经谓：卫气日行于阳则寤，夜行于阴则寐，因厥气逆气也。诸逆冲上皆属于火，即阴火也客于脏腑，则卫气不得入于阴不得入息故目不瞑。又曰：胃不和或热或痰则卧不安。皆此义也。虚劳虚烦不得卧，酸枣仁汤。骨蒸烦心不得眠，酸枣仁一两[1]，水一大盏半，研绞取汁，下米二合煮粥，候熟，下地黄汁一合，更煮过，不拘时服以上补血。温胆汤见惊，治大病后虚烦不得眠。流水千里外者八升，扬之万遍，取其清者五升，煮以苇薪火。沸，入秫米一升北人谓之黄米，可以酿酒，制半夏五合，炊熟去滓，饮一小杯，日三以上去痰。不寐有二：有大病虚烦，及高年人阴虚阳孤不寐；有痰舍心经，神不归舍，不寐。虚者，六君子汤见气加炒酸枣仁、炙黄芪各一钱。痰者，温胆汤减竹茹一半，加南星、酸枣仁各一钱，下清灵丹。或导痰汤见痰加石菖蒲五分。喘不得卧，治其喘。厥不得卧，治其厥。咳嗽不得卧，左属肝胀，宜清肝；右属肺胀，宜清肺。

---

[1] 两：原作"雨"，据乾隆本改。

多 卧

经谓：其人肠胃大，则卫气之入行于阴者留久，皮肤湿，分肉不解肤腠因湿而密致也，则卫气之行于阴者迟则其还于表者亦迟可知，留久而行迟，其气不精气钝而不精灵也。视出阳入阴爽利而不滞者，异矣，故多卧。大抵精明之人卧少，昏浊之人卧多。饱食终日，无所用心，静而不扰，则多卧。若因湿盛而然者，则必怠惰，四肢不收，或大便溏泄，脉缓，去湿为主。亦有属热者。火主动，本应不得卧，然火盛弥漫壅闭，闭则不通，不通反不扰，精神为热所耗而昏，故沉困嗜卧也，然必卧不能安，除热为主。热病愈后，阴气得复，必恬睡，醒则清爽，与热证昏睡，醒亦沉迷者不同。食入则困倦欲睡者，脾弱得食不能即运，不运则静矣，静故欲睡也，六君见气加麦芽、山楂、神曲之类。

狂癫痫

狂者，猖狂刚暴，裸体詈骂，不避亲疏，甚则持刀杀人，逾垣上屋，飞奔疾走，不问水陆，多怒不卧，目直叫呼，时或高歌大笑，妄自尊贵，妄自贤智者是也。癫者，如醉如呓，或悲或泣，或笑或歌，言语有头无尾，秽洁不知，左顾右盼，如见鬼神，有时正性复明，深自愧沮，少顷状态复露者是也。痫者，发则昏不知人，卒倒无知，口噤牙紧，将醒时吐痰涎，甚则手足抽搐，口眼相引[1]，目睛上视，口作六畜之声，醒后起居饮食皆若平人，心地明白，亦有久而神呆者，然终不似癫狂者常时迷惑也诸中卒仆似之，而仆时无声，醒时无涎沫。《内经》论狂为阳证，其词不一而足，病为火邪无疑。观伤寒热入胃腑，往往发狂可见。然伤寒乃暴病，不过一时火热乘心，心神狂越，热除[2]则已。若经年累月病狂不省者，则岂徒火之为哉？必有痰涎迷留心窍，乃成固疾也。盖火气乘心则心血必虚，兼之心神浮越，不守其舍，以故痰涎得乘虚入踞耳。癫亦同此，而痰火不甚，不似狂之火盛而暴也。痫病亦属痰热，而有发有止，则痰未入心，不过伏于心下，气动则发而上乘，气平则止而下退，与癫狂之痰常迷心窍者异矣。三证各别，皆属于热。而《难经》以痫为癫，有重阳者狂，重阴者癫之说。于是后人以痫为阴寒之证，亦有分痫为阴阳二证，以阴痫为寒者。夫痫证，或因误治而转为虚寒者有之，未有初起即属阴寒者。刘宗厚谓：阴阳痫，如小儿急慢惊。阳痫不因吐下，由痰热客心胃间，因惊而作旧有胎痫之说，谓儿在母胎，母受惊恐，惊气传子，生后尚未[3]即发，因遇大惊，与所受于母之惊气相搏而作，作则神越舍空，痰得入心而成此疾。刘氏说本此。若热盛，虽不惊亦作，治宜寒药。阴痫亦本痰热，因寒凉攻下太过，变而成阴，宜温平补胃燥痰之药。若谓不因坏证而有阴阳之分，则是指痰热所客脏腑表里浅深而言，痫病岂本有阴寒者哉？按《难经》谓脉居阴部尺也[4]。沉分亦是，而反见阳脉者常见浮滑长大数脉，为阳乘阴也阴虚阳入乘之，主发热。脉虽[5]时浮滑而长，此为阴中伏阳也阳脉虽暂时一见，

---

[1] 引：原作“弜”，据乾隆本改。

[2] 除：原作“阴”，据乾隆本改。

[3] 未：原作“木”，据乾隆本改。

[4] 也：原作“地”，据乾隆本改。

[5] 虽：原作“雎”，据乾隆本改。

不如乘阴之常见，然此为阴中伏阳，至夏必病[1]矣。脉居阳部，而反见阴脉者，为阴乘阳也主恶寒。脉虽时沉涩而短，此为阳中伏阴也至冬必病。原文错简，今订正。重阳者狂，重阴者癫不论阴阳部皆见阳脉，为重阳；皆见阴[2]脉，为重阴，其说如此。然《难经》又云：癫病始发，意不乐，直视僵仆癫只痴呆，无直[3]视僵仆。直视僵仆，乃痫证也。《难经》以痫为癫，故其词如此，其脉三部阴阳俱盛是也。既云三部阴阳俱盛，则重阴者癫一言，固未可泥定矣。

治狂，《内经》谓：宜夺食。以食入于阴，长气于阳也。生铁落饮。抱胆丸。阳明实则下之，当归承气汤见大便不通，后用黄连解毒汤见喜。吐痰，瓜蒂散；下痰，清心滚痰丸并见痰。病久而虚者，宁志膏、一醉膏、灵苑辰砂散。盖此病少卧，卫气不行于阴，故阳盛阴虚。今[4]昏其神，使得睡，则卫气得入于阴，阳不偏盛，阴不偏虚，阴阳均平矣。经谓：悲哀动中则伤魂魂属阳，主动主升。悲哀则敛抑，违其性故为伤，故狂，当以喜胜之。又谓：喜乐无节则伤魄魄主静主降，喜则气浮越故伤，故狂，当以恐胜之。按此系举七情之致狂者言耳，夫致狂亦多端矣。

治癫，星香散见中风加石菖蒲、人参，和竹沥、姜汁，下寿星丸。或[5]涌去痰涎，后服宁神之剂。因惊而得者，抱胆丸。思虑所致者，酒调天门冬、地黄膏，多服取效。郁金七两、明矾三两为末，薄荷汁丸，桐子大，每服五六十丸，汤水任下，最能去心窍郁痰。孙兆治一僧，令食咸物使渴，与药，调酒饮之，愈。问其治法，曰：医能安神矣，而不能使神昏得睡，此乃灵苑辰砂散也，人不能用耳。

若脉乍大乍小，乍有乍无，忽而如平人，忽而如雀啄、屋漏、虾游、鱼翔，此鬼祟也。秦[6]承祖灸鬼法，及针鬼宫等十三穴见针灸。

治痫，赵以德曰：痫疾浅者，只在经脉，气不通，眩运仆倒；深者，入肾，邪留于阴不行，不行则阴气蓄满，郁极乃发，发则相火自下逆上，填塞其声音，惟迫其羊鸣者一二声而出，遍身之涎沫，皆迫而上胸臆，流于口，诸经脉筋骨皆不胜其冲逆，故卒倒无知，少顷火气退散乃醒，不治则邪不散，遂成常证。经谓：癫者《内经》亦以痫为癫，宜当痫字看气下泄，及发如狂者死。盖邪入于阴者，阴气满，闭塞于下而逆上，今气下泄，则肾气下脱，故死。又心之阳，不胜其阴气之冲逆，阳气暴绝，故如狂，亦死也。然不可一概论，盖阴脱者尺脉不应，如狂者寸脉不应，若尺寸俱盛，则是阴阳俱实，不可断为必死也。先身热瘈疭，惊啼叫呼乃发，脉浮，病在腑也，为阳痫，易治。先身冷，不惊掣，不啼呼，忽然而发，脉沉，病在脏，为阴痫，难治。久则有六畜之声，反折上窜，声如犬吠属肝；目瞪口呆，声如羊叫属心；直视腹满，声如牛叫属脾；惊跳反折，声如鸡鸣属肺[7]；如尸，吐沫，声如猪叫属肾。然治法则一，总以行痰为主，逐痰饮：南星、半夏、竹沥、姜汁、瓜蒌、僵蚕、天麻、龙齿、石菖蒲、远志，加附子少许。犬加柴胡，羊加黄连，牛加白芍，鸡加黄芩[8]，猪加知母。痰盛必用

---

[1] 病：原作“疾”，据乾隆本改。
[2] 阴：原作“阳”，据乾隆本改。
[3] 直：原作“真”，据乾隆本改。
[4] 今：诸本同，参上下文义，似当作“令”。
[5] 或：此下原衍一“或”字，据乾隆本删。
[6] 秦：原作“奉”，据乾隆本改。
[7] 属肺：原作“叫属”，据乾隆本改。
[8] 芩：原作“岑”，据乾隆本改。

吐，先一夕[1]勿食，次早捣茶子煎汤，束小腹饮之，即吐。虚者先补后攻。妙功丸久而有虫亦用此丸、妙香散见心痛、牛黄丸、杨氏五痫丸，选用。昼发灸阳跻，夜发灸阴跻，为二跻能行下焦之气也二为病主癫痫，见奇经八脉。各二七壮。凡灸痫，必须先下之乃可灸，否则气不通能杀人。平旦发者足少阳，晨朝发者足厥阴，日中发者足太阳，黄昏发者足太阴，人定发者足阳明，半夜发者足少[2]阴，加引经药。愈后，痰热药中加养血宁神之品。脉虚弦属惊，沉[3]数属实热。虚者脉宜虚缓，若急实沉小，或虚而弦急，皆难治。

❶ 夕：疑当作“餐”。

❷ 少：原作“小”，据乾隆本改。
❸ 沉：原作“淀”，据乾隆本改。

卷之五

四　诊

望　色

察面[1]

庭即天庭以候首面，阙即眉心以候肺，阙上以候咽喉，下极即山根以候心，年寿即鼻柱以候肝，其左右以候胆，面王即准头以候脾，方上即鼻隧[2]以候胃，人中以候[3]膀胱、子宫，面中央颧骨之下，迎香之外以候大肠，大肠之旁颊之上也以候肾，面王以上两颧内，鼻准旁以候小肠。

上本《内经》，后人又以天庭候心，左颊候肝，右颊候肺，鼻候脾，颏候肾，参而察之可也。

面有青黄赤白黑，以应五脏。岐伯曰：生于心，如以缟素帛也裹朱；生于肺，如以缟裹红红，谓淡红；生于肝，如以缟裹绀青含赤色；生于脾[4]，如以缟裹瓜蒌实黄含赤色；生于肾，如以缟裹紫黑含赤色。按五色俱[5]带赤，乃血之本色。然色为精神所发见，欲藏不欲露，故如缟裹。若露则为脏气失守，精气外浮，中脏告竭矣，此为无病之色。若病而色见，则以相生者吉，相克者凶如脾病泄泻，而见赤色，为相生，见青色为相克。又秋见黄色，为相生，见赤色为相克也；滋润而明亮者吉，枯槁而晦滞者凶即《内经》所谓赤欲如白裹朱，不欲如赭之意。面不润责之水，无光责之火。晦滞之色，上行者，病益甚审其色之尖锐向上，知为上行，向下知为下行。下文内走外走等仿此，下行如云散者，病渐已。女子色见右为逆，左为从，男子反此。色散未聚，病亦未聚凡色明显者为新病，浊晦者为久病。色从面内走面外，病亦自内走外。左右上下，以此推之。

青色属肝，主风，主惊，主寒，主痛。面唇青者，寒极也。青而脱色脱色，谓面无血色，神采脱也，惊恐也。青而黑者，多寒痛。青而白者，多虚风以上皆寒证。盖肝阳不足，阴寒内凝，脾失其运行之权，故多腹中冷痛，吐泄之疾。青而赤[6]者，为肝火。青赤而晦滞者，为郁火以上热证。

赤色属心，主热。心热者，庭先赤。脾热者，鼻先赤。肺热者，右颊先赤。肾热者，颐颏先赤。肝热者，左颊先赤。面色缘缘正赤者，阳气怫郁在表，汗不彻故也此伤寒太阳经表热证。面赤而潮热谵语者，胃实也此伤寒阳明腑实热证。面赤如微酣，或两颧浅红娇嫩，游移不定不尽面通红，乃阴证戴阳，必下痢清谷，或小便清白或淡黄，脉沉细，或浮数无力，按之欲散。虽或烦躁发热，欲坐卧泥水中外热甚也，渴欲饮水，或咽喉痛，证似实热，而索水置前却不能饮，肌表虽大热，而重按之则不热，或反觉冷，且两足必冷，须审此伤寒直中寒证。又有面赤烦躁，遍舌生疮生刺，舌敛缩如荔枝状，或痰涎

---

[1] 察面：原缺，据乾隆本补入。
[2] 隧：原作“随”，据乾隆本改。
[3] 候：原作“侯”，据乾隆本改。
[4] 脾：原作“肝”，据乾隆本改。
[5] 俱：原作“但”，据乾隆本改。
[6] 赤：原作“亦”，据乾隆本改。

涌盛，喘急，小便频数，口干引饮，两唇焦裂，喉间如烟火上攻，两足心如烙，脉洪数无伦，按之有力，扪其身烙手，此肾虚火不归元所致，证最难辨。

但病由内伤，其来以渐，是乃干柴烈火，不戢自焚，与上所列三证，固自[1]不同也。又有久病虚人，两颧至午[2]后带赤者，此则阴虚火动之常证，虽未至如上证之烈，亦[3]内伤也以上二证皆虚热。赤色出于两颧状若装朱，大如拇指者，病虽愈必死又热病无汗颧赤死，盖颧以骨为主，骨属肾，水恶反克也。

黄色属脾，主湿热，食积。黄而明如橘子者，湿少[4]热多也。黄如烟熏，暗浊不明，湿多热少也湿土瘀浊。黄而黯淡者，则为寒湿。黄而枯癯者，胃中有火。黄而色淡，胃气虚。黄而青黑者，为木克土肝阳不升，脾为寒滞，水无制脾不运则水停。

白色属肺，主气血虚寒，纵有虚火，断无实热。白而无神者，为汗泄脱血。白而青者，气寒血凝。白而淖泽，肺胃之充也。白而肥，有痰。白而瘦，爪甲鲜赤，气虚有火也。

黑色属肾，主寒，主痛。青黑为阴寒。焦黑，齿槁，为肾热。黑而枯夭，见于耳目口鼻，不论何处，俱不吉。若见于天庭，大如拇指，必不病而卒死阴晦之色，加于阳之高位，故死。

面惨不光者，阴寒也。面光不惨者，阳热也。面如锦纹者，阳毒也。面垢如油，喘促者，暑病也。

凡暴感客邪之色，不妨昏浊壅滞，病久气虚，只宜瘦削清癯。若病邪方锐，而青白少神，气羸久困，而妩媚鲜泽，咸[5]非正色，五色之中，青黑黯惨，无论病之新久，总属阳气不振。惟黄色见于面目，而明润者，向愈之候也。此经所以谓面黄，目青或赤，或白或黑，皆不死以黄色在也。面青，目赤或黑；面赤，目白或青；面黑，目白，皆死[6]以无黄色也。按面[7]目色同，为顺，色异为逆，说本华佗。则此所谓不死者，但不死耳，非顺也。

察目

凡目明，能识见者，可治。昏不识人，或反目上视，或瞪目直视，或目睛正圆，或戴眼，反折，或眼胞陷下者，皆不治也。凡开目而欲向明，欲见人，多言好动者，阳证也阳盛，欲以动而散其热也。又有病热而恶日与火者，恶其助热也。目闭恶明，不欲见人，懒言恶动者，阴证也阴盛则阳衰，故恶动散。又有阳虚而喜见日光者，乐其助正也。目痛为阳明表证，目赤为经络热盛。

目黄，头汗，欲发黄。白睛黄，欲发疸。目睛不了了不了了，犹不瞭瞭，火熏[8]而朦胧也，为胃府实。睛不和黑白不分明也，似即俗所谓半朧眼，为内热甚。目眩为痰火。眼胞微肿，为有水。目下灰色，为寒饮。眼胞上下如烟煤者，寒痰。眼黑颊赤，为热痰。眼黑，而行走艰难呻吟者，痰饮入骨也。眼黑，而面赤土色，四肢痿痹，屈伸不便者，风痰也。

目眦黄者，为病欲愈。

目痛，赤脉从上而下者，太阳病足太阳经，为目之上纲。从下而上者，阳明病足阳明经，为目之下纲。从外眦走内者，为少阳病足少阳经，行锐眦之后。

---

[1] 自：原作“有”，据乾隆本改。
[2] 午：原作“五”，据乾隆本改。
[3] 亦：原作“赤”，据乾隆本改。
[4] 少：原作“小”，据乾隆本改。
[5] 咸：原作“减”，据乾隆本改。
[6] 死：原无，据乾隆本补入。
[7] 面：原作“而”，据乾隆本改。
[8] 熏：原作“黄”，据乾隆本改。

瘰疬发寒热，赤脉上下至瞳子，见一脉，一岁死邪锐而专也；见一脉半，一岁半死；见二脉，二岁死；二脉半，二岁半死；三脉，三岁死邪散而缓也。

察耳

耳轮红润者生。干枯尘❶垢而青黑者，为肾败，死。

耳中策策痛，而耳轮黄者，病名黄耳，类伤寒也风入于肾，卒然发热恶寒，脊强背直，如痉状。

察鼻

鼻头色青，腹痛，苦❷冷者死中寒暴证。微黑而泽者，水气。黑而枯燥者，房劳。黑黄而亮者，瘀血。黄色者，小便难湿热不泄，故瘀而黄。鲜明者，有留饮津液不行，湿生热，故色黄而明润。赤为肺热。鼻孔干燥，目瞑，漱水不咽者，欲衄也。鼻孔黑如烟煤而燥者，阳毒也。黄黑枯槁，为脾火，津涸，大便燥结。鼻塞涕浊者，风热也。白为气虚，为亡血。鼻孔冷滑而黑者，阴毒也。鼻孔煽张者，肺绝，不治。鼻上汗出如珠，为心脾痛极。男子色见于准头，为小腹痛，为卵痛。其圆直其色直垂而绕于面王之下，为茎痛、狐❸疝、㿉阴之属也。女子为膀胱子处之病，散为痛色散，但为气痛，无积聚，抟色若结滞为聚血凝气滞，方圆左右以积之形位为言，各如其色形。

察唇齿

唇焦干燥裂，为脾热经谓脾胃之华在唇四白，四白者，唇之四际白肉也。唇赤肿，为胃湿❹热。鲜红，为火盛。淡白，为气虚。淡而四绕起白晕，为亡血。青黑为寒。唇黑❺舌卷，或环口黧黑，唇口动颤不止者，皆死证也。唇下有疮，名狐，上有疮，名惑。

齿槁者，肾热。前板齿燥者，中暑。

察舌

舌青，或青紫而冷滑者，为寒证。青紫而焦燥，或胀大，或卷缩者，为热证。寒甚亦卷缩，筋脉得寒而收引也，然必不焦燥。

凡舌强硬短缩，而神气昏乱，语言不清者死亦有痰证而舌本硬及缩者，不在此论。热病，舌本烂，热不止❻者死。阴阳易病，舌出数寸者死。伤寒热只在表者，舌无苔。热邪传里，则苔渐生，由白而黄而黑，由润而燥，而拆❼裂，由滑而涩、而芒刺，皆以热之浅深微甚为层次苔因内热，致脾气闭滞不行，饮食津液停积于内，故苔见于外。若脾气不滞，则饮食运化，津液流通，虽热甚，不必有苔也。此理宜知。略具如下：

纯白舌：伤寒白滑苔舌，为热初入内，犹带表证，表剂中加清凉之品。又有胃中虚冷，寒饮结聚膈上，成白滑苔者。又脾闭甚，则白如积雪。又有脏结证详《伤寒论》近言而苔白滑者，须❽辨。温热病，一发便壮热烦渴，舌正赤而有白苔者，虽滑，即当用白虎，治其内热而表自解，切不可用表药。时疫初起，苔白如积粉。

白杂色舌：伤寒热入胃，则白苔中黄，白多黄少而滑，尚带表证，仍宜于解表药中加清凉之品。黄多白少，干涩，无表证者，或清或下有夹食痰血而滑，须下者，参下黄杂色舌条。若燥裂生芒刺，则

❶ 尘：原作“鹿”，据乾隆本改。
❷ 苦：原作“若”，据乾隆本改。
❸ 狐：原作“泒”，据乾隆本改。
❹ 湿：原作“温”，据乾隆本改。
❺ 黑：乾隆本作“青”，可参。
❻ 止：原作“上”，据乾隆本改。
❼ 拆：原作“折”，据乾隆本改，古同“坼”。
❽ 须：原作“虽”，据乾隆本改。

必下无疑。温热时疫，则虽润滑，亦宜凉膈、白虎、承气之属，以清热攻里，万不可发表也。

纯黄舌：润滑者须审，若热尚未结聚，不可便攻。若在夏月，便宜攻下，不必待苔燥乃攻也。

黄杂色舌：根黄硬，尖白，中不甚干，亦不滑，短缩不能伸出，谵妄烦乱者，此夹痰食，大承气加生姜、半夏治之。舌色青紫，而苔却黄厚，甚则纹[1]裂，但觉口燥，舌仍不干者，此阴证夹食也。脉或沉细而伏，或虚大而涩，按其心下或脐旁硬痛，而时失气者，急宜大承气，另煎生附子，佐大黄下之。脉虚大者，黄龙汤下之。热极烦躁者，更加生地、麦冬，夏月尤宜。此证若苔黄不燥，在冬月，宜附子理中汤合小承气下之。大抵舌有积苔，虽见阴象，亦是虚中有实，急当攻下，但与常法不同耳。又中宫有痰饮水血者，舌多不燥，不可因其不燥，而延缓[2]至误也中暑证夹血，多有中心黑润者，勿误作阴证治之。

纯黑舌：遍舌黑苔，夏月或可救，以炎令邪火内外燔灼，黑苔易生也，犹可攻治。冬月得此舌，必死。

黑杂色舌：中黑边黄，承气下之。边白，大柴胡下之。若生芒刺裂瓣，不论边系何色，但看瓣底色红活者，急下之。如俱黑者，不治。若腐烂卷缩，亦不治。发疱生虫，虽为湿，亦属肝伤，俱为危候。大抵尖黑尚轻，根黑则重。夏月中暑，多黑舌，边红中黑干者，宜白虎汤。以上皆邪热实热，然亦有虚热者。舌心虽黑或灰黑，而无积苔，舌形枯瘦，而不甚赤，其症烦渴，耳聋，身热不止，大便五六日或十余日不行，腹不硬满，按之不痛，神不昏，不得睡，稍睡或呢喃一二句，或带笑，或叹息，此为津枯血燥之虚热，宜大料六味丸合生脉散、炙甘草汤。误与承气必死。若直中寒证，始病不发热，舌心便黑色非由[3]自黄变化，虽黑而滑，舌亦瘦小，当急温之。

赤色舌：温热时疫，热毒内盛，润滑者未可便下，黄连解毒、白虎等汤。干而有黄白黑等苔，及芒刺、纹裂、坑烂、起疱者，皆下证也。一种柔嫩如新生，望之似润，而燥涸殆甚者，为妄行汗下，津液竭所致，多不治，宜生脉散等。又红痿舌痿软不能动也，及红细枯长舌，并难治。

紫色舌者，兼酒毒所致，其色必深紫而赤，且干涸。若淡紫而带青滑，则又为直中寒证矣，须辨。

灰色有寒有热、酱色焦黄为酱色，夹食热证也、蓝色木克土败之色及妊娠各舌面赤舌青，子死母活，俱青则俱死，宜润泽，忌枯败，并当详审。

总之，舌苔不论何色，但干燥者必属热，惟润滑者须审。

察身

身轻，自能转侧者可治。沉重，不能转侧者难治。足冷恶寒，蜷卧向壁，为阴证。阳病者，不能俯，阴病者，不能仰。身目齿爪俱黄者，疸病也。脾病者，色黄而肉蠕动。肺病者，色白而毛败。头重视身，此天柱骨倒也，死。摇头，以手扪腮者，齿痛也。坐而伏者，短气也。身汗如油，形体不仁，乍静乍乱，喘而不休者，死。肉形脱者，脉虽调，亦死。皮肤润泽者生，枯燥者死。皮肤着者死皮肤枯燥着骨也。

察手足

手足冷，名厥。在伤寒则有寒有热。

---

[1] 纹：原作“绞”，据乾隆本改。
[2] 缓：原作“绥”，据乾隆本改。
[3] 由：原作“油”，据乾隆本改。

初病即手足冷者，直中寒证也。爪甲青冷，或过肘膝，且常冷。若先发热，以渐入内，而手足乃冷者，传经热证也。爪甲红，乍冷乍温，不过肘膝，此仲景之说也。在杂证，则手足冷者名寒厥，手足热者名热厥，此《内经》之说也。详厥逆门。但足冷，手不冷，身发热者，为外感夹阴，宜五积散。不可汗下及小柴胡，以有黄芩苦寒也。又夏暑病湿温人，必足冷手温[1]，多汗妄语，宜苍术白虎合五苓，不可用五积助热。有两手逆冷，而两足热如火烙者，此阴气衰于下则阳下乘之而足热，阳气衰于上则阴上干而手冷，阴阳否隔之兆也。若初起而脚膝软弱，或足胫赤热肿痛，当从脚气治之。手足冷至节，而心痛甚者，名真心痛，旦发夕死。循衣摸床，撮空理线，扬手掷足，此神去而魂乱也，死。坐而下一脚者，腰痛也坐久腰痛，故下一脚以伸之。行迟者，表强也风邪束其筋络，故步履不随。肝热者，色苍而爪枯。搐搦者，肝邪也。搐，抽搐，手足频频伸缩也。搦，十指频频开合，拳紧握也经曰：肝病变动为握。瘛疭者，虚而有风也瘛，筋脉收引。疭，筋脉弛纵。脉急者，尺之皮肤亦急急，紧急也。脉缓者，尺之皮肤亦缓缓，纵缓也。脉小者，尺之皮肤亦减而少[2]气。脉大者，尺之皮肤亦贲音忿，大而沸起也而起。脉滑者，尺之皮肤亦滑。脉涩者，尺之皮肤亦涩。尺肤滑而泽脂者，风也热风鼓其血液外见，故滑泽。尺肤涩者，风痹也血少则内热，热则生风。尺肤粗，如枯鱼之鳞者，水泆同溢饮也脾土衰而肌肉消，水反乘之也。尺肤热甚，脉盛燥者，温病也。尺肤寒甚，脉小者，泄、少气。掌中热者，胸中热，寒者胸中寒掌中为三阴脉所聚，其脏皆在胸中。臂多青脉，曰脱血张景岳云：血脱则气去寒凝，故色见青黑，言臂则他可知，即诊尺之义。愚按此说，乃血脱后方见青脉也。然有先见青脉而后脱血者，则气虚寒凝，不能摄血耳。

闻声

肝声呼怒则叫呼，或惊而呼也。心声言《洪范》言属火，笑狂笑为实热，微笑为虚热脾胃声歌轻颤如歌，又为哕哕，干呕，详呕吐。肺声哭，又为咳。肾声呻，又为欠，为嚏阳未静而阴引之，故欠。阳欲达而阴发之，故嚏。声清朗如平日者吉。声浊鼻塞者，伤风也。声如瓮中出者混浊不清之意，必中湿也。攒眉呻吟者，痛也。暴哑者，风痰伏火，或怒喊哀号所致也。声哑如破而咳者，客寒裹热也。伤寒坏病，声哑，而唇口有疮者，狐惑也。声哑形羸者，劳瘵，肺有疮也。骤然声瘖，咽痛如刺，而不肿不赤不发热，二便清利，阴寒也。骤然音瘖，而喉颈赤肿胀闭，或发热便秘，龙火也。鼻息鼾睡者，风温也。诊时吁气者，郁结也。噫气，以手抚心者，中脘痛也。摇头言者，里痛也。少气不足以息者，气虚也。平人无寒热，而短气不足以息者，痰火也。言而微，终日乃复言者，正气夺也。语言謇涩者，风痰也。言骤及多言者，火也。言语善恶，不避亲疏，衣被不敛者，神明乱也。谵语者，邪气实也。郑声者，正气虚也。

问证

一问寒热：凡平素无病，而突然恶寒发热，多属外感。必有头痛体痛，拘急无汗，或有汗等表证，浮紧浮大等表脉可据。若无表证表脉，病由渐致者，属内伤。外感则寒热齐作而无间，内伤则寒热间作而不齐。外感恶寒，虽近烈

---

[1] 温：原作“湿”，据乾隆本改。
[2] 少：原作“小”，据乾隆本改。

火不除必表解乃已。内伤恶寒，得就温暖即解。外感恶风，乃不禁禁，禁当也，一切风寒。内伤恶风，惟恶夫些小贼风又外感证显在鼻，故鼻息气促而鸣，壅盛有力，不若内伤之息短而气乏。内伤证显在口，故口中不和，饮食无味，不若外感初则知味，传里则不能食也。又外感热传里，渴，其饮甚多，不若内伤液亏之渴，略饮即止。又外感则邪气有余，故发言壮厉，先轻而后重。内伤元气不足，故出言懒怯，先重而后轻。又外感头痛，常常而痛。内伤头痛，时作时止也。外感手背热，手心不热亦背热于腹。内伤手心热，手背不热亦腹热于背。背微恶寒者，阳微不能胜阴也。阳明中暍亦有此宜白虎加人参汤。劳役内伤亦有此，必乍寒乍止，为阳虚内热升阳散火汤。湿痰证亦有此，必身重体痛导痰汤。凡脾胃素虚之人，暑月饮食生冷冰水，寒气蓄聚，阴上乘阳，多见背寒冷如掌大宜温。恶寒蜷卧不发热者，阴证也。壮热而渴，不恶寒反恶热者，温热证也。来往寒热，有定期者，疟也；无定期者，伤寒少阳经证，及内伤虚证也。潮热在日晡所者，伤寒阳明证也；在子午者，内伤证也。

一问头身：伤寒，太阳经头痛，自脑后上至巅顶，项强，腰脊痛。阳明头痛，在额前，连目珠，鼻孔干，不眠。少阳头[1]痛，在两角，及耳聋，胁痛。厥阴头痛，在巅顶，收引头角，脉沉弦，手足厥冷，此为在经当归四逆汤。若在里，则干呕，吐涎沫吴茱萸汤。太阴、少阴，脉不上头，无头痛证。然太阴中湿亦头痛，鼻塞，吐痰，腹满自痢要知是湿浊之气上干清阳之分使然耳。少阴中寒，亦有头痛，连脑齿，爪甲青，此真头痛，不治亦寒邪上攻使然。温热病，时疫病，凡一切内火上炎之证，皆头痛。内伤火升，新产血虚，皆有头痛，但时痛时止，而无脑后痛者。盖火炎则痛在两角，血虚则痛连鱼尾，以其自内达外，必由少阳。是以痛见两角者，则有少阳风热与虚火之别。若痛在额前者，亦有阳明与食积之殊。其见脑后者，必太阳无疑也。头痛如破者，风火相煽也。眩晕者，痰火上升也。头倾视深目陷，精神夺矣。耳聋耳痛[2]，胸胁痛，寒热口苦[3]者，少阳经证。耳聋，舌卷唇青，为直中厥阴。耳鸣及痛，火上冲也。耳聋，叉手冒心者，汗多而阳虚也。耳聋者，耳内无声，窍常闭而不闻也。耳鸣者，耳内有声，窍不闭，时闻时不闻也火动而上冲则鸣，而不闻外声，火静气下，则不鸣而闻。面热者，足阳明病。邪在肺，则皮肤痛，喘咳动肩背。邪在肝，则胁痛，恶血在内抽掣。舌卷卵缩为肝绝。邪在脾胃，则肉痛善饥热也。邪在肾，则骨痛腰痛腰者肾之府也，转摇不能，肾将惫矣。伤寒太阳身痛，但拘急耳。若阴毒身痛，则体势沉重如被杖。中湿身痛，不可转侧骨节掣痛，屈伸不利，身重或肿，汗出恶风，不欲去衣。中暑亦身痛。汗后身仍疼，邪未尽也。然血虚者身亦疼。头痛身热自汗，与伤寒同。而默默但欲眠，鼻鼾，语言难出，四肢不收者，风温也，不可发汗。霍乱亦头痛身痛，恶寒发热如伤寒，而有吐痢为异。身热恶寒。头项强急如伤寒，而头热，目脉赤，面赤，独头摇，口禁齿龂，背反张者，痉也。无汗为刚痉，有汗为柔痉。头疼发热，与伤寒同，而身不痛者，伤食也。必中脘痞闷，噫气作酸，或恶闻食臭，或欲吐不吐。烦热似伤寒，而脉不浮紧，头身不疼，不

[1] 头：原作"明"，据乾隆本改。

[2] 痛：乾隆本作"疼"，可参。

[3] 苦：原作"若"，据乾隆本改。

恶寒，或烦时头亦痛，烦止而痛止者，虚烦也。身热恶风自汗，似伤寒，但头不痛，项不强，或亦头痛而作止无常者，痰也。或胸满，气上冲，或目下如灰烟黑者，是其候也。发热恶寒头痛，肢节痛，呕恶，似伤寒，而病自脚，脚膝痛，或肿满，或枯细者，脚气也。身热恶寒，若有痛处者，痈疽也。发热如伤寒，小便自利，口[1]不渴，按其心下或胁下，或脐腹间有痛处，或至手不可近者，蓄血也。凡劳逸、七情、房劳，皆能瘀血，不止一途。劳损病剧，忽身痛甚者，此阴虚之极，不能滋养筋骨也，难治。胸腹间胀闷而痛，邪在中上二焦，不可补。若气虚不运，但痞满者，不可攻。勿因其胃口不开，妄行消导。虚证须补，而胀满不受补者难治。卒然仆倒，昏不知人，痰涎壅盛，口眼歪斜，手足瘫[2]痪，或半身不遂者，中风也。若见口开手撒，眼合遗尿，痰声如锯，不治。卒倒，而身体强直，口噤不语，或四肢战掉，发热无汗者，中寒也。卒然闷倒，昏不知人，汗出面垢，手足微冷，或吐或泻者，中暑也。中气大类中风，卒倒，痰塞，牙关紧急，然中风口有痰涎，身温，中气口无痰沫，身冷也。中食亦似中风，难辨。须审其曾着怒气否，曾饮食否。若在醉饱后着恼，或感风寒，食填胸中，胃气不行，便致厥倒，昏迷不醒，其脉气口急盛，或沉伏，宜盐汤探吐之，吐不出者死。中痰者，卒然麻眩，舌本强直，痰涎有声，四肢不举，重者不醒，为痰中。轻者自醒，为痰厥。心火暴甚，热气怫郁，而卒倒无知。轻者发过自醒，重者阴气暴绝，阳气后竭而死。中恶者，忽然手足逆冷，肌肤粟起，头面青黑，精神不守，或错言妄语，牙紧口噤，卒然晕倒，昏不知人，此是卒厥客忤，飞尸[3]鬼击。凡吊死问丧，入庙登塚，多有此证。腹痛，气自下冲上者，火也。从上转下，趋少腹者，寒也。气从少腹上冲者，阴火也。从两胁上冲者，肝火也。少腹痛引腰背睾丸者，疝病也。肉瞤筋惕者，血虚也。身如虫行者，表虚也。不能仰卧，仰卧则咳[4]者，水气也水气上乘于肺，则气喘促，身重难行胃主肉，其脉下行于足，水犯胃，故肉重而足不能行。口苦，为胆热。口甘，为脾热。口淡，为胃中虚热胃为一身之主，淡为五味之本。口酸，为肝热。口咸，为肾热。口中常觉血腥，为肺伤。口燥咽干赤烂，为内热。口辣，为肺热。所谓内伤则口中不和，饮食无味也。

一问饮食：外感邪未入里，则知味而食如常，入里则不思食矣。喜冷者，内热也。喜热者，里寒也。得食稍安者，虚也。得食更甚者，实也虚人过食亦不安。病由饮食而致者，须问所伤何物。热者必渴，喜冷饮，饮必多。若喜热饮，或冷饮而不多，乃虚热，非实热也火虚者，必不能饮冷。水虚者，虽火燥津干，然少得清润即止，以本虚，不能胜水之冷气，故不能多饮也。

一问二便：大小便不禁，为肾败肾开窍于二阴，肾败则失其闭藏之职。小便清白而长者，必非热证亦有火在上焦者，导之使下则反黄矣。黄赤而短者，热也。然劳倦生火，或思虑动火，或泻痢忘[5]阴，或阴虚内热等证，小便多黄，虽亦为热，然是虚热，非实热也。津液由于气化，气病则小便不利。气上脱者，必无小便。

---

[1] 口：原作“曰”，据乾隆本改。
[2] 瘫：原作“痈”，据乾隆本改。
[3] 尸：原作“尺”，据乾隆本改。
[4] 咳：原作“刻”，据乾隆本改。
[5] 忘：疑当作“亡”。

气闭者，亦无小便。小腹硬痛，小便不利，为溺涩。痢而大便黑，为蓄血。泻而腹满者，死。大便闭结，腹坚满，痛不可按者，热结也。大便泻痢为寒，然亦有热者，经所谓暴注属热也火性急速，不及传化即出也。其势急迫，辟辟有声，如蟹沫然。若热随泻去，痛随利减，可不治。又有纯泻清水者，谓之热结旁流内有燥矢，结成弹丸，挡住糟粕，只于其旁漏下清水也，必极臭。皆热证也。又大便鸭溏者，为寒。色如霉酱，黏腻不见糟粕颗粒也，为热所烁化之故。极臭者，又为热。

一问汗液及血：外感身热有汗，为伤风；无汗，为伤寒。盗汗，为邪初传阳明，又为阳入扰阴。自汗，为阳明邪实手足心、腋下皆汗，又为表虚不固。自汗，身重，鼾睡，为风温。服药后得汗，表应解，不解是汗未彻也必汗出至足乃为彻。头有汗，身无汗，若小便不利，热渴，则发黄。小便利而大便黑，则为瘀血。若胸满咳喘，则为水气。大抵阳明湿热，不得发越者多。头汗多可下之证。关格证，小便不通，头汗出者死。额上及手足冷汗者，阴毒也。汗多则津脱而亡阳。凡热汗必涩肌肉热而涩也，冷汗必滑肌肉冷而滑也。汗味淡而不咸，缀而不流者，为绝汗，即死。心为汗，肝为泪，肺为涕，脾为涎，肾为唾。妇人病须问经候，若经水适来，或适断，而病热者，热入之，名曰热入血室。其症胸胁下满，昼日明了，夜则谵语，如见鬼状。呕吐血，皆由胃出。若倾盆成块而来，或紫黑为瘀[1]血，或鲜红为新血，此太冲、肾二经合行、肝经之血，由胃并出者也雷火势暴，故大出。若止数口，或一二钟，或红或紫[2]或黑，此胃经血自出者也胃虽多血，然其热不若雷火之暴，故所出比之略少。咳血者，因咳嗽而出，痰中见血丝血点，此乃热伤肺络。肺少血，虽少亦出，恐致肺枯难治。又肺病久及肾，肾与冲脉并经出入，血从肾冲咳出者，其血必多肾虽血少，合冲则多，须知，其来喉必痒，或有声响，或有硬气自下冲上。咯唾血者，或随气逆火炎而唾不用力，或随痰而咯用力，痰中有血散漫[3]者是，此肺肾之血也。上焦血浮，中焦血不沉不浮，下焦血沉，以水试[4]之可见。衄血，详血门。太阳经血，有从鼻嚏出者，其经从背上脑注鼻，不衄则嚏出也。肠风血鲜，脏毒血黯。溲血，痛为血淋，不痛为尿血，皆与尿同出。若不与尿同出者，乃从精窍出也。漱水不咽，小便利，大便黑，多是蓄血。蓄于上，善忘，时鼻血。蓄于中下，心腹肿痛，如狂，谵语发黄。好酒者，阳明多蓄血。

一问昼夜轻重：阳虚则畏寒而恶阴，故旦安而暮乱至夜则寒也；阴虚则畏热而恶阳，故夜宁而朝争昼则热也，此正虚之候也。阳邪实者，遇阳而愈旺，故朝热而暮轻；阴邪实者，逢阴而更强，故夜寒而昼减，此邪实之候也。阳虚而阴邪乘于阳分，则气行阳二十五度而病发，故日寒而夜息。阴虚而阳邪陷于阴分此证颇多，则气行阴二十五度而病发，故夜热而昼凉观疟疾或日发或夜发可见矣，此正虚夹邪之候也。其有昼夜俱热甚者，为重阳无阴；昼夜俱寒甚者，为重阴无阳；昼寒夜热者，乃阴阳交错也。其有久病虚弱，无分昼夜，作止不时者，以正气不能主持，而阴阳相乘，胜复无常也。若壮实人初病见此，又为邪正相攻，不时扰动之故。观伤寒少阳证，往来寒热，

[1] 瘀：原作“痰”，据乾隆本改。
[2] 紫：原作“柴”，据乾隆本改。
[3] 漫：原作“浸”，据乾隆本改。
[4] 试：原作“誠”，据乾隆本改。

初无定期，可见矣。

一问症见先后：先泻后痢，为脾传肾，先痢后泻，为肾传脾之类。

一问七情：肝气虚则恐，实则怒，怒伤肝，以悲胜之。肝火乘心，则动而惊。心气虚则悲，实则喜笑不休，喜伤心，以恐胜之。脾为思，思伤脾，以怒胜之。肺为忧，忧伤肺，以喜胜之。肾为恐，恐伤肾，以思胜之。怒则气上又云气逆，喜则气缓，悲则[1]气消，恐则气下，惊则气乱，思则气结。

切 脉

脉之部位

脉者，血气经隧合而成名者也。非血则不充，非气则不行，非经隧则散漫而不就轨。以经隧乃脉之道路，犹水之有渠。人身无处非血，无处非气，如地无处非水，而必注于江河，乃有其流动可见，故诊脉必于经隧也。人身血脉流行之路，大者为经，小者为络，经如正河，络如支河，但有其外见之处，即皆可诊。

《内经》诊分三部九候出《素问·三部九候论》。

上部天，两额之动脉当颔厌之分，足少阳胆经脉气所行，以候头角之气。

上部人，耳前之动脉即和髎之分，手少阳三焦经脉所行，以候耳目之气。

上部地，两颊之动脉即地仓、大迎之分，足阳明胃经脉气所行，以候口齿之气。

中部天，手太阴也即寸口，肺经脉气所行，以候肺。

中部人，手少阴也即神门，心经脉气所行，以候心。

中部地，手阳明也即合谷，大肠经脉气所行，以候胸中之气。

下部天，足厥阴也气冲下三寸，五里之动脉，肝经脉气所行。卧而取之，女子取太冲，在足大指本节后二寸陷中，以候肝。

下部人，足太阴也鱼腹上越筋间，箕门之动脉，沉取乃得之，脾经脉气所行也。若候胃气者，当取足跗上之冲阳，以候脾胃之气。

下部地，足少阴也即太溪，肾经脉气所行，以候肾。

按上部以候头，则下部以候足可知。以本脏之经脉候本脏，则亦以本府之经脉候本府可知。古人多以互文见意，当善会之。再按脏腑经脉共十二，以止九候，故遗手太阳小肠，手厥阴心包，足太阳膀胱三经，不知当诊何处。又胃经之人迎与寸口并诊，而不列九候之中，皆不可晓，此后人之所以弃而不讲也。

《内经》诊寸口寸口即气口，内分寸、关、尺三部，解见下文。

《素问·脉要精微论》曰：尺内即尺部两旁，则季胁也季胁，小肋也。尺部所主脏腑，其于身之两旁，则当季胁。盖肝候于关而主胁，则肾候于尺，当主季胁也。尺，外以候肾外，谓浮也，里以候腹里，谓沉也。下文内外仿此。中附上言附尺之上而居中，即关部也，左左关外以候肝，内以候膈胸之下、腹之上为膈，右右关外以候胃，内以候脾。上附上言附中部之上而居上，即寸部也，右右寸外以候肺，内以候胸中，左左寸外以候心，内以候膻中即心包，在两乳间，谓之气海。按心、肺、肝、肾，脏也，反候于外，胸中、膻中、膈、腹，包里此藏者也，反候于内，恐传写之误，当以胃外脾内例之，易其位为是。前寸也以候前前，身面，后尺也以候后后，身背。此分候

[1] 则：原无，据乾隆本补入。

身之面、背，下文分候身之上、下，皆[1]就躯体[2]言，与上文分候脏腑对讲，上竟上者竟，尽也，胸喉中事也头面可推，下竟下者，少腹腰股胫足中事也言寸不独候胸，尺不独候腹也。

按《内经》谓脉皆伏行于分肉之间，深不可见，所常见[3]者皆络脉。惟手太阴肺经脉外见于寸口，此其独诊寸口之故也。后人宗此，皆惟寸口是求。而古之诊分三部九候者，不复讲矣。

所谓寸口者，合寸关尺而为名者也。何谓寸关尺？曰：自手肘中横纹，至鱼际横纹，得一尺一寸，所取诊者，止长一寸九分，前不及鱼际横纹一分，后不及肘中横纹九寸，古人于此一寸九分，分为三部。下部在一尺之内，故名为尺；上部在一寸之内，故名为寸；中部为上下交界之处，阴阳出入之所，故名之曰关也。寸口又名气口，何也？以此为肺经肺，肺为气主，故曰气口，又曰脉口。问：人身有脏有腑，此独候五脏，而六腑只候胃，何也？曰：《内经》原以人迎候阳，以气口候阴，腑阳脏阴，此五脏所以候于[4]气口也。而兼候胃者，则以五脏皆禀气于胃，五脏之气不能自致于手太阴，必因胃气乃至，故胃气当并察也。

问：胆、膀胱、大小肠、命门、三焦诸府，当候何处？曰：《内经》无明文，故后人之论不一。有谓小肠与心为表里，从心候于左寸，大肠与肺为表里，从肺候于右寸者此《难经》之说，非出高阳生也。有谓小肠候于左尺，大肠候于右尺者。又有谓小肠为丙火，当从命门之火候于右尺，大肠属庚金，母隐子胎，当从左肾之水候于左尺。三说不同，今人多从后二说。以大小肠在腹中，位居至下，经言尺内以候腹，应候之于尺，不应与位处至高之心肺同候于寸也。愚谓脏腑相移如心移热于小肠，则小便赤，大便不通则肺气壅之类，上下相关，诊之于寸，亦无不可。况二肠位虽居下，而其经脉皆上行，则候经[5]于寸，候腑于尺，前说未可废也。如膀胱腑居腹下，而寒伤太阳，六脉皆浮，岂徒左尺；胃腑居中，而邪在阳明，六脉俱大，岂独右关，可泥定哉？后二说，当以左小肠，右大肠为是。盖脏腑相配，本因经络相联，相联乃相配，相配乃有庚金丙火之称，名实相衡，当从其实[6]，从其所联所配为左右可也。胆同肝候于左关，膀胱同左肾候于左尺，从无歧议。惟右尺所候，其说不一。有谓三焦、命门、右肾三者各别，均于右尺候之。有谓右肾即命门，与三焦同候。说者纷纷《难经》谓：肾有二枚，左名肾属水，右名命门属火。后人非之，谓左肾为形水，右肾为气水，总皆属水，两肾之中，乃为命门。按二说虽异，然皆谓肾有水，又有火，所用补火之药无殊，则亦无庸分别矣。愚谓右尺所候，只一命门尽之，不用更举三焦、右肾名色。何则？三焦若以位言，则即经之所谓胸中、膈中、腹中也。若以三焦之元气言，则即命门之真火耳。盖此火宅于命门，布乎三焦，随藏发而异名，岂有二火哉？则言胸、膈、腹，即言三焦之部位，言命门，即言三焦之元阳，而三焦之名，可不立矣。两肾既皆属水，则当统于左肾，而右肾之名固可不立。况[7]命门为火气，居中而亲右，阳能生阴，气能化水，诊

[1] 皆：原作“者”，据乾隆本改。
[2] 体：原作“休”，据乾隆本改。
[3] 见：原作“是”，据乾隆本改。
[4] 于：原作“乏”，据乾隆本改。
[5] 经：原作“脉”，据乾隆本改。
[6] 实：原作“中”，据乾隆本改。
[7] 况：原作“矣”，据乾隆本改。

命门之火气，即是诊右肾之水源，右肾之名，盖可不立矣。盖左尺以候先天之真阴，右尺以候先天之真阳，百川总归一海，千炬无非一灯，何必多立名色，以滋惑乱哉？

问：脏腑之部位何如？曰：腑阳脏阴，阳浮阴沉，不易之理也。《难经》谓：三菽之重为肺[1]脉，则候胸中当轻于三菽可知。六菽之重为心脉，则候膻中当轻于六菽可知。九菽之重为脾脉，则候胃当轻于九菽可知矣。又胸中、膻中，均即上焦，候于两寸；腹中即下焦，候于两尺；则膈中即中焦，亦当两关并候，可知矣。然此但言其理耳，实则何可泥哉？何则？部位虽分，气脉实贯，寸口三部，仅长寸许，除浮沉大小不能无异外，其余迟数等脉，大概无殊。从未见有寸迟而关数，寸滑而尺涩者。假令诊得六脉俱数，而断为五脏六腑皆热可乎哉？则必从心肺俱浮，肝肾俱沉，脾胃在中之说以察之，始可以知为何脏何腑之热详脉配四时五脏条。而手法之轻重一差，则以腑为脏，以脏为腑，固有之矣。即不谬，而浮主表病，亦主里虚；沉主内邪，亦主阳陷，其为虚热实热，内因外因，非参合四诊，安能细辨。而但从区区之部位为断，何异胶柱以鼓瑟也如胃停冷食，而六脉皆迟，肺被火刑，而六脉皆数，不独见之右关右寸，必分疆画界以求之，则固矣。问：子言六脉数则俱数，迟则俱迟，则经言七诊，谓独小、独大、独疾即数、独迟、独热、独寒谓手扪之，而觉有一处独热独寒也、独陷下者谓沉伏不起皆病，其说非欤？曰：此以三部九候言，非言寸口也按即以寸口言亦得，如诊得数脉兼浮，浮[2]在寸部，即谓之寸数可也。观下心肺俱浮，何以别之条自明。

脉之形体

脉之形体长而圆，如以水贯葱[3]叶中，有长有短，有大有小，有虚有实，有缓有紧[4]长短以纵言，大小以广言，虚实以蕴积言，缓紧以张弛言。

长　溢出三指之外为长。

短　歉于三指之中为短。

按寸口之脉，由胸中行至大指端，非有断截，本[5]无长短可言。然脉体有现有不现，不现者按之只见其动于三指之内，现者见其长出于三指之外，则长短宜分矣高鼓峰云：有形体之长，有往来之长，往来之长，谓来有余韵也。按高说甚善，长短虽本言形体，而凡脉之以神气悠长为贵者，固可因此说而想见其状矣。

大　大而盛于浮分，名洪；大而散漫渗开，脉与肉无界限，名散。

小　与大相反，一名细，细甚无力名微。

虚　虚，不实也。虚甚则中空，名芤。

实　实，结实之谓。实如按猪筋，虚如按灯心，芤如按葱。

旧谓浮中沉皆有力为实，皆无力为虚，浮沉皆有力，惟中无力为芤，虽未尝不是，然尚非正解实如葱中水充实，虚则不充，芤则尤其不充者也。

缓　柔软之意，甚则失之软弱，而名软名弱。旧以缓属迟，盖缓兼两义也。

紧　即搏急，与缓相反。如张弦，如引绳，两头牵紧，必挺劲抗指，紧不甚，名弦。弦紧而大者，名革牢。

长短有得于禀赋者，筋现者脉怕长，筋不现者脉怕短也。有随时令变异者，

---

[1] 肺：原作“胳”，据乾隆本改。
[2] 浮：原作“脬”，据乾隆本改。
[3] 葱：原作“叶”，据乾隆本改。
[4] 紧：原作“长”，据乾隆本改。
[5] 本：原作“木”，据乾隆本改。

则春脉长，而秋脉短也。有因病而变异者，则邪气长而脉长[1]，正气短而脉短也。

大小有得于禀赋者，世所谓六阳六阴也生成脉大者名六阳脉，小者名六阴脉。有随时令变异者，时当生长则脉大，当收敛则脉小也。有因病而变异者，邪有余则脉大邪气壅满，正不足则脉小[2]也血气衰少。

虚实亦有得于生成者，肉坚实者脉多实，虚软者脉多虚也。亦有变于时令者，春夏发泄，虽大而有虚象；秋冬敛藏，虽小而有实形也。若因病而异，则大而实不特壅满，而且积实，小而虚者不特衰小，而且空虚。可验正邪之主病俱盛邪盛，俱衰正衰。大而虚气有余，血不足，如葱中少水，但吹之使胀也，小而实者血能充，而气衰不鼓，可验阴阳之偏枯。

紧缓有得于生成者，皮肤绷急者脉多紧，宽松者脉多缓也。其变于时令，则天气严凝而筋脉收引，天气暄[3]热而筋脉弛纵也。其因病而变者，则或外感风寒，或内伤生冷，寒胜故脉收引，而紧急有力。或热或湿，筋脉纵弛，而软弱无力也。

附：洪、散、微、芤、弦、革、牢、软[4]旧作耎，又作濡、弱各脉。

洪　洪即大耳。旧以洪为来盛去衰，是大之盛于浮分者也。

散　脉形本圆敛，今散漫不收，似大而实非大，盖虚甚而四散者也。

微　古以微属浮，细属沉。分微为阳衰，细为血少。本集各脉皆直指本义，故以细甚无力为微。

芤　脉虚而且中空者。芤，慈葱名。如卧葱管于指下，轻取重取皆有，而中取则无，此为失血之脉。

弦　似紧而略逊，但稍见抗指即是，不若紧之搏手。凡弦紧之脉，由外邪而致者，犹易为治，由正虚而致者，则难为功。盖脾胃虚败，中和之气，化为劲急，土败木贼，不可救矣。古人有时以长为弦，如谓春脉弦，而言其软弱直长，是弦即长也。今分为二，则弦自有急劲之意，不仅长而已。

革牢　弦大迟而浮虚者为革，如按鼓皮，内虚空而外绷急也。弦大迟而沉实者为牢，寒气深痼，如牢狱也。

软弱　皆柔缓之甚而无力者。旧以软属浮，弱属沉。

脉之行动

脉之行动，如以气鼓葱叶中之水，使之流动也。有浮有沉，有迟有数，有涩有滑。

浮　古人于一身中分三部九候，后人亦于寸口中分三部九候。寸关尺三部也，部各有浮中沉三候，三而三之，九候也。是故候之于皮毛间而即得之者，谓之浮；候之于筋骨间乃得之者，谓之沉；候之于皮毛之下，筋骨之上，适当肌肉之中而得之者，谓之中。

沉　沉之极名伏。

数　疾也，躁也。一息六至，数而跳突名动。

迟　与数相反，一息三至。

《内经》谓人一呼出气也脉再动动，即至也，一吸入气也脉再动，呼吸定息一呼一吸为一息，定息者，前息已尽，后息未起之时也。脉五动，闰以太息数息必有一息略长者，名太息，如月之有闰也。一呼一吸本只四动，有五动者，则以其为太息也。诊时当别令一无病人，调定呼吸，默数得十息，诊者亦默数，得四十五至，为平脉，命曰平

---

[1] 长：此下原衍“而脉长”三字，据乾隆本删。
[2] 小：原作“少”，据乾隆本改。
[3] 暄：原作“暄”，据乾隆本改。
[4] 软：原无，据乾隆本补入。

人。一呼脉一动，一吸脉一动，曰少气即一息二至也，此迟之甚。一呼脉三动，一吸脉三动即一息六至，此为数，而躁即数疾意，尺热尺，即手臂[1]，曰病温温病热证。一呼脉四动即一息八至以上，曰死。脉绝不至不特迟，且不至，曰死。乍疏疏，即迟乍数，曰死。

滑　滑即滑溜之谓，言其行动往来之流利也。在平脉则为血充，在病脉则为血热鼓动，痰气流注。

涩　糙[2]涩也。与[3]滑相反，往来黏滞者是。

浮沉有得于禀赋者，趾高气扬之辈，脉多浮，镇静沉潜之士脉多沉也又肥人多沉，瘦人多浮。有变于时令者，春夏气升而脉浮，秋冬气降而脉沉也。其因病而致者，则病在上人身之上部也、在表、在腑者，其脉浮上、表、腑皆属阳，浮脉亦属阳，阳病见阳脉也、在下、在里、在脏者，其脉沉也。

问：浮则外有脉而内无脉，谓之里虚；沉则内有脉而外无脉，谓之表虚。可乎？曰：不由禀赋时令与外感内伤，无故而浮沉，谓之虚，可也。以浮为阴失守，沉为阳内陷也。有故则不可，如以为可，则四季之月，无病之人，脉本和平，常[4]居中候，亦可断为表里兼虚乎？然则古人谓浮为里虚，又谓浮脉[5]举之有余，按之不足。其说非欤？曰：谓浮为虚者，必浮而兼虚者乃名之，非浮即可名虚也。谓浮为虚于里者，必有里虚之实乃名之[6]，非浮则必虚其里也。至脉体之为虚为实，本不因[7]浮沉而变，实则浮沉皆有余，虚则浮[8]沉皆不足。而轻取之与重按，势有不同。则夫脉之实者，愈按愈实，虚者愈按愈虚。盖重按则脉被遏抑，实者鼓击有力，故愈形其实，虚者无力鼓击，故愈形其[9]虚。是则举之有余，按之不足，只可言浮而虚者，不可言浮而实者也。或曰：如子言，浮而实者愈按愈实，是三候皆有，又何以名之为浮乎？曰：浮脉本浮，按抑之而后沉，不按之则仍浮，故曰浮也。又问：亦有脉浮而言表虚，何也？曰：外感发汗太过，或内伤自汗太多，皆令表阳虚，气外越，故浮也。

迟数得于禀赋，则性急躁者脉多数，性宽[10]缓者脉多迟。变于时令，则晴燠而脉躁，阴寒而脉静也。至其应病，则亦如之矣。仲景以迟为脏寒，数为腑热，可不泥。以腑亦有寒，脏亦有热也。

滑涩亦有得之禀赋者乎？曰：富贵之子，神气通畅，则脉亦流畅；贫贱之子，神气沮抑，则脉亦蹇滞，此即《太素》以脉之滑涩论穷通之意也。若夫时令，则肝脉属春而微滑，肺脉属秋而微涩矣。至其应病，则本乎气血之通塞耳。

附伏[11]动脉

伏[12]　沉极为伏，按至骨乃见，或竟有不见者。

动　跳动之意，大惊多见此脉。盖惊则心胸跳突，故脉亦应之而跳突也，必带数，故上文系之数脉条下。

张仲景曰：若数脉见于关观若字，则关是偶举可知，非动脉只见于关也，上下无

---

[1] 臂：原作“擘”，据乾隆本改。
[2] 糙：原作“䊗”，据乾隆本改。
[3] 与：此下原衍一“与”字，据乾隆本删。
[4] 常：原作“当”，据乾隆本改。
[5] 浮脉：原作“脉浮”，据乾隆本改。
[6] 非浮即可……乃名之：原无，据乾隆本补入。
[7] 因：原作“固”，据乾隆本改。
[8] 浮：原作“净”，据乾隆本改。
[9] 其：此下原衍一“其”字，据乾隆本删。
[10] 宽：原作“寬”，据乾隆本改。
[11] 伏：原作“佚”，据乾隆本改。
[12] 伏：原作“佚”，据乾隆本改。

头尾状其圆而突耳，非真上不至寸，下不至尺也，如豆大，厥厥动摇者，名曰动。

脉之歇止

脉之歇止者有三：

结　脉来迟，时一止而复来者，曰结。如人之徐行而歇也。

促　脉来数，时一止而复来者，曰促。如人之疾行而蹶也。数❶亦名促，此之促，指歇至言，须分别观之。

代　结促之止无常数，代之止有常数常数，即下文四十动三十动之数。代，又为更代之称，别见胃气条，义与此异，须分别观❷之。

《内经》曰：脉一日一夜五十营营，运也。经谓人周身上下，左右前后，凡二十八脉，共长一十六丈二尺，五十运❸计长八百一十丈。呼吸定息，脉行六寸，一日夜行八百一十丈，计一万三千五百息。按此伪说也，人一日夜岂止一万三千五百息哉，五十动而不一代者代，歇至也❹，五脏皆受气。四十动一代者，一脏无气肾气先尽也。其吸不能至肾，止至肝而还。景岳曰：观此，则下文所谓二脏三脏云云者，当自远而近，以次而短，由肾而肝而脾而心而肺。故凡病将死者，必气促，仅呼吸于胸中数寸之间而已。三十动一代者，二脏无气。二十动一代者，三脏无气。十动一代者，四脏无气。不满十动一代者，五脏无气，予之短期此皆死在旦夕。而王氏《脉经》谓：一脏无气，后四岁死；二脏无气，后三岁死。云云，恐非。

脉配四时五脏

《内经》曰：春脉如弦如弦则非过弦可知。通指六脉言，非单指左关。下仿此。春脉者肝也，东方木也，万物之所以始生也。故其气来软弱和柔之意轻虚向浮之意而滑，端正也直以长，曰弦。其气来实而强坚劲也，此谓太过，病在外外感也，邪盛故脉强。不实而微，此谓不及，病在中内伤也，正虚故脉弱。按长弦紧三脉，相似而不同。盖弦而软者为长，强者为紧也。此所言如弦者，实即长。所言太过，乃弦而且紧。观虚软实强字可见，勿以此弦字与他处弦紧弦字同论。

夏脉如钩钩，曲也。脉来洪盛，如涌起而曲也，言其大而有力。夏脉者心也，南方火也，万物之所以盛长也，故其气来盛来盛，浮大也。凡脉自骨❺肉之分出于皮肤之际，曰来，去衰，曰钩凡脉自皮肤之际还于骨肉之分，曰去，衰减也。浮取有余，沉取不足，时当发泄，大而有虚象也。其气来盛去盛大且实也，此谓太过，病在外。其气来不盛，去反盛浮取不足，沉取有余，是沉意反多于浮，此谓不及，病在中不言来不盛去不盛❻，而言来不盛去反盛❼者，以来不盛去反盛，似为有余于内，不知此乃反浮为沉，火失其职，即为不足也。

秋脉如浮如浮，则非过浮可知。秋脉者肺也，西方金也，万物之所以收成也。故其气轻虚以浮，来急收引之意去散散漫之意，浮取则收敛❽，重按则散漫。盖秋令收而未藏，故脉体如此，故曰浮。其气来毛义取毛之轻浮，浮之太过者也，而中央坚，两旁虚虚犹散也。惟两旁散，而中央不散，与上所谓去散者异矣。而中央曰坚，则亦非但收敛而已，亦与来急异也，此谓太过，病在外。其气来毛而微，此谓不及，病在中。

冬脉如营如营垒之固也，内守意。冬脉

❶ 数：原脱，据乾隆本补入。
❷ 观：原作"劝"，据乾隆本改。
❸ 运：原作"还"，据乾隆本改。
❹ 也：原无，据乾隆本补入。
❺ 骨：原作"滑"，据乾隆本改。
❻ 去不盛：原无，据乾隆本补入。
❼ 盛：此下原衍"去反盛"三字，据乾隆本删。
❽ 敛：原作"饮"，据乾隆本改。

者肾也，北方水也，万物之所以合藏也。故其气来沉以搏坚实击指，故曰营。其气来如弹石者弹击也，如击手以石，坚实之甚也，此谓太过，病在外。其去如数者沉取似数也。数本属实热。而真阴亏损之脉亦多数，愈虚则愈数，原非实热之数，故云如数，此谓不及，病在中。

脾脉者，土也，善者不可得见蔡西山所谓不长不短，不疏不数，不大不小，应手中和，意思欣欣，难以名状者也，恶者可见。其来如水之流滑而动也，此谓太过，病在外。如鸟之喙锐而短也，此谓不及，病在中。

按四时之升降动静，发敛伸缩，相为对待者也。极于二至，平于二分，故脉子月极沉，午月极浮，至卯酉而平。观经又谓秋脉中衡如衡之平，又谓夏脉在肤皮也，秋脉下肤，冬脉在骨。则秋之不当以浮言可知也。特以肺位至高，其脉浮，秋金配肺，故亦言浮耳。夫秋初之脉，仍带夏象，言浮犹可。若于酉戌之月，仍求浮脉，不亦惑乎？夫于❶春言长滑，则于秋言短涩可知，于冬言沉实，则于夏言浮虚❷可知。书不尽言，言不尽意，是在读者之领会耳。

《难经》曰：初持脉，如三菽大豆也之重，与皮毛相得者，肺部也。如六菽之重，与血脉相得者，心部也。如九菽之重，与肌肉相得者，脾部也。如十二菽之重，与筋平者，肝部也。按之至骨，举指来疾者，肾部也。

又曰：心肺俱浮，何以别之？然浮而大散者，心也心主血脉，位在肺下，按至血脉而得者为浮，稍加力脉道粗大为大，又稍加力脉道散开为散。浮而短涩者，肺也肺主皮毛，位居最上，按至皮毛得者为浮，稍加力脉道不利为涩，不见长出指外为短。肾肝俱沉，何以别之？然牢即沉弦而长者，肝也肝主筋，位在脾下，按至筋上为沉，脉道如弦为长。按之濡，举指来实者，肾也肾主骨，在肝下，按至骨上得之为沉，又重按之脉道无力为软，举指来疾，滑利而充实曰实。脾者中州，故其脉在中脾主肌肉，位在心下，按至肌肉脉道和柔而缓，又稍加力脉道敦实而大。王宗正谓：诊法当从心肺俱浮，肝肾俱沉，脾胃在中之说，王叔和但守寸关尺分脏腑位部者非。其说甚是，然二说亦不相悖。盖寸关骨高肉薄，尺骨低肉厚，故寸关恒浮，尺恒沉。假如诊得三部俱浮之脉，亦必两寸较尺更浮，故可从其大概通言，亦可从其甚者独举，不相悖也。若弦缓迟数各脉，则三部佥同，有不可分指者矣。

问：脉气当随时令变更，则夏月脉浮，不特心肺浮，即肝肾亦浮矣最浮为肺，次心次脾次肝次肾。冬月脉沉，不特肾沉，即心肺亦沉矣最沉为肾，次肝次脾次心次肺。何必泥定肺脉常在皮毛，肾脉常在骨上乎？曰：夏浮冬沉，特微浮微沉❸耳，其变更固不远也。

按肺较心更浮，肝较脾略沉，是右寸关比左寸关差浮也。以例两尺，亦应右浮于左，盖右肾为水中之火，左肾为水中之水，自应少异耳。合而言之，右三部皆浮于左。古人谓右属气，左属血，气浮血沉，不亦宜乎？

脉无胃气则死。

经曰：人无胃气者则死此言脉以有胃气为主也。胃属土，其德中和，其气之达于脉也，不刚不柔，不疾不徐，不大不小，不浮不沉，有雍容和平之状，无过不及之伤者也。春胃微弦曰平雍容和缓中略带弦意也，弦多胃少曰肝病肝邪胜，胃气衰也，但弦无胃曰死胃气已绝故也。胃而有毛犹云得秋

❶ 于：原作“予”，据乾隆本改。
❷ 虚：原作“虗”，据乾隆本改。
❸ 微沉：原无，据乾隆本补入。

脉。曰秋病金克木也，春木旺尚无伤，至秋则必病矣，毛甚，曰今病目下即病也。

夏胃微钩曰平，钩多胃少曰心病，但钩无胃曰死，胃而有石曰冬病，石甚曰今病石者，沉实之意，冬脉也。

长夏胃微软弱曰平长夏未月也，土湿则软，故微软弱，即缓脉也，弱多胃少曰脾病犹言脾胃自病也，但代无胃曰死代，更代也。春弦、夏钩、秋毛、冬石，脉体随时而更，但见其所更者，而不见胃气则死矣。不言但弱无胃曰死，以弱但正气不足，非有邪气相乘，且弱止可言胃气衰，不可言胃气绝也。何则？胃脉虽曰中和，而长夏土湿，则略近柔软一边，可云柔软之甚为弱，不可云但弱无柔软也，软弱有石曰冬病土气衰而水反乘之，故至冬必病矣，弱当作石甚曰今病春夏以克我者言，此下皆以我克者言，互文以见例也。又春言胃有毛，夏言胃有石，此及下文变胃言软弱毛石，亦互文也。

秋胃微毛曰平，毛多胃少曰肺病，但毛无胃曰死，毛而有弦曰春病，弦甚曰今病。

冬胃微石曰平，石多胃少曰肾病，但石无胃曰死，石而有钩曰夏病，钩甚曰今病。

真肝脉至此下皆言真脏脉，真犹言纯。真肝脉者，言此为纯乎肝脉，毫无胃气者也。盖肝弦肺涩心浮肾沉，各得一偏，惟胃气六脉，不弦不涩，不浮不沉，中和合德，有以化四者之偏。故肝虽乘春令，以呈其弦象，而中和柔缓之胃气，即与之偕行，而胃之和缓意多，肝之弦意少，是为平脉。若弦多胃少，即为病脉矣。况毫无胃气，而纯乎弦劲耶？此盖胃绝使然。故凡病真脏脉现者，必死也。余脏仿此论之，如循刀刃，如按琴瑟弦皆挺劲之意。真心脉至，坚而搏，如循薏苡子坚实之状，累累然见手指下也。真肺脉至，大而虚，如以毛羽中人肤虚浮无力之意。真肾脉至，搏而绝[1]绝，陡绝，无余韵也。如指弹石坚实。真脾脉至，弱而乍数乍疏[2]。

各脉主病

病非表则里，非热则寒，非虚则实耳。故序浮沉迟数虚实六脉于先，余脉于后。长大实滑等有余之脉，主症多同；短细虚涩等不足之脉，为病相类，当会通观之。非入于此者，即不入于彼也。如头痛身热，隶之浮数，岂他脉便无此二[3]症哉？览者但取其意，勿泥其文，便触类旁通，引申不尽矣。

浮　阳脉也。阳外阴内，故浮主表，沉主里。又阳上阴下，故浮主上部，沉主下部。以外感言之，凡六淫之邪中于表，清邪中于上，脉必浮也。以内伤言之，里气失守而虚邪外越，肾阴失守而浮阳上冲，脉亦必浮也。

浮迟　为表冷浮主表，迟主寒也，伤湿表中湿邪，滞其经络，中风虚风内发故浮，内虚寒故迟。若兼风邪中表，滞其经络，则亦浮迟也。

浮数　为头痛，运眩，吐衄皆风热上攻所致，表热，疮，阳结能食，不大便，胸满，肩背痛。

浮虚　为表阳虚，伤暑大热伤气，汗出过多故虚，劳倦，喘，咳血。

浮实　为表邪实六淫之邪，或痰凝血滞之在表者，皆是也，胀满胃热，气逆痛肺热，肤痛，疮。

浮大　为风热瘾疹风热嘘血，沸腾于外也，身痒名泄风，热蒸汗出，为风所闭，故痒也，表邪盛，痂癞即疠风。风热久不散，郁而为湿，相蒸生虫，肌肉溃烂也，气高，气实血虚，失血，燥结，阳厥，关格浮为正

[1] 绝：原作“纯”，据乾隆本改。
[2] 疏：原无，据乾隆本补入。
[3] 二：原作“三”，据乾隆本改。

虚，大为邪实，邪实正虚，不能运化，故关而不得小便，格而不纳食也，为癫疾。

浮小　为表阳衰。

浮缓　为伤风伤风有汗，内热得泄，故脉不紧，伤湿湿伤肌表、肌肉，血脉缓弱，如土湿则软也。

浮紧　为伤寒，身痛。

浮弦　为头痛，吐食，风饮。

浮滑　为风痰，衄血，吐逆。

浮涩　为麻木，身热无汗，肺燥，汗多津伤，血虚气浮。

浮长　为头痛，风痫。

浮短　为喘乏。

沉　主里，主下部。七情郁结，痰血停滞，凡属内邪，脉必见沉。若不因内邪而见沉，则为阳气内陷，为里虚不能外达，分别观之。

沉迟　为里寒，泄泻，气血滞，蓄水。

沉数　为内热外寒内热反觉外寒，热聚于内，不达于外也，便难，消谷食多而便少也，盖为热所消化，热厥厥，手足冷也。热聚于内，不达于四肢，故冷。又有手足热者，详《医碥》厥门。

沉虚　为里虚，泻血，下痢。

沉实　为积聚，血瘀，烦心热乘心，咳唾热乘肺。

沉缓　为里湿，蓄水。

沉紧　为冷痛，奔豚肾中阴寒之气，从小腹上冲心，若豚奔突，瘕疝瘕，积块也。疝，为小腹有形之病，皆寒邪之凝聚而成者，腰脊痛肾附背，肾寒则气滞而脊痛。

沉弦　为胁下有积弦为肝脉，肝主胁腹。少腹痛，内饮，疝。

沉滑　为食痰，便脓血。

沉涩　为血滞，精伤，不月，不孕，内疽。

沉大　为内邪盛。

沉细　为血少，洞泄亡阴。

迟　主寒，以寒则气少而行慢也，属水。

迟大　为寒邪，顽痹。

迟细　为寒泻。

迟虚　为虚寒。

迟实　为寒积。

迟缓　为寒湿。

迟紧　为寒痛寒滞气不通故痛，为筋急筋寒则收引故急。

迟涩　血寒而滞。

数　主热，以热则气盛而行速也，属火。

数大　为烦躁，渴，斑疹，胀满。

数虚　为虚热，怔忡，虚损。

按虚热者，脉必虚数无力，固矣。然有过服[1]寒剂，寒热搏击，或肝邪克土，脉反弦大有力者，投以温补之药，则数者静，弦者缓，大者敛矣。此最当知。又有虚寒而逼火浮越者，真阳欲脱者，脉皆数，甚者亦弦大有力，皆当以症参之，勿误也。

数实　为实热，痈疮，烦躁，谵妄。

数滑　为热痰，血热，渴。

数涩　为热灼血干。

虚　为正气不足。

虚滑　为正虚夹痰。

虚涩　为血液不足，气滞。

虚弦　为虚损，少食，虚痛。

虚缓　为虚弱，泄泻。

虚细　为气血不足。

虚大　为血虚。

实　为邪气有余，不作正气充实论。以正气只有不足，无太过，太过即为邪气也。参长脉条。坎中满，离中虚，水脉多实，火脉多虚。

---

[1] 服：原作“脉”，据乾隆本改。

实滑　为痰结，为宿食。

实大　为邪盛而实。

实大浮数　为肿，胸胁壅满，不小便气有升无降。

紧　为寒邪，为木邪。微者不过抑遏正气，甚则戕贼❶中州，为真脏见。

紧迟　为肝气寒滞。

紧数　为寒郁热，咳嗽外寒束热攻肺，痛寒热相搏故痛。

紧大　为寒邪盛，下痢土败木贼，难治。

紧实　为有形之邪瘕疝瘀血之类。

缓　主湿邪，土湿则泥泞而软也。问：缓本和柔之名，乃脾胃之正气，何以谓之病脉？曰：脾胃脉本中和，不紧不缓，原无紧缓可名，今曰缓，即非不紧不缓之中和矣。盖凡有可名者，即非中和，即为病脉也。旧谓四至为缓，三至为迟，湿滞故脉迟缓，亦通。盖缓有两义；一对数言，一对紧言。以主湿则亦有两义：一为湿滞之而迟，一为湿浸之而软也。

缓大　为湿盛。

缓细　为正虚夹湿。

缓数　为湿热，肉痿不能行动曰痿，肌肉、四肢并见软弱也。脾主肌肉、四肢，湿热盛则困倦。经谓脉缓多热，盖对脉急多寒言。寒则筋脉收引故紧，热则筋脉弛纵故缓也。然必兼见热证，乃为热，不可不知。

缓浮数　为多汗。

缓数大　为狂笑心热则笑，湿热壅胀。

缓长数　为喜呕湿热夹肝火上逆，水瘕水积也，土受木克，不能制水，水郁成热也，痹麻木❷不知痛痒也。土受木克，不能行痰，聚于肌肤，故痹。痹而不行，郁滞成热，故数。

缓滑　为湿痰。

缓涩　为解㑊困倦意，气血衰弱使然。

长　为邪气长。问：经曰长为气治，是长本佳脉，何以云病？曰：长大实滑，皆有余之脉，短小虚涩，皆不足之脉，不及太过，皆为失中，故长大不作正气有余，实滑不作血气充足也。然衰弱之病，脉由短而渐长，则为佳兆。诸脉之变异，皆当以此推之，吉凶自见也。

长数　为热炽。

寸长　为足胫痛阳盛阴伤也，格寸脉长九分，过此为太过，遂上鱼名溢。格，不纳食也。阳盛于上，胃中血枯，故食不得入，逆气喘息。

尺长　为关尺脉长一寸，过此为太过，名覆。关，不得小便也，热结在下，故不得小便。

尺寸俱长大　为阳明病伤寒热在阳明，则脉大而长。

短　短，为正气短。

短涩　为肺燥。

寸短　为头痛阳不足，则阴气得而上干之。

大　为邪气盛。经谓大为病进，乃指大而有力者，其病为实邪，邪加盛则脉加❸大也。仲景谓大为虚，又谓大为劳，乃指大而无力者，其病为虚邪，虚则气散，劳则气张，故脉亦应之而虚大也。当分别观之阴静而敛，阳动而张，故火旺者脉必大而浮数虚豁，水足者脉不必大，即大亦沉静而有力也。

小　为正衰，血气皆少，形体消瘦阳不张则小，水不足亦小，兼迟则火尤衰，兼数则水更损。

细数　为血虚发热虚劳得此难治。

❶ 贼：原作“贱”，据乾隆本改。
❷ 木：原作“本”，据乾隆本改。
❸ 加：原作“如”，据乾隆本改。

芤　为失血。

芤　数为亡血发热，身体瘦，肌肉甲错甲错，枯燥也。

芤迟　为气虚脱血。

芤动微紧　为男子失精，女子梦交。

弦　为肝邪伤脾，为痛，为饮皆脾气被伤而停滞之故，甚则与紧同论。

弦迟　为寒疟，慢惊风。

弦数　为热痛，急惊风，正气大虚。

弦实　为肝实，善怒不乐肝郁不畅，眩冒肝火上冲故眩，乘心故冒，巅病肝脉会于巅，火上冲故痛。

弦大　为肝邪盛。

弦小　为虚损。

弦滑　为痰饮。

滑　流动属阳，主风热热气如风，吹血流动，主痰饮凡物干涸则涩，湿润则滑，故滑为血盛痰多，主胎孕。

滑大　为多痰，多血。

滑缓　为痰湿。

滑紧　为寒痰，冷食。

涩　血少而滞，属阴。

涩大　为[1]火盛血枯此经所谓阳有余也。

涩小　为血气俱少，少食，心痛血少不养心，痹气滞血涩，瘛挛血不养筋，噎膈反胃，肠结。

微濡弱　皆血气衰微之脉。

微浮　为阳气微。

微紧　为虚损多汗阴寒逼阳于外，短气阴寒逼阳浮上。

微涩　为体痹气滞血涩，寒慄，咳逆唾腥。

濡弱　为亡血发热，烦心，厥逆阳气不能四达，故手足冷。

弱涩　为精冷无子。

散　为脱，为眴仆。

牢　为痼寒，癞疝阴病，睾丸连少腹急痛，瘕癥。

革　为寒盛，男亡血失精，女半产漏下并寒不摄血。

动　阴阳相搏，虚者则动，阳动见于寸，阴动见于尺。阴动为发热，血崩，阳动为汗出，惊，痛阴阳相搏，气不顺[2]，故痛。

伏　不过一时偶伏，乃暴病，久之气调即通。为霍乱，痛剧，阴阳否隔，气闭，血滞，忿怒气逆，战汗伤寒服药后，烦躁冒瞀，脉忽伏不见，寒战，此正邪相争，欲作汗，宜静待，勿仓皇误治。

伏涩　为吐逆血枯不能纳食，水谷不化气滞不运。

结　为寒滞，七情郁结，气血滞，疽，癖。

促　为热壅，痈毒，便脓血痈毒不成，则下泄也。若非热壅，则为气脱。

代　为脏绝，霍乱，跌打闷绝，暴绝，疮痛极[3]，胎气阻。

按以上所列脉病，略举大概，难以执泥。如浮主表，沉主里，而内伤发热，大类外感，脉亦浮数。寒邪初感，遏郁表气，脉不能外达，反见沉紧，不细辨，则以表为里，以里为表，而误治矣。脉数为热，然阴虚发热，阳虚发热者，脉皆数，愈虚愈数，一当滋阴，一当补阳，而概以实热治之，可乎尝见实热之脉，多缓软不数，故经以缓为热，宜知？脉迟为寒，然热滞于内者，脉亦壅滞似迟，以为寒，误矣。有邪盛而正未衰者，有邪盛而正已衰者，脉见实则不见虚，既无虚脉可参，则正之已衰者，又何由而见乎按此当以兼紧兼缓辨之，又以形气之盛衰参之？凡此皆当参伍求之，而不可刻舟

❶ 为：原无，据乾隆本补入。

❷ 顺：原作“顺”，据乾隆本改。

❸ 极：原无，据乾隆本补入。

求剑者。况一脉而数病，亦一病而数脉，即欲胶执❶言之，又乌可得哉？

人迎气口

按《内经》谓：寸口主中寸口为太阴肺经脉❷，肺为脏，故以此通候五脏之气，人迎主外阳明胃经脉也，胃为腑，故以此通候六腑之气。腑阳脏阴，阳外阴内，故寸口以候内，人迎以候外。人迎本在颈下，夹结喉旁一寸五分，后世既废古人三部分诊之法，遂改候人迎于左手关脉，而名右手关脉为气口，与之相衡。谓气口大于人迎，为内伤饮食以右关属胃也。此有理，人迎大于气口，为外感风寒以左关属肝，肝主风也。然内风与外风无涉，于理未的，分主表里。虽与经意无异，而部位不同矣。犹之足少阴肾气，本于太溪诊之在足内踝后五分，筋骨上动脉陷❸中，今则诊于两尺。足阳明胃气，本于趺❹阳即冲阳，在足跗上，去陷谷二寸，高骨间动脉中❺。诊之，今则诊于右关也张仲景每以寸口、趺❻阳、肾少阴并言，喻嘉言谓即寸关尺。

再按结喉旁人迎脉，恒大于两手寸口脉数倍，从无寸口反大于人迎者经谓平人春夏人迎微大，秋冬气口为大，恐非。此后人所以改候人迎于左关，以与右关较大小也。

男女脉同异

古谓男脉左大于右，女脉右大于左，验之不然。盖人之右手，比左手略大，脉亦应之而右大于左，不论男女皆然也。惟男两尺怕虚，女两尺怕实，差不同耳。

胎孕脉

经曰：妇人手少阴动甚者，任子也少阴脉指神门言，今则诊于左寸矣。动甚，流利滑动也。旧说谓心生血，血旺故能胎。按手少阴，全元起❼作足少阴，谓太溪脉，《准绳》从之，阴搏阳别旧注谓阴尺阳寸，尺脉搏手与寸殊别，《准绳》从之，谓之有子子，男女通称。按叔和王氏曰：左疾为男，右疾为女疾者，滑利之意。又曰：左尺偏大为男，右尺偏大为女。又曰：左沉实为男，右浮大为女。盖左属阳，右属阴，阳道实，故脉实而沉；阴道虚，故脉浮而虚也观坎离二象可见。大字含有虚意。而滑伯仁则云：左尺洪大为男，右尺沉实为女。与叔和相反，滑说恐非。再按胎孕之脉，六部皆滑疾，而两尺尤甚，不求于尺，而求于寸，亦误信经语矣。经言：心生血，谓血色之赤，自心火来耳，岂真血生于心哉？《准绳》曰：妊娠初时，寸微小，呼吸五至，三月而数，尺滑疾，重按之散者，胎已三月也。不散，但疾❽不滑者，五月也胎至五月，则乳头乳根必黑，乳房亦升发，更为实据。《脉经》云：尺脉按之不绝，妊娠也羸弱之妇，不必脉皆滑实，但按尺中应指，源源不绝便是。滑伯仁谓：三部浮沉正等，无他病而不月，为胎妊。亦此意。其脉离经经，常也，与常日脉异者是。一说离经谓歇至，及大小不匀，如雀啄者是，而腹痛引腰背，为欲生也腹不痛，痛不引腰脊，俱未产，当静待之。张路玉云：胞❾形如抱瓮，按之冰冷，而脉乍大乍小，乍有乍无，浮沉动止，早暮不同，为鬼胎。又有如风雨乱点，忽去忽来，或指下见两歧者，为夜

---

❶ 执：原作“热”，据乾隆本改。
❷ 脉：原作“肞”，据乾隆本改。
❸ 陷：原作“中”，据乾隆本改。
❹ 趺：原作“跌”，据乾隆本改。
❺ 中：原无，据乾隆本补入。
❻ 趺：原作“跌”，据乾隆本改。

❼ 全元起：原作“全起元”，乾隆本同，据文义改。
❽ 疾：原作“病”，据乾隆本改。
❾ 胞：乾隆本作“胎”，可参。

叉胎。又云：孕脉浮[1]细弦急，憎寒壮热，唇口青黑，是胎气损也。胎若不动，反觉上抢心闷绝，按之冰冷者，是胎已死。

脉有顺逆

脉得四时之顺，曰病无他；脉反四时，曰病难已。春夏而脉瘦小也，秋冬而脉浮大，曰逆四时。春得秋脉，夏得冬脉，长夏得春脉，秋得夏脉，冬得长夏脉，命死不治。春不沉春脉宜弦，然春初尤带[2]冬沉，今但弦不沉也。余仿此，夏不弦，秋不数，冬不涩，是谓四塞为病脉。沉甚、弦甚、数甚、涩甚，曰病，参见曰病，复见曰病，未去而去曰病，去[3]而不去曰病，反者死。

按脉与时违，须问有病无病。无病而得此，诚为可虞无病何因脉变，非无病也。不见其病耳，如受蠹之木，如磨刀之石，不见其损，日有所亏，不无枝叶未坏，本实先拨之忧耳。若因病而致，不过难治，非必死也如秋月病热，脉得浮洪，为脉证相合，宁可断为必死乎。

形盛脉细，少气不足以息者危。形瘦脉大，胸中多气者死经又云：形气有余，脉气不足死。脉气有余，形气不足生。当参看。形气相得者生，参伍不调者病，三部九候皆相失者失常死。上下左右相应如参舂此来彼去，如参舂者之彼起此落也，不可数者死。中部独调中部在手，即寸口。众藏相失者死上部在头，下部在足，所候各脏若失常，中虽调亦死。中部独减者死上下部虽调，而中部独衰减亦死。

脉从阴阳谓阳病见阳脉，阴病见阴脉也，病易已。逆阴阳，病难已。脉从而病反者何如？曰：脉至而从，按之不鼓，诸阳皆然阳证见阳脉，为脉至而从矣。然使按之无力，不能鼓指，便非真阳证，不可作热治。凡诸脉之似阳非阳者，皆然也。诸阴之反何如？曰：脉至而从，按之鼓甚而盛也阴证虽见阴脉，然鼓指有力，则亦非阴。热病，汗出而脉尚躁盛者死温病时疫，皆以数盛有力为顺，细小无力为逆，汗后脉静身凉为顺，脉仍躁、身仍热为逆。风热而脉静，泄、脱血而脉实，病在中邪内结也。脉虚，病在外外感也。脉涩坚，皆难治以上皆经语。诸卒仆暴厥证旧名中风，张景岳易名非风，皆元气素亏，故尔卒倒，不省人事，脉宜小弱，不宜数盛。中毒宜浮大数实浮则毒尚活动，可行散，不宜微细虚涩正被毒伤矣。劳倦伤，脉以虚大弱缓为顺，紧数大汗出，热不止者死。饮食伤，以滑大为顺。若胃停生冷则兼紧。霍乱吐痢后，搏大者逆，太微迟者逆未吐痢前，脉伏或歇至，不妨，以气滞不行也。吐痢后脉歇亦不妨，以气暴虚，不能接续也。噎膈，脉浮滑而大便润者顺不过痰气阻逆，数弦涩，大便燥结者死气血枯结也。肿胀，宜浮大有力，忌短涩虚细。肺痿，虚数为顺。肺痈，过于洪[4]数者逆，已溃宜缓滑。失血证，脉宜虚弱，弦实数者逆，加以身热不得卧，必死。蓄血，脉实大可攻，为顺。痢疾为里证，宜沉，恶浮与发热久痢，虚阳外越也。若初病兼表邪者，不在此论，宜缓细有神，恶强弦。头目痛，脉浮滑，为风痰上攻，可治。短涩为血虚火逆，难治。卒视[5]无所见者死清阳失守，邪火僭逆于上也。瘕疝积聚之类，沉实有力可治，虚弱者死。癫狂宜滑大，忌涩小。痈疮未溃，浮滑数大为顺，沉细迟涩者逆。痉病，浮弦为阳，沉紧为阴，然过于坚强者不治。胎脉宜和滑流

---

❶ 浮：乾隆本作“沉”，可参。
❷ 带：原作“滞”，据乾隆本改。
❸ 去：原无，据乾隆本补入。
❹ 洪：原作“治”，据乾隆本改。
❺ 视：原作“神”，据乾隆本改。

利，忌虚涩。新[1]产[2]及崩漏宜缓弱，忌弦数。大抵新病阳病，凡属邪气有余之证，法当攻伐者，须见盛大有余之脉，乃可受攻。若见细微不足之脉，则邪盛正衰，攻邪恐伤乎正。仲景谓阳病见阴脉者死，虽未尽然，然亦难为力矣。久病阴病，凡属正气不足之证，法当培补者，须见虚弱不足之脉，乃可受补。补之而脉之弱者渐大，虚者渐充，是阴脉转为阳脉，此仲景所谓阴病见阳脉者生也。若见强实有余之脉，则土败木贼，任补不应，或反以助邪，不可救矣凡败证脉脱，治后脉气以渐生复为佳。若陡然而出如复元者，必复脱不可救矣。此灯将灭而复明之义也。再按阳病而得盛大之脉，须察其胃气之虚实，必盛大而和缓，方任攻伐。若弦多胃少，或形气不足，俱不可攻。若癥瘕积聚，脉本带弦，亦须看弦中胃气仍在，且形气未损，又处不得不攻之势[3]，方可议攻。病去六七即已，所谓大积大聚，衰其大半而止也。

脉症从舍

凡脉症不相合，必有一真一假，须细辨之。如外虽烦热，而脉见微弱者，必虚火也。腹虽胀满，而脉见微弱者，必胃虚也。虚火虚胀，其[4]堪攻乎？此宜从脉之真虚，不从症之假实[5]也。其有本无烦热，而脉见洪数者，非火邪也。本无胀滞，而脉见弦强者，非内实也。无热无胀，其堪泻乎？此宜从症之真虚，不从脉之假实也。如寒邪内伤，或食停气滞，而心腹急痛，以致脉道沉伏，或促或结，此以邪闭经络而然。既有痛胀等实证可据，则脉之虚乃假虚，当从症不从脉。又若伤寒，四肢厥逆，寒战，而脉见数滑，此由内热格阴。何以知之？以病由传经渐致，并非直中阴经，从无热证转寒之理，既有数滑之脉可据，则外证之虚为假虚，亦从脉不从症也。

南北政辨

《内经》谓：少阴所在，其脉不应谓沉细不应指也。历验不然，此伪说也，不必为其所惑。

附奇经八脉诊法

岐伯曰：前部寸也。外者外谓浮候，足太阳也膀胱经脉，内者沉候，足厥阴也肝经脉。中部关也。外者，足阳明也胃经脉，内者，足太阴也脾经脉。后部尺[6]也。外者，足少阳也胆经脉，内者，足少阴也肾经脉。前部中央不浮不沉为中候直者直对斜言，观下文自明手少阴心经脉，太阳也小肠经脉。中部中央直者，手厥阴也心包络经脉。后部中央直者，手太阴肺经脉阳明也大肠经脉。

按此与《素问·脉要精微论》不同，殊[7]无理。盖《内经》乃后人所撰，非出一手，故互异。但此为下文奇经八脉章本，存之[8]。

前部横于寸口丸丸者横如连横之横，浮中沉一体，无异也。说详下文。丸丸犹动脉，所谓如豆也。详动脉。横于寸口丸丸者，谓寸口脉团结滑动如丸，浮中沉皆然也，任脉也《脉经》则云寸口紧细实长，下至关，为任脉。此与[9]岐伯异，参察可也。三部俱浮督脉属阳，故浮，直上直下者直谓不斜，观下文自明，督脉也。三部俱牢沉实也。冲为血海，阴盛故沉实，直上直下者，冲脉

---

[1] 新：原作“部”，据乾隆本改。
[2] 产：原作“産”，据乾隆本改。
[3] 势：原作“热”，据乾隆本改。
[4] 其：原作“若”，据乾隆本改。
[5] 实：原作“据”，据乾隆本改。
[6] 尺：原作“犬”，据乾隆本改。
[7] 殊：原作“朱”，据乾隆本改。
[8] 之：原无，据乾隆本补入。
[9] 与：原作“语”，据乾隆本改。

也。前部阳跻属阳，故候于寸[1]左右两手也弹者弦紧弹指，阳跻也。后部阴跻属阴，故候于尺左右弹者，阴跻也。中部带脉居中，故候于关左右弹者，带脉也。从足少阴犹言尺沉分，即上文所谓后部内为足少阴也斜至足太阳者足太阳，上文属前部外，乃寸浮分也。从尺沉分上至寸浮分，与督脉三部俱浮，冲脉三部俱沉实，皆直上直下者不同，故曰斜也，阳维也属阳，故始沉终浮。从足少阳上文言后部外者足少阳，乃尺浮分也。斜至足厥阴者上文言前部内者足厥阴，乃寸沉分也，阴维也属阴，故始浮终沉。

为图明之

甲　寸浮候　乙　关浮候　丙　尺浮候

丁　寸中候　戊　关中候　己　尺中候

庚　寸沉候　辛　关沉候　壬　尺沉候

横于寸部丸丸者，任脉也横于寸部，甲丁庚也。借算书勾股法譬之，甲乙丙直线为股，甲丁庚横线为勾，庚戊丙斜线[2]为弦，任脉见寸口三部，如勾之横。寸关尺俱浮者，督脉也甲乙丙也，如股之直。寸关尺俱沉者，冲脉也庚辛壬也，亦如股之直。从足少阴斜至足太阳者，阳维也即从尺沉斜至寸浮，乃壬戊甲也，如弦之斜。从足少阳斜至足厥阴者，阴维也即从尺浮斜至寸沉，乃丙戊庚也，亦如弦之斜。

按李濒湖则以脉常行之道为中，而有时偏于外而近臂廉，有时偏于内而近臂中筋间。为图明之。

所谓从足少阴斜至足太阳者，乃从尺内斜至寸外也。所谓从足少阳至足厥阴者，乃从尺外至寸内也。所谓左右弹者，即内外弹也。与愚说不同，未知孰是，请质高明。

再按奇经之病，当以证诊，勿专恃脉，其病证详针灸奇经病篇。

---

❶ 寸：原作“左”，据乾隆本改。

❷ 线：原作“绵”，据乾隆本改。

卷之六

诸方门目上

气　血　发热　潮热　恶寒　寒热　诸中　中风　中寒　中暑　中湿　中气　中恶　伤风　破伤风　伤暑　伤湿　伤燥　春温　瘟疫　疟　咳嗽　喘哮　呃逆　伤饮食　不能食　劳倦　虚损　郁　痰　痞满　积聚　虫　肿胀　黄疸　消渴　痿　肺痈❶

诸方目上

气

四君子汤　异功散　六君子汤　黄芪四君子汤　正气天香散　四七汤　苏子降气汤　木香流气饮　分心气饮　补中益气汤　木香调气散　四磨饮　养正丹　沉香降气散　青木香丸　七气汤　人参黄芪散

血

茅花汤　止衄散　犀角地黄汤　柴胡清肝散　四物汤　加味四物汤　知柏四物汤　六物汤　四神汤　槐花汤　芍药黄连汤　黄连汤　平胃地榆汤　升阳除湿和血汤　牛膝四物汤　珀珠散　抵挡丸　代抵挡丸　益元散见伤暑　桃仁承气汤　黄芪六一汤　鸡苏丸　五阴煎　五福饮　归脾汤　加味归脾汤　天门冬汤　黑神散　小乌沉汤　芎归饮缺　甘草干姜汤见肺痿　补肺汤　三炒丹　百花膏　七伤散　大阿胶丸　七珍散　滋阴保肺汤　白及枇杷丸　白及莲须散　芎附饮　胶艾汤　鹿茸丸　鹿角胶丸　白虎汤见发热　枳壳散　断红丸　生地黄汤　花蕊石散　当归补血汤　升阳除湿防风汤　白通汤　一字散　发灰散　乌荆丸　小蓟饮子

发热

凉膈散　白虎汤　地骨皮散　泻白散　黄连泻心汤　导赤散　泻青丸见补遗　左金丸　泻黄散　火郁汤　三黄丸　参苏饮　白虎加人参汤　苍术白虎汤　人参黄芪散　柴胡升麻汤

潮热

茯苓补心汤　八珍散　五饮汤　四物二连汤

恶寒

升阳益胃汤

寒热

抑阴地黄丸　小柴胡汤　加味小柴胡汤　桂枝麻黄各半汤　既济解毒汤　黄芪丸

诸中

苏合香丸　三生饮　稀涎散　碧霞丹　三圣散　巴矾丸

中风

小续命汤　乌药顺气散　大秦艽汤　黄芪五物汤　三化汤　《局方》麻

---

❶ 诸方门目上……痿肺痈：此门目内容原在“诸方目上”内容之后，“诸方上”内容之前，今据乾隆本及原书凡例说明移至此。

仁丸见大便不通　搜风顺气丸[1]　愈风汤即羌活愈风汤　至宝丹　活命金丹　牛黄清心丸　参附汤　犀角散　牛黄散　防风散　五味子汤　独活散　四物汤见血　地黄饮子　清心汤　泻心汤　防风通圣散　秦艽升麻汤　顺风匀气散　虎骨散　虎胫骨酒　黄芪酒见痹　正舌散　茯神散　藿香正气散　星香散　铁弹丸　十味剉散　至圣保命金丹《三因》白散子　参芪汤缺　天麻丸　归脾汤见血　白薇汤　仓公散　排风汤　四生散　换骨丹　清阳汤　涤痰汤　转舌膏　木瓜丸　青州白丸子　活络丹　泻青丸见补遗

中寒

苏合香丸见诸中　五积散　姜附汤　理中汤[2]丸　附子理中汤丸　连理汤　不换金正气散

中暑

来复丹　却暑散　大顺散　枇杷叶散　二气丹　香薷饮　六味香薷饮　十味香薷饮　缩脾饮　香薷汤　生脉散

中湿

除湿汤　白术酒

中气

八味顺气散　木香调气散　三和丹

中恶

调气平胃散　太乙神精丹

伤风

川芎茶调散　苍耳散　葱三茎煎

破伤风

羌活防风汤　九味羌活汤　白术防风汤　羌活汤　地榆防风散　大芎黄汤　江鳔丸　白术黄芪汤　蠲痉汤　朱砂指甲散　玉真散

伤暑

益元散　五苓散见伤湿　六一散　六和汤　三黄石膏汤　消暑丸　黄芪人参汤　酒煮黄连丸　清暑益气汤　清燥汤　胃苓散

伤湿

肾着汤　渗湿汤　五苓散　桂枝汤　败毒散　人参败毒散　防己黄芪汤　清热渗[3]湿汤　逍遥散见郁　茵陈五苓散即五苓加茵陈[4]　苍白二陈汤　羌活胜湿汤　辰砂五苓散　春泽汤　四苓散

伤燥

滋燥养荣汤　大补地黄丸　清凉饮子　清燥救肺汤

春温

双解散　防风通圣散见中风　六一散见伤暑

瘟疫

双解散见春温　二圣救苦丹　凉膈散见发热　白虎汤见发热　黄连解毒汤见喜笑　普济消毒饮　柴胡汤　生脉散见中暑　蜜胆导法见大便不通论末　人参白虎汤见发热　犀角地黄丸　乌梅丸见虫　理中汤见中寒　四逆汤见厥　六八味丸见虚损　济生肾气丸见虚损

疟疾

羌活加生地黄汤缺　小柴胡加桂枝汤　小柴胡汤见寒热　桂枝二白虎一汤缺　黄芩芍药加桂汤缺　小建中汤见劳倦　异功散见气　小柴胡加半夏汤　四物柴胡苦[5]楝附子汤　桂枝加芍药汤　桂枝黄芩汤　四逆汤见厥　通脉四逆汤见

---

[1] 丸：原作"散"，据乾隆本及后方内容改。
[2] 汤：原作"青"，据乾隆本改。
[3] 渗：原作"惨"，据乾隆本改。
[4] 即五苓加茵陈：原作"春泽汤"，据乾隆本改。
[5] 苦：原作"若"，据乾隆本改。

厥　芍药甘草汤　桂枝加当归芍药汤　白虎汤见发热　大柴胡汤　蜀漆散　牡蛎汤　柴胡姜桂汤　观音丸　治瘴木香丸　小柴胡去半夏加栝楼根汤　人参柴胡饮子　柴朴汤　柴苓汤　柴平汤　柴胡四物汤　分理汤　举陷汤　交加双解饮子　清中驱疟饮　疟母丸　嘉禾散　截疟七宝饮　常山饮　柴常汤　加味香薷饮　养胃汤见伤饮食

咳嗽

消风宁嗽汤　射干麻黄汤　越婢加半夏汤　厚朴麻黄汤　泽漆汤　麻黄桂枝汤　金沸草散　款❶冬花散　清咽宁肺汤　杏仁煎　润肺丸　清音丸　橄榄丸　透罗丹　泻肺丸　半夏温肺汤　紫菀饮　安肾丸　保和汤　滋阴清化丸　五汁膏　逍遥散见郁　一味百部膏　桑枝煎　必效散　噙化丸　乌梅膏缺　大菟丝子丸　八味丸见虚损　知柏八味丸见虚损

喘哮

五虎汤　三拗汤　定喘汤　华盖散　陈皮汤　桔枳二陈汤　神仙住喘汤　黄连膏　葶苈大枣汤　承气汤见大便不通　清金丹　木防己汤

呃逆

黑锡丹　丁香散　柿钱散　丁香柿蒂散　羌活附子汤　陈皮竹茹汤　参附汤　大补阴丸

伤饮食

葛花解醒❷汤　冲和汤　枳实半夏汤　瓜蒂散　小七香丸　感应丸　备急丸　治中汤　红丸子　枳术丸　半夏枳术丸　上二黄丸　平胃散　木香干姜枳术丸　丁香烂饭丸　枳术导滞丸　保和丸　曲蘖枳术丸　木香枳术丸　槟榔丸　三黄枳术丸　除湿益气丸　白术丸　养胃汤　和解散　独圣散　茶调散　神保丸

不能食

二神丸　和中丸

劳倦

小建中汤　黄芪建中汤　当归建中汤　大建中汤　十四味建中汤　白术附子汤　调中益气汤　升阳散火汤

虚损

保元汤　地骨皮饮　十全大补汤　人参养荣汤　桂附八味丸　六味地黄丸　七味丸　都气丸　加减地黄丸　知柏地黄丸　济生肾气丸　补肝汤　救肺饮　天王补心丹　三才丸　猪肚丸　大黄䗪虫丸　百劳丸　柴胡饮子　防风当归饮子　麦煎散　传尸将军丸　芎归血余散　北斗符　鳖甲生犀散　八物汤即八珍汤　大黄青蒿煎　麦门冬汤

郁

越鞠丸汤　承气汤见大便不通　逍遥散　六味丸见虚损❸　加味逍遥散　气郁汤　湿郁汤　血郁汤　热郁汤

痰

水煮金花丸　川芎丸　防风丸　祛风丸　导痰汤　导痰丸　小黄丸　滚痰丸　清心滚痰丸　控涎丹　白术丸　小胃丹　玉粉丸《局方》桔梗汤　二陈汤　姜桂丸　胡椒理中丸　六味丸见虚损　妙应丸　小半夏茯苓汤　五套丸　小半夏汤　小半夏加茯苓汤　苓桂术甘汤　甘遂半夏汤　厚朴大黄汤　己椒苈黄丸　八神来复丹　大青龙汤　小青龙

❶ 款：原作"疑"，乾隆本同，据文义改。
❷ 醒：原作"醒"，据乾隆本改。
❸ 见虚损：此三字原无，据乾隆本补入。

汤　茯苓丸　五饮汤　八味丸见虚损

痞满

瓜蒌薤白白酒汤　瓜蒌薤白半夏汤　乌头赤石脂丸　薏苡附子散　茯苓杏仁甘草汤　橘皮枳实生姜汤　枳实薤白[1]桂枝汤　人参汤　桂枝生姜枳实汤　黄芪补中汤　大消痞丸　黄芩利膈丸

积聚

秘方化滞丸　倒仓法　桃仁煎　大七气汤　伏梁丸　三因伏梁丸　肥气丸　加减肥气丸　三因肥气丸　息贲丸　加减息贲丸　三因息贲汤　痞气丸　加减痞气丸　三因痞气丸　奔豚丸　三因奔豚汤　二贤散　通经散　霞天膏

虫

乌梅丸　化虫丸　万应丸　取虫积方　蚕蛹汁方

肿胀

疏凿饮子　实脾饮　复元丹　防己黄芪汤　越婢汤　防己茯苓汤　越婢加术汤　甘草麻黄汤　五皮饮　除湿汤见中湿　桂黄丸缺　十枣汤　浚川散　神祐丸　三花神祐丸　禹功散　舟车丸　枳实白术汤　茯苓导水汤　寒胀中满分消汤　热胀中满分消丸　分心气饮　紫苏子汤　分气香苏饮　消导宽中汤　大异香散　当归活血散　人参归芎汤　加味枳术汤　椒仁丸　人参大黄汤　七气消聚散　参术健脾汤　厚朴散　调中健脾丸　黄芪芍药桂枝苦酒汤　大橘皮汤　升麻和气散　导水丸　神芎丸[2]

黄疸

茵陈蒿汤　栀子大黄汤　硝石矾石散　茵陈五苓散　桂枝加黄芪汤　大黄硝石汤　小温中丸　大温中丸　枣矾丸　暖中丸　青龙散　《宝鉴》茵陈栀子汤　谷疸丸　霍脾饮[3]　加味四君子汤　滑石散　肾疸汤　小半夏汤见痰

消渴

黄芪六一汤　玄菟丹　灵砂丸　黄连猪肚丸　忍冬丸　参术饮　黄芪饮　七珍散　干葛饮　肾气丸即附桂八味丸见虚损

痿

补阴丸　二陈汤见痰　健步丸　滋肾丸见小便不通　神龟滋阴丸　左经丸　续骨丸　霞天膏见积聚

肺痈

桔梗汤　葶苈大枣泻肺汤　甘草干姜汤

诸方上

气

四君子汤

人参　白术　茯苓各二钱　炙甘草一钱

水煎服，加姜枣。

异功散即四君子汤加陈皮

六君子汤即异功加半夏

黄芪四君子汤即四君以黄芪易炙甘草

正气天香散

乌药二两　香附米八两　陈皮　紫苏

[1] 白：原无，据乾隆本补入。

[2] 神芎丸：原无，据乾隆本补入。

[3] 饮：原作“汤”，据乾隆本及后方内容改。

叶　干姜各一两

上为细末，每服一钱匕，盐汤调服。

四七汤

半夏汤泡五次，一钱五分　茯苓去皮，一钱二分　紫苏叶❶六分　厚朴姜制，九分

水一盏，生姜七片，红枣二枚，煎至八分，不拘时服。

苏子降气汤

紫苏子炒　半夏汤泡，各二钱半　前胡去芦　甘草炙　厚朴去皮，姜制　陈皮去白，各一钱　川当归去芦，一钱半　沉香七分

水二钟，生姜三片，煎至一钟，不拘时服。虚冷人加桂五分、黄芪一钱。

木香流气饮

半夏汤洗七次，焙，二两　青皮去白　厚朴姜制，去粗皮　紫苏去梗　香附子去毛，炒　甘草炙，各一斤　陈皮去白，二斤　肉桂去粗皮，不见火　莪术煨　丁香皮不见火　大腹皮制　麦门冬去心　槟榔　木香不见火　草果仁各六两　木通去节，八两　白芷　藿香叶　赤茯苓去皮　白术　干木瓜　人参去芦　石菖蒲各四两

上㕮咀，每服四钱，水一盏半，姜三片，枣二枚，煎七分，热服。

分心气饮

紫苏茎、叶三两　半夏制　枳壳制，各一两半　青皮去白　陈橘红　大腹皮　桑白皮炒　木通去节　赤茯苓　南木香　槟榔　蓬莪术煨　麦门冬去心　桔梗　辣桂　香附　藿香各一两　甘草炙，一两二钱半

上剉散，每服三钱，水一大盏，生姜三片，枣二枚，灯心十茎，煎七分，不拘时服。

补中益气汤

黄芪一钱　当归　人参　炙甘草　陈皮　升麻　柴胡　白术

此方东垣所制，只有黄芪一钱，其余各三分。薛立斋常用参、芪各钱半，白术一钱，当归一钱，陈皮七分，升麻、柴胡各五分东垣取清轻上升，故分❷数少。立斋每用以济危急，故随证加多，然亦相所主以为轻重，进退加减，神应无穷。如病甚者，参、芪或三钱、五钱，随症加用。凡脾胃此方本主脾肺，脾运则阳明之气上达而胃开，然不得肺药之力，则不能亲上也喜甘而恶苦，喜补而恶攻，喜温而恶寒，喜通而恶滞，喜升而恶降，喜燥而恶湿，此方得之东垣此方，原为感证中有内伤一种，故立此方，以补伤寒书之所未及，非补虚方也。今感证家多不敢用，而以为调理补虚服食之药，则谬矣。调理补虚，乃通其义而转用者耳。

木香调气散

白豆蔻仁　丁香　檀香　木香各二两　藿香叶　炙甘草各八两　缩砂仁四两

上为细末，每服二钱，入盐少许，沸汤不拘时点服。

四磨饮

人参　槟榔　沉香　天台乌药

上四味，各浓磨，水煎三五沸，放温，空心服，或下养正丹尤佳。本方去人参，加木香、枳实，名五磨饮子，白酒磨服。

养正丹

水银　黑锡去滓，净秤，与水银结砂子　硫黄研　朱砂研细，各一两

上用黑盏一只，火上溶黑铅成汁，

---

❶ 叶：原无，据乾隆本补入。

❷ 分：原作“各”，据乾隆本改。

次下水银，以柳条搅，次下朱砂搅，令不见星子，放下少时，方入硫黄末急搅成汁，和匀。如有焰，以醋洒之。候冷取出，研极细，煮糯米糊丸，绿豆大，每三十丸，盐汤、枣汤任[1]下。

沉香降气散

沉香二钱八分　缩砂仁七钱半　甘草炙，五钱五分　香附子盐水炒，去毛，六两二钱五分

上为极细末，每服二钱，入盐少许，沸汤调服，不拘时。淡姜汤下亦得。

青木香丸

黑牵牛二百四十两，炒香取末，一百二十两　补骨脂炒香　荜澄茄各四十两　木香二十两　槟榔用酸粟米饭裹，湿纸包，火中煨令纸焦，去饭，四十两

上为细末，清水滴为丸，如绿豆[2]大，每服三十丸，茶汤、熟水任下。

七气汤

人参去芦　肉桂去皮　甘草炙，各一两　半夏汤泡七次，焙干，五两

上㕮咀，每服三钱，水一盏，姜三片，煎至八分，食远服。

人参黄芪散

人参　桔梗各一两　秦艽　鳖甲炙　茯苓各二两　知母三钱五分　半夏汤洗　桑白皮各一两五钱　紫菀　柴胡各二两五钱　黄芪三两

上为粗末，每服五钱，水煎服。

血

茅花汤

茅花

每服三钱，水一盏半，煎七分，不拘时温服。

止衄散

黄芪六钱　赤茯苓　白芍药　川当归　生地黄　阿胶各三钱

上为细末，食后，黄芪汤调服二钱。

犀角地黄汤

犀角　丹皮各二钱半　白芍一两　生地黄一两五钱

每服五钱，水煎。

柴胡清肝散

柴胡　黄芩炒　人参各三分　山栀炒　川芎各五分　连翘　桔梗各四分　甘草三分

水煎服。

四物汤

地黄或生或熟，三钱　芍药或白或赤，二钱　川芎一钱半　当归三钱

水煎服。

加味四物汤即四物加栀子、丹皮、柴胡

知柏四物汤即四物加知母、黄柏

六物汤即知柏四物汤

四神汤

当归　川芎　赤芍药各一两　干姜五钱，炮

上为细末，酒调服三钱。

槐花汤

槐花炒　侧柏叶杵　荆芥穗　枳壳麸炒黄色，各二钱五分

水二钟，煎八分，空心温服。

芍药黄连汤

芍药　黄连　当归各半两　大黄一钱　淡桂五分　甘草炙，二钱

每服五钱，水煎。痛甚者，调木香、槟榔末一钱。

---

[1] 任：原无，据乾隆本补入。
[2] 绿豆：原作“同子”，据乾隆本及《证治准绳》改。

黄连汤

黄连　当归各五钱　甘草炙，二钱半

每服五钱，水煎。

平胃地榆汤

苍术　升麻　黑附子炮，各一钱　地榆七分　白术　陈皮　茯苓　厚朴　干姜　葛根各五分　甘草炙　当归　炒曲　白芍药　益智仁　人参各三分

水二盏，生姜三片，枣二枚，煎至一盏，去渣，食前温服。

升阳除湿和血汤

生地黄　牡丹皮　炙甘草　生甘草各五分　黄芪一钱　白芍药一钱半　升麻七分　熟地黄　当归身　苍术　秦艽　肉桂各三分　陈皮二分

水四大盏，煎至一盏，稍热，空心服。

牛膝四物汤即四物汤倍加牛膝

珀珠散

琥珀末，一钱　珍珠末，五分　朱砂末，五分　滑石飞，六钱　甘草末，一钱

每服三钱，引用整木通，去粗皮，黄色者，煎汤调服若有热，尿涩，导赤散加牛膝、郁金清之。大便不通，八正散加牛膝、郁金下之，利后仍服此方自效。

抵挡丸

水蛭二十个　虻虫二十五个　桃仁二十个，去皮尖　大黄三两

上四味杵，分为四丸，以水一升煮一丸，取七合服之，晬时当下血，若不下者连服。

代抵挡丸

大黄川产，如锦纹者，去皮及黑心，四两　芒硝一两，如欲稳，以玄明粉代　当归尾　桃仁麸炒黄，去皮尖，另研如泥，六十枚　生地黄　穿山甲蛤粉炒，各一两　桂三钱或五钱

上为极细末，炼蜜丸，如桐子大。蓄血在上焦，丸如芥子大，临卧去枕仰卧，以津咽之，令停留喉下，搜逐膈上。中焦食远，下焦空心，俱桐子大，以百涝水煎汤下之。

用归、地者，欲下血而不损血耳，且引诸药至血分也。诸药皆犷悍，而欲以和剂缓之也。如血老成积，此药攻之不动，宜去归、地，加广茂[1]醋浸透，焙干，一两、肉桂七钱。

桃仁承气汤

桃仁五十个，去皮尖　桂枝二两，去皮　大黄四两　芒硝二两　甘草二两，炙

上五味，以水七升，煮取二升半，去滓，内芒硝，更上火微沸，下火。先食，温服五合，日三服，当微利。

黄芪六一汤

黄芪六钱　甘草一钱

鸡苏丸

鸡苏叶八两　黄芪　防风去芦　荆芥各一两　菊花三钱　片脑五分　川芎　生地黄　桔梗　甘草各半两

上为细末，炼蜜和丸[2]如弹子大，每服一丸，细嚼，麦门冬去心煎汤下，不拘时服。

五阴煎

熟地　山药炒　扁豆炒[3]　炙草　白茯苓　芍药炒黄　五味子　人参　白术炒

加莲肉煎。

五福饮

人参心　熟地肾　当归肝　白术炒，肺　炙草脾

水煎服。

---

[1] 茂：原作“茂”，据文义改。
[2] 丸：原无，据乾隆本补入。
[3] 扁豆炒：原无，据乾隆本补入。

归脾汤

人参　白术土炒　茯神　枣仁炒　龙眼肉各二钱　黄芪炙，一钱半　木香　甘草炙，各五分

姜、枣煎。此严用和原方也。薛立斋加远志、当归各一钱，以治血虚，从肝补心，从心补脾，乃隔二之治也脾气虚寒，不能运血归经，故用参、芪、术、草以补脾，又用木香行之，气虚则易散，故用枣仁以敛肝，血不归经，则心失所养而不宁，故用圆眼肉、茯神以补心。高鼓峰谓：木香本以嘘血归经，然香燥反动肝火而干津液，故每去之，而加白芍以追已散之真阴。且白术燥烈，肺中有火者，恐助咳嗽，得芍佐之，则术只为养荣之用，而不上僭。惟脾虚泄泻者，方留木香以醒脾，甚有理。

加味归脾汤即上方即加远志、当归，又加丹皮、栀子

天门冬汤

天门冬去心　远志去心，甘草煮　黄芪去芦　白芍药　麦门冬去心　藕节　阿胶蛤粉炒　生地黄　当归去芦　人参　没药　甘草炙，各一钱

水二钟，生姜五片，煎至一钟，不拘时服。

黑神散

黑豆炒，半斤，去皮　干熟地黄酒浸　当归去芦，酒制　肉桂去粗皮　干姜炮　甘草炙　芍药　蒲黄各四两

上为细末，每服二钱，酒半盏，童便半盏，不拘时煎，调服。

小乌沉汤

乌药去心，十两　甘草炒，一两　香附子沙盆内淅去毛皮，焙干，二十两

上为细末，每服一钱，不拘时，沸汤点服。

补肺汤

钟乳碎如米粒　桑白皮　麦门冬去心，各三两　白石英碎如米粒　人参去芦　五味子拣　款冬花去梗　肉桂去粗皮　紫菀洗去土，各二两

上为粗末，每服四钱，水二盏，姜五片，大枣一枚，粳米二[1]十余粒，煎一盏，食后温服。

三炒丹

吴茱萸去枝梗，洗净，以破故纸一两同炒　草果仁一两，以舶上茴香一两炒　胡芦巴以山茱萸一两同炒，俱候香熟，除去同炒之药。以上各一两

上为末，酒煮面糊丸，如梧桐子大。每服六十丸，不拘时，盐汤下。

百花膏

款冬花　百合蒸，焙，各等份

上为末，炼蜜丸，如龙眼大，每服一丸，临卧嚼，姜汤下。

七伤散

黄药子　白药子各一两半　赤芍药七钱半　知母　玄胡索各半两　郁金二钱半　当归半两　山药　乳香　没药　血竭各二钱

上为末，每服二钱，茶汤下，或红花、当归煎汤下。

大阿胶丸一方无卷柏、生地、大蓟、鸡苏，有丹参、贝母、茯神、杜仲

阿胶微炒　卷柏　生地黄　熟地黄　大蓟独根者，晒干　鸡苏叶　五味子各一两　柏子仁另研　茯苓　百部　远志　人参　麦门冬　防风各半两　干山药一两

上为细末，炼蜜丸，如弹子大，煎

---

❶ 二：乾隆本作“三”，可参。

小麦、麦冬汤嚼下一丸，食后。

七珍散

人参　白术　黄芪蜜炙　山药　白茯苓　粟米微炒　甘草各等份

为细末，每服三钱，姜、枣煎服如故，不思饮食，加扁豆一两，名八珍散。

滋阴保[1]肺汤

黄柏盐水炒　知母各七分　麦门冬去心，三钱　天门冬去心，一钱二分　枇杷叶去毛尖，炙，三[2]钱五分　当归　芍药煨　生地黄　阿胶蛤粉炒，各一钱　五味子十五粒　橘红　紫菀各七分　桑白皮一钱半　甘草[3]五分

水煎服。

白及[4]枇杷丸

白及[5]一两　枇杷叶去毛，蜜炙　藕节各五钱

上为细末，另以阿胶五钱，剉如豆大，蛤粉炒成珠，生地黄自然汁调之，火上顿化，入前件为丸，如龙眼大，每服一丸，噙化[6]。

白及莲须散

白及一两　莲花须金色者佳　侧柏叶　沙参各五钱

为细末，入藕节汁、地黄汁，磨京墨[7]令黑，调药二钱，如稀[8]糊啜服。

芎附饮

川芎二两　香附四两

上为细末，每服二钱，不拘时，茶汤调服。

胶艾汤

阿胶碎，炒燥　川芎　甘草炙，各一两　当归　艾叶微炒，各三两　白芍药　熟地黄各四两

每服三钱，水一盏，酒六分，煎八分，空心稍热服。

鹿茸丸

川牛膝去芦，酒浸　鹿茸去毛，酒蒸　五味子各二两　石斛去根　棘刺　杜仲去皮，炒　阳起石煅　川巴戟去心　山药炒[9]　菟丝子淘净，酒蒸　附子炮[10]，去皮尖　川楝子取肉炒，各一两　沉香半两，另研　磁石煅　官桂不见火　泽泻各一两

上为末，酒糊丸，梧桐子大，每服七十丸，空心温酒下。

鹿角胶丸

鹿角胶半两　没药另研　油头发灰各三两[11]

上为末，用茅根汁打面糊为丸，如桐子大，每服五十丸，盐汤下。

枳壳散

枳壳去瓤，炒，二十四两　甘草爁，六两

上为末，每服一钱，空心沸汤点服。

断红丸

侧柏叶炒黄　川续断酒浸　鹿茸火去毛，醋煮　附子炮，去皮脐　阿胶蛤粉炒成珠子　黄芪去芦　当归去芦，酒浸，以上各一两　白矾枯，半两

上为末，醋煮米糊丸，如梧桐子大，每服七十丸，空心米饮送下。

生地黄汤

生地黄自然汁一升，如无生地黄，只

---

[1] 保：原作“补”，据乾隆本改。查原书目录亦作“保”。
[2] 三：乾隆本作“一”，可参。
[3] 草：原无，据乾隆本补入。
[4] 及：原作“芨”，据乾隆本改。
[5] 及：原作“芨”，据乾隆本改。
[6] 化：原无，据乾隆本补入。
[7] 墨：原作“黑”，据乾隆本改。
[8] 稀：原作“和”，据乾隆本改。
[9] 棘刺……炒：此十九字原无，据乾隆本补入。
[10] 炮：原作“泡”，乾隆本同，据《证治准绳》改。
[11] 两：乾隆本作“钱”，可参。

用生干地黄末一两　生藕自然汁半升，如无藕，用蓟刺汁半升，如无蓟刺汁，用蓟刺[1]末一两　蓝叶一握，切碎，干者末一两　虻虫三十个，去足翅，炒黄　大黄一两，剉如骰子大　桃仁半两，麸炒　水蛭十个

上同一处，水三升半，慢火熬及二升以来，放冷，分三服。投一服至半日许，血未下，再投之。此汤比抵当汤、丸为轻。

花蕊石散

花蕊石煅存性，童便、酒各半女用童便、醋各半，煎调二三钱服，能化瘀血成黄水。

当归补血汤

黄芪一两　当归二钱，酒洗

上㕮咀，作一服，水三盏，煎至一盏，去滓温服，食前。

升阳除湿防风汤

苍术酒浸，去皮，净炒，四钱　白术　茯苓　白芍各一钱　防风二钱

水煎，空心服，湿去泄止。不止[2]，加风药升阳，苍术去湿。

白通汤

葱白四茎　干姜一两　附子一枚，生，去皮

上三味，以水三升，煮取一升，去滓，分温再服。

一字散

雄黄　细辛各半两　川乌尖生，五个

上为细末，每服一字，姜汁、茶芽煎汤，不拘时调服。

发灰散

用乱发灰，入麝香少许，每服一钱，用米醋温汤调下。

[1] 汁用蓟刺：此四字原无，据乾隆本补入。
[2] 不止：原无；据乾隆本补入。

乌荆丸

川乌炮，去皮脐，一两　荆芥穗二两

上为末，醋糊丸，如梧桐子大，每服二十丸，酒、汤任下。有疾，食空时日进三四服，无疾早晨一服。

小蓟饮子

生地黄四两　小蓟根　滑石　通草　蒲黄炒　藕节　淡竹叶　当归去芦，酒浸　山栀仁　甘草炙，各半两

上㕮咀，每服四钱，水一盏，煎八分，空心温服。

发　热

凉膈散

连翘四两　大黄酒浸　芒硝　甘草各二两　栀子炒黑　黄芩酒炒　薄荷各一[3]两

为末，每服三钱，加竹叶、生蜜煎。

白虎汤

石膏一斤　知母六两　甘草二两　粳米六合

水煎服。

地骨皮散

地骨皮　茯苓　甘草　柴胡　半夏　人参　知母各等份

上为末，每服一二钱，水煎。

泻白散

桑白皮炒黄　地骨皮各一两　甘草炒，半两

上为细末，每服二钱，水一盏，入粳米百粒煎，食后服。

黄连泻心汤

黄连一两，去须

为极细末，每服一字至半钱、一钱，

[3] 一：原无，据乾隆本补入。

临卧温水调下。

导赤散

生地黄　木通　竹叶　甘草梢各等份

水煎。

左金丸

黄连姜汁炒，六[1]两　吴茱萸盐水炮，一两

上为末，粥丸，每服五十丸。

泻黄散

防风四两　藿香七钱　山栀炒黑、一两　石膏五钱　甘草二两

上末，微炒香，蜜、酒调服。

火郁汤

升麻　葛根　白芍药　柴胡根各一两　炙甘草　防风各五钱

上㕮咀[2]，每服三四钱，水二大盏，入连须葱白三寸煎，去滓，稍热服。

三黄丸[3]

黄连　黄芩　大黄

各等份，蜜丸，梧子大，每服三十丸，食后熟水下。一方：用脑、麝为衣，丸如豆大，夜间噙化一二丸。

参苏饮

人参　紫苏　前胡　半夏姜制　干葛　茯苓各七钱半　陈皮　枳壳麸炒　木香　甘草各二钱　桔梗二钱

每服五钱，加姜、枣煎。

白虎加人参汤即白虎汤加人参三两

苍术白虎汤即白虎汤加苍术

人参黄芪散

人参　桔梗各一两　秦艽　鳖甲去裙，酥炙　茯苓各二两　知母二钱半　半夏汤洗　桑白皮各一两半　紫菀　柴胡各二两[4]　黄芪二[5]两半

上为粗末，每服五钱，水煎服。

柴胡升麻汤

柴胡　升麻　葛根　独活　羌活[6]各半两　防风二钱半　甘草生二钱，炙二钱　人参　白芍药各半两

上㕮咀，每服半两，水二大盏，煎至一盏，去滓，稍热服。忌冷物冰水月余。

潮热

茯苓补心汤

木香五分　紫苏叶　干葛　熟半夏　前胡去苗　茯苓去皮，各七分　枳壳去瓤，麸炒[7]　桔梗去芦　甘草炙　陈皮去白，各五分　生地黄　白芍药　川芎　当归各一钱

姜五片，枣一枚，水二钟，煎一钟，食远温服。

八珍散

人参　茯苓　白术　黄芪　山药　粟米炒　扁豆　甘草

五饮汤

旋覆花　人参　陈皮　枳实　白术　茯苓　厚朴　半夏　泽泻　猪苓　前胡　桂心　白芍　炙草

姜煎服。

四物二连汤

当归　生地　白芍炒，各一两　川芎七钱　黄连炒，五钱　胡连三钱

每服五钱，水煎服。

---

[1] 六：原作“大”，据乾隆本改。
[2] 咀：原作“且”，据乾隆本改。
[3] 丸：原无，据乾隆本及《证治准绳》补入。
[4] 两：乾隆本下有一“半”字，可参。
[5] 二：乾隆本作“三”，可参。
[6] 羌活：原无，据乾隆本补入。
[7] 炒：原无，据乾隆本补入。

恶 寒

升阳益胃汤

黄芪二两　半夏汤洗，脉涩者可用　人参去芦　甘草炙，各一两　独活　防风以秋旺，故以辛温泻之　白芍药何故秋旺用人参、白术、芍药之类，反补旺肺，为脾胃虚，则肺最受邪，故因时而补，易为力也　羌活各五钱　橘皮四钱，不去白　茯苓小便利不渴者勿用　柴胡　泽泻不淋勿用　白术各三钱　黄连二[1]钱

上㕮咀，每服三钱，水三盏，姜五片，枣二枚，煎至一盏，去滓温服。早饭后、午饭前服之，渐加至五钱止。服药后如小便利，而病增剧，是不宜利小便，当少去茯苓、泽泻。若喜食，初一二日不可饱食，恐胃再伤，以药力尚浅，胃气不得转运升发也。须薄滋味，或美[2]食，助其药力，益升浮之气而滋其胃气，慎不可淡食，以损药力，而助邪气之降沉也。可以小役形体，使胃与药得转运升发，慎勿大劳，使气复伤。若脾胃得安静尤佳。若胃气稍强，少食果，以助谷、药之力。经云：五谷为养，五果为助者也服药讫，忌语话一二时辰，及酒湿面大料物，及冷热寒凉淡渗之物。

寒 热

抑阴地黄丸

赤芍一两　生地三两　柴[3]胡　黄芩　秦艽各五钱

蜜丸，乌梅汤空心下三十丸。

小柴胡汤

柴胡半斤　黄芩　人参　甘草　生姜各三两　半夏半升，洗　大枣二十[4]枚

上七味，水一斗，煮取六升，去滓再煎取三升，温服一升，日三服。

加味小柴胡汤即前方加山栀、牡丹皮

桂枝麻黄各半汤

桂枝去粗皮，一两六钱六分羡　芍药　生姜切　甘草炙　麻黄各一两，去节　大枣四枚　杏仁二十四枚，汤浸，去皮尖及双仁者

上七味，以水五升，先煮麻黄一二沸，去上沫，内诸药煮取一升八合，去滓，温服六合。

既济解毒汤

大黄酒煨，大便利勿用　黄连酒炒　黄芩酒炒　甘草炙　桔梗各二钱　柴胡　升麻　连翘　当归身各一钱

上㕮咀，作一服，水二钟，煎至一钟，去滓，食后温服。忌酒湿面大料物，及生冷硬物。

黄芪丸

黄芪　鳖甲　当归炒，各一两　桂心　白芍　续断　川芎　牛膝　苁蓉　沉香　柏子仁　枳壳各六钱半　五味子　熟地各半两

上为末，蜜丸，桐子大，每服四五十丸，米饮下，食后。

诸 中

苏合香丸

白术　青木香　乌犀角[5]　香附子炒，去毛　朱砂研，水飞　诃黎勒煨，取皮　白

[1] 二：原无，据乾隆本补入。
[2] 美：原作“义”，据乾隆本改。
[3] 柴：原作“扎”，据千顷堂本改。《证治准绳》亦作“柴”。
[4] 二十：《伤寒论》作“十二”。
[5] 屑：原作“焰”，据乾隆本及《证治准绳》改。

檀香　安息香另末，无灰酒一升熬膏　沉香　麝香研　丁香　荜茇各二两　龙脑研　苏合香油入安息香膏内，各一两　薰陆香别研[1]，一两

上为细末，入研药匀，用安息香膏，并炼白蜜和剂，每服旋丸如梧桐子大。早朝取井华水，温冷任意，化服四丸，老人、小儿化服一丸，温酒化服亦得，并空心服之。

三生饮

南星一两　川乌去皮　生附子各半两　木香二钱半

上㕮咀，每服半两，水二盏，姜十片，煎至六分，去滓温服。

稀涎散

江子仁六粒，去皮膜，每粒分作两半　牙皂三钱，切片　明矾一两

上先将矾化开，却入二味搅匀，待矾枯为末，每用三分吹入，甚者灯心汤下五分，痰在喉者即吐，在膈者即下。

碧霞丹

石绿研九度，飞十两　附子尖　乌头尖　蝎梢各七十个

上三味为末，入石绿令匀[2]，面糊为丸，如鸡头实大，每服急用薄荷汁化一丸，更入酒半合，温暖服之。须臾吐出痰涎，然后随证治之。如牙关紧急，斡开灌之验。

三圣散

防风　藜芦　瓜蒂

上各为粗末，每服一二钱，以齑汁三茶盏，煎三五沸，去齑澄清，放温，调末徐徐服之，不必尽剂，以吐为度。

巴矾丸

巴豆二粒，去皮膜　白矾如拇指大一块，为末

同放新瓦上，煅[3]至巴豆焦赤为度，蜜丸，芡[4]实大，棉包放口中近喉处，良久吐痰愈。

中　风

小续命汤

麻黄去节　人参去芦　黄芩去腐　芍药　甘草炙　川芎　杏仁去皮尖，炒　防己　官桂各一两　防风一两半　附子炮，去皮脐，半两

上除附子、杏仁外，为粗末，后入二味和匀，每服五钱，水一盏半，生姜五片，煎至一盏，去滓，稍热服，食前。

乌药顺气散

麻黄　枳壳　桔[5]梗各一钱　乌药二钱　僵蚕去丝、嘴，五分　白芷一钱　陈皮二钱　干姜炮甘草炙，各五分　川芎一钱

生姜、大枣煎。

大秦艽汤

秦艽　石膏各二两　甘草　川芎　当归　芍药　羌活　独活　防风　黄芩　白术　白芷　茯苓　生地黄[6]　熟地黄各一两　细辛半两

上十六味㕮咀，每服一两，水二盏，煎至一盏，去滓温服。

黄芪五物汤

黄芪补卫为君　桂枝　白芍二味益营为臣　生姜　大枣二味和营卫为佐

---

[1] 研：原作“刑”，据乾隆本改。
[2] 匀：原作“勹”，据乾隆本改。
[3] 煅：原作“煆”，据文义改。
[4] 芡：原作“次”，据乾隆本改。
[5] 桔：原作“枝”，据乾隆本改。
[6] 生地黄：此一原有“各一两”三字，据乾隆本删。

半身不遂者，右[1]宜倍加黄芪，左宜加当归。两腿两膝软者，加牛膝。骨软不能久立者，加虎骨。筋软难于屈伸者，加木[2]瓜。周身或左或右，经络不宣通者，加炮附子，有寒者亦加之。此方屡试屡效者，其功力专于补外，所以不用人参补内，甘草补中也。

三化汤

厚朴姜制　大黄　枳实　羌活各等份

每服三两，水三升，煎至一升半，终日服，以微利则止。

搜风顺气丸

车前子二两半　白槟榔　火麻子微炒，去壳，另研　郁李仁汤泡，去皮研[3]　菟丝子酒浸，焙炮晒干　牛膝酒浸二宿　干山药各三两　枳壳去瓤[4]，麸炒　防风去叉[5]　独活各一两　锦纹大黄五钱，半生半熟

上为末，炼蜜丸，桐子大，每服二十丸，酒茶米饮任下，百无所忌，早晨、临卧各一服。服经一月消食，二月去肠内宿滞，三月无倦少睡，四月精神强胜，五月耳目聪明，六月腰脚轻健，一年百病皆除，老者返少。如服药觉脏腑微动，以羊肚肺羹补之。久患肠风便血，服之除根。如颤[6]语謇涩及瘫痪，服之随即平复。酒后一[7]服，宿酲[8]消尽，百病不生。孕妇勿服。

愈风汤即羌活愈风汤

羌活　甘草炙　防风　防己　黄芪　蔓荆子　川芎　独活　细辛　枳壳　麻黄去根　地骨皮　人参　知母　甘菊花　薄荷叶　白芷　枸杞子　当归　杜仲炒　秦艽　柴胡　半夏　厚朴姜制　前胡　熟地黄各二两　白茯苓　黄芩各三两　苍术　生地黄　石膏　芍药各四两　官桂一两

上三十三味，重七十五两，㕮咀，每服一两，水二钟，煎至一钟，温服。天阴加生姜三片煎，空心一服，临卧再煎滓服。

假令一气之微汗，用愈风汤三两，加麻黄一两，匀作四服，每服加生姜五七片，空心服，以粥投之，得微汗则佳。如一旬之通利，用愈风汤三两，加大黄一两，亦匀作四服，每服加生姜五七片，临卧煎服，得利为度。

至宝丹

人参　天竺黄　生乌犀屑研　朱砂研，飞　雄黄研，飞　生玳瑁[9]屑研　琥珀研[10]，各一两　麝香研　龙脑研，各二钱半　金箔半入药，半入衣　银箔研，各五十片　牛黄研　天南星水煮[11]软切片，各半两　安息香一两半，为末，以无灰酒搅，澄飞过，滤去沙土，大约得净数一两，火熬成膏

上将生犀、玳瑁为细末，入余药研匀，将安息香膏重汤煮烊，入诸药中，和搜成剂，盛不津器中，并旋丸如梧桐子大，用人参汤化下三丸至五丸。又疗小儿诸痫，急惊心热，卒中客忤，不得眠睡，烦躁，风涎[12]搐搦，每二岁儿服二丸，人参汤化下。

活命金丹

贯众　甘草　板蓝根　干葛　甜硝各一两　川大黄一两半　牛黄研　珠子粉　生犀角　薄荷各五钱　辰砂四钱，研，一半

---

[1] 右：原作“石”，据乾隆本改。
[2] 木：原作“本”，据乾隆本改。
[3] 研：原作“汧”，据乾隆本改。
[4] 瓤：原字不清，据乾隆本改。
[5] 叉：原作“夊”，据乾隆本改。
[6] 如颤：原作“加颜”，据乾隆本改。
[7] 一：原作“二”，据乾隆本改。
[8] 酲：原作“醒”，据乾隆本及《证治准绳》改。
[9] 瑁：原作“瑁”，据乾隆本改。
[10] 研：原作“矸”，据乾隆本改。
[11] 煮：原作“煎”，据乾隆本改。
[12] 涎：原作“延”，据乾隆本改。

为衣　麝香研　桂　青黛各三钱　龙脑研，二钱

上为末，与研药和匀，蜜水浸，蒸饼为丸，每丸重一钱，朱砂为衣，就湿用真金箔为衣。腊月修合，瓷器收贮，多年不坏。如疗风毒，茶清化下。解毒药，新汲水化下。汗后余热，劳病及小儿惊热，并用薄荷汤化下。以上并量人之大小，加减服之。

牛黄清心丸

白芍药　麦门冬去心　黄芩　当归去苗　防风去苗　白术各一两半　柴胡　桔梗　川芎　白茯苓去皮　杏仁去皮尖、双仁，麸炒黄，别研，各一两二钱半　神曲研　蒲黄炒　人参去芦，各二两半　羚羊角屑　麝香研　龙脑研，各一两　肉桂去粗皮　大黄豆卷碎炒　阿胶　碎炒，各一两七钱半　白蔹　干姜炮，各七钱半　牛黄研，一两二钱　犀角屑二两　雄黄研，飞，八钱　干山药七两　甘草剉，炒，五两　金箔一千二百片，内四百片为衣　大枣一百枚，蒸熟，去皮核，研成膏[1]

上除枣、杏仁、金箔、二角屑，及牛黄、雄黄、脑、麝四味外，为细末，入余药和匀，用炼蜜与枣膏为丸，每两作十丸，金箔为衣，每服一丸，温水化下，食后服。小儿惊痫，酌度多少，以竹叶汤温化。

参附汤

人参　附子制

水煎服[2]。

犀角散

犀角屑　石膏各一两　羌活去芦　羚羊角屑各七钱半　人参去芦　甘菊花　独活去芦　黄芪　川芎　白术　黄芩　天麻　枳壳去瓤，麸炒　当归　酸枣仁　防风　白芷各半两　甘草炙，二钱半

上㕮咀，每服五钱，水一盏，生姜五片，煎至六分，去滓温服，无时。

牛黄散

牛黄另研　麝香另研　犀角屑　羚羊角屑　龙齿另研　防风　天麻　独活　人参去芦　沙参　茯神去木　川升麻　甘草炙　白鲜皮　远志去心　天竹黄另研，各二钱半　龙脑另研，一钱　朱砂水飞　铁粉另研　麦门冬去心，各半两

上为细末，研令匀，每服二钱，煎麦门冬汤调下，不拘时。

防风散

防风去芦　麻黄去节　人参去芦　川芎　附子炮，去皮脐　桂心　黄芪去芦　赤茯苓去皮　酸枣仁　白术　独活去芦　桑白皮剉　羚羊角屑各七钱半　甘草炙，半两

上㕮咀，每服四钱，水一中盏，姜五片，煎至六分，去滓温服，不拘时。

五味子汤

五味子　杏仁炒，去皮尖　桂心各半两　防风　炙甘草　赤芍药　川芎各一两　川椒二钱半

上㕮咀，每服五钱，水二盏，煎至一盏半，去滓温服，不拘时。

独活散

独活去芦　附子炮，去皮脐　当归去芦　防风　天麻　桂心各一两　川芎　甘菊花　枳壳去瓤，麸炒　山茱萸去核　黄芪　人[3]参去芦　牛膝酒浸　萆薢酒浸　甘草炙　细辛去苗　菖蒲　白术各半两

上㕮咀，每服四钱，水一盏半，生

---

❶ 大枣……成膏：此十三字原无，据乾隆本补入。

❷ 服：原作“汤”，据乾隆本改。

❸ 人：乾隆本作“丹”，可参。

姜五片，煎至一盏，去滓温服，无时。

地黄饮子

熟地黄　巴戟去心　山茱萸去核　肉苁蓉酒浸，焙　石斛　附子炮　五味子　白茯苓　菖蒲　远志去心　官桂　麦门冬去心，各等份

上为末，每服三钱，生姜五片，枣一枚，薄[1]荷七叶，水一盏半，煎八分，服无时。

清心汤

连翘四两　大黄酒浸　芒硝[2]　甘草各二两　栀子炒黑　黄芩酒炒　薄[3]荷各一两　黄连八钱　麦冬去心，五钱

每服四钱，竹叶、灯心煎。

泻心汤

黄连　大黄　黄芩各一钱　水煎服。

防风通圣[4]散此方加人参、地黄、羌活、独活、天麻、细辛、全[5]蝎、黄柏、黄连，亦名至宝丹，乃中风之专方也

防风　荆芥　连翘　麻黄　薄[6]荷　川芎　当归　白芍炒　白术　山栀炮黑　大黄酒蒸　芒硝各五钱　黄芩　石膏　桔梗各一两　甘草二两　滑石三两　加生姜、葱白煎。自利去硝、黄，自汗去麻黄加桂枝，涎嗽加姜制半夏。

秦艽升麻汤

升麻　葛根　甘草炙　芍药　人参各半两　秦艽　白芷　防风　桂枝各三钱

每服一两，水二盏，连须葱根白三茎，煎至一盏，去滓稍热服，食后，服药毕，避风寒卧，得微汗出则止。

顺风匀气散

白术四钱　人参　天麻各一钱　沉香　白芷　紫苏　木瓜　青皮　甘草炙，各半钱　乌药三钱

分作二[7]贴，每贴水二盏，生姜三片，煎八分，温服，二滓并煎。风气腰痛，亦宜服之。

虎骨散[8]

当归二两　赤芍药　续断　白术　藁本　虎骨各一两　乌蛇肉半两

为细末，每服二钱，食后温酒调下。骨中烦疼，加生地黄一两。脏寒自利，加天雄半两。

虎胫骨酒

石斛去根　石楠叶　防风　虎胫骨酥炙　当归　茵芋叶　杜仲炒　川牛膝　川芎　狗脊燎去毛　川续断　巴戟去心，各一两

上剉如豆，囊药，以酒一斗，渍十日，每热服一盏，无时。

正舌散

雄黄研　荆芥穗各等份

上为末，每服二钱，豆淋酒调下。

茯神散

茯神心一两　薄[9]荷焙，二两　蝎梢去毒，五钱

上为末，每服一二钱，温酒调下。

藿香正气散

大腹皮　白芷　茯苓　紫苏茎叶　霍香各三两　厚朴　白术　陈皮去白　桔梗苦者　半夏各二两　炙甘草一两

上㕮咀，每服三钱，姜三片，枣一枚，煎热服。

---

[1] 薄：原作“莲”，据乾隆本改。
[2] 硝：原作“涌”，据乾隆本改。
[3] 薄：原作“莲”，据乾隆本改。
[4] 圣：原作“胜”，据乾隆本改。
[5] 全：原作“金”，据乾隆本改。
[6] 薄：原作“蒲”，据乾隆本改。
[7] 二：原无，据乾隆本补入。
[8] 散：原作“汤”，据乾隆本改。
[9] 薄：原作“莲”，据乾隆本改。

星香汤

南星八钱　木香一钱

每服四钱，水一盏，姜十片，煎七分，不拘时温服。

铁弹丸

乳香另研　没药另研，各一两　川乌头炮去皮脐为末，一两半　五灵脂酒浸，淘去砂石，晒干，四两，为末　麝香细研，一钱

上先将乳香、没药于阴凉处细研，次入麝，次入药末再研匀，滴水和丸如弹子大，每服一丸，食后、临卧薄[1]荷酒磨化服。

十味剉散

附子炮，三[2]两　当归洗　黄芪炙　白芍药各二两　川芎　防风　白术各一两半　肉桂一两　茯苓　熟地黄各七钱半

每服四钱，水一盏，姜八片，枣三枚煎，食后临卧服。

至圣保命金丹

贯众一两　生地黄七钱　大黄半两　青黛　板蓝根各三钱　朱砂研　牛黄研　蒲黄　薄荷各二钱半　珠子研　龙脑研，各一钱半　麝香研，一钱

上十二味为末，入研药和匀，蜜丸，芡实大，金箔为衣，每用一丸，细嚼[3]，茶清送下，新汲水亦得。如病人嚼不得，用薄[4]荷汤化下，无时。此药镇坠痰涎[5]，大有神功。

《三因》白散子

大附子去皮脐，生　滑石桂府者，各半两　制半夏七钱半

上为末，每服二钱，水二盏，姜七片，蜜半匙，煎七分，空心冷服。

天麻丸

附子一两，炮　天麻酒浸三宿，晒干　牛膝酒浸一宿，焙干　萆薢另研　玄参各六两　杜仲七两，炒去丝　当归十两，全用　羌活十两或十五两　生地黄十六两　独活五两

上为末，炼蜜丸，桐子大，每服[6]五七十丸，病大者加至百丸，空心食前温酒或白汤下。平明服药，日高饥则食，不饥且止。大忌壅塞，失于通利，故服药半月，稍觉壅塞，微以七宣丸见大便不通疏之。

白薇汤

白薇　当归各六钱　人参三钱　甘草一钱半

分二帖，水煎服。治产后汗多郁冒，亡血发厥等症。

仓公散

瓜蒂　藜芦　白矾　雄黄

各等份，为末，每用少许吹鼻取嚏。内服白薇汤，治产后血厥而冒血厥，去血太多而晕倒也。

排风汤

白鲜皮　当归酒浸一宿　肉桂去粗皮　芍药白者　甘草炒　杏仁去皮尖，麸炒　防风　川芎　白术各二两　独活　麻黄去根节　茯苓去皮，各三两

上为粗末，每服三钱，水一盏半，姜四片，煎八分，去滓温服，不拘时。

四生散

黄芪　川羌活　蒺藜沙苑者　白附子各等份，生用[7]

上为细末，每服二钱，薄荷酒调下。

---

[1] 薄：原作“箔”，据乾隆本改。
[2] 三：乾隆本作“二”，可参。
[3] 嚼：原作“用”，据乾隆本改。
[4] 薄：原作“箔”，据乾隆本改。
[5] 涎：原作“延”，据乾隆本改。
[6] 服：原作“胀”，据乾隆本改。
[7] 生用：原无，据乾隆本补入。

换骨丹

槐荚子生，即槐角　人参　桑白皮　苍术　白芷　何首乌　蔓荆子　威灵仙　防风各二两　五味子　苦参　香附　川[❶]芎各一两　麝香二钱　龙脑二钱，另研，一本无

上十四味为细末，入麝、脑令匀，又用麻黄十斤去根节，天河水三石三斗，熬至六斗，滤去滓，再煎至二升半，入银石器内熬成膏，入前药和匀，杵三五千下，每一两作十丸，朱砂为衣。每服一丸，先捣碎，酒一盏，自晨浸至晚，食后临卧搅匀服之。神清无睡是药之验，再服须更隔五日服之。如中风无汗宜服，若体虚自汗服之，是重亡[❷]津液也。若风盛之人，当于密室温卧取汗。

清阳汤

黄芪　当归身　升麻各二钱　葛根一钱半　炙甘草　红花　黄柏酒炒　桂枝各一钱　苏木　生甘草各五分

㕮咀作一服，酒三盏，煎至一盏三分，去滓稍热食前服讫，以火熨摩紧急处，即愈。夫口歪筋急者，是经脉血络中大寒，此药少代[❸]燔针劫刺，破恶血以去凝结，内泄冲脉之火炽。

涤痰汤

南星姜制　半夏汤洗七次，各二钱半　枳实麸炒　茯苓去皮，各二钱　橘红一钱半　石菖蒲　人参各一钱　竹茹七分　甘草五分

上作一服，水二钟，生姜五片，煎一钟，食后服。

转舌膏

连翘　远志　薄荷　柿霜各一两　石菖蒲六钱　栀子炒　防风　桔梗　黄芩酒炒　玄明粉　甘草　酒大黄各五钱　犀角　川芎各三钱

为末，炼蜜丸，弹子大，朱砂五钱为衣，食后临卧，薄[❹]荷汤嚼下一丸。

木瓜丸

熟地黄洗，焙　陈皮去白　乌药各四两　黑牵牛三两，炒　石楠藤　杏仁去皮尖　当归　苁蓉酒浸，焙干　干木瓜　续断　牛膝酒浸，各二两　赤芍药一两

上为细末，酒糊为丸，如桐子大，空心，木瓜[❺]汤，吞三五十丸，温酒亦得。

青州白丸子

半夏生七两，水浸洗　南星生三两　白附子生二两　川乌生半两，去皮脐

上为末，以生绢袋盛，于井花水内摆出。如未出者，更以手揉出。如有滓，更研，再入绢袋摆尽为度。置瓷盆中，日晒夜露，至晓撇去旧水，则用井水搅，又晒至来日再换新水搅。如此法春五日，夏三、秋七、冬十日，去水晒干，后如[❻]玉片，研细，以糯米粉煎粥清，丸绿豆大，姜汤下二十丸，无时。如瘫[❼]痪风[❽]，温酒下。小儿惊风，薄[❾]荷汤下三五丸。

活络丹

川乌炮，去皮脐　草乌炮，去皮脐　地龙去土　天南星炮，各六两　乳香研　没药研，各二两二钱

上为末，酒[❿]面糊丸，如梧桐子大，

---

❶ 川：原作"用"，据乾隆本改。
❷ 亡：原作"之"，据乾隆本改。
❸ 代：原作"伐"，据乾隆本改。

❹ 薄：原作"苗"，据乾隆本改。
❺ 瓜：此下原衍一"瓜"字，据乾隆本删。
❻ 如：原作"加"，据乾隆本改。
❼ 瘫：原作"痈"，据乾隆本改。
❽ 风：原作"凤"，据乾隆本改。
❾ 薄：原作"苗"，据乾隆本改。
❿ 酒：科技版此下有一"煮"字。

每服二十丸，空心，日午冷酒送下，荆芥汤下亦可。

中　寒

五积散

白芷　茯苓　半夏汤洗七次　当归　川芎　甘草炙　肉桂　芍药各三两　枳壳去瓤，麸炒　麻黄去节根　陈皮去白，各六两　桔梗去芦，十二两　厚朴去粗皮，姜[❶]制　干姜各四两　苍术泔浸，去皮，二十四两

上㕮咀，每服四钱，水一盏，姜三片，葱白三根，煎七分，热服。冒寒用煨姜，夹气则加茱[❷]萸，妇人调经催产则加艾、醋。

姜附汤

干姜　熟附子各等份

上㕮咀，每服四钱，水一盏半，煎至[❸]七分，去滓温服。

理中汤为丸，名理中丸

白术陈壁土炒　人参　干姜炮　甘草炙，等份

每服四钱。

附子理中汤即前方三两，加附子一枚，亦作丸

连理汤即理中汤加黄连、白茯苓

不换金正气散

苍术制　橘皮去白　半夏曲炒　厚朴姜[❹]制　藿香各二钱　甘草炙，一钱

上作一服，水二钟，生姜五片，红枣二枚，煎至一钟，去渣，食前稍热服。忌生冷油腻毒物。若出远方，不服水土，尤宜服之。

中　暑

来复丹

硝石一两，同硫黄为末，入磁碟内，以微火炒，用柳棍搅，不可火太过，恐伤药力，再研极细，名二气末　太阴玄精石研，飞　舶上硫黄透明者，各一两　五灵脂水澄去砂，晒干　青皮去白　陈皮去白，各二两

上用五灵脂、二橘皮为末，次入玄精石末及前二气末拌匀，好醋打糊为丸，豌豆大，每服三十丸，空心米饮下。

却[❺]暑散

赤茯苓去皮　甘草生，各四两　寒食面　姜各一斤

上为细末，每服二钱，不拘时，新汲水或白汤调服。

大顺散

甘草剉寸[❻]长，三十斤　干姜　杏仁去皮尖，炒　肉桂去粗皮，各四斤

上先将甘草用白砂炒及八分黄熟，次入干姜同炒令姜裂，次入杏仁同炒令杏仁不作声为度，用筛筛净，后入桂一处捣罗。每服二钱，水一钟，煎七分温服。如烦躁，井花水调服，不拘时，以[❼]沸汤点服亦得。

枇杷叶散

枇杷叶去毛，炙　陈皮汤浸，去瓤，焙　丁香　厚朴去皮，涂姜[❽]汁炙，各半两　白茅根　麦门冬去心　干木瓜　甘草炙，各一两　香薷七钱半

---

❶ 姜：原作“羌”，据乾隆本改。
❷ 茱：原作“芙”，据乾隆本改。
❸ 至：原无，据乾隆本补入。
❹ 姜：原作“羌”，据乾隆本改。
❺ 却：原作“欲”，据乾隆本改。
❻ 寸：原作“才”，据乾隆本改。
❼ 以：原无，据乾隆本补入。
❽ 姜：原作“差”，据乾隆本改。

上捣罗为末，每服二钱，水一盏，生姜三[1]片，煎七分，温服，温汤调服亦得。如烦躁，用井花水调下。小儿三岁以下可服半钱，更量大小加减。

二气丹

硝石　硫黄各等份

上为末，于银石器内火炒令黄色，再研，用糯米糊丸，如桐子大，每服四十丸，不拘时，新井水送下。

香薷饮

香薷一两　厚朴姜[2]汁炒　扁豆炒，五钱

冷服。热盛加黄连。

六味香薷饮即前方加茯苓、甘草、木瓜

十味香薷饮即六味香薷饮加陈皮、白术、人参、黄芪

缩脾饮

缩砂仁　乌梅肉净　草果煨[3]，去皮　炙甘草各四两　干葛剉　白扁豆去皮炒，各二两

每服四钱，水一碗，煎八分，水沉冷服以解烦。或欲热欲温任意服，代熟水饮之极妙。

香薷汤

白扁豆炒　茯神　厚朴去粗皮，剉，姜[4]汁炒，各一两　香薷一[5]两　甘草炙，半两

上为细末，每服二钱，不拘时，沸汤点服，盐汤亦可。

生脉散

人参五钱　五味子　麦门冬各三钱

上水煎服。

中　湿

除湿汤

半夏曲[6]炒　厚朴姜制　苍术米泔制，各二两　藿香叶　陈皮去白　白茯苓去皮，各一两　甘草炙，七钱　白术生用，一两

上㕮咀，每服四钱，水一盏，姜七片，枣一枚，煎七分，食前温服。

白术酒

白术一两

酒煎服，不能饮者水煎。

中　气

八味顺气散

白术　白茯苓　青皮去白　香白芷　陈皮去白　天台乌药　人参各一两　炙甘草半两

上为细[7]末，每服三钱，水一盏，煎七分，温服。

木香调气散

白豆蔻仁　丁香　檀香　木香各二两　藿香叶　炙甘草各八两　缩砂仁四两[8]

上为细末，每服二钱，入盐少许，沸汤不拘时点服。

三和丹

即养正丹气　黑锡丹呃逆　来复丹中暑

中　恶

调气平胃散

木香　乌药　白豆蔻仁　檀香　砂

---

❶ 香薷……生姜三：此二十字原无，据乾隆本补入。
❷ 姜：原作“羌”，据乾隆本改。
❸ 煨：原作“炒”，据乾隆本改。
❹ 姜：原作“羌”，据乾隆本改。
❺ 一：乾隆本作“二”，可参。

❻ 曲：原作“面”，据乾隆本改。
❼ 细：原无，据乾隆本补入。
❽ 四两：原无，据乾隆本补入。

仁各一钱　藿香一钱一[1]分　苍术一钱半　厚朴姜[2]汁炒　陈皮各一钱　甘草五分

水二钟，生姜三片，煎八分，食前服。

太乙神精丹[3]

雄黄油煎七日　雌黄　朱砂光莹者　磁石　曾青各一两　金牙石六钱

上各研细，将二黄、朱砂醋浸三日，曾青用好酒于铜器中浸，纸封曝百日，急用七日亦得，如天阴用火焙干。六味同研匀，用沙合盛，令药满得三分许，以此集合子大小，先以赤石脂末固缝，外用六一泥固济讫，须候透干，以晴明六合吉日合，别用泥作三个柱子，高五寸，令平稳如鼎足状，安合子。下置炭火三斤，逐旋添炭，常令及五斤，只在合底，不得过口，煅五日为度。放冷水中浸合子，候泥透，剥去泥，将合子轻手取开。其药精英五色，尽在盖上，亦有三色者，纯白为上。研细，枣肉丸，如粟米大，每服一丸，米饮服之。如口噤牙紧，斡前两齿灌下即苏。六一泥法：矾石黄泥裹，火烧一伏时，研细　黄矾远看如金丝色，精明其色本绿，以黄泥裹，火烧通赤如血，取出研细　蚯蚓粪　咸土　盐各一两　黄泥一斤　同为末，以纸一处，捣和成泥[4]。

伤　风

川芎茶调散加僵蚕、菊花，名菊花茶调散，治头风

川芎四钱　白芷二钱　薄[5]荷八钱　甘草炙　羌活各二钱　细辛一钱　荆芥四钱　防风一钱半为末，浓茶调服。

苍耳散

苍耳子炒，去刺研破，一两　辛夷三钱　白芷　薄[6]荷各一钱

葱三茎煎原方白芷一两，薄[7]、辛各五钱，苍耳炒二钱半，为末，葱、细茶煎汤调，食前服二钱

破伤风

羌活防风汤

羌活　防风　川芎　藁本　当归　芍药　甘草各四两　地榆　细辛各二钱

上㕮咀，每服五钱，水二盏，煎八分，热服。

九味羌活汤

羌活　防风　苍术各一两半　细辛五钱　川芎　白芷　生地黄　黄芩　甘草各一两

以上九味㕮咀，每服一两，水煎，姜、葱引。

白术防风汤

白术　黄芪各一两　防风二两

上㕮咀，每服七钱，水二盏，煎一盏，去滓温服。

羌活汤

羌活去芦　独活去芦　防风去芦　地榆各一两

上㕮咀，每服一两，水二钟半，煎至一钟，去柤[8]温服。

---

[1] 一：乾隆本作“二”，可参。
[2] 姜：原作“羌”，据乾隆本改。
[3] 丹：原无，据乾隆本补入。
[4] 一斤……成泥：此十三字原无，据乾隆本补入。
[5] 薄：原作“萡”，据乾隆本改。
[6] 薄：原作“萡”，据乾隆本改。
[7] 薄：原作“萡”，据乾隆本改。
[8] 柤（zhā）：原作“粗”，据乾隆本改。古通“渣”，渣滓。

地榆防风散

地榆　防风　地丁香　马齿苋各一两

上为细末，每服三钱，温米饮调下。

大芎黄汤

川芎五钱　大黄生　黄芩　羌活去芦，各一两

上㕮咀，每服五七钱，水煎，以利为度。

江鳔丸

江鳔半两，炒　野鸽粪半两，炒　雄黄一钱，水飞　蜈蚣一对　天麻一两　白僵蚕半两，炒

上为细末，分作三分，先用二分烧饭为丸，如桐子大，朱砂为衣。又用一分入巴豆霜二钱五分，亦以烧饭为丸，不用朱砂为衣。每服朱砂为衣丸药二十丸，入巴豆霜丸药一丸，次服二丸，渐加至利为度，再服朱砂为衣丸药，病愈，止。

白术黄芪汤

白术二钱　黄芪三钱　防风一钱半

水煎，食前服。

蠲痉汤

羌活　独活　防风　地榆各一钱　杏仁七枚，去皮捣碎，蒸令熟，研成膏

上前四味，以水一盏，煎七分，入杏仁和匀服之，兼以搽疮上瘥[1]。

朱砂指甲散

人手足指甲炒烟起，六钱　独活　朱砂另研　天南星姜制，各二钱

上制度为细末，分作三服，酒调下。

玉真散

南星　防风各等份

上为细末，生姜汁调服。伤处以此贴之。

伤　暑

益元散

桂府滑石腻白者，六两　粉草一两，研烂　辰砂三钱

上为极细末，每服三钱，白汤调下，新水亦得。

六一散即益元散去朱砂

六和汤

香薷二钱　缩砂仁　半夏汤洗七次　杏仁去皮尖　人参去芦　甘草炙，各五分　赤茯苓去皮　藿香去土　白扁豆姜汁略炒　厚朴姜[2]制　木瓜各一钱

水二钟，姜五片，红枣一枚，煎一钟，不拘时服。

三黄石膏汤

黄连二钱　黄柏　山栀　玄参各一钱　黄芩　知母各一钱五分　石膏三钱　甘草七分

上水煎服[3]。

消暑丸

半夏一斤，用醋五升，煮干　甘草生用　茯苓去皮，各半斤

上为末，姜汁煮糊丸，无见生水，如桐子大，每服五十丸，不拘时，热汤送下中暑为患，药下即苏。伤暑发热头痛，服之尤妙。夏月常服，止渴，利小便，虽饮水多，亦不为害。凡是暑药，皆不及此。

黄芪人参汤

黄芪一钱，如自汗过多者加一钱　人参去芦　白术各五分　苍术半钱，无汗一钱　橘皮不去白　甘草炙　当归身酒洗　麦门冬去心，各二分　黄柏酒

---

[1] 瘥：原作“痒”，据乾隆本改。

[2] 姜：原作“羌”，据乾隆本改。

[3] 服：原无，据乾隆本补入。

洗　神曲炒，各三分　升麻六分　五味子九粒

水二盏，煎至一盏，去渣稍热，食远或空心服之。忌酒、湿、面、大料之物及食冷。

酒煮黄连丸

黄连去须，十二两　好酒五斤

上将黄连以酒煮干，研为末，滴水丸，如桐子大，每服三五十丸，空心熟水送下。

清暑益气汤

黄芪一钱半，汗少减五分　苍术一钱半　升麻一钱　人参去芦　白术　陈皮　神曲　泽泻各五分　甘草炙　黄柏酒浸　葛根　青皮去瓤　当归身　麦门冬去心，各三分　五味子九粒

加姜、枣，水二盏，煎至一盏，食远稍热服。剂之多少，临时斟酌。

清燥汤

黄芪一钱半　黄连去须　苍术　白术各一钱　陈皮五分　五味子九粒　人参　白茯苓　升麻各三分　当归一钱二分　泽泻五分　柴胡　麦门冬　生地黄　神曲炒　猪苓　黄柏酒制　甘草炙，各二分

每服半两，水二盏，煎一盏，去滓，稍热空心服。

伤　湿

肾着汤

干姜炮　茯苓各四两　甘草炙　白术各二两

每服四钱，水一盏，煎七分，空心温服。

渗湿汤

苍术　白术　甘草炙，各一两　茯苓去皮　干姜炮，各二两　橘红　丁香各二钱半

每服四钱，水一盏，枣一枚，姜三片，煎七分，食前去滓温服。

五苓散

猪苓　茯苓　白术炒，各七钱半　泽泻一两二钱　肉桂半两　每服三钱。

桂枝汤

桂枝　芍药　生姜各三两　甘草二两，炙　大枣十二枚，擘　上㕮咀，以水七升，微火煮取三升，去滓，适寒温服一升。服已，须更啜热稀粥一升余，以助药力，温覆令一时许，遍身漐漐，微似有汗者益佳，不可令如水淋漓，病必不除。若一服汗出病瘥，停后服，不必尽剂。

败毒散

羌活　独活　前胡　柴胡　川芎　枳壳　白茯苓　桔梗各一两　薄[1]荷四钱　甘草[2]半两

上为细末，每服五钱，水一盏，入生姜二片，煎至七分，温服，或沸汤点亦得。

人参败毒散即上方加人参

防己黄芪汤

防己一两　黄芪一两二钱半　白术七钱半　甘草炙，半两

剉，每服五钱匕，生姜四片，枣一枚，水一盏半，煎八分，去滓温服，良久再服腹痛加芍药。

清热渗湿汤

黄柏盐水炒，二钱　黄连　茯苓　泽泻各一钱　苍术　白术各一钱半　甘草五分

水二钟，煎八分服。如单用渗湿，去黄连、黄柏，加橘皮、干姜。

苍白二陈汤

陈皮去白，一钱　半夏姜[3]制，二钱

---

[1] 薄：原作"茄"，据乾隆本改。
[2] 草：原作"革"，据乾隆本改。
[3] 姜：原作"羌"，据乾隆本改。

茯苓一钱　甘草五分　苍术一钱，泔浸　白术一钱，土炒

姜三片，水煎服[1]。

羌活胜湿汤

羌活　独活一钱　川芎　藁本　防风　甘草炙，五分　蔓荆子三分

如身重，腰痛沉沉然，中有寒湿也，加酒洗汉防己、附子。

辰砂五苓散即五苓散加辰砂等份，减桂三之一

春泽汤即五苓散加人参

四苓散即五苓散去肉桂

伤　燥

滋燥养荣汤

当归酒洗，二钱　生地黄　熟地黄　白芍药　秦艽　黄芩各[2]一钱五分　防风一钱　甘草五分

上水煎服。

大补地黄丸

黄柏盐、酒[3]炒　熟地黄酒蒸，各四两　当归酒洗　山药　枸杞子甘州者佳，各三两　知母盐、酒炒　山茱萸肉　白芍药各二两　生地黄二两五钱　肉苁蓉酒浸　玄参各二两五钱

上为细末，炼蜜丸，如桐子大，每服七八十丸，空心淡盐汤送下。

清凉饮子

黄芩　黄连各二钱　薄荷　玄参　当归　芍药各二钱[4]　甘草一钱

水二钟，煎八分，不拘时服。大便秘结，加大黄二钱。

清燥救肺汤

桑叶三钱，经霜者　石膏二钱五分，煅[5]　甘草一钱　胡麻仁一钱，炒，研　真阿胶八分　人参七分　麦冬一钱二分　杏仁七分，去皮尖，炒黄　枇杷叶一片，去毛蜜炙

上九味，以水一碗，煎六分，频频二三次滚热服。

春　温

双解散

即防风通圣散见中风、六一散见伤暑各半，每服一两，生姜、葱头、淡豆豉煎汤调服，汗下兼行。或分两次服，先服五钱，少顷探吐之，吐[6]则汗出，再服余半取下。

瘟　疫

二圣救苦丹

大黄四两　皂角二两　为末，水为丸，每服三钱，无根[7]水下。弱者、老者、幼者量减服之。

普济消毒饮

黄芩酒炒　黄连酒炒，各五钱　薄[8]荷一钱　连翘一钱　柴胡二钱　升麻七分　桔梗二钱　僵蚕七分　甘草二钱　陈皮二钱　马勃一钱　牛蒡子一钱　板蓝根一两[9]　玄参二钱

为末，汤调服。

❶ 服：原无，据乾隆本补入。
❷ 各：此下原衍一“且”字，据乾隆本删。
❸ 酒：原作“水”，据乾隆本改。
❹ 二钱：乾隆本作“一钱五分”，可参。
❺ 煅：原作“煆”，据文义改。
❻ 吐：原无，据乾隆本补入。
❼ 根：原作“根”，据乾隆本改。
❽ 薄：原作“莕”，据乾隆本改。
❾ 两：乾隆本作“钱”，可参。

疟疾[1]

小柴胡加桂枝汤

桂枝去皮　黄芩　人参各[2]一两[3]半　甘草一两，炙　半夏二合半　芍药一两半　大枣六枚　生姜一两半，切　柴胡四两

上九味，以水七升，煮取三升，去滓温服。

小柴胡加半夏汤

即小柴胡汤见寒热加半夏。

四物[4]柴[5]胡苦楝附子汤

即四物汤见血加此三味。

桂枝加芍药汤

桂枝三钱　黄芪　知母　石膏　芍药各半两

上为粗末，每服五七钱，水煎。

桂枝黄芩汤三阳合病者宜之

柴胡　黄芩　人参　甘草　半夏　石膏　知母　桂枝

水煎服。此小柴胡合白虎加桂枝也。合白虎以治阳明之热，加桂枝以解太阳。

芍药甘草汤

芍药二两　甘草一两

每服五钱，水煎服。

桂枝加当归芍药汤

即桂枝汤见伤湿加此二味。

大柴胡汤

柴胡半斤　黄芩　芍药各三两　半夏半升，洗　生姜五两，切　枳壳四枚，炙　大枣十二枚，擘　大黄二两

上七味，以水一斗二升，煮取六升，去滓再煎，温服一升，日三服。

蜀漆散

蜀漆烧去腥　云母烧三日夜　龙骨等份

上杵为散，未发前以浆水服半钱匕。如温疟，加蜀漆一钱，临发时服一钱匕。

牡蛎汤

牡[6]蛎四两，熬　麻黄去节　蜀漆各三两　甘草二两

以水八升，先煮蜀漆、麻黄，去上沫，得六升，内诸药煮取二升，温服一升[7]。若吐则勿再服。

柴胡姜桂汤治寒多热少

柴[8]胡　黄芩　炙甘草　栝楼根　桂枝　干姜　牡蛎

姜、枣煎。初服微烦，再服汗出愈。喻嘉言曰：小柴胡本阴阳两停之方，可从寒热而进退，寒多者加姜、桂，则热多者加芩、连，可[9]推矣。

观音丸

圆白半夏生　乌梅肉　母丁香[10]　川巴豆不去油，每件各十枚[11]

上为末，姜、面糊丸，麻子大，上下以厚纸盖贴，有油又再易[12]纸。每服五丸，临卧冷水下。此方舟[13]人于海角遇一白衣授之。

治瘴木香丸

牵牛一斤，淘去浮者，焙，捣取末四两，别顿　鸡心槟榔　陈橘红各二两　青木香　人参　熟附子　厚朴制　官桂去粗皮　京三棱　羌活　独[14]活　干姜炮　甘

---

❶ 疟：原作“痰”，据乾隆本改。
❷ 各：原无，据乾隆本补入。
❸ 两：此下原衍一“两”字，据乾隆本删。
❹ 物：原无，据乾隆本补入。
❺ 柴：原作“茈”，据乾隆本改。
❻ 牡：原作“牡”，据乾隆本改。
❼ 温服一升：原无，据乾隆本补入。
❽ 柴：原作“采”，据乾隆本改。
❾ 可：此下原衍一“能”字，据乾隆本删。
❿ 母丁香：原作“常山”，据乾隆本改。
⓫ 枚：原作“灰”，据乾隆本改。
⓬ 易：原作“服”，据乾隆本改。
⓭ 舟：原作“丹”，据乾隆本改。
⓮ 独：原作“浊”，据乾隆本改。

草炙　川芎　川大黄剉，焙　芍药各半两　肉豆蔻六个

上为末，瓷器密收，临用秤牵牛末一两，诸药末共一两研和，炼蜜丸桐子大，每服二十丸，橘皮煎汤下，以通利为度。

小柴胡去半夏加栝楼根汤渴者宜之。亦治劳疟[1]，劳则气张，火升津液衰少

柴胡　黄芩　人参　甘草　栝楼根

姜、枣煎。

人参柴胡饮子内热便结者宜之

人参　柴胡　黄芩　甘草　大黄　当归　芍药

上为末，每服三钱，水一碗，生姜三片，煎七分，温服。

柴朴汤夹痰湿及食滞者宜之

柴胡　独活　前胡　黄芩　苍术　厚朴　半夏曲　白茯　藿香　甘草　陈皮

姜三片，水煎。气弱[2]加参、术，食不化加神曲、山楂、麦芽。

柴苓汤夹湿而小[3]便不利者宜[4]之

猪苓　茯苓　白术　泽泻　桂枝此名五苓散　合小柴胡汤。

柴平汤有食积、湿痰者宜之

苍术　厚朴　陈皮　甘草名平胃散合小柴胡汤。

柴胡四物汤妇人及血虚者宜之

当归　生地　白芍　川芎名四物汤合小柴胡汤。

分理汤阴阳错杂者宜之

柴胡　升麻　葛根　羌活　防风以此五味，升阳达表，使离于阴，则外不寒　知母　石膏　黄芩以此三味，引阴下降，使离于阳，则内不热　猪苓以分理阴阳，使不得交并　穿[5]山甲以引经　甘草以和之

按此方所指阴阳，俱以本身阴阳之气言，即《内经》阴气上入阳中则恶寒，阳气下入阴中则恶热之说也。与疟疾寒热之理颇异，而意可相通，故分理而效。又猪苓利湿降浊也，浊降则清升，亦有分理阴阳之义。

举陷汤邪陷阴分者宜之

用前方上五味升举下陷之阳，而用桃仁、红花、四物引此五者[6]入血分取阳以出，而以猪苓分隔之。

交加双解饮子治瘴疟

肉豆蔻　草[7]豆蔻各二枚。一枚用水和面裹煨，一枚生用　厚朴二寸，一半用姜[8]汁浸炙，一[9]半生用　大甘草三[10]两，一半炙用，一半生用　生姜二[11]块，如枣大[12]，一块湿纸裹[13]煨，一块生用

分两服，水煎。按治疟之药，多冷热互用，生熟相参者，以病有寒热，故以此调和阴阳，此义宜知。

清中驱疟饮

柴胡　黄芩　半夏　生姜　山楂　枳实　厚朴　陈皮　草果　苍术

疟母丸

青皮　桃仁　红花　麦芽　神曲各五钱　三棱　蓬术　海[14]粉各七钱　鳖甲醋

---

❶ 疟：原作“瘧”，据乾隆本改。
❷ 白茯……气弱：此十五字原无，据乾隆本补入。
❸ 小：原作“水”，据乾隆本改。
❹ 宜：原无，据乾隆本补入。
❺ 穿：原作“川”，据文义改。
❻ 者：此下原衍“此五者”三字，据乾隆本删。
❼ 草：原作“苴”，据乾隆本及《证治准绳》改。
❽ 姜：原作“羌”，据乾隆本改。
❾ 汁浸炙一：此四字原无，据乾隆本补入。
❿ 三：乾隆本作“二”，可参。
⓫ 二：原作“一”，据乾隆本改。
⓬ 枣大：原无，据乾隆本补入。
⓭ 裹：原无，据乾隆本补入。
⓮ 海：原作“得”，据乾隆本改。

炒，一两　香附醋炒，八钱

神曲糊丸，补药送下。

嘉禾散

白茯苓　砂仁　苡仁炒　枇杷叶去毛，姜炒　桑白皮炒　沉香磨汁　丁香　人参　五味子　白豆蔻　甘草炙　白术各五分　青皮　陈皮　大腹皮洗　杜仲姜汁炒　谷芽炒　藿香　半夏曲炒　随风子　石斛酒炒　神曲炒　槟榔　木香磨汁，各三分

每服三钱，姜、枣煎，食远服。脾胃不和，胸膈痞闷，气逆生痰，不进饮食，并皆治之。李待诏曰：领南地卑土薄，土❶薄则阳气易泄，人居其地，腠疏汗出，气多上壅。地卑则潮湿特盛，晨夕昏雾，春夏淫雨，人多中湿，肢体重倦，病多上脘郁闷，胸中虚烦，腰膝疼痛，腿足寒厥。大抵上❷热下寒，每发寒热身必多汗，不宜再发其表。下体既寒，又不宜下。余悉用温中固下，升降阴阳正气之药，十治十愈。或以生姜附子汤冷温服之，胸膈之痞闷烦躁者忽然清凉。盖附子得生姜，既能发散，又能导虚热入下焦也。有用术附汤而病愈甚者，盖附得术能锢热气，不能发散也。或有脉症俱实，面❸目黄赤者，不可用附子。若证可疑，宜服嘉禾散，能调中气，升降阴阳，虽阳证热多者，服之亦解。服之二三日，则寒热之证自判矣。

截疟七宝饮治实疟久不已，脉弦滑浮大者

常山酒炒　草果❹煨　槟榔　青皮　厚朴　陈皮　甘草各等份

酒水煎，露一宿取露气以清暑邪也，无暑气者不用露未发前二时，面东温服。恶心，以糖拌乌梅肉压之。壮实人用密❺陀僧为细末，大人七分，小儿量减，冷烧酒调，面南服之，不愈再服必止。戒鸡、鱼、豆、面、热粥、热物、羹汤。

常山饮

常山烧酒炒，二钱　草果煨，一钱　槟榔　知母　川贝母各一钱　乌梅二个

姜、枣煎一方加穿❻山甲、甘草赵以德曰：知母性寒清热，草果性温胜寒，常山吐痰结，槟榔破滞气，乌梅生津退热，甘草扶正和中，穿❼山甲贯穿经络，以行结邪也。按疟必三四发后方可截，太早则邪未尽，而强止之，必变生他证。

柴常汤新拟。寻常之疟三四发后用之甚效

柴胡酒炒，一钱五分　黄芩炒，一钱　人参五分　甘草五分　草果煨，一钱　槟榔一钱　青皮　厚朴姜汁炒，各一钱　常山酒炒，二钱　何首乌二钱

枣二枚，姜三片同煎。热痰加川贝母，湿痰加半夏，无汗加羌活、紫苏，汗多加黄芪、白术。夜发在阴分者，加白芍、鳖❽甲、红花以清热，加酒炒升麻以提出阳分。夹暑加川黄连、香薷❾；夹湿加苍术、茯苓；夹食加山楂、麦芽、神曲；胸满加枳壳；渴加花粉、乌梅、石膏；风热在胃，津液消耗，加梨汁、蔗浆，或生地、生葛、西瓜等汁，经所谓风淫于内，治以甘寒也。

加味香薷饮

香薷二钱　厚朴制　扁豆炒　白术炒　白芍药炒　陈皮　白茯苓　黄芩各一钱　黄连姜❿汁炒　甘草炙　猪苓　泽泻各五

---

❶ 土：原作“上”，据乾隆本改。
❷ 抵上：原无，据乾隆本补人。
❸ 面：原作“而”，据乾隆本改。
❹ 果：原作“畏”，据乾隆本改。
❺ 密：原作“蜜”，据乾隆本改。
❻ 穿：原作“川”，据文义改。
❼ 穿：原作“川”，据文义改。
❽ 鳖：原作“鼈”，据乾隆本改。
❾ 薷：原作“茹”，据文义改。
❿ 姜：原作“羌”，据乾隆本改。

分　木瓜七分

上生姜煎服。

咳　嗽

消风宁嗽汤

桔梗　枳壳　半夏　陈皮　前胡　干葛　茯苓各一钱　苏叶一钱二分　杏[1]仁　桑白各一钱　甘草四分

姜、葱煎。冬月加麻黄一钱，取汗后，再用加味二陈汤一剂全[2]愈二陈加枳壳、桔梗、瓜蒌、黄芩、杏仁[3]、前胡、山栀、南星、贝母。

射干麻黄汤

射干　细辛　紫菀　款[4]冬花各三两　麻黄　生姜各四两　五味子　半夏各半升[5]　大枣[6]七枚

水一斗二升，先煮麻黄两沸，去上沫，内诸药，煮取三升，分温三服。

越婢加半夏汤

麻黄六两　石膏半斤　生姜三两　甘草一两　半夏半升

大枣十五枚，水六升，煎麻黄去沫，内诸药，煮取三升，分温三服。

厚朴麻黄汤

厚朴五两　麻黄四两　石膏如鸡子大　杏仁　半夏　五味子[7]各半升　干姜　细辛　各二两　小麦一升

上以水一斗三升，先煮小麦熟，去渣[8]，内诸药，煮取三升，温服一升，日三服。

[1] 杏：原作“莕”，据乾隆本改。
[2] 全：原作“愈”，据乾隆本改。
[3] 仁：原作“亡”，据乾隆本改。
[4] 款：原作“疑”，据乾隆本改。
[5] 升：原作“两”，据乾隆本改。
[6] 枣：原无，据乾隆本补入。
[7] 子：原作“十”，据乾隆本改。
[8] 渣：原作“查”，据文义改。

泽漆[9]汤

半夏半升　紫参五两。一作紫菀　泽漆三升，以东流水五斗，煮取一斗五升　生姜五两　白前　五两　甘草　黄芩　人参　桂枝各一[10]两

上同内泽漆汁中，煎取五升，温服五合，至夜尽。

麻黄桂枝汤

人参　麦冬各三分　桂枝　当归各五分　麻黄　甘草　黄芪　白芍各一钱　北味五枚

先煎麻黄，去沫，后入余药同煎，热服。

金沸草散

旋覆花去梗　麻黄去节　前胡去芦，各一两[11]　荆芥穗一钱　甘草炙　半夏汤洗七次，姜汁浸　赤芍药各五分

水一钟半，姜三片，枣一枚，煎八分，不拘时温服。

款[12]冬花散

知母　桑叶洗，焙　款[13]冬花去梗，各十两　阿胶炒　麻黄去根节　贝母去心炒　杏仁去皮尖，各四十两　甘草炙　半夏汤洗，姜[14]制，各二十两

每服三钱，水一钟，姜三片，煎七分，食后温服。

清咽宁肺汤

桔梗二钱　山栀炒　黄芩　桑皮　甘草　前胡　知母　贝母各一钱

水二钟，煎八分，食后服。

杏仁煎

杏仁去皮尖，三两，研　生姜汁　白

[9] 漆：原作“涉”，据乾隆本改。
[10] 一：乾隆本作“三”，可参。
[11] 一两：乾隆本作“七分”。
[12] 款：原作“疑”，据乾隆本改。
[13] 款：原作“疑”，据乾隆本改。
[14] 姜：原作“羌”，据乾隆本改。

蜜　饧糖各一两[1]　桑皮　贝母去心　木通各一两二钱半　紫菀去土　五味子各一两

上剉碎，用水三升，熬半升，去滓，入前杏仁等四味，再熬成膏，每服一匕，含化。一方加款[2]冬花，知母各一两。

润肺丸

诃子　五味子　五倍子　甘草各等份

上为末，蜜丸噙化。久嗽加罂粟壳。

清音丸

桔梗　诃子各一两　甘草五钱　硼砂　青黛各二[3]钱　冰片三分

上为细末，炼蜜丸，如龙眼大，每服一丸，噙化。

橄榄丸

百药煎　乌梅　甘草　石膏各二钱[4]　冰片三分[5]

上为末，炼蜜丸，如弹子大，临卧噙化一丸。

透罗丹《丹溪心法附余》

巴豆去油，一钱，另研　杏仁去皮尖，麸炒　大黄湿纸包煨　黑丑炒　皂角去皮弦，酥炙　半夏制，各一两

上为末，生姜自然汁丸，梧子大，每服三十丸，姜汤下。

泻肺丸

瓜蒌仁　半夏　浙贝母　郁金　苦葶苈　杏仁　黄连　黄芩　大黄

半夏温肺汤

旋覆花　人参　细辛　桂心　甘草　陈皮　桔梗　芍药　半夏制，各半两　赤茯苓七钱半

上㕮咀，每服四钱，生姜三片，水煎，食后服。

紫菀饮治咳中有血，虚劳肺痿。按此方原名紫菀散

人参一钱　紫菀五分　知母　贝母各一钱五分　桔梗一钱　甘草五分　五味十粒　茯苓一钱　阿胶五分

水二钟，煎八分，食后服。

安肾[6]丸

肉桂　川乌头炮，各一斤　桃仁麸炒　白蒺[7]藜炒去刺　山药　茯苓去皮　巴戟去心　肉苁蓉酒浸炙　石斛　萆薢　白术　破故纸各四十八两

为末，炼蜜丸，桐子大，每服三十丸，温酒或盐汤下，空心食前。小肠气，茴香汤下。

保和汤

知母　贝母　天冬　麦冬　款冬各一钱　花粉　苡仁　杏仁各五分　五味二十粒　兜铃[8]　紫菀　桔梗各六分　百合　阿胶　当归　百部各六分　甘草炙　紫苏　薄荷各四分　饴糖一匙

姜三片煎。

滋阴清化丸

天冬一两六钱　麦冬　生地　熟地　知母各八钱　茯苓　山药　贝母　花粉各四两　甘草　五味子各三钱

蜜丸含[9]化。

五汁[10]膏

天冬　麦冬各一[11]钱　生地二钱　贝母一钱　丹皮一钱　茯苓八分　阿胶一钱　薄荷二钱　犀角　羚角各五分　梨

---

[1] 一两：乾隆本作"一两半"。
[2] 款：原作"疑"，据乾隆本改。
[3] 二：乾隆本作"三"，可参。
[4] 二钱：乾隆本作"等份"，可参。
[5] 冰片三分：乾隆本无此四字。
[6] 肾：原作"贤"，据乾隆本及《证治准绳》改。
[7] 蒺：原作"疾"，据乾隆本改。
[8] 铃：原作"苓"，据文义改。
[9] 含：原作"舍"，据乾隆本改。
[10] 汁：原作"沐"，据乾隆本改。
[11] 一：乾隆本作"二"，可参。

汁　藕汁　莱菔汁　人乳各二钟　甘蔗汁一钟

用水八钟，煎至三钟，去滓，入五汁再熬，以入水不散为度，又入蜜三两，重汤顿半日用。

一味百部膏

百部根二十斤，捣取汁，煎如饴，加[1]蜜二斤，服方寸匕，日三，虽三十年，久嗽可治。

桑枝煎出《近效方》

一味嫩桑枝，切细，熬香，煎饮。一法用花桑枝，切细炒香，瓦器熬[2]煮减半，再入银器熬减一半，或入少蜜[3]亦可。

必效散

五味四钱　贝母五钱　杏仁一两　冬花八钱　天冬一两　瓜蒌五钱　葱白七茎　苏梗一两　川椒每岁一粒

共为末，将猪肺一个，入末于内，荷叶包，蒸熟。五更作一次食，以薄烧酒蘸食尽，另饮陈甜酒少许，安卧至晓。

噙化丸

熟地　阿胶　五味子　贝母　杏仁　款冬　炙甘草　人参

蜜丸，噙化。

大菟丝子丸

菟丝子净洗，酒浸　泽泻　鹿茸去毛，酥炙　石龙芮去土　肉桂去粗皮　附子炮，去皮，各一两　石斛去根　熟干地黄　白茯苓去皮　牛膝[4]酒浸一宿，焙干　续断　山茱萸　防风去芦　肉苁蓉酒浸，切，焙干　杜仲去粗皮，炒去丝　补骨脂去毛，酒炒　沉香　荜澄茄　巴戟去心　茴香炒，各三两　五味子　桑螵蛸酒浸，炒　覆盆子去枝、叶、萼　川芎各半两

上为细末，酒煮面糊丸，如桐子大，每服二十丸，空心，温酒、盐汤任下。

喘　哮

五虎汤

麻黄一钱　杏仁四分　石膏一钱　甘草二分　桑白六分　细茶少许

三拗汤

麻黄不去节　杏仁不去尖　甘草不炙，各等份。一本甘草减半

每服五钱，水一钟，姜五片，煎服，有汗即愈。

定喘汤

麻黄三钱　杏仁一钱半　苏子二钱　甘草一钱　桑皮蜜炙，二钱　黄芩炒，一钱半　款[5]冬花三钱　半夏法制，三钱　白果二十一枚，炒黄

每服五钱，水煎服。

华盖散

麻黄去根节　杏仁炒，去皮尖　苏子炒，各一钱　甘草五分　橘红　桑白皮炒　赤茯苓去皮，各一钱

姜、枣煎。

陈皮汤

陈皮　半夏　茯苓　甘草　紫苏　枳壳　桔梗　苍术　黄芩[6]

天寒加桂枝。

桔枳二陈汤

陈皮　半夏　茯苓　生草　桔梗　枳壳　黄芩　黄连　栀子

---

[1] 加：原作"如"，据乾隆本改。
[2] 熬：乾隆本无此字。
[3] 蜜：此下原衍一"蜜"字，据乾隆本删。
[4] 膝：原作"膝"，据乾隆本改。
[5] 款：原作"疑"，据乾隆本改。
[6] 芩：原作"苓"，据乾隆本改。

神仙住喘汤

黑丑头末，一钱　明矾三分　皂角四分　木香三分　人参一分

莱菔汁调下，十服愈。

黄连膏

黄连四两

金、银各一锭，水九碗，煎二碗。再用水六碗，煎一碗。再用水二碗，煎半碗，共成膏。加人乳、牛乳、童便各一碗，姜汁、韭汁、侧柏叶汁、田螺汁各一碗，再煎，入薄蜜收之，渐渐服。

葶苈大枣汤

葶苈不以多少，炒令黄

上件细研，丸如弹子大，水三盏，枣十枚，煎一盏，去枣，入药煎七分，食后服。法令先投小青龙汤三服，乃进此药。

清金丹

萝卜子淘净，蒸，晒，一两　猪牙❶皂角存性，二❷钱

上以生姜汁浸，蒸饼，丸如小绿豆大，每服三五十丸，咽下。劫喘，以姜汁炒❸蜜丸，如桐子大，每服七八十丸，噙下，止之。

木防己汤

木防己三两　石膏鸡子大一块　桂枝二两　人参四两

上四味，以水六升，煮取二升，分温再服。

呃　逆

黑锡丹

沉香　胡芦巴酒浸，炒　附子炮　阳起石研细，水飞，各一两　肉桂半两　破故纸　舶茴香炒　肉豆蔻面裹煨　木香　金铃子蒸，去皮核，各一两　硫黄　黑锡去滓秤，各二两

上用黑盏或新铁铫内，如常法结黑锡、硫黄、砂子，地上出火毒，研令极细，余药并细末，和匀。自❹朝至暮，以研至黑光色为度。酒糊丸，如梧子大，阴干，入布袋内擦令光莹。每四十丸，空心盐、姜❺汤或枣汤下，女人艾枣汤下。

丁香散

丁香　白豆蔻各半两　伏龙肝一两

上为末，煎桃仁、吴茱萸汤调下一钱。

柿钱散

柿钱　丁香　人参各等份

上为细末，水煎，食后服。

丁香柿蒂散

丁香　柿蒂　青皮　陈皮各等份

上为粗末，每服三钱，水一盏半，煎七分，去滓温服，无时。

羌活附子汤

羌活　附子炮　木香　茴香炒，各五钱　干姜一两

上为细末，每服二钱，水一盏半，盐一撮，煎二十沸，和滓热服。

陈皮竹茹汤

陈皮二升　竹茹二升　大枣三十枚　生姜半斤　甘草五两　人参一两　以水一斗，煮取三升，温服一升，日五服。

参附汤

人参一两　附子炮，五钱

上姜、枣水煎，徐徐服。

---

❶ 牙：原作“芽”，据乾隆本改。
❷ 二：乾隆本作“三”，可参。
❸ 炒：乾隆本作“炼”，可参。
❹ 自：原作“目”，据乾隆本改。
❺ 姜：原作“羌”，据乾隆本改。

大补阴丸

黄柏盐、酒拌，新瓦上炒褐色　知母去皮，酒拌湿炒，各四两　熟地黄怀庆肥大沉水者，酒洗，焙干用　败龟板酥炙黄，各六两

上为细末，以猪脊髓加炼蜜为丸，如桐子大，每服五十丸，空心姜、盐汤下。

伤饮食

葛花解酲[1]汤

青皮去瓤，三钱　木香五分　橘红　人参　猪苓去皮　白茯苓各一钱半　神曲炒　泽泻　干姜　白术各二钱　白豆蔻　葛花　砂仁各五钱

为极细末，每服三钱，白汤调服，但得微汗，则酒病去矣。

冲和汤即发热门参苏饮加木香

枳实半夏汤

枳实　半夏各等份加麦蘖。

每服七钱，水二盏，姜五片，煎八分，温服，无时。

瓜蒂散

瓜蒂炒　赤小豆煮，等份

上为细末，每服二钱，温浆水调下，取吐为度。

小七香丸

甘松八两　益智仁六两　香附子炒　丁香皮　甘草炙，各十二两　蓬术煨　缩砂各二两

上为末，蒸饼为丸，绿豆大，每服二十丸，温酒、姜汤、熟水任下。

感应丸

南木香　肉豆蔻　丁香各一两半　干姜炮，一两　巴豆七十粒，去皮心膜，研[2]去油[3]　杏仁一百四十粒，汤泡，去皮尖，研　百草霜二两

上前四味为末，外入百草霜研，与巴豆、杏仁七味同和匀，用好黄蜡六两溶化成汁，以重绢滤去滓，更以好酒一升，于砂锅内煮蜡数沸，倾出候酒冷，其蜡自浮于上，取蜡秤[4]用。春夏修合，用清油一两，若秋冬则用两半。铫内熬令香熟，次下蜡四两，同化成汁，就[5]铫内乘热拌和前项药末，捏作锭子，油纸裹放，旋丸如豆大。每服三十丸，空心姜汤下，新旧冷积并治百草霜《医贯》作一两。

备急丸

川大黄末　干姜末　巴豆去皮心，研，去油用霜

上各等份，和合一处研匀，炼蜜丸，臼[6]内杵千百下，如泥，丸如小豆大，夜卧温水下一丸。如下气实者加一丸，如卒病，不计时候，妇人有胎不可服。

治中汤

即理中汤见中寒加陈皮、青皮等份。

红丸子

京三棱浸软，切片　蓬莪术煨　青皮去白　陈皮去白，各五斤　干姜炮　胡椒各三斤

上为末，用醋、面糊丸，如梧桐子大，矾红为衣，每服三十丸，食后姜汤送下。小儿临时加减服。

枳术丸

枳实去瓤，麸炒，一两　白术二两

上为末，荷叶裹烧饭为丸，如桐子大，每服五十丸，白术汤下。

---

[1] 酲：原作“醒”，据乾隆本及《证治准绳》改。
[2] 研：原无，据乾隆本补入。
[3] 去油：此下原衍“去油”二字，据乾隆本删。
[4] 秤：原作“秤”，据乾隆本改。
[5] 就：原作“孰”，据乾隆本改。
[6] 臼：原作“白”，据乾隆本改。

半夏枳术丸即上方加半夏一两

上二黄丸

黄芩二两　黄连酒洗，一两　升麻　柴胡各三钱　甘草二钱　枳实炒，半两

上为末，汤浸蒸饼丸，每白汤下五七十丸。

平胃散

苍术泔浸，二钱　厚朴姜汁炒　陈皮去白　甘草炙，各一钱　姜、枣煎。

木香干姜枳术丸枳术丸加木香三钱，炮姜五钱也

丁香烂饭丸

丁香　木香　广茂[1]炮　京三棱炮　甘草炙，各一钱　丁香皮　甘松净　缩砂仁　益智仁各三钱　香附半两

为末，汤浸蒸饼为丸，绿豆大，每白汤下三十丸，或细嚼。

枳术导滞丸

黄芩　茯苓　白术　黄连各三钱　泽泻二钱　枳实麸炒，去瓤　神曲炒，各五钱　大黄煨，一两

上为末，汤浸蒸饼为丸，食远，白汤下五十丸。

保和丸

山楂肉二两　半夏姜制　橘红　神曲　麦芽　白茯苓各一两　连翘　莱菔子炒，各半两

上为末，滴水为丸。加白术二两，名大安丸。

曲蘖枳术丸枳术加神曲、麦芽各一两也

木香枳术丸枳术丸加木香一两也

槟榔丸

槟榔三钱　木香　人参各二钱　陈皮五钱　甘草一钱

上为末，蒸饼丸，每服二三十丸，食前，白汤下。

三黄枳术[2]丸

黄芩二两　黄连酒炒　大黄煨　神曲炒　白术　陈皮各一[3]两

上为末[4]，汤浸蒸饼为丸，如绿豆大，每服五十丸，白汤下。

除湿益气丸

枳实炒　白术　黄芩生用　神曲炒，各一两　红花三钱　萝卜子炒，半两

为末，荷叶烧饭丸，每服五十丸，白汤下。

白术丸

白术　半夏制　神曲炒　枳实炒，各一两　橘红七钱　黄芩半两[5]　枯白矾三分

上为末，汤浸蒸饼为丸，量所伤多少加减服之。

养胃汤

草果　茯苓　人参去芦，各半两　甘草炙，七钱　橘红七钱半　厚朴去粗皮，姜制　苍术汤洗，炒　半夏汤洗，各一两　霍香洗去土，五[6]钱

上㕮咀，每服四钱，水一盏半，姜七片，乌梅三[7]枚，煎七分[8]，去滓热服。

和解散

厚朴去粗皮[9]，姜汁制　陈皮洗，各四两　藁本　桔梗　甘草各半斤[10]　苍术去皮，一斤

上为粗末，每服三钱，水一盏半，姜三片，枣二枚，煎七分，不拘时热服。

---

❶ 茂：原作“茂”，据文义改。

❷ 术：原作“寔”，据乾隆本改。
❸ 一：原无，据乾隆本补入。
❹ 上为末：原无，据乾隆本补入。
❺ 两：此下原衍“半两”二字，据乾隆本删。
❻ 洗去土五：原无，据乾隆本补入。
❼ 三：乾隆本作“一”，可参。
❽ 分：原无，据乾隆本补入。
❾ 皮：原作“去”，据乾隆本改。
❿ 各半斤：原无，据乾隆本补入。

独圣[1]散单用瓜蒂取吐

茶调散[2]用瓜蒂[3]、细茶[4]各一钱取吐

神保丸

木香　胡椒各二钱半　巴豆十粒，去皮心膜，研　干蝎七枚

上为末，汤浸蒸饼丸，麻子大，朱砂三钱为衣，每服五丸。心膈[5]痛，柿蒂灯心汤下。腹痛，柿蒂煨姜汤下。血痛，炒姜醋汤下。肾气胁下痛，茴香酒下。大便不通，蜜汤调槟榔末[6]一钱下。气噎，木香汤下。宿食不消，茶、酒、浆任下。

不能食

二神丸

破故纸炒，四两　肉豆蔻生，二两

上为末，加大[7]枣四十九枚，生[8]姜四两切片，同煮烂，去姜取枣，剥去皮核，肉研为膏，入药末和杵，丸如桐子大，每服三五[9]十丸，盐汤下。

和中丸

干姜　甘草炙　陈皮各一钱　木瓜一枚　人参　白术各三钱

上为末，蒸饼为丸，食前，白汤下三五十[10]丸。

劳倦

小建中汤加黄芪名黄芪建中汤，加当归名当归建中汤

桂枝　甘草炙　生姜切，各三[11]两　芍药六[12]两　大枣十二枚[13]，擘　胶饴一升

上六味，以水七升，煮取三升，去滓，内胶饴，更上微火消解，温服一升，日三服。呕家不可用，以甜故也。

大建中汤

黄芪　当归　桂心　芍药各三[14]钱　人参　炙甘草各一钱　半夏炮，焙　黑附子炮，去皮，各二钱半

上八味㕮咀，每服五钱，水二盏，姜三片，枣二枚，煎至一盏，去滓，食前温服。

十四味建中汤

即大建中汤加白术　白茯苓　熟地　川芎　麦冬　肉苁蓉各等份。

白术附子汤

白术　附子炮　陈皮　苍术制　厚朴制　半夏汤泡　茯苓去皮　泽泻各一两　猪苓去皮，半两　肉桂四钱

每服五钱，水一盏，生姜三片，煎半盏，食前温服，量虚实加减。

调中益气汤

黄芪一钱　人参　甘草炙　当归　白术各半钱　白芍药　柴胡　升麻各三分　橘皮二分　五味子十五粒

水二钟，煎一钟，去滓温服，食前。

升阳散火汤

柴胡八钱　防风二钱五分　葛根　升

[1] 独圣：原作“瓜蒂”，据乾隆本改。原书目录亦是“独圣散”。
[2] 茶调散：原无，据乾隆本补入。
[3] 蒂：乾隆本此下有一“散”字，可参。
[4] 茶：原作“茶”，据乾隆本改。
[5] 膈：原无，据乾隆本补入。
[6] 末：原无，据乾隆本补入。
[7] 加大：乾隆本作“用肥”，可参。
[8] 生：此下原衍一“生”字，据乾隆本删。
[9] 五：乾隆本作“四”，可参。
[10] 十：原作“六”，据乾隆本改。

[11] 三：原作“一”，据乾隆本改。
[12] 六：原作“三”，据乾隆本改。
[13] 枚：原无，据乾隆本补入。
[14] 三：乾隆本作“二”，可参。

麻　羌活　独活　人参　白芍各五钱　生甘草二钱　炙甘草三钱

每服五钱，加姜、枣煎。

虚　损

保元汤

人参二钱　黄芪三钱　炙甘草一钱

水煎服。

地❶骨皮饮即四物汤加丹皮、地骨皮

十全大补汤

肉桂　甘草　芍药　黄芪　当归　川芎　人参　白术　茯苓　熟地黄各等份

为粗末，每服二三❷钱，水一盏、生姜三片，枣二枚，煎七分，不拘时温服。

人参养荣汤

白芍药一钱五分　人参　陈皮　黄芪蜜炙　桂心　白术　当归　甘草炙，各一钱　熟地黄　五味子炒，杵　茯苓各七分半　远志五分，去心　姜、枣，水煎服。

桂附八味丸即下方加附子、肉桂

桂、附能补一切火，得六味引之，则专补命门之火。何则？附子通行诸经，走而不守，肉桂性亦窜发逢阳药则为汗散，逢血药则为温行，二者皆难控制，必得六味为之浚导，乃能下行而无上僭之虞。今人不明此理，动称桂、附引火归元，离六味而用之，以致酷烈中上，烁涸三阴，为祸大矣火欲少，不欲壮，故桂、附各只一两。火少则生气，故《金匮》名此为肾气丸。裁八味为六味，始自钱仲阳之治小儿，以小儿稚阳纯气，故去桂、附也。薛立斋因之悟，大人阴虚火动，用丹溪补阴法不验者，用此立应丹溪用四物汤补阴，乃补后天有形之血，此则补先天无形之水，故水虚者非此不可。自是以来，群推为滋阴之神方。《医贯》又推广其义，触处旁通，以应无穷之变。而要之皆为根本亏败而设，若病不涉肾，固可不用也。今人未达《医贯》之旨，不论❸何病，辄令服此，延缓误事。故张介石谓《医贯》以六味治伤寒，其言如酰，而医者病家反谓平稳，亦可哂也。

六味地黄丸

地黄砂仁酒拌，九蒸九晒，八两　山茱萸酒润　山药各四两　茯苓　丹皮　泽泻各三两

蜜丸，空心盐汤下。冬，酒下。熟地滋肾君药，然遇气药则运用于上，遇血药则流行于经，不能制其一线入肾也，故以五者佐之。山药阴金也质重属阴，色白属金也，能助肺气之下降；山茱萸阴木也酸属木，润属阴，能敛肝气之迅升，水火升降，必由金木为道路，二者为左右降下之主，以制其旁轶。且补其母而水出高原，补其子茱萸补肝血也而不盗母气。又用丹皮泻南以补北，降火以滋阴，茯苓之淡泄，以降阴中之阳肾中之邪，火也。水虚者，火必上炎。茯苓藏伏地中，为日最久，沉阴可知，故能降上炎之阴火，用茯苓正取其渗泄。昧者反以乳制之，可笑。泽泻之咸泄，以降阴中之阴膀胱中混浊之水液也。肾热则水液混浊，泻其腑，正所以安其脏也。○补肾水，乃滋其润泽之气，无形之癸水也。若有形之壬水，须流行不蓄，否则泛溢为灾，即不浑浊，亦须导之。或疑泽泻泄肾，昧矣。五者色色皆降，共挽地黄下趋，所谓治下制以急也得力尤在苓、泻二味，常常下泄，则群药惟其所导。昧者嫌其渗泄而去之，加入补肾群品，久服气积，下泄无路，势

❶ 地：原作“也”，据乾隆本改。原书目录亦作“地”。

❷ 三：乾隆本作“大”，可参。

❸ 论：原作“谕”，据乾隆本改。

必上涌矣。故曰：六味之苓、泻，补中之升、柴，流湿就燥，分道扬镳，皆必不可去者也。〇补中升也，清升则浊降，故谓补中以升为降。六味降也，火降则水上升，故谓六味以降为升。水何以升，水足则上润也。

七味丸即六味丸加肉桂

都气丸即六味丸加五味子

加减地黄丸即六味丸加五味子、肉桂

知柏地黄丸即六味丸加知母、黄柏

济生肾气丸

熟地四两　茯苓三两　山药　萸肉　丹皮　泽泻　肉桂　车前　牛膝各一两　附子五钱

蜜丸，桐子大，每服八十丸，空心米饮下。

补肝汤

当归　川芎　白芍　熟地　酸枣仁　炙甘草　木瓜

救肺饮

当归　白芍　麦冬　五味子　人参　黄芪　炙甘草　百合　款冬花　紫菀　马兜铃

天王补心丹

柏子仁炒，研，去油，一两　五味子炒，一两　茯苓五钱　当归酒洗，一两　生地酒洗，四两[1]　桔梗　丹参炒，各一两[2]　人参　元参炒，各五钱　天冬炒　麦冬炒，各一两[3]　远志炒，五钱　酸枣仁炒，一两

蜜丸，弹子大，朱砂为衣，临卧灯心汤下一丸，或噙化。

三才丸

天门冬　地黄　人参各等份

为末，炼蜜丸，空心服。

猪肚丸

牡蛎煅[4]　白术各四两　苦参三两

上为细末，以猪肚一具，煮极烂，剉研如膏，和丸，如桐子大。每服三十丸，米饮送下，日三四服。

大黄䗪虫丸

大黄二两半，蒸　黄芩二两　甘草三两　桃仁一升　杏仁一升　地黄十两　芍药四两　干漆一两　虻虫一升　水蛭百枚　蛴螬一升　䗪虫半升

上十二味，末之，蜜丸，小豆大，酒饮服五丸，日三服。

百劳丸

当归炒　乳香　没药各一钱　虻虫十四个，去翅足　人参二钱　大黄四钱　水蛭十四个，炒　桃仁十四个，浸，去皮尖

上为细末，炼蜜为丸，桐子大。都作一服，可百丸，五更用百劳水下，取恶物为度，服白粥十日百劳水，杓扬百遍。乃仲景甘澜水也。

柴胡饮子

黄芩　甘草炙　大黄　芍药　柴胡　人参　当归各等份

剉散，每服四钱，水一盏，姜三片，煎至六分，去滓温服。

防风当归饮子

柴胡　人参　黄芩　甘草　防风　大黄　当归　芍药各半两　滑石二钱

上㕮咀，每服五钱，水一盏半，姜三片，煎七分，温服。

麦煎散

赤茯苓　当归　干漆　鳖甲醋炙　常

---

[1] 生地酒洗四两：此六字原无，据乾隆本补入。

[2] 各一两：乾隆本无此三字。

[3] 人参……各一两：此十七字原无，据乾隆本补入。

[4] 煅：原作“煆”，据文义改。

山　大黄煨　柴胡　白术　生地黄　石膏各一两　甘草半两

上为末，每服三钱，小麦五十粒，水煎，食后临卧服。

传尸将军丸

锦纹大黄九蒸，晒，焙　麝香一钱　管仲　牙皂去皮，醋炙　桃仁去皮[1]，炒　槟榔　雷丸　鳖甲醋炙黄，各一两　芫荑[2]五钱

上为末，先将藁[3]叶二两，东边桃柳李桑叶各[4]七片，水一碗，煎熟去渣，入蜜一盏，再熬成膏，入前药及安息香，捣丸，梧子大，每服三十丸，食前枣汤[5]下。

芎归血余散

室女顶门生发一小团，井水洗去油腻，法醋浸一宿，日中晒干，纸捻火烧存性　真川芎半两　当归三钱　木香　桃仁水浸，去皮，焙，各二钱　安息香　雄黄各一钱　全蝎二枚　江上大鲤鱼头生，截断一枚，醋炙酥

上为末，分作四服。每服井水一大碗，净室中煎七分，入红硬降真香末半钱，烧北斗符入药。月初五更，空心向北，目天咒曰：瘵神瘵神，害我生人，吾奉帝敕，服药保身。急急如律令，咒五遍，面北服药毕，南面吸生气入口腹中，烧降香置床底下。午时又如前服药。

北斗符敕毋念北斗咒，朱砂书符[6]

鳖甲生犀散

天灵盖一俱男者，色不赤可用，女者色赤勿用。以檀香煎汤，候冷洗。咒曰：雷[7]公灵，雷公圣，逢传尸，即须应。急急如律令，咒七遍讫，次用酥炙黄　生鳖甲一枚，去裙，醋炙黄　虎长牙二枚，醋炙酥。如无则用牙关骨半两　安息香　桃仁水浸，去皮尖，焙　槟榔鸡心者，各半两　生犀角　木香　甘遂　降真香　干漆杵碎，炒烟略尽存性　阿魏酒浸，研，各三钱　雷丸二钱　穿山甲取四趾，醋炙焦　全蝎三个　蚯蚓十条，生研和药

上件为末，每服半两。先用豉心四十九粒，东向桃李桑梅小稍各二茎，长七寸，生蓝青七叶，青蒿一小握，葱白连根洗五茎，石臼内同杵，用井水一碗半，煎取一盏，入童子尿一盏，内药末，煎取七分，入麝一字。月初旬五更，空心温服，即以被覆汗，恐汗中有细虫，软帛拭之，即焚其帛。少时，必泻虫，以净桶盛，急钳取虫付烈火焚之，并收入瓷器中，瓦片傅雄黄盖之，泥和灰扎，埋[8]深山绝人行处。

八物汤

白术炒　茯苓　人参　黄芪炙　当归　芍药炒　川芎　地黄

上为散，每服五钱，水二盏，煎至一盏，去滓，食后温服。

大黄青蒿煎

青蒿　大黄　猪胆汁　童便

麦门冬汤[9]

麦门冬去心　远志甘草煮，去心　人参　黄芩　生地黄洗　茯神　石膏煅[10]，各一两　甘草炙，半两

---

[1] 去皮：原作“三个”，据乾隆本改。
[2] 荑：乾隆本作“荑”。
[3] 藁：乾隆本作“蒿”。
[4] 各：此下原衍一“七”字，据乾隆本删。
[5] 汤：原作“洗”，据乾隆本改。
[6] 符：原作“等”，据乾隆本改。
[7] 雷：乾隆本作“电”，可参。
[8] 埋：原作“理”，据乾隆本及《证治准绳》改。
[9] 汤：原无，据乾隆本补入。原书目录亦有此“汤”字。
[10] 煅：原作“煨”，乾隆本作“煆”，据文义改。

郁

越鞠丸

香附　苍术米泔浸一宿，炒　川芎各二两　山栀炒　神曲各一两五钱

为末，滴水丸，绿豆大，每服一百丸，白汤下亦可作汤。

逍遥散

柴胡　当归酒拌　白芍酒炒　白术土[1]炒　茯苓各一钱　炙甘草五分　加煨姜、薄荷[2]调煎。

加味逍遥散即上方加丹皮、栀子

气郁汤

香附童便浸一宿，焙干，杵去毛为粗末，三钱　苍术　橘红　制半夏各一钱半　贝母去心　白茯苓　抚芎　紫苏叶自汗则用子　山栀仁炒，各一钱　甘草　木香　槟榔各五钱[3]　生姜五片煎。

湿郁汤

苍术三钱　白术　香附　橘红　厚朴姜汁炒　白茯苓　抚芎　羌活　独活各一钱　甘草五分　半夏制一钱[4]

生姜五片，水煎。

血郁汤

香附童便制，二钱　牡[5]丹皮　赤曲　川通草　穿山甲　真降香　苏木　山楂肉　大麦芽炒，研，各一钱　红花七分

水酒各一半，煎去滓，入桃仁去皮泥七分，韭汁半盏，和匀，通口服。

热郁汤此治非阴虚非阳陷，亦不发热，而常自蒸蒸不解者

连翘四钱　薄荷叶　黄芩各一钱半　山栀仁二钱　麦门冬去心，三钱　甘草五分　郁金一钱　瓜蒌皮瓤二钱　竹叶七片煎。

痰

水煮金花丸

南星　半夏各一两，俱生用　天麻五钱　雄黄二钱　白面三两

上为细末，滴水为丸，每服五十丸至百丸。先煎浆水沸，下药煮令浮为度，漉出，淡浆水浸，另用生姜汤下。

川芎丸

川芎　龙脑薄荷叶焙干，各七十五两　桔梗一百两　甘草　，三十五两　防风去苗，二十五两　细辛洗，五两

上为细末，炼蜜搜和，每丸重三分，每服一丸，腊茶清细嚼下，食后临卧服。

防风丸

防风洗　川芎　天麻去苗，酒浸一宿　甘草炙，各二两　朱砂半两，研，水飞

上为末，炼蜜为丸，每两作十丸，以朱砂为衣，每服一丸，荆芥汤化服，茶，酒嚼下亦得，无时。

祛风丸

半夏曲　荆芥各四两　槐角子炒　白矾生　橘红　朱砂各一两

上为末，姜汁糊丸，每服五六十丸，生姜、皂角子仁汤下，日三服。

导痰汤

半夏汤洗七次，四两　天南星炮，去皮　枳实去瓤，麸炒　赤茯苓去皮　橘红各一两　甘草炙，半两

上㕮咀，每服四钱，水一盏，姜十片，煎八分，食后温服。

---

[1] 土：原作“酒”，据乾隆本改。
[2] 荷：原无，据乾隆本补入。
[3] 钱：乾隆本作“分”，可参。
[4] 半夏制一钱：此五字，乾隆本无。
[5] 牡：原作“上”，据乾隆本改。

导痰丸《玄珠》

大半夏六两，分作三分：一分用白矾一两为末浸水，一分用肥皂角一两为末浸水，一分用巴豆肉[1]一百粒为末浸水

上件，余药在下，以半夏在上，浸至十日或半月，要常动水，令二药相透，次相合处，拣去巴豆并皂角，将余水以慢火煮，令水干，取出半夏切，捣碎，晒干，或阴干亦佳，后入：甘遂制　百药煎各二两　全蝎　僵蚕各一两　上为细末，薄糊丸，如桐子大，每服十丸或十五丸，亦量人虚实，白汤下。

小黄丸

南星汤洗　半夏汤洗　黄芩各一两

上为细末，姜汁浸，蒸饼为丸，桐子大，每服五七十丸，生姜汤下，食后。

滚痰丸

大黄蒸少顷，翻过再蒸少顷，即取出，不可过　黄芩各八两　青礞石硝煅如金色，一两　沉香五钱

为末，水丸，梧子大，白汤，食后空心服水泻、孕妇忌服。

清心滚痰丸

熟大黄四钱　黄芩四钱　礞石五分　沉香二分半　牙皂五分　犀角五分　麝香五厘　朱砂五分　水糊丸。

控涎丹

甘遂去心　紫大戟去皮　白芥子真者，各等份

上为末，煮糊丸，如桐子大，晒干，临卧淡姜汤或熟水下五七丸至十丸。痰猛气实，加丸数不妨。

白术丸

南星　半夏各一两，俱汤洗　白术一两半

为细末，汤浸蒸饼为丸，梧子大，每服五七十丸，食后姜汤下。

小胃丹

芫花好醋拌匀过一宿，于瓦器内不住手搅炒令黑，不可焦　甘遂湿面裹，长流水浸半日煮，晒干，各半两　大黄湿纸裹煨，勿令焦，切，焙干，再以酒润炒熟焙干，一两半　大戟长流水煮一时，再用水洗，晒干，半两　黄柏炒，三两

上为末，以白术膏丸，如萝卜子大，临卧津液吞下，或白汤送下丹溪用粥丸。

玉粉丸

南星　半夏各一两，俱汤洗　橘皮去白，二两

上为细末，汤浸蒸饼为丸，如桐子大，每服五七十丸，人参生姜汤下，食后。

《局方》桔梗汤

桔梗细剉，微炒　半夏汤洗七次，姜汁制　陈皮去白，各十两　枳实麸炒赤黄色，五两

上为粗末，每服二钱，水一钟，姜五片，同煎至七分，去滓，不拘时[2]温服。

二陈汤

半夏汤洗七次　橘红各五两　白茯苓三两　炙甘草一两半

上㕮咀，每服四钱，水一盏，姜七片，乌梅一枚，煎六分，不拘时热服。

姜桂丸

南星　半夏俱洗　官桂去粗皮，各一两

为细末，蒸饼为丸，桐子大，每服三五十丸，生姜汤下，食后。

胡椒理中丸

款冬花去梗　胡椒　炙草　荜茇[3]　良姜　细辛去苗　陈皮去白　干姜各四两　白术五两

---

[1] 肉：原作“内”，据乾隆本改。

[2] 时：原作“待”，据乾隆本改。

[3] 茇：原作“拨”，据文义改。

上为细末，炼蜜为丸，如桐子大，每服三十丸，加至五十丸，温汤、温酒、米饮任服，无时，日三服。

妙应丸即控涎丹

小半夏茯苓汤

半夏　茯苓各等份

每服五钱，水一盏半，姜五片，煎七分，服无时。

五套丸

南星每个切作十数块，同半夏先用水浸三日，每日易水，次用白矾二两研碎调❶入水内，再浸三日，洗净，焙干　半夏切破，各二两　干姜炮　白术　良姜　茯苓各一两　丁香不见火　木香　青皮　陈皮去白，各半两

上为末，用神曲一两，大麦芽二两同研，取末，打糊丸，如梧桐子大，每服五十丸，加至七十丸，不拘时，温熟水送下。

小半夏汤若加白茯苓三两，名小半夏加茯苓汤

半夏一升　生姜半斤

上二味，以水七升，煮取一升半，分温再服。

苓桂术甘汤

茯苓四两　桂枝　白术各三两　甘草二两

上四味，以水六升，煮取三升，分温三服，小便则利。

甘遂半夏汤

甘遂大者三枚　半夏十二枚，以水一升，煮取半升，去滓　芍药五枚　甘草如指大一枚，炙

上四味，以水二升，煮取半升，去滓，以蜜半升和药汁，煎取八合，顿服之。

厚朴大黄汤

厚朴一尺　大黄六两　枳实四枚

上三味，以水五升，煮取二升，分温再服。

己椒苈黄丸

防己　椒目　葶苈熬　大黄各一两

上四味末之，蜜丸，如梧子大，先食饮服十丸，日三服。

八神来复丹

硝石一两，同硫黄为末，磁器内以微火炒，用柳篦搅，不可火太过，恐伤药力，再研极细，名二气末　太阴玄精石飞，研，一两　五灵脂水澄清，滤去砂石，晒干　青皮去白　陈皮去白，各二两　舶上硫黄透明者　沉香　木香坚实者　天南星粉白者，各一两

上为末，飞面糊丸，如梧桐子大，每服三十丸，空心米饮送下。

大青龙汤

麻黄六两，去节　桂枝二两　甘草二两，炙　杏仁四十个，去皮尖　生姜三两　大枣十二枚　石膏如鸡子大

上七味，以水九升，先煮麻黄，减二升，去上沫，内诸药，煮取三升，去滓，温服一升，取微似汗，汗多者温粉扑之。

小青龙汤

麻黄去节，三两　芍药三两　五味子半升　干姜三两　甘草三两，炙　细辛三两　桂枝三两　半夏半升，汤洗

上八味，以水一斗，先煮麻黄减二升，去上沫，内诸药，煮取三升，去滓温服一升❷。

茯苓丸

半夏二两　茯苓一两　枳壳去瓤，麸

❶ 调：原作“谓”，据乾隆本改。

❷ 一升：原无，据乾隆本补入。

炒，半两　风化朴硝二钱五分。制法：以马牙硝及芒硝撒在木盘中，少[1]时成水[2]，置当风处即干如白粉，刮取用之可也

上为细末，生姜汁煮面糊为丸，如桐子大，每服三十丸，姜汤送下。

五饮汤

旋覆花　人参　陈皮去白　枳实　白术　茯苓　厚朴制　半夏制　泽泻　猪苓　前胡　桂心　白芍药　炙甘草以上各等份

上每一两分四服，姜十片，水二盏，煎七分，去滓温服，无时。

痞　满

瓜蒌薤白白酒汤

瓜蒌实一枚，捣　薤白半斤　白酒七升

上三味同煮，取二升，分温再服。

瓜蒌薤白半夏汤

瓜蒌实一枚，捣　薤白三两　半夏半升　白酒一斗

上四味同煮，取四升，温服一升，日三服。

乌头赤石脂丸

蜀椒一两。一法二分　乌头一分，炮　附子半两，炮。一法一分　赤石脂一两。一法二分　干姜　一两。一法一分

上五味末之，蜜丸，桐子大，先食服一丸，日三服，不知，稍加服。

薏苡附子散

薏苡仁十五两　大附子十枚，炮

上二味杵为散，服方寸匕，日三服。

茯苓杏仁甘草汤

茯苓三两　杏仁五十枚　甘草一两

上三味，以水一斗，煮取五升[3]，温服一升，日三服。

橘皮枳实生姜汤[4]

橘皮一斤　枳实三两　生姜半斤

上三味，以水五升，煮取二升，分温再[5]服。

枳实薤白桂枝汤

枳实四枚　厚朴四两　薤白半斤　桂枝一两　瓜蒌实一枚，捣

上五味，以水五升，先煮枳实、厚朴，取三升，去滓，内诸药，煮数沸，分温三服。

人参汤

人参　甘草　干姜　白术各三两

上四味，以水八升，煮取三升，温服一升[6]，日三服。

桂枝生姜枳实汤

桂枝三两　生姜三两　枳实五枚

上三味，以水六升，煮取三升，分温三服。

黄芪补中汤

黄芪　人参各二钱　甘草　白术　苍术　陈皮各一钱　泽泻　猪苓　茯苓各五分[7]

上水一钟，煎七分，温服，送下大消痞丸。

大消痞丸

白术　姜黄各一两　黄芩　黄连炒，各六钱　枳实麸炒，五钱　半夏汤洗七次　陈皮　人参各四钱　泽泻　厚朴　砂仁各三钱　猪苓二钱五分　干生姜　神曲炒　炙甘草各二钱

---

❶ 少：原作“片”，据乾隆本改。
❷ 水：原作“冰”，据乾隆本改。
❸ 五升：原无，据乾隆本补入。
❹ 汤：此下原衍“橘皮枳实生姜汤”七字，据乾隆本删。
❺ 再：原无，据乾隆本补入。
❻ 温服一升：原无，据乾隆本补入。
❼ 各五分：原无，据乾隆本补入。

上为细末，汤浸蒸饼为丸，如桐子大，每服五七十丸至百丸，食远白汤下。

黄芩利膈丸

黄芩生、炒各一两　白术　枳壳　陈皮　南星各三钱　半夏　黄连　泽泻各五钱　白矾五分

为末，水浸蒸饼丸，每服三五十丸，白汤下，食远服或加薄荷叶、玄明粉二钱。

积　聚

秘方化滞丸《丹溪心法附余》

巴豆　三棱　莪术　青皮　陈皮　黄连　半夏　木香　丁香

倒仓法

用肥嫩黄牡牛肉三十斤，切成小块，去筋膜，长流水煮烂，以布滤去滓，取净汁再入锅中，慢火熬至琥珀色则成矣。令病人预❶先断欲食淡，前❷一日不食晚饭，设密室令明快而不通风。至日，病人入室饮汁一钟，少时又饮一钟，积数十钟，寒月则重汤温而饮之，任其吐利。病在上者欲其吐多，病在下者❸欲其利多，上中下俱有者，欲其吐利俱多，全❹在活法而为之缓急多寡也连进之，急则逆上而吐多，缓则顺下而利多矣。视其所出之物，必尽病根乃止。吐❺利后必渴，不得与汤，以所出之溺饮之，名轮回酒，非惟可以止渴，抑且可以涴濯余垢。行后倦睡，觉饥先与稠米汤饮，次与淡稀粥，三日后方与少菜羹，次与厚粥软❻饭。调养半月或一月，觉精神焕发，形体轻健，沉疴悉安矣。其后忌牛肉数一作五年。夫牛坤土也，黄土之色也，以顺为性，而效法乎乾以为功者，牡之用也。肉者，胃之药也，熟而为液，无形之物也。横散入肉络，由肠胃而渗透肌肤、皮毛、爪甲，无不入也。积聚久而形质成，依附肠胃回薄曲折处，以为栖泊之窠臼，阻碍津液气血，熏蒸燔灼成病，自非刮肠剖骨之神妙，可以铢两丸散，窥犯其藩墙户牖乎？肉液之散溢，肠胃受之，其回薄曲折处，肉液充满流行，有如洪水泛涨，浮槎陈朽，皆推逐荡漾，顺流而下，不可停留，凡属滞碍，一洗而空。牛肉全重厚和顺之性，盎然涣然，润泽枯槁，补益虚损，宁无精神焕发之乐乎？

桃仁煎

桃仁　大黄各一两　虻虫炒，五钱　朴硝一两

共❼为末，先以醇醋一斤，用砂器慢火煎至多半钟，下末药，搅良久，为小丸❽。前一日不吃晚饭，五更初酒送下一钱，取下恶物如豆汁、鸡肝。未下，次日再服，见鲜血止药。如无虻虫、以䗪虫代之。

大七气汤

京三棱　蓬莪术　青皮　陈皮各去白　藿香叶　桔梗去芦　肉桂不见火　益智仁各一两半　甘草炙，七钱半❾　香附炒，去毛，一两半

㕮咀，每服五钱，水二盏，煎一盏，食前❿温服。

伏梁丸

黄连去须，一两半　人参去芦　厚朴去粗皮，姜制，各半两　黄芩三钱　肉桂　茯

❶ 预：原作“预”，据乾隆本改。
❷ 前：原作“煎”，据乾隆本改。
❸ 者：原作“煮”，据乾隆本改。
❹ 全：原作“金”，据乾隆本改。
❺ 吐：原作“咀”，据乾隆本改。
❻ 软：原作“較”，据乾隆本改。
❼ 共：原作“其”，据乾隆本改。
❽ 丸：原作“儿”，据乾隆本改。
❾ 桔梗去芦……七钱半：此二十二字原无，据乾隆本补入。
❿ 前：原作“煎”，据乾隆本改。

神去皮　丹参炒，各一两　川乌炮，去皮脐　干姜炮　红豆　菖蒲　巴豆霜各五分

上除巴豆霜外，为末，另研巴豆霜旋入和匀，炼蜜为丸，如桐子大。初服二丸，一日加一丸，二日加二[1]丸，渐加至大便微溏，再从二丸加服。淡黄连汤下，食远。周而复始，积减大半，勿服。秋冬加厚朴半两，通前共一两，减黄连半两，只用一两，黄芩全不用。

三因伏梁丸

茯苓去皮　人参去芦　厚朴去粗皮，姜[2]制，炒　枳壳去瓤，麸炒　三棱煨　半夏汤泡七次　白术各等份

为细末，面糊丸，如梧子大，每服五十丸，食远，米汤下。

肥气丸

柴胡二两　黄连七钱　厚朴半两　椒炒去汗去目及闭口者，四钱　甘草炙，三钱　广茂[3]炮　昆布　人参各二钱[4]　皂角去皮弦子，煨　白茯苓去皮，各一钱半　川乌炮，去皮脐，一钱二分　干姜　巴豆霜各五分[5]

上除茯苓、皂角、巴豆外，为极细末，再另研茯苓、皂角为细末和匀，方旋入巴豆霜和匀，炼蜜丸，如桐子大。初服二丸，一日加一丸，二日加二丸，渐加至大便微溏，再从两丸加服，周而复始，积减大半，勿服。在后积药，依此法服之，春夏秋冬另有加减法在各条下，秋冬加厚朴一半，通前重一两，减黄连一钱半。若治风痫，于一料中加人参、茯苓、菖蒲各三钱，黄连只依春夏用七钱，虽秋冬不减。淡醋汤送下，空心服。

加减肥气丸

柴胡[6]　厚朴　人参　干姜各半两　川乌　巴豆霜各三钱　肉桂二钱　黄连一两　川椒　甘草各五分

上除巴豆霜外，同为细末，旋入巴豆研匀，炼蜜丸，如梧子大。初服二丸，一日加一丸，二日加二丸，渐加至大便微溏，再从二丸加服，淡醋汤下，空心服。秋冬去生姜半钱，加厚朴一倍，减黄连一半。

三因肥气丸

当归头　苍术各一两半　青皮一两，炒　蛇含石火煅　醋淬，七钱半　三棱　蓬术　铁孕粉各三两，与三棱、蓬术同入醋煮一伏时为末，醋煮米糊丸，如绿豆大，每服四十丸，用当归浸酒下，食远服。

息贲丸

厚朴姜制，八钱　黄连炒，一两三钱　人参去芦，二钱　干姜炮　白茯苓去皮，另末　川椒炒去汗　紫菀去苗，各一钱半　桂枝去粗皮　桔梗　京三棱炮　天门冬　陈皮　川乌炮，去皮脐[7]　白豆蔻各一钱　青皮五分　巴豆霜四分

上除茯苓、巴豆霜旋入外，余药共为细末，炼蜜丸，如桐子大。每服二丸，一日加一丸，二日加二丸，加至大便微溏，再从二丸加服。煎淡姜汤送下，食远。周而复始，积减大半，勿服。秋冬加厚朴五钱，通前一两三钱，黄连减七钱，用六钱。

加减息贲丸

川乌　干姜　白豆蔻　桔梗各一钱　紫菀　厚朴　川椒[8]炒去汗　天门冬去心　京三棱　茯苓各一钱半　人参　桂枝各二钱　陈皮八钱　黄连一两三钱　巴豆霜四

---

[1] 二：原作“三”，据乾隆本改。
[2] 姜：原作“羌”，据乾隆本改。
[3] 茂：原作“茂”，据文义改。
[4] 钱：乾隆本此字下有一“半”字，可参。
[5] 巴豆霜各五分：此六字原无，据乾隆本补入。
[6] 柴胡：原无，据乾隆本补入。
[7] 去皮脐：原无，据乾隆本补入。
[8] 椒：原作“椒”，据乾隆本改。

分　红花少许　青皮七分

上为末，汤泡蒸饼为丸，如桐子大。初服二丸、一日加一丸，二日加二丸，加至大便微溏为度，再从二丸加服。煎生姜汤送下，食前忌酒、湿、面、腥、辣、冷物。

三因息贲汤

半夏汤泡　桂心　人参去芦　吴茱萸洗三钱[1]　桑白皮炙　葶苈　炙甘草各二[2]钱半

上作一服，水二钟，生姜五片，红枣二枚，煎一钟，食前服。

痞气丸

厚朴制，半两　黄连去须，八钱　吴茱萸洗，三钱　黄芩　白术各二钱　茵陈酒制，炒　缩砂仁　干姜炮，各一钱半　白茯苓另为末　人参　泽泻各一钱　川乌炮，去皮脐　川椒[3]各五分　巴豆霜另研[4]　桂各四分[5]

上除茯苓、巴豆霜另研为末旋入外，余药同为细末，炼蜜丸，桐子大。初服二丸，一日加一丸，二日加二丸[6]，渐[7]加至大便微溏，再从二丸加服。淡甘草汤下，食远。周而复始[8]，积减大半，勿复。

加减痞气丸

厚朴一钱　黄芩酒制　黄连酒制　益智仁　当归尾　橘皮去白　附子各三分　半夏五分　吴茱萸　青皮　泽泻　茯苓　神曲炒　广茂[9]　昆布　熟地黄　人参　甘草　巴豆霜　葛根各一[10]分　红花半分

上为细末，蒸饼为丸，如桐子大，依前服法。

三因痞气丸

赤石脂火煅　醋淬　川椒[11]炒去汗　干姜炮，各二两　桂心　附子各半两，炮　大乌头炮，去皮脐，二钱半

上为细末，炼蜜和丸，如梧子大，以朱砂为衣，每服五十丸，食远，米汤下。

奔豚丸

厚朴姜制，七钱　黄连炒，五钱　苦楝子酒煮，三钱　白茯苓另末　泽泻　菖蒲各二钱　玄胡索一钱半　附子去脐皮　全蝎　独活各一钱　川乌头炮　丁香各五分　巴豆霜四分　肉桂　二分

上除巴豆霜、茯苓另为末旋入外，余药为细末，炼蜜丸，如梧子大。初服二丸，一日加一丸，二日加二丸，渐加至大便微溏，再从二丸加服。淡盐汤下，食远。周而复始，积减大半，勿服。秋冬加厚朴半两，通前一两二钱。如积势坚大，先服前药不减，于一料中加存性牡蛎三钱，疝、带下勿加。如积满腹或半腹，先治其所起是何积，当先服本脏积药，诸病自愈，是治其本也，余积皆然。如服药人觉热，加黄连。如服药人气短，加厚朴。如服药人气[12]闷乱，减桂。

三因奔豚汤

甘李根皮焙　干葛　川芎　当归　白芍药　黄芩　甘草炙，各一钱半　半夏汤泡七次，二钱

上作一服，水二钟，姜五片，煎至一钟，食前服。

二贤散

橘红一斤，净　甘草四两　盐半两

上用水二四碗，从早煮至夜，以烂为度，水干则添水。晒干为末，淡姜汤

---

[1] 洗三钱：乾隆本作“汤泡”，可参。
[2] 二：乾隆本作“一”，可参。
[3] 椒：原作“弓”，据乾隆本改。
[4] 研：原作“四分”，据乾隆本改。
[5] 桂各四分：原缺，据乾隆本补入。
[6] 二丸：原作“至大”，据乾隆本改。
[7] 渐：原无，据乾隆本补入。
[8] 始：原作“如”，据乾隆本改。
[9] 茂：原作“茂”，据文义改。
[10] 一：乾隆本作“二”，可参。
[11] 椒：原无，据乾隆本补入。
[12] 气：乾隆本无此字。

调下。有块者加姜黄[1]半两，同前药煮。气滞加香附二两，同前药煮。气虚者[2]加沉香半两，另入。噤口痢加莲肉二两，去心，另入。

通经散

陈皮去白　当归各一两　甘遂以面包，不令透水，煮百余沸，取出用冷水浸过，去面焙干

上为细末，每服三钱，温汤调下，临卧服。

霞天膏

即倒仓法方，熬如稀饧，滴水不散，色如琥珀，其膏成矣此节火候最要小心，不然坏矣。大段每肉十二斤，可炼膏一斤，瓷器盛之。用调煎剂，初少渐多，沸热自然溶化。用和丸剂，则每三分，搀白面一分，同煎为糊，或同炼蜜。寒天久收，若生霉，用重汤煮过，热天冷水窨之，可留三日。

虫

乌梅丸

乌梅三百个，酸以静虫　细辛六两，辛热　干姜十两，辛热　蜀椒四两，去子，辛热，三味以伏虫　黄柏六两，寒苦　黄连一斤，苦寒，二味以下虫　附子六两，炮，辛热　桂枝六两，辛热，二味以济连、柏之寒　当归四两，辛温　人参六两，甘温，二味以补血气

上十味，异捣筛，合治之，以苦酒渍乌梅一宿，去核蒸之，五升米下，饭熟捣成泥，和药令相得，内臼中与蜜杵二千下，丸如梧桐子大。先食，饮服十丸，日三服，稍加至二十丸。禁生冷滑物，臭食等。

化虫丸

鹤虱　槟榔　苦楝根东引者，各一两　胡粉炒，一两　使君子　芜荑[3]各五钱　枯矾二钱半

面糊丸，末服亦可。

万应丸

黑牵牛取头末　大黄　槟榔各八两　雷丸醋煮　南木香各一两　沉香五钱

上将黑牵牛、大黄、槟榔和一处为末，以大皂角、苦楝[4]皮各四两煎汁，法水为丸，如绿豆大，后以雷丸、木香、沉香和一处研末为衣。每服三四十丸，五更用砂糖水送下，或作末服亦可。

取虫积方

槟榔　牵牛各半斤　雷丸一两半　苦楝[5]皮一两　大黄四两　皂角半斤　三棱　蓬术各二两，另研，同醋煮[6]　木香随意加入

上为细末，煮皂角膏子，煮糊和丸，如黍米大，每服二钱，四更时分冷茶送下。小儿一钱，下虫后，白粥补之。

蚕蛹汁方

上取缫丝蚕蛹两合研烂，生布绞取汁，空心顿饮之。非缫丝时，预收取蚕蛹，晒，研细末，用时以意斟酌多少，和粥饮服之。

肿　胀

疏凿饮子

泽泻　商陆　赤小豆炒　羌活　大腹皮　椒目　木通　秦艽　茯苓皮　槟榔各

[1] 汤调下……加姜黄：此九字原无，据乾隆本补入。
[2] 者：原作“煮”，据乾隆本改。
[3] 荑：原作“萸”，据文义改。
[4] 楝：原作“练”，据文义改。
[5] 楝：原作“练”，据文义改。
[6] 煮：原作“者”，据乾隆本改。

等份

上㕮咀，每服四钱，水一盏，姜五片，煎七分，不拘时温服。

实脾饮

厚朴去皮，姜制　白术　木瓜去瓤　大腹皮　附子炮　木香不见火　草果仁　白茯苓去皮　干姜炮，各一两[1]　甘草炙，半两

每服四钱，姜五片，枣一枚煎，无时温服。

复元丹

附子炮，二两　南木香煨　茴香炒　川椒炒出汗　厚朴去粗皮，姜制　独活　白术炒　陈皮去白　吴茱萸炒　桂心各一两　泽泻一两半　肉豆蔻煨　槟榔各半两

糊丸，梧子大，每服五十丸，紫苏汤下。

防己黄芪汤

防己一两　黄芪一两二钱半　白术七钱半　甘草炙，半两

每服五钱匕，生姜四片，枣一枚煎，去滓温服，良久再服。

越婢汤

麻黄六两　石膏半斤　生姜三两　枣十五枚　甘草二两

以水六升，先煮麻黄，去上沫，内诸药，煮取三升，分温二服。

防己茯苓汤

防己　黄芪　桂枝各三两　茯苓六两　甘草二两

水六升，煮取二升，分温[2]服。

越婢加术汤即越婢汤加白术四两

甘草麻黄汤

甘草二两　麻黄四两

水五升，先煮麻黄，去上沫，内甘草，煮取三升，温服一升，重覆汗出，不汗再服，慎风寒。

五皮饮一方去陈皮、桑白，入五加皮、地骨皮。脚肿加五加皮、木瓜、防己，名加味五皮饮

陈皮　茯苓皮　姜皮　桑白皮炒　大腹皮各等份　水煎服。

十枣汤

芫花熬　甘遂　大戟各等份

上三味，捣筛，以水一升五合，先煮肥大枣十枚，取八合，去滓，内药末，强人服一钱匕，羸人服半钱，平旦温服之。不下者，明日更服半钱，得快利后，糜粥自养。

浚川散

大黄煨　牵牛取头末　郁李仁各一两　木香三钱　芒硝三钱　甘遂半钱

神祐丸

甘遂以面包，不令透水，煮百余沸取出，用冷水浸过，去面焙干　大戟醋浸煮，焙干用　芫花醋浸煮，各半两　黑牵牛二两　大黄一两

上为细末，滴水为丸，小豆大，每服五七十丸，临卧温水下。

三花神祐丸

即神祐丸加轻粉五分。

禹功散

黑牵牛四两　茴香炒，一两或加木香一两

上为末，姜汁调一二钱服。

舟车丸

即三花神祐丸加青皮五钱　陈皮五钱　木香二钱半　槟榔二钱半

---

[1] 草果仁……各一两：此十四字原无，据乾隆本补入。

[2] 温：原作“汤”，据乾隆本改。

枳实白术汤

枳实七枚　白术二两

上㕮咀，以水五升，煮取二升，分温三服。腹中软，即当散也。

茯苓导水汤

泽泻　赤茯苓各三两　桑皮一两　木香七钱半　木瓜一两　砂仁七钱半　陈皮七钱半　白术三两　苏叶一两　大腹皮七钱半　麦冬去心，三两　槟榔一两

每服五钱，灯心水煎。

寒胀中满分消汤

人参　川乌　当归　青皮　黄连　泽泻　干姜　柴胡　麻黄留节　生姜　荜澄茄各二分　益智仁　半夏　茯苓　木香　升麻各三分　黄芪　吴茱萸　草豆蔻　厚朴　黄柏各五分　水煎服。

热胀中满分消丸

姜黄　人参　白术　猪苓去黑皮　炙甘草各一钱　广皮　泽泻各三钱　知母炒，四钱　黄连炒　半夏制　枳实炒，各五钱　厚朴姜制，一两[1]　黄芩炒，夏用一两二钱　砂仁　干姜　白茯苓各二钱

汤浸蒸饼丸，梧子大，每服百丸，白汤下，食远。

分心气饮

紫苏梗二[2]钱半　青皮　芍药　大腹皮　陈皮各一钱　木通　半夏各八分　官桂六分　赤茯苓　桑皮炒，各五分

水二钟，姜三片，灯心十茎，煎八分，食前服。

紫苏子汤

真紫苏子炒，捶碎，一钱　半夏制　大腹皮　草果仁　厚朴制　木香　陈皮去白　木通　白术　枳实麸炒，各一钱　人参五分　甘草炙，三分

水一钟，姜五片，煎八分，食远服[3]。

分气香苏饮

桑白皮炒　陈皮　茯苓　大腹皮　香附炒，各一钱　紫苏一钱半　桔梗　枳壳各八分　草果仁七分　五味子[4]十二粒

水二钟，姜三片，煎八分，入盐少许，食前服。

消导宽中汤

白术一钱五分　枳壳麸炒　厚朴姜制　陈皮　半夏　茯苓　山楂肉[5]　神曲炒　麦芽炒　萝卜子炒，各一钱

水二钟，姜三片，煎八分服。

大异香散

三棱　蓬术　青皮　半夏曲　陈皮　藿香　桔梗　枳壳炒　香附炒　益智各一钱半　甘草炙，半钱

分作二贴，每贴用水二钟，生姜三片，枣一枚，煎一钟，去渣[6]，食远服。

当归活血散

赤芍药　生地黄　当归须酒洗，各一钱半　桃仁去皮尖，炒　红花酒洗　香附童便浸，各一钱　川芎　牡丹皮　玄胡索　蓬术各八分，炮　三棱炮　青皮各七分

水二钟，煎七分，空心服。

人参归芎汤

人参　辣桂去粗皮　五灵脂炒，各二钱五分　乌药　蓬术　木香　砂仁　炙甘草各半两　川芎　当归　半夏汤泡，各七钱五分

上㕮咀，每服一两五钱，姜五片，红枣二枚，紫苏四叶煎，空心服。

---

[1] 两：此下原衍“厚朴姜制一两”六字，据乾隆本删。
[2] 二：乾隆本作“一”，可参。
[3] 服：原无，据乾隆本补入。
[4] 味子：原无，据乾隆本及《证治准绳》补入。
[5] 肉：原无，据乾隆本补入。
[6] 渣：原作“查”，据文义改。

加味枳术汤

枳壳麸炒　辣桂　紫苏茎叶　陈皮　槟榔　桔梗　白术　五灵脂炒　木香各二钱半　半夏　茯苓　甘草各五钱

㕮咀，每服五钱，水二盏，姜三片，煎一盏，温服。

椒仁丸

椒仁　甘遂　续随子去皮，研　附子炮　郁李仁　黑丑炒　五灵脂研　当归　吴萸　玄胡索各五钱　芫花醋浸　胆矾　信砒各一钱　石膏二钱　蚖青　斑蝥各十个，去头足翅，俱用❶糯米炒至米黄，去米

面糊丸，豌豆大，每服一丸，陈皮汤下。勿畏，常治虚弱人亦无害也。

人参大黄汤蜜丸，名人参丸

人参　当归　大黄炒，各一钱　桂心　瞿麦穗　赤芍　茯苓各一钱　葶❷苈二分

治经脉不利，化水肿胀，皮肉赤纹❸。

七气消聚散

香附米一钱半　青皮　蓬术　三棱俱醋炒　枳壳麸炒　木香　砂仁各一钱　厚朴姜制　陈皮各二❹钱二分　甘草炙，四分

水二钟，姜三片，煎八分，食前服。

参术健脾汤

人参　白茯苓　陈皮　半夏　缩砂仁　厚朴姜制，各一钱　白术二钱　炙甘草三分

水二钟，姜三片，煎八分服。加曲糵、山楂肉尤佳。

厚朴散

厚朴　槟榔　木香　枳壳　青皮　陈皮　甘遂　大戟

调中健脾丸

黄连　吴萸炒，各二钱❺　苏子　莱菔　泽泻　草蔻各一钱半　沉香六分　黄芪　人参　茯苓　苍术各二钱　五加皮二钱　白术六钱　陈皮　半夏　香附　山楂　薏苡仁各三钱　白芍二钱　再用瓜蒌挖一孔，入川椒三钱，碱二钱，外用纸糊，再用盐泥封固，晒干，炭火煅通红，去泥，取一钱，并入诸药，共为末，荷叶、腹皮汤，打黄米糊丸，梧子大，每服数十丸，日❻三服。

黄芪芍药桂枝苦酒汤

黄芪五两　芍药三❼两　桂枝三两

上三味，以苦酒一升，水七升，相和煮取三升，温服一升。当心烦，服至六七日乃解苦酒、即醋，敛汗不得出，故心烦。

大橘皮汤

橘皮　厚朴姜制，各一钱半　猪苓　泽泻　白术各一钱二分　槟榔　赤茯苓　陈皮　半夏　山楂肉　苍术　藿香　白茯苓各一钱　木香五分　滑石三钱

水二钟，姜三片，煎八分，食前服。

升麻和气散

干姜半钱　干葛一两　大黄蒸，半两　熟枳壳五分　桔梗　熟苍术　升麻各一两　芍药七钱半　陈皮　甘草各二❽两半　当归　熟半夏　白芷　茯苓各二钱

每服四钱，水一钟，姜三片，灯心十茎，煎七分，食前温服。

导水丸

大黄二两　黄芩二两　滑石四两　黑牵牛四两，另取头末

去湿热腰痛，泄水湿肿满，久病加

---

❶ 俱用：原作“其目”，据乾隆本改。
❷ 葶：原作“草”，据乾隆本改。
❸ 纹：原作“绞”，据乾隆本改。
❹ 二：乾隆本作“一”，可参。
❺ 钱：原无，据乾隆本补入。
❻ 日：原作“口”，据乾隆本改。
❼ 三：原作“二”，据乾隆本改。
❽ 二：乾隆本作“一”，可参。

甘遂一两。去遍身走注疼痛，加白芥子一两。退热散肿毒，止痛，加朴硝一两。散结滞，通关节，润肠胃，行滞气，通血脉，加郁李仁一两。去腰腿沉重，加樟柳根一两。上为细末，滴水为丸，桐子大，每服五十丸，或加至百丸，临卧温水下。

神芎丸

即导水丸一料，内加黄连、薄[1]荷、川芎各[2]半两，水丸，桐子大，水下。

黄疸

茵陈蒿汤

茵陈蒿六两　栀子十四枚　大黄二两

上三味，以水一斗，先煮茵陈，减六升，内二味，煮取三升，去滓，分温三服。小便当利，尿如皂角汁状，色正赤，一宿腹减，黄从小便去也。

栀子大黄汤

栀子十四枚　大黄一两　枳实五枚　豆豉一升

上四味，以水六升，煮取三升，分温二服。

硝石矾石散

硝石　矾石烧，等份

上二味为散，以大麦粥汁和服方寸匕，日三服，病随大小便去，小便正黄，大便正黑，是其候也[3]。

茵陈五苓散

茵陈蒿末十分　五苓散五分

先食，饮服方寸匕，日二服。

桂枝加黄芪汤[4]

桂枝　白芍　生姜各一钱五分　黄芪　甘草各一钱　枣二个

热服，须臾饮热汤即汗，若不汗，更服。

大黄硝石汤

大黄　黄柏　硝石各四两　栀子十五枚

上四味，以水六升，煮取二升，去滓，内硝，更煮取一升，顿服。

小温中丸

针砂一斤　以醋炒为末，入糯米炒极黄，为末，亦用一斤，醋糊丸，如桐子大，每米饮下四五十丸。忌口。轻者服五两，重者七两愈。

大温中丸

香附一斤，童便浸　甘草二两　针砂一斤，炒红色，醋淬三次　苦参春夏二两，秋冬一两　厚朴姜炒黑，五两　白芍五两　陈皮三两　山楂五两　苍术五两[5]　青皮六两　白术三两　茯苓三两

醋糊丸，米饮下，弱者白术[6]汤下。忌一切生冷油腻，荤发糍硬之物。服过七日，手心即凉，口唇内有红晕起，调理半月愈。虚人佐以四君子汤。

枣矾丸

皂矾不拘多少，置砂锅内炒通赤，用米醋点之，烧用木炭

上为末，枣肉丸，每服二三十丸，食后，姜汤下。

暖中丸

陈皮　苍术　厚朴制　三棱　白术　青皮各五钱　香附一斤　甘草二两　针砂十两，炒红，醋淬

---

[1] 薄：原作“苗”，据乾隆本改。
[2] 各：原无，据乾隆本补入。
[3] 其候也：原作“也无是”，据乾隆本改。
[4] 汤：原无，据乾隆本及原书目录补入。
[5] 苍术五两：此四字原无，据乾隆本补入。
[6] 术：原作“木”，据乾隆本改。

上为末，醋糊丸，空心盐姜[1]汤下五十丸，晚食前酒下亦可。忌狗肉。

青龙散

地黄　仙灵脾　防风各二钱半　荆芥穗一两　何首乌二钱半

食后服，日三服，沸汤下一钱。

《宝鉴》茵陈栀子汤

茵陈叶一钱　茯苓去皮，五分　栀子仁　苍术去皮，炒　白术各三钱　黄芩生，六分　黄连去须　枳壳麸炒　猪苓去皮　泽泻　陈皮　汉防己各二分　青皮去白，一分

上用长流水煎，食前温服。

谷疸丸

苦参三两　龙胆草一两　牛胆一枚，取汁

上为末，用牛胆汁入少炼蜜和丸，如桐子大。每服五十丸，空心，热水或生姜，甘草煎汤送，兼红丸子服亦可方见伤食。

霍脾饮

干葛　枇杷叶去毛　桑白皮　霍香叶　陈皮　白茯苓　枳椇子各等份

水煎，送酒煮黄连丸丸方见伤暑。

加味四君子汤

人参　白术　茯苓　白芍　黄芪　扁豆各二钱　炙草一钱　姜、枣煎。

滑石散

滑石一钱半　枯矾一钱　为末，大麦汤下。

肾疸汤

升麻二钱半　苍术五分　防风二分半　独活[2]　白术　柴胡　羌活　干葛各二分半　茯苓　猪苓　泽泻各一分半　甘草一分半　黄柏一分　人参　神曲各三分

又方

四苓散合四物汤，去川芎，加茵陈、麦冬、滑石、甘草。

消　渴

黄芪六一汤

黄芪六钱，半生半炙　甘草一钱，半生半炙

为末，白汤点服二钱，亦可煎服。

玄菟丹

菟丝子酒浸通软，乘湿研，焙[3]干，别取末十两　五味子酒浸，别为末七两　白茯苓　干莲肉各三两

上为末，别碾干山药末六两，将所浸酒余者，添酒煮糊，搜和得所，捣数千杵，丸如梧子大，每服五十丸，空心，食前米饮下。

灵砂丸制法详《丹溪心法附余》

水银一斤　硫黄四两

上二味，用新铫内炒成砂子，入水，火鼎煅炼为末，糯米糊丸，如麻子大，每服三丸，空心，枣汤、米饮、井花水、人参汤任下。量病轻重，增至五七丸。忌猪羊血、绿豆粉、冷滑之物。

黄连猪肚丸

黄连去须　粟米　栝楼根　茯神各四两　知母　麦冬去心，各二两

上为细末，将大猪肚一个洗净，入药于内，以线[4]缝口，置甑中炊极烂，取出药别研。以猪肚为膏，再入炼蜜搜和前药，杵丸，如梧子大。每服五十丸，参汤下又方加人参、熟地、干葛。又方除知母、粟米，用小麦。

---

[1] 姜：原无，据乾隆本补入。
[2] 活：原作“沽”，据乾隆本改。
[3] 焙：原作“令”，据《证治准绳》改。
[4] 线：原作“绵”，据乾隆本改。

忍冬丸

忍冬草不以多少，根茎花叶皆可用之，勿犯铁器，生者效速

上用米曲酒于瓶内浸，以糠火煨一宿，取出晒干，入甘草少许，为末，即以所浸酒煮糊为丸，如梧桐子大。每服五十丸至百丸，酒饮任下。

参术饮

人参　干山药　莲肉去心　白扁豆去皮，姜汁浸，炒，各一斤半　白术于潜者，二斤　桔梗炒令黄色　砂仁　白茯苓去皮　薏苡仁　炙甘草各一斤

上为细末，每服二钱，米汤调下，或加姜、枣煎服。或枣肉和药丸，如桐子大，每服七十丸，空心，用米汤送下。或炼蜜丸，如弹子大，汤化下。

黄芪饮一方无瓜蒌，有天冬、人参、乌梅

黄芪蜜炙　茯苓去皮木　栝楼根　麦门冬去心　生地黄　五味子　炙甘草各一钱半

水二钟，煎一钟，食远服。

七珍散

人参　白术　黄芪蜜炙　山药　白茯苓　粟米微炒　甘草各等份

上为细末，每服三钱，姜、枣煎服。如故，不思饮食，加扁豆一两，名八珍汤❶。

干葛饮

干葛二两　枳实去白，麸炒　栀子仁　豆豉各一两　甘草炙，半两

每服四钱，水煎，不拘时温服。

痿

补阴丸

黄柏　知母俱盐、酒拌炒　熟地黄　败龟板酥炙，各四两　白芍药煨　陈皮　牛膝酒浸，各二两　虎胫骨酥炙　锁❷阳酒浸，酥炙　当归酒洗，各一两半　冬月加干姜五钱半

上为末，酒煮羯羊肉为丸，盐汤下。

健步丸

羌活　柴胡各五钱　防风三钱　川乌一钱　滑石炒，半两　泽泻三钱　防己酒洗，一两　苦参酒洗，一钱　肉桂　甘草炙　栝楼根酒❸制，各半两

上为细末，酒糊丸，如桐子大，每服十丸，煎愈风汤送下，空心愈风汤见中风。

神龟滋阴丸

龟板四两，酒炙　黄柏炒　知母酒炒，各二两　枸杞子　五味子　锁❹阳各一两　干姜炮，半两

末之，猪脊髓为丸，如桐子大，每服七十丸，空心，盐汤下或滴水丸。

左经丸

草乌白大者，去皮脐　木鳖去壳　白胶香　五灵脂各三两半　斑蝥五个，去头足翅，醋炙

为末，用黑豆去皮生杵，取粉一升，醋糊共搜杵为丸，如鸡头大，每服一丸，温酒磨下。

续骨丸

天麻明净者，酒浸　白附子　牛膝　木鳖子各半两　乌头一钱，炮　川羌活半两　地龙去土，一分　乳香　没药各二钱　朱砂一钱

上以生南星末一两，无灰酒煮糊为丸，如鸡头大，朱砂为衣，薄❺荷汤磨一丸，食前服。

---

❶ 汤：乾隆本作“散”，可参。

❷ 锁：原作“琐”，据文义改。
❸ 酒：原作“酉”，据乾隆本改。
❹ 锁：原作“琐”，据文义改。
❺ 薄：原作“酒”，据乾隆本改。

肺 痈

桔梗汤

桔梗一两　甘草二两

上二味，以水三升，煮取一升，分温再服，则吐脓血也。

葶苈大枣泻肺汤

葶苈熬令黄色，捣一[1]丸如弹子大　大枣十二枚

上先以水三升，煮枣取二升，去枣，内葶苈煮取一升，顿服。

甘草干姜汤

甘草四两，炙　干姜二两，炮

水三升，煮取一升五合，分温再服。

补 遗

泻青丸

当归　胆草　羌活　川芎　栀子　大黄煨　防风各等份

为末，蜜丸，如芡[2]实大，每服一丸，煎竹叶汤入砂糖化下。

清上散

酒黄芩二钱　白芷一钱半　羌活　防风　柴胡各一钱　川芎一钱二分　荆芥八分　甘草五分

水煎，食后服。

❶ 一：乾隆本无此字。

❷ 芡：原作“茨”，据乾隆本改。

卷之七

诸方门目下

痹　痉　汗　呕吐　反胃噎膈　霍乱　泄泻　肠鸣　痢　大便不通　大小便不通　小便不通　淋　小便数　遗尿不禁　关格　头痛　眩晕　项强痛　胸痛　心痛　腹痛　腰痛　胁肋痛　臂痛　身体痛　面　耳　鼻　口　唇　齿　舌　咽喉　瘖　皮毛须发肌肉筋骨四肢二阴厥　挛　抽搐　颤振　脚气　赤白浊　遗精　阳痿　疝　脱肛　喜笑不休　惊悸　恐　健忘　烦躁不得卧　狂癫痫[1]

诸方目[2]下

痹

行气开痹饮　增味五痹汤　加味五痹汤　三痹汤　独活寄生汤　黄芪益气汤　人参益气汤　蠲痹汤　如意通圣散　虎骨散　桂心散　仙灵脾散　没药散　小乌犀丸　没药丸　虎骨丸　十生丹　骨碎补丸　定痛丸　八神丹　一[3]粒金丹　乳香应痛丸　乌药顺气散　缓筋汤　立效散　甘草附子汤　犀角汤　茵芋丸　大羌活汤　黄芪酒

痉

葛根汤　瓜蒌桂枝汤　桂枝加葛根汤　桂枝加芍药防风防己汤　附子散　桂心白术汤

汗

当归六黄汤　防风汤　益胃散　漏风汤　芪附汤　白术散　酸枣仁汤　青蒿散

呕吐

人参汤　麦门冬汤　平木汤　黄连汤　开郁汤　附子理中汤见中寒　吴茱萸汤　红豆丸　姜苏汤缺　灵砂丹　大半夏汤　大黄甘草汤　八味平胃散

反胃噎膈

滋阴清膈饮　六味丸见虚损　秦川剪红丸　麦昆煎　四生丸　五膈宽中散

霍乱

桂苓白术散　诃子散　二香散　止渴汤　增损缩脾饮　茯苓泽泻汤　小麦门冬汤　黄连丸　止血汤　赤石脂汤　七气汤　建中加柴胡木瓜汤　吴茱萸汤　桂苓甘露散　甘露饮　参术调中汤　厚朴汤　活命饮　冬葵子汤　阴阳水

泄泻

浆水散　止泻汤　玉龙丸　胃苓汤　升阳除湿汤　戊己丸　白术调中汤　快脾丸　四神丸　泻心导赤散　参苓白术散　八柱[4]散　赤石脂禹余粮汤　赤石脂

---

[1] 诸方门目下……狂癫痫：此门目内容原在“诸方目录下”内容之后，“诸方下”内容之前，今据乾隆本及原书凡例说明移至此。

[2] 目：原为“目录”，乾隆本无“录”字。据乾隆本改。

[3] 一：原作“十”，据乾隆本改。

[4] 柱：原作“桂”，据乾隆本改。

丸　厚朴枳实汤　固肠丸　诃子散　扶脾丸　桃花丸　诃子丸

肠鸣

河间葶苈丸

痢

木香槟榔丸　香连丸　白头翁汤　芍药汤　利积丸　导气汤　黄连阿胶丸　紫参汤　茯苓汤　升消散　桃花汤　断下汤　养脏汤　白术平胃散　鸦胆丸　诃子皮散　葛根汤　驻车丸　神效参香散　六柱散　大防风汤　潜行散　青六丸　泽漆汤　仓廪汤

大便不通

麻仁丸　四顺饮子　润肠丸　大承气汤　小承气汤　调胃承气汤　三一承气汤　当归承气汤　温脾汤　半硫丸　握药法　人参利膈丸　苁蓉润肠丸　滋燥养荣汤　穿结药　七宣丸　更衣丸　导滞通幽汤

大小便不通

导气清利汤

小便不通

滋肾丸　木通汤　红秫[1]散　二陈汤见痰　桃仁煎　瓜蒌瞿麦丸　滑石散

淋

生脉散见中暑　火府丹　石韦散　八正散　加味八正散　鹿角霜丸　海金沙散　菟丝子丸　神效琥[2]珀散　如圣散　石燕丸　独圣散　牛膝膏　立效散　瞿麦[3]散　五淋散　榆白皮散　地髓汤　肉苁蓉丸　泽泻散　沉香散　巴戟丸

小便数

六味丸见虚损　茯苓琥珀汤　菟丝子丸　苁蓉丸

遗尿不禁

韭子丸　茯苓丸

关格

柏子仁汤　人参散　既济丸

头痛

清上散见六卷补遗　顺气和中汤　清空膏　清上泻火汤　补气汤　川芎散　细辛散　清震汤　愈风饼子　人参消风散　选奇汤　二陈汤见痰　生熟地黄丸　羌乌散　小芎辛汤　透顶散　红豆搐鼻散

眩晕

补肝养荣汤　旋覆花汤　青黛散　三五七散　生料正元饮　茸珠丸　半夏白术天麻汤

项强痛

驱邪汤　消风豁痰汤　加味胜湿汤　疏风滋血汤

胸痛

小陷胸汤　大陷胸汤

心痛

九痛丸　煮黄丸　扶阳助胃汤　草豆蔻丸　清中汤　星半安中汤　海蛤丸　加味七气汤　失笑散　妙香散　煨肾散

腹痛

木香顺气散　木香槟榔丸见痢　真武汤　正阳散　回阳丹　威灵散　当归散　神圣复气汤　芍药甘草汤　承气汤见大便不通　备急丸见伤饮食

腰痛

橘香丸　摩腰膏　独活寄生汤　苍术

---

[1] 秫：原作“林”，据乾隆本改。
[2] 琥：原作“虎”，据乾隆本改。
[3] 瞿麦：原作“石燕”，据乾隆本及本书后之内容排列改。

汤　独活汤　羌活汤　乳香趁痛散　普贤正气散　人参顺气散　调肝散　无比山药丸

胁肋痛

当归龙荟丸　枳壳煮散　补肝汤

臂痛

琥珀散　却劳散　舒经汤

身体痛

甘草附子汤　当归拈痛汤　麻黄复煎汤　活血丹　四物苍术各半汤

面

升麻黄连汤　升麻加附子汤　清肺[1]饮

耳

犀角饮子　犀角散　本事地黄汤　益肾散　桂星散　磁石丸　清神散　通气散　通神散　通耳法　追风散　蓖麻子丸　胜金透关散　龙齿散　芎归饮　黄芪丸　鼠粘子汤　柴胡清肝饮　柴胡聪耳汤　蔓荆子散　红绵散　透冰丹　益气聪明汤

鼻

防风汤　清肺饮　辛夷膏　乌犀丸　犀角散　桑根白皮散　宣脑散

口

生津方　金花丸　升麻饮　黄连散　八味丸见虚损　赴筵散　滋阴四物汤　柳花散　玄参散　冰硼散　口疳药　清热补气汤　加减甘露饮

唇

济阴地黄丸　柴胡清肝散　泻黄饮子　栀子[2]金花汤

齿

羌活附子汤　白芷散　立效散　清胃散　独活散　茵陈散　当归龙胆散　益智木律散　草豆蔻散　麝香散　升麻散　牢牙散　白牙散　羊胫散　还少丹　甘露饮　露蜂房散　川升麻散　芜荑消疳汤　芦荟消疳饮　人中白散　清阳散火汤

舌

玄参升麻汤　清热化痰汤　牛黄散　升麻汤　碧雪[3]　花粉散　泻心汤　甘露饮　清热补血汤

咽喉

清咽利膈汤　桐油饯　益气清金汤　消瘤碧玉散　解毒雄黄丸　金丹　碧丹　玄丹　甘桔汤　牛黄清心丸　喉痹饮　紫血散　八宝珍珠散　广笔鼠粘汤　矾精散　清凉散　清灵膏　甘桔射干汤　木香四七丸　清咽屑　玉丹　雪梅丹　玉屑无忧散

瘖

七珍散　发声散　玉粉丸　蛤蚧丸　杏仁煎　诃子汤

皮毛须发肌肉筋骨四肢二阴

苇茎汤　八仙汤　三青膏　加味逍遥散见郁　归脾汤见血　六八味丸并见虚损

厥

人参固本丸　蒲黄汤　二十[4]四味流气饮　四逆[5]汤　六物附子汤　通脉四逆汤　当归四逆汤

挛

煨肾散见心痛

---

[1] 肺：原作“肝”，据乾隆本改。
[2] 子：原无，据乾隆本补入。
[3] 雪：此下原衍一“汤”字，据乾隆本及本书后之内容排列删。
[4] 十：原作“四”，据乾隆本改。
[5] 逆：原作“送”，据乾隆本改。

抽搐

凉惊丸　续断丸　续命煮散　独活汤

颤[1]振

摧肝丸　参术汤　补心丸　定振丸

脚气

苡仁酒　羌活导滞汤　加味败毒散　加味二妙丸　茱萸丸　茱萸木瓜汤　大腹子散　三脘散　桑白皮散　犀角散　沉香散　半夏散　橘皮汤　芎芷香苏饮　虎骨四斤丸

赤白浊

清心莲子饮　萆薢分消饮　妙香丸　清[2]浊饮　便浊饮　小菟丝子丸

遗精

锁[3]精丸　固本丸　金樱丸　凤髓丹　固真散　远志丸　交感汤　玉华白丹　固阳丸　加减八物汤缺　猪苓丸　茯神汤　黄柏丸　清心丸　珍珠粉丸　滚痰丸见痰　秘真丸　八仙丹　八味[4]丸见虚损　金锁正元[5]丹　龙胆泻肝丸　封髓丹

阳痿

固真汤　柴胡胜湿汤

疝

当归温疝汤　乌桂汤　十味苍柏散　茴楝五苓散　大黄皂刺汤　夺命汤　青木香丸　茴香楝实丸　羊肉汤　喝起汤　救痛散　木香神效散　茄神散　七治金铃丸

脱肛

凉血清肠散　槐花散　薄荷散　收肠养血和气丸　龙骨散　涩肠散　磁石散

喜笑不休

黄连解毒汤

惊

黄连安神丸　十味温胆汤　养心汤　寒水石散　加味四七汤　温胆汤　十四友丸　镇心丹　远志丸

悸

定志丸

恐

人参散　茯神散　补胆防风汤

健忘

朱雀丸　安神定志丸　孔圣枕中丹　茯苓汤

烦躁

栀子豉汤　竹叶石膏[6]汤　竹茹汤　朱砂安神丸　麦门冬汤　妙香丸　三物黄芩汤

不得卧

酸枣仁汤二方九十八　清灵丹缺

狂癫痫

生铁落饮　抱胆丸　宁志膏　一醉膏　灵苑辰[7]砂散　寿星丸　天门冬地黄膏　妙功丸　牛黄丸　杨氏五痫丸　五痫通明丸

诸方下

痹

行气开痹饮

羌活　川芎　防风　苍术　秦艽　红花　肉桂　细辛　续断　在上加片姜黄、

[1] 颤：原作“金”，据乾隆本改。
[2] 清：此下原衍一“清”字，据乾隆本删。
[3] 锁：原作“销”，据乾隆本改。
[4] 味：原作“未”，据乾隆本改。
[5] 元：原作“气”，据乾隆本改。
[6] 膏：原作“羔”，据乾隆本改。
[7] 辰：原作“神”，据乾隆本改。

桂枝、威灵仙；在下加牛膝、防己、萆薢、木通；筋痹加木瓜、柴胡；脉痹加菖蒲、茯神、当归；肉痹加白茯、陈皮、木香、砂仁；皮痹加紫❶菀、杏❷仁、麻黄；骨痹加独活❸、泽泻。

增味五痹汤

麻黄　桂枝　红花　白芷　葛根　附子　虎骨　羚羊角　黄芪　甘草　防风　防己　羌活

水煎服。

加味五痹汤

人参　茯苓　当归酒洗　白芍煨　川芎各一钱，肝、心、肾痹倍之　五味子十五粒　白术一钱，脾痹倍之　细辛七分　甘草五分

水二钟，姜一片，煎八分，食远服。肝痹加枣仁、柴胡；心痹加远志❹、茯神、麦冬、犀角；脾痹加厚朴、枳实、砂仁、神曲；肺痹加半夏、紫菀、杏仁、麻黄；肾痹加独活、官❺桂、杜❻仲、牛膝、黄芪、萆薢。

三痹汤

肉桂　甘草　芍药　黄芪　当归　川芎　人参　茯苓　熟地黄　牛膝❼　秦艽　续断　杜仲　细辛　独活　防风

独活寄生汤即上方加桑寄生，去黄芪、续断

黄芪益气汤即补中益气汤加红花、黄柏。秋加五味，夏加黄芩，冬加桂枝。补中益气汤见气

❶ 紫：原作“柴”，据乾隆本改。
❷ 杏：原作“杳”，据乾隆本改。
❸ 活：原无，据乾隆本补入。
❹ 志：原作“智”，据文义改。
❺ 官：原无，据乾隆本补入。
❻ 杜：原作“柱”，据乾隆本改。
❼ 膝：原作“漆”，据文义改。

人参益气汤

黄芪八钱　人参　生甘草各五钱　炙甘草　升麻各二钱　五味子一百二十粒　柴胡二钱半　芍药三钱

上㕮咀，每服半两，水二钟，煎一钟，空心服。服后少卧，于麻痹处按摩，屈伸少时。午饭前又一服，日二服。

蠲痹汤

当归酒洗　赤芍药煨　黄芪　姜黄　羌活各一钱半　甘草五分

上水二钟，姜三片，枣二枚，不拘时服。

又方冷痹者用此

附子　当归　黄芪　炙甘草　官桂　羌活　防风

如意通圣散

当归去芦　陈皮去白　麻黄去节　甘草炙　川芎　御米壳去蒂、筋膜　丁香各等份

上用慢火炒令黄色，每服五钱，水二盏，煎至一盏，去滓温服。

虎骨散

虎胫骨醋炙　败龟醋炙，各二两　麒麟竭另研　没药另研　自然铜醋淬　赤芍药　当归　去芦　苍耳子炒　骨碎补去毛　防风去芦，各二两❽半　牛膝酒浸　天麻　槟榔　五加皮　羌活去芦，各一两　白附子炮　桂心　白芷各半两

上为细末，每服二钱，温酒调下，不拘时。

桂心散

桂心　漏芦　威灵仙　川芎　白芷　当归去芦　木香　白僵蚕炒　地龙去土，炒，各半两

❽ 二两：乾隆本作“七钱”，可参。

上为细末，每服二钱，温酒调下，无时。

仙灵脾散

仙灵脾　威灵仙　川芎　苍耳子炒　桂心各一两

为末，每服一钱，温酒调下，无时。

没药散

没药二两，另研　虎骨四两，醋炙

为末，每服五钱，温酒调下，无时，日进二服。

小乌犀丸

乌犀角屑　干蝎炒　白僵蚕炒　地龙去土　朱砂水飞　天麻　羌活　川芎　防风　甘菊花　蔓荆子各一两　干姜炮　麝香另研　牛黄各半两，研　虎胫骨醋炙　败龟醋炙　白花蛇酒浸　天南星姜制　肉桂去粗皮　附子炮，去皮脐　海桐皮　木香　人参　当归各七钱半

上为细末，入研令匀，以炼蜜和丸，如弹子大，每服一丸，用温酒或薄荷汤嚼下。

没药丸

没药另研　五加皮　山药　桂心　防风去芦　羌活　白[1]附子　白芷　骨碎补　苍耳炒　自然铜醋淬，各五钱　血竭另研，二钱半　虎胫骨醋炙　龟板醋炙，各一两

酒煮面糊丸，桐子大，每服二十丸，空心，温酒下，日二服[2]。

虎骨丸

虎骨四两，醋炙　五灵脂炒　白僵蚕炒　地龙去土，炒　白胶香另研　威灵仙各一两　川乌头二两，炮，去皮脐　胡桃肉二两半，去内皮，捣研如泥

为细末，同研令匀，以酒煮面糊和丸，如梧桐子大，每服十丸至十五丸，空心，温酒送下，日进二服。妇人当归酒下，打仆损伤豆淋酒下。

十生丹

天麻　防风去芦　羌活　独活去芦　川乌　草乌头去芦　何首乌　当归去芦　川芎　海桐皮各等份，并生用

上为细末，炼蜜为丸，每丸重一钱，每服一丸，细嚼，冷茶送下。病在上食后服，病在下空心服。忌食热物一日。

骨碎补丸

骨碎补一两半　威灵仙　草乌头各一两，炒　天南星姜制　木鳖子去壳　枫香脂另研　自然铜煅，醋淬　地龙各一两，去土，炒　没药另研[3]　乳香另研，各半两

上为细末，同研令匀，醋煮面糊为丸，如梧子大，每服五丸，用温酒下，不拘时，日进二服。

定痛丸

威灵仙　木鳖子去壳　川乌炮，去皮脐　防风去芦　香白芷　五灵脂　地龙各半两，去土，炒　水蛭糯米炒熟　朱砂各三钱，水飞

上捣研为末，酒煮面糊丸，如梧子大，以朱砂为衣，每服十丸，空心，温酒送，妇人红花酒下。

八神丹

地龙去土，炒　五灵脂炒　威灵仙　防风去芦　木鳖子去壳　草乌头各一两，炒　白胶香另研　乳香另研，各三钱

---

[1] 白：原作“曰”，据乾隆本改。

[2] 酒煮……日二服：此二十一字原无，据乾隆本补入。

[3] 研：原作“碎”，据乾隆本改。

为末，酒煮面糊丸，桐子大，每服五七丸至十丸，温酒下，不拘时。

一粒金丹

草乌头剉，炒　五灵脂各一两　地龙去土，炒　木鳖子去壳，各半两　白胶香一两，另研　细墨煅　乳香各半两，另研　没药另研　当归各一两，去芦　麝香一钱，另研

为细末，以糯米糊为丸，如桐子大，每服二三丸，温酒下，服药[1]罢，遍[2]身微汗为效。

乳香应痛丸

乳香半两，另研　五灵脂　赤石脂各一两，研　草乌头一两半，炒　没药五钱[3]，另研

上为细末，醋煮糊丸，如小豆大，每服十五[4]丸，空心，温酒送下，日进二服。

乌药顺气散[5]

麻黄去根节　陈皮　乌药各二钱　白僵蚕去丝、嘴，炒　干姜炮，各五分　川芎　枳壳　桔梗　白芷　甘草炒，各一钱

水二钟，姜三片，枣一枚，煎八分，食远服。

缓筋汤

羌活　独活各二钱　藁本[6]　麻黄　柴胡　升麻　草豆蔻　生地黄　当归身　黄芩　黄柏各三分　炙甘草各三分　生甘草根　熟地黄各一[7]分　苍术五分　苏木一分

上粗末，水二盏，煎一盏，去渣，食远热服。

立效散

当归五钱　生地三钱　茯苓三[8]钱　木通三钱　故纸盐炒，二钱　枸杞四钱　鹿茸炙，五钱

为末，作四服，酒调下。

甘草附子汤

甘草　白术各二钱　桂枝五钱　炮附二钱　秦艽二钱

水煎服。

犀角汤

犀角二两　羚羊角一两　前胡　黄芩[9]　栀[10]子仁　射干　大黄　升麻各四两　豉一升

上哎[11]咀，每服五钱，水二盏，煎服。

茵芋丸

茵芋　朱砂　薏苡仁各一两　牵牛一两半[12]　郁李仁半两

为末，炼蜜杵丸，桐子大，轻粉滚为衣，每服十丸至十五丸，五更温水下。到晚未利，可二三服，快利为度，白粥将息。

大羌活[13]汤

羌活　升麻各一钱　独活七分　苍术　防风去芦　甘草　威灵仙去芦　茯苓去皮　当归　泽泻各半钱

剉作一服，水二盏，煎一盏，温服，食前一服，食后一服，忌酒面、生冷、硬物。

黄芪酒

黄芪　独活　防风　细辛去苗　牛膝[14]　川芎　附子炮，去皮脐　甘草炙　蜀椒去目并合口者，炒出汗，以上各三两　川乌炮，去皮脐　山茱萸去核　秦艽去

---

[1] 药：原无，据乾隆本补入。
[2] 遍：原无，据乾隆本补入。
[3] 五钱：原无，据乾隆本补入。
[4] 五：原作“丸”，据乾隆本改。
[5] 散：原作“丸”，据乾隆本改。
[6] 藁本：原作“蒿木”，据乾隆本改。
[7] 一：乾隆本作“二”，可参。
[8] 三：乾隆本作“二”，可参。
[9] 黄芩：原作“王岑”，据乾隆本改。
[10] 栀：原作“枝”，据乾隆本改。
[11] 哎：原作“㕮”，据乾隆本改。
[12] 一两半：原无，据乾隆本补入。
[13] 活：此下原衍一“活”字，据乾隆本删。
[14] 膝：原作“膝”，据乾隆本改。

苗、土　葛根各一[1]两　官桂去皮[2]　当归切，焙，各二两半　大黄生，剉，一两　白术　干姜炮，各一两半

上剉如麻豆大，用夹绢囊盛贮，以清酒一斗浸之，春夏五日，秋冬七日。初服一合，日二夜一，渐增之，以知为度。虚弱者加茯蓉二两；下痢者加女萎[3]三两；多忘加石斛、菖蒲、紫石英各二两；心下[4]多水[5]加茯苓、人参各二两，山药三两。酒尽可更以酒二斗[6]，重渍服之。不尔，可曝滓，捣下筛，酒服方寸匕，不知，稍增之。服一剂得力，令人耐[7]寒冷，补虚[8]，治诸风冷神妙。少壮人服勿熬炼，老弱人微熬之。

痉

葛根汤

葛根四两　麻黄三两，去节　桂枝二两，去皮　芍药　炙甘[9]草各三[10]两　生姜三两　大枣十二枚

上七味㕮咀。以水一斗，先煮麻黄、葛根，减二升，去沫，内诸药，煮取三升，去滓温服一升，覆取微汗，不须啜粥，余如桂枝汤法将息及禁忌。

瓜蒌桂枝汤

栝楼根二两　桂枝三两　芍药三两　甘草二两　生姜三两　大枣十二枚

上六味，以水九升，煮取三升，分温三服，取微汗。汗不出，食顷啜粥发之。

桂枝加葛根汤

芍药二两　桂枝三两　甘草二两，炙　生姜三两，切　大枣十二枚，擘　葛根四两

用水一斗，先煮葛根减二升，去上沫，内诸药，煮取三升，去滓，温服一升，覆取微汗，不须啜粥。

桂枝加芍药防风防己汤

桂枝一两半　防风　防己各一两　芍药二两　生姜一两半　大枣六枚

每服一两，水三盏，煎一盏半，去滓温服。亦宜小续命汤见中风。

附子散

桂心三钱　附子一两，炮　白术二[11]两　川芎三钱　独活半两

每服三钱，水一盏，枣一枚，煎五分，去渣温服。

桂心白术汤

白术　防风　甘草　桂心　川芎　附子各等份

每服五钱，水二钟，姜五片，枣二枚，同煎七分，去渣温服。

汗

当归六黄汤

当归　黄连　黄芩[12]　黄柏　黄芪此味倍用　生地　熟地各一钱

水煎服。

防风汤

防风　荆芥　羌活　桂枝　薄荷　甘草

水煎服。

---

[1] 一：乾隆本作“二”，可参。
[2] 皮：此下原衍“官桂去皮”四字，据乾隆本删。
[3] 女萎：祛风除湿，温中理气，利尿，消食。
[4] 下：原无，据乾隆本补入。
[5] 水：此下原衍一“水”字，据乾隆本删。
[6] 斗：原作“斛”，据乾隆本改。
[7] 耐：原作“内”，据乾隆本改。
[8] 补虚：原作“虚补”，据乾隆本改。
[9] 甘：原作“草”，据乾隆本改。
[10] 三：乾隆本作“二”，可参。
[11] 二：乾隆本作“一”，可参。
[12] 芩：原作“岑”，据乾隆本改。

益胃散

黄连　五味　乌梅　生甘草各五钱[1]　炙草三分　升麻二分

忌湿、面、酒、五辛。

漏风汤

黄芪六钱　甘草一钱　防风　麻黄根　桂枝各五分

水煎服。

芪附汤

黄芪去芦，蜜炙　附子炮，去皮脐，各等份

上㕮咀，每服四钱，水一盏，生姜十片，煎八分，食前温服。未应，更加之。

白术散

牡蛎煅，三钱　白术一两二钱半　防风二两半

上为末，每服一钱，温水调下，不拘时候。如恶风，倍防风、白术；如多汗、面肿，倍牡蛎。

酸枣仁汤

酸枣仁　当归　白芍　生地　知母　黄柏　茯苓　黄芪　五味子　人参

青蒿散

天仙藤　鳖甲醋炙　香附子　桔梗　柴胡　秦艽　青蒿各一钱　乌药五分　炙甘草一钱半　川芎二钱半

姜煎。

呕　吐

人参汤

人参　黄芩　知母　葳蕤　茯苓各三钱　芦根　竹茹[2]　白术　栀子仁　陈皮各半两　石膏煅，一两

上剉，每服四钱，水一钟半，煎七分，去滓温服。

麦门冬汤

麦门冬去心　生芦根　竹茹　白术各五两　甘草炙　茯苓各二两　人参　陈皮　葳蕤各三两

上剉散，每服四钱，水一盏半，姜五片，陈米一撮，煎七分，温服。

平木汤

竹茹　腹[3]皮　苍术　香附　抚芎　神曲　半夏　陈皮　生姜　少用吴萸为向导。

黄连汤

黄连　黄芩各一钱　陈壁土炒　苍术炒，七分　吴萸炮，炒　陈皮各五分　神曲八分[4]　山楂[5]

水煎服，作丸亦可[6]。

开郁汤

陈皮　半夏　茯苓　姜连　炒栀　苍术　抚芎　香附　砂仁　神曲　山楂

水煎[7]。

吴茱萸汤

吴茱萸一升，洗，辛热　人参三两，甘温　生姜六两，切，辛温　大枣十二枚，擘，甘温

上四味[8]，以水七升，煮取二升，去滓，温服七合，日三服。

红豆丸

丁[9]香　胡椒　砂仁　红豆各二十一粒

上为细末，姜汁糊丸，皂角子大，每

---

[1] 钱：乾隆本作“分”，可参。
[2] 茹：原作“如”，据乾隆本改。
[3] 腹：原作“服”，据乾隆本改。
[4] 八分：原无，据乾隆本补入。
[5] 山楂：乾隆本无此二字。
[6] 服作丸亦可：原无，据乾隆本补入。
[7] 开郁汤…水煎：此内容原无，据乾隆本补入，目录中有此方名。
[8] 味：原作“末”，据乾隆本改。
[9] 丁：原作“下”，据乾隆本改。

服一丸，以大枣一枚去核填药，面裹，煨熟去面，细嚼，白汤下，空心，日三服。

灵砂丹

水银一斤　硫黄四两

上二味，用新铫内炒成砂子，入水火鼎煅炼为末，糯米糊丸，如麻子大，每三丸，空[❶]心，枣汤、米饮、井花水、人参汤任下。量病轻重，增至五七丸。忌猪羊血、绿豆粉、冷滑物。

大半夏汤

半夏二升，洗完用　人参三两　白蜜一升

以水一斗三升，和蜜扬之二百四十遍，煮药，取三升，温服一升，余分再服。

大黄甘草汤

大黄四两　甘草一两

水三升，煮一升，分温再服。

八味平胃散

厚朴去皮，姜炒　升麻　射干米泔浸　茯苓各二[❷]两半　大黄蒸　枳壳去瓤，麸炒　甘草炙，各一[❸]两　芍药半两

每服四钱，水一[❹]盏，煎七分，空心热服。

反胃噎膈

滋阴清膈饮

当归　芍药煨　黄柏盐水炒　黄连各一钱半　黄芩　山栀　生地黄各一钱　甘草三分

水二钟，煎七分，入童便、竹沥各半酒盏，食前服。

秦川剪红丸

雄黄别研　木香各五钱　槟榔　三棱煨　蓬术煨　贯众去毛　干漆炒烟尽　陈皮各一[❺]两　大黄一两半

为细末，面糊为丸，如梧桐子大，每服五十丸，食前米饮下。

麦昆煎

昆布二两，洗去咸水[❻]　小麦二合

水煎，俟麦熟去渣，不拘时服一小盏。再口中长含昆布两三片，咽津[❼]极效。

四生丸

北大黄去皮，酒洗，纸包煨香，不可过，存性，一两　黑牵牛三两，取头末一两　皂角去皮，生用，一两　芒硝生用，半两

上为末，滴水为丸，梧桐子大，每服二三十丸，白汤送下。

五膈宽中散

白豆蔻去皮，二两　甘草炙，五两　木香三两　厚朴去皮，姜汁炙熟，一斤　缩砂仁　丁香　青皮去白　陈皮去白，各四两　香附子炒，去净[❽]毛，十六两

为细末，每服二钱，姜三片，盐少许，不拘时，沸汤点服。

霍　乱

桂苓白术散

桂枝　人参　白术　白茯苓各半两　泽泻　甘草　石膏　寒水石各一两　滑石二两

上为细末，每服三钱，白汤调下，或

❶ 空：原作“穴”，据乾隆本改。
❷ 二：乾隆本作“一”，可参。
❸ 一：原无，据乾隆本补入。
❹ 一：原无，据乾隆本及《证治准绳》补入。
❺ 一：原无，据乾隆本补入。
❻ 水：原无，据乾隆本补入。
❼ 津：原作“淫”，据乾隆本改。
❽ 净：《证治准绳》无此字。

新汲水、姜汤下亦可。一方有木香、藿香、葛根各半两。

诃子散

诃子炮，去核　甘草炙　厚朴姜制　干姜炮　神曲炒　草果去壳　良姜炒　茯苓　麦芽炒　陈皮[1]各等份

上为细末，每服二钱，候发不可忍时，用水煎，入盐少许服之。

二香散

霍香　白术　厚朴　陈皮　茯苓　半夏　紫苏　桔梗　白芷　香薷　黄连　扁豆各一钱　大腹皮　甘草各半钱

水二钟，姜五片，葱白三根，煎至一钟，不拘时服。

止渴汤

人参　麦门冬去心　茯苓去皮　桔梗　栝楼根　葛根　泽泻　甘草各五钱，炙

上为细末，每服三[2]钱，不拘时，蜜汤调下。

增损缩脾饮

草果　乌梅　甘草　砂仁各四两　干葛二两

每服五钱，姜五片同煎，以水浸极冷，旋旋服之，无时。

茯苓泽泻汤

茯苓八两　泽泻四两　甘草炙　桂心各二两　白术三两[3]

每服四钱，姜三片，同煎，食前服。一方有小麦五两。

小麦门冬汤

麦门冬去心　白茯苓去皮　半夏汤泡七次　橘皮　白术各一钱半　人参　小麦　甘草炙，各一钱

水二钟，姜五片，乌梅少许，同煎至一钟，不拘时服。

黄连丸

黄连去须，微炒　黄柏微炒　厚朴去皮，生姜汁涂，炙令香，以上各七钱半　当归微炒　干姜炮　木香不见火　地榆各半两　阿胶捣碎，炒黄燥，一两

上为末，炼蜜和捣二三百杵，如桐子大，每服二十丸，不拘时，粥饮下。

止血汤

当归　桂心　续断各三两　生地　炮姜各四两　蒲黄　阿胶炒　炙草各二两共[4]为末，每服三钱，水煎，温服三服。

赤石脂汤

赤石脂四两　升麻　白术各一两半　乌梅去核[5]，炒干　干姜炮制，各一两　陈廪米微炒　栀子仁各半两

上捣筛，每服五钱，水一盏半，煎八分，去滓[6]，空心温服。

七气汤

半夏汤泡　厚朴　白芍药　茯苓各二钱　桂心　紫苏　橘红　人参各一钱

上作一服，水二钟，姜七片，红枣一枚，煎一钟服。

建中加柴胡木瓜汤

桂枝二两半　芍药二两　甘草一两　胶饧半升　生姜一两半　大枣六枚　木瓜　柴胡各五钱

每服一两，水三盏，煎一盏半，去渣，下胶饧两匙服。

---

[1] 皮：原作“陂”，据乾隆本改。
[2] 三：乾隆本作“二”，可参。
[3] 茯苓八两……白术三两：此二十字原无，据乾隆本补入。
[4] 共：原作“其”，据乾隆本改。
[5] 核：原作“梅”，据乾隆本改。
[6] 滓：原作“浡”，据乾隆本改。

吴茱萸汤

吴茱萸　木瓜　食盐各半两

上同[1]炒令焦，先用磁瓶盛水三升，煮令百沸，入药煎至二升以下，倾一盏，冷热随病人服之。

桂苓甘露散此张子和方。刘河间则合五苓、六一，而加石膏、寒水石，内滑石四两，二石各二两，白术、茯苓、泽泻各一两，余各五钱

肉桂　藿香　人参各半两　木香二钱半　白茯苓去皮　白术　甘草炙　泽泻　葛根　石膏　寒水石各一两　滑石二两

上为末，每服二钱，白汤、冷水任调下。

甘露饮一方加犀角

生地黄　熟地黄　天冬　麦冬　石斛　茵陈　黄芩[2]　枳壳　枇杷叶　甘草

等份，每服五钱。

参术调中汤

黄芪炙，四分　桑白皮五分　人参　炙甘草　白茯各二[3]分　五味子二十粒　白术三分　地骨皮　麦冬　陈皮各二分　青皮一分

水煎，大温服，早饭后。忌多言语、劳役。

厚朴汤

厚朴去皮，生姜汁涂，炙令香　枳[4]壳去瓤，麸炒　高良姜　槟榔　朴硝各七钱半　大黄炒，二两

上捣筛[5]，每服三钱，水一盏半，煎一盏，温服。

活命散

丁香七粒　菖蒲根半两　甘草炙，一两　生姜半两　盐一合

上剉碎，用童便一盏半，煎一盏，分二次温服。

冬葵子汤

冬葵子　滑石　香薷[6]　木瓜各二钱

日四五服。

阴阳水

沸汤　井水　各半钟，和服。

泄　泻

浆水散

半夏二两　良姜二钱半　干姜　肉桂　甘草　附子炮，各五钱

为细末，每服三五钱，水二盏，煎一盏，热服，甚者三四服。

止泻汤

白术　茯苓　炙甘草　白芍　陈皮　车前　木通

水煎服。

玉龙丸

硫黄　硝石　滑石　明矾各一两

用无根水滴为丸[7]。

胃苓汤

平胃散见伤饮食　五苓散见伤湿。各等份

上剉，水煎服，极效。

升阳除湿汤

苍术一钱　柴胡　羌活　防风　神曲　泽泻　猪苓各半钱　陈皮　大麦

❶ 同：原作“四”，据乾隆本改。
❷ 芩：原作“苓”，据乾隆本改。
❸ 二：乾隆本作“三”，可参。
❹ 枳：原作“只”，据乾隆本改。
❺ 筛：原作“節”，据乾隆本改。
❻ 薷：原作“茹”，据文义改。
❼ 水滴为丸：原无，据乾隆本补入。

蘖　炙甘草各三分　升麻五分

水二盏，煎一盏，空心服。

戊己丸

黄连去须　吴茱萸去梗，炒　白芍[1]药各五两

为末，面糊丸，如梧桐子大，每服三十丸，空心，米饮下。

白术调中汤

白术　茯苓　橘皮去白　泽泻各半两　甘草一两　干姜炒　官桂　缩砂仁　藿香各二钱半

为末，白汤化蜜少许，调下二钱，无时。炼蜜每两十丸，名白术调中丸。

快脾丸

生姜六两，净洗，切片，以飞面四两和匀，就日中晒干　橘皮一两　甘草炙　丁香不见火，各二两　缩砂仁三两

上为末，炼蜜丸，如弹子大，每服二丸，食前姜汤送下。

四神丸

肉豆蔻二两　补骨脂四两　五味子二两　吴茱萸浸炒，一两

上为末，生姜八两，红枣一百枚煮熟，取枣肉和末，丸如桐子大，每服五七十丸，空心，食前白汤送下。

泻心导赤散

生地　木通　黄连　甘草梢　等份煎。

参苓白[2]术散

人参　干山药　莲肉[3]去心　白扁豆去皮，姜汁浸，炒，各一斤半　白术于潜者，二斤　桔梗炒令黄色　砂仁　白茯苓去皮　陈皮　薏苡仁　炙甘草各一斤

上为细末，每服二钱，米汤调下。或姜、枣煎，或枣肉和丸，或炼蜜丸亦可。

八柱[4]散

即附子理中汤见中寒加罂粟壳、乌梅、诃子、肉蔻。

赤石脂禹余粮汤

赤石脂　禹余粮各一两

上分三服，水一盏半，煎八分，去滓服。

赤石脂丸

赤石脂　干姜各一两　黄连　当归各二两

上为细末，炼蜜丸，梧子大，每服三十丸，米饮下。

厚朴枳实汤

厚朴　枳实　诃子半生半熟，各一两　木香半两　黄连　炙甘草各二钱　大黄三钱

为末，每服三钱或五钱，水一盏半，煎一盏，去滓温服。

固肠丸

樗皮四两　滑石二两

为末，粥丸。此丸性燥，若滞气未尽者，不可遽用。

诃子散

诃子一两，半生半熟　木香半两　甘草二钱　黄连三钱

为末，每服二钱，以白术、芍药汤调下。

扶脾丸

白术　茯苓　橘皮　半夏　甘草炙　诃黎勒皮　乌梅肉各二钱　红豆　干姜　藿香各一钱　肉桂半钱　麦蘖　神曲炒，各四钱

为末，荷叶裹烧饭为丸，桐子大，每

---

[1] 此下原衍一“芍”字，据乾隆本删。
[2] 白：原作“曰”，据乾隆本改。
[3] 肉：原作“内”，据乾隆本改。
[4] 柱：原作“桂”，据乾隆本改。

服五十丸，温水食前下。

桃花丸

赤石脂　干姜炮，各等份

为末，面糊丸，桐子大，每服二十丸，空心，食前米饮送下，日三服。

诃子丸

诃子皮　川姜　肉豆蔻　龙骨　木香　赤石脂　附子各等份

为末，米糊丸，桐子大，每服四十丸，米饮下。

肠　鸣

河间葶苈丸

葶苈隔纸炒　泽泻　椒目　杏仁　桑白皮　猪苓去黑皮，各五钱

为末，蜜丸，桐子大，每服二十丸，葱白汤下，以利为度。

痢

木香槟榔丸

木香　槟榔　青皮醋炒　陈皮　枳壳炒　黄❶柏酒炒　黄连吴萸汤炒　三棱醋炒　蓬莪醋炒，各五钱　大黄酒浸，一两　香附　牵牛各二两　芒硝水丸。

香连丸

黄连去芦，二十两，用吴茱萸十两同炒令赤，拣去茱萸不用　木香四两八钱八分，不见火

为细末，醋糊丸，如桐子大，每服三十丸，空心饭饮下。

白头翁汤

白头翁二两　黄连　黄柏　秦皮各三两

上四味，以水七升，煮取二升，去滓，温服一升，不愈更服。

芍药汤

芍药一两　当归　黄连　黄芩各半两　大黄三钱　桂枝❷二钱半　甘草炙　槟榔各二钱　木香一钱

上九味㕮咀，每服五钱，水二盏，煎一盏，去滓温服。如痢不减，渐加大黄，食后。如便后脏毒加❸黄柏半两。

利积丸

黄连四两　六一散八两　当归二两　萝卜子炒　巴豆去油，同黄连炒　乳香各一两

为末，醋糊丸，如❹桐子大，弱者服十五丸，实者二十五丸。

导气汤

木香　槟榔　黄连各六分　大黄　黄芩各一钱半　枳壳一钱，麸炒　芍药六钱　当归三钱

㕮咀，作二服，水二钟，煎一钟，食前❺温服。

黄连阿胶丸

黄连去须，三两　阿胶碎炒，一两　茯苓去皮，二❻两　以连、苓为末，水熬阿胶膏，搜和丸，桐子大❼，每服三十丸，空心米饮下。

紫参❽汤

紫参半斤　甘草三❾两

上二味，以水五升，先煮紫参取三升，内❿甘草，煮取一升半，分温三服。

---

❶ 黄：原作“横”，据乾隆本改。

❷ 枝：乾隆本无此字。
❸ 加：原作“如”，据乾隆本改。
❹ 如：原作“加”，据乾隆本改。
❺ 前：原作“煎”，据乾隆本改。
❻ 二：原作“云”，据乾隆本改。
❼ 大：原无，据乾隆本补入。
❽ 参：原作“苏”，据《金匮要略》改。
❾ 三：原作“二”，据乾隆本及《金匮要略》改。
❿ 内：原作“肉”，据乾隆本改。

茯苓汤

茯苓六分　泽泻一钱　当归身四分　芍药一钱半　苍术二分　生姜二分　肉桂五分　生黄[1]芩三分　猪苓六分　升麻一钱　炙草五分　柴胡一钱

作二服，水煎，稍热服。

升消散甚者加川芎、羌活、柴胡、黄芩各一钱

苍术三钱　防风一钱半　黄连　木香各五分　厚朴　陈皮　枳壳各一钱　甘草四分

桃花汤

赤石脂一升，一半剉，一半筛末　干姜一两　粳米一升

上三味，以水七升，煮至米熟，去滓，每服七合，内赤石脂末方寸匕，日三服。

断下汤

白术　茯苓各一钱　甘草五分　草果连皮，一枚

上㕮咀，用罂粟壳十四枚，去筋膜并萼蒂，剪碎，用醋淹，为粗末，用作一服，水一大碗，姜七片，枣子、乌梅各七枚，煎一大盏，分二服服之。

养脏汤

人参　白术　当归各六钱　白芍药　木香各一两六钱　甘草　肉桂各八钱　肉豆蔻面裹煨，半两　御米壳蜜炙，三两　诃子肉一两二钱

上㕮咀，每服四钱，水一盏半，煎八分，去滓，食前温服。忌酒、面、生冷、鱼腥、油腻之物。

白术平胃散

御米壳三两，去顶蒂，醋煮[2]一宿　茯苓　车前　白术　乌梅肉各一两　五味子半两

为末，每服五钱，水二盏，煎一盏，空心温服。

鸦胆丸

鸦胆去壳，槌去皮[3]，一钱　文蛤醋炒　枯矾　川连炒，各三分

糊丸，朱砂为衣。或鸦胆霜、黄丹各一钱，加木香二分，亦可乌梅肉丸，朱砂为衣。二方俱丸绿豆大，粥皮、或盐梅皮、或圆眼干肉、或芭蕉子肉包，吞十一二丸，立止。

诃子皮散

御米壳五分，去花萼，蜜炒[4]　干姜炮，六分　陈皮五分　诃子皮七分，煨，去核

水煎服，或为末，白汤调服亦可。

葛根汤

葛根　枳壳　半夏　生地　杏仁去皮尖　茯苓各二钱四分　黄芩一钱二分　炙甘草五分

分二贴，水二盏，黑豆百粒，生姜五片，白梅一个煎，食前温服。

驻车丸

阿胶捣碎，蛤粉炒成珠，为末，以醋四升熬成膏，十五两　当归去芦，十五两　黄连去须，二[5]十两　干姜炮，十两

上为末，醋煮阿胶膏，丸如桐子大，每服三十丸，食前米饮下，日三服。小儿，丸麻子大，更量岁数加减服之。

神效参香散

白扁豆炒　木香　人参去芦，各二两　茯苓去皮　肉豆蔻煨，各四两　罂粟壳去蒂　陈皮去白，各十两

上为细末，每服三钱，用温米饮调

---

❶ 黄：原无，据乾隆本补入。
❷ 煮：原作“主”，据乾隆本及《证治准绳》改。
❸ 皮：乾隆本作“油”，可参。
❹ 炒：原无，据乾隆本及《证治准绳》补入。
❺ 二：乾隆本作“三”，可参。

下，无时。

六柱散去下二味，名四柱散，治寒泻

白茯苓　附子炮　人参　木香各一两　肉蔻　诃子

每服三钱，姜五片，盐少许煎一方有白术，无诃子。

大防风汤治鹤膝风

川芎一钱五分　辣桂　黄芪各五分　白芍药[❶]　附子　牛膝各一钱　白术　羌活　人参　防风各二钱　杜仲　熟地黄　甘草炙，各五分　水煎服。

潜行散治痛风，腰以下湿热流注

黄柏　不拘多少，酒浸，焙干，为末。生姜汁和酒调服，必兼四物等汤相间服乃妙。

青六丸

六一散三两　红曲炒，半两，活血

上饭为丸。一方酒糊丸。

泽漆汤

泽漆叶微炒，五两　桑根白皮炙黄　郁李仁汤浸，去皮尖，炒熟，各三两　陈皮去白[❷]　白术炒，各一两　人参一两半　杏仁汤浸，去皮尖、双仁，炒，一两

上㕮咀，每服五钱，水二盏，姜三片，煎八分，温服。候半时辰再服，取下黄水数升，或小便利为度。

仓廪汤

人参　茯苓　甘草炙　前胡　川芎　羌活　独活　桔梗　柴胡　枳壳　陈苍米各等份

每服五钱，水一盏半，姜三片，煎七分，去滓热服，无时。

❶ 药：原无，据乾隆本补入。
❷ 白：原作"皮"，据乾隆本改。

大便不通

麻仁丸

麻仁另研，五两　大黄一斤，蒸，焙　厚朴去粗皮，姜制炒　枳实麸炒　芍药各八两　杏仁　去皮尖，炒，五两半

蜜丸，桐子大，每服二十丸，临睡温白汤下。

四顺饮子

大黄蒸　甘草炙　当归酒洗　芍药各等份

上㕮咀，每服五钱，水盏半，薄荷十叶同煎七分，温服。

润肠丸

归尾　羌活　大黄煨，各五钱　麻仁　桃仁去皮尖，各一两

蜜丸，梧[❸]子大，每服三五十丸，空心白汤下。风秘加皂角仁、防风、秦艽。脉涩、身痒、气涩，加郁李仁。若欲益血，宜熟地[❹]、杏仁、麻仁、枳壳、橘红、阿胶、苁蓉、苏子、荆芥、当归。

大承气汤

大黄四两，苦寒，酒洗　厚朴半斤，苦温，炙去皮　枳实五枚，炙，苦寒　芒硝二[❺]合，咸寒

上四味，以水一斗，先煮二物取五升，去滓[❻]，内大黄，煮取二升，去滓，内芒硝，更上火微煮一二沸，分温再服，得下勿服。

小[❼]承气汤

大黄四两　厚朴二两，炙，去皮　枳实

❸ 梧：原作"梧"，据乾隆本改。
❹ 地：原作"泡"，据乾隆本改。
❺ 二：乾隆本作"三"，可参。
❻ 滓：原作"滓"，据乾隆本改。
❼ 小：原作"水"，据乾隆本改。

三枚，炙

上三味，以水四升，煮取一升二合，去滓，分温三服。初服汤，当更衣[1]，不尔者尽饮之，若更衣者勿服之。

调胃承气汤

大黄三两，清酒浸，去皮　甘草二两，炙　芒硝半斤，咸苦大寒

上三味㕮咀，以水三升，煮取一升，去滓，内芒硝，更上火微煮令沸，少少温服。

三一承气汤即大承气四味各五钱，加甘草一两，姜三片也

当归承气汤即调胃承气大黄用一两，芒硝用七钱，甘草用五钱，加当归一两也。引用姜五片，枣十枚

温脾汤

人参　附子　甘草　芒硝各一两　大黄五两　当归　干姜各三两　水煎服。

半硫丸

半夏汤洗七次，焙干，为细末　硫黄明净好者，研用柳木槌子

上以生姜自然汁同熬，入干蒸饼末，搅和匀，入臼内杵数百下，丸如梧子大，每服十五丸至二十丸，无灰酒或生姜汤任下，妇人醋汤下，俱空心服。

握药法此即《儒门事亲》之握宣丸去桂附也

巴豆仁　干姜　韭子　良姜　硫黄　甘遂　白槟榔各五分

为末，合均，饮和，分二粒，先花椒汤洗手，麻油涂手心，握药，移时便泻，欲止则以冷水洗手。

人参利膈丸

枳壳　厚朴　大黄　人参　甘草　木香　藿香　当归　槟榔　桃仁　火麻仁

蜜为丸。

苁蓉润肠丸

肉苁蓉酒浸，焙，二两　沉香另研，一两

为末，麻子仁汁打糊丸，梧子大，每服七十丸，空心米饮下。

滋燥养荣汤

生地　熟地　黄芩[2]　白芍　秦艽各一钱　当归二钱　防风五分　甘草五分

水煎服。

穿结药

蟾酥　轻粉　麝香等份　巴豆少许，另研

上研极细，乳汁为丸，如黍[3]米大，每服二三丸，姜汤下。治大满大实，心胸高起，气塞不通，结实之证。

七宣丸

桃仁去皮尖，六两　柴胡　诃子皮　枳实麸炒　木香各五两　炙甘草四两　大黄面裹煨，十五两

蜜丸，桐子大，每服二十丸。

更衣丸

生芦荟　朱砂各等份

饭丸，酒服。

导滞通幽汤

当归身　升麻梢　桃仁泥　甘草炙，各一钱　熟地黄　生地黄　红花各五分

水二大盏，煎一盏，调槟榔细末。五分，稍热服。一方加麻仁、大黄各等份，惟红花少许，名润燥汤。

---

[1] 衣：原作“文”，据乾隆本改。

[2] 芩：原作“黄”，据乾隆本及《证治准绳》改。

[3] 黍：原作“麦”，据乾隆本改。

大小便不通

导气清利汤

猪苓　泽泻　白术　人参　藿香　柏子仁　半夏姜制　陈皮　白茯苓　甘草　木通　栀子　黑牵牛　槟榔　枳壳　大黄　厚朴姜制　麝香少许

上生姜煎服，兼服木香和中丸。吐不止，灸气海、天枢。如又不通，用蜜导。

小便不通

滋肾丸

黄柏酒洗，焙　知母酒洗，焙，各二两　肉桂二钱

为细末，熟水为丸，芡[1]实大，每服百丸，加至二百丸，沸汤空心下。

木通汤

木通　滑石各半两　牵牛取头末，二钱半

作一服，灯心、葱白煎，食前服。

红秫散

萹蓄一两半　灯心一百根[2]　红秫黍根二两

上河水煎，空心，食前热服。

桃仁煎

桃仁　大黄　朴硝各一两　虻虫半两，炒黑

上为末，以醇醋二升半，银石器内慢火煎一升五合，下大黄、虻虫、桃仁等，不住手搅，良久出之，丸如梧子大。前一日晚不[3]食，五更初温酒吞五丸，日午取下如赤豆汁，或如鸡肝、虾蟆衣状，未下再服[4]。如见鲜血即止，续以调血气药补之此方出《千金》，药峻，不可轻用。

瓜蒌瞿麦丸

栝楼根二两　茯苓　薯蓣各三两　附子炮，一枚　瞿麦一两

为末，蜜丸，如桐子大，每服三丸，日三服。不知，增至七八丸小便利，腹中温，为之知。

滑石散治水气迫胞

寒水石二两　葵子一合　白滑石　乱发灰　车前子　木通去皮节。各一两

上剉散，水一斗，煮取五升，时时服，一升即利。

淋

火府丹

黄芩一两　生干地黄二两　木通三两

为末，蜜丸，桐子大，每服五十丸，木通煎汤下。

石韦散

芍药　白术　滑石　葵子　瞿麦　石韦去毛　木通各二两　当归去芦　甘草炙　王不留行各一两

为末，每服二钱，煎小麦汤调下，日三服，空心。

八正散

瞿麦　萹蓄　车前子　滑石　甘草炙　山栀子仁　木通　大黄面裹煨，去面切、焙，各一斤

为末，每服二钱，水一盏，入灯心煎七分，去滓，食后、临卧温服。

---

[1] 芡：原作"茨"，据乾隆本改。
[2] 根：原作"稂"，据乾隆本改。
[3] 晚不：乾隆本作"不晚"，可参。
[4] 服：乾隆本作"作"，可参。

加味八正散即上方加石韦、木香、冬[1]葵子、沉香

鹿角霜丸

鹿角霜　白茯苓[2]　秋石各等份

为末，糊丸、如桐子大，每服五十丸，米饮下。

海金沙散

海金沙　滑石各一两，为末　甘草二钱半，为末

上研匀，每服二钱，食前，煎麦门冬汤调服，灯心汤[3]亦可。

菟丝子丸

菟丝子去尘土，水淘净，酒浸，控干蒸，捣，焙　桑螵蛸炙，各半两　泽泻二钱半

为末，蜜丸，桐子大，每服二十丸，空心，清米饮送下。

神效琥珀散

琥珀　桂心　滑石　川大黄微炒　葵子　腻粉　木通　木香　磁石火煅，酒淬七次，细研，水飞，各半两

上为细末，每服二钱，用灯心、葱白汤调服。

如圣散

马蔺花　麦门冬去心　白茅根　车前子　甜[4]葶苈炒　苦葶苈炒　檀香　连翘各等份

为末，每服四钱，水煎渴加黄芩，入烧盐少许。

石燕丸

石燕火烧令通赤，水中淬三次，研极细，水飞，焙干　石韦去毛　瞿麦穗　滑石各一两

上为细末，面糊丸，梧桐子大，每服十丸，用瞿麦、灯心煎汤送下，日三服。

独圣散

黄蜀葵花、子俱用，炒，一两

为末，每服一钱，米饮下，食前服。

牛膝膏

桃仁去皮，炒　归尾酒洗，各一两　牛膝四两，去芦，酒浸一宿　赤芍药　生地黄酒洗，各一两五钱　川芎五钱

俱[5]剉片，用甜水十钟，炭火慢慢煎至二钟，入麝香少许，分作[6]四次，空心服。如夏月，用凉水换此膏，不坏。

立效散

瞿麦穗　山栀子炒　甘草各三钱

上作一服，水二钟，煎一钟，食前服。

瞿麦散

瞿麦穗[7]七钱五分[8]　冬瓜子　茅根　黄芩各一钱二分　木通二钱半[9]　竹叶一把　滑石四钱　葵子二钱

五淋散

山茵陈　淡竹叶各一钱　木通　滑石　甘草炙，各一[10]钱半　山栀仁[11]炒　赤芍药　赤茯苓各二[12]钱

上作一服，水二钟，煎一钟，食前服。

榆白皮散

榆白皮　赤茯苓　甘遂煨　瞿麦　犀角屑　山栀子　木通　子芩　滑石各半

---

❶ 冬：原作“各”，据乾隆本改。
❷ 苓：原无，据乾隆本补入。
❸ 汤：原作“河”，据乾隆本改。
❹ 甜：原作“咁”，据乾隆本改。
❺ 俱：原作“右”，据乾隆本改。
❻ 分作：原无，据乾隆本及《证治准绳》补入。
❼ 穗：乾隆本无此字。
❽ 七钱五分：乾隆本作“一钱四分”，可参。
❾ 二钱半：乾隆本作“五分”，可参。
❿ 一：原无，据乾隆本补入。
⓫ 仁：原作“子”，据乾隆本及《证治准绳》改。
⓬ 二：原作“一”，据乾隆本及《证治准绳》改。

两　川芒硝一两

为散，每服三钱，水一盏，煎至[1]五分，去滓，食前服[2]。

地髓汤

牛膝[3]一[4]合洗净[5]，以水五盏，煎耗其四，留其一，去[6]滓，加麝香少许，研调服，无时。

肉苁蓉丸

肉苁蓉酒浸，切焙　熟地黄　山药　石斛去根　牛膝酒浸，切焙　官桂去粗皮　槟榔各半两　附子去皮脐，炮　黄芪各一两　黄连去须，七钱半　细辛去苗叶[7]　甘草炙，各[8]二钱半

上为末[9]，蜜丸，桐子大，每服[10]二十丸，盐酒下。

泽泻散

泽泻　鸡苏　石韦[11]去毛，炙　赤茯苓去皮　蒲黄　当归　琥珀另研　槟榔各一两　枳壳麸炒　桑螵蛸炒，各半两　官桂七钱半

上为末，每服二钱，冬葵煎汤调服，或木通汤亦可。

沉香散

沉香　石韦去毛　滑石　当归　王不留行　瞿麦各半两[12]　葵子　赤芍药　白术各七钱半[13]　甘草炙，二[14]钱半

为末，每服二钱，用大麦汤调服，以利为度。

巴戟丸

巴戟去心，一两半　桑螵蛸切破，麸炒　杜仲去粗皮，酥炙　生地黄焙[15]　附子炮，去皮脐　肉苁蓉酒浸，去皮，切焙　续断　山药各一两　远志去心，三钱[16]　山茱萸去核[17]　石斛去根　鹿茸酥炙　菟丝子酒浸一宿，别捣　五味子　龙骨　官桂各七钱[18]半

上为细末，入别捣药研和令匀，炼蜜为丸，如桐子大，每服三十丸，空心，用温酒下。

小便数

茯苓琥珀汤

茯苓去皮　白术　琥珀各两半　炙甘草　桂心各三钱　泽泻一[19]两　滑石七钱　木猪苓　半两

为细末，每服五钱，煎长流甘澜水一盏调下，空心食前，待少时，以美膳压之。

菟丝子丸

菟丝子酒蒸，二两　牡蛎煅，取粉　附子炮　五味子　鹿茸酒炙，各一两　肉苁蓉酒浸，二两　鸡膍胵炙　桑螵蛸酒炙，各半两

为细末，酒糊丸，如桐子大，每服七十丸，空心，盐酒、盐汤任下。

苁蓉丸

肉苁蓉八两　熟地黄六两　五味子四

---

[1] 至：乾隆本无此字。
[2] 至：乾隆本无此字。
[3] 膝：原作"膝"，据乾隆本改。
[4] 一：原作"壶"，据乾隆本改。
[5] 洗净：乾隆本作"净洗"。
[6] 去：原作"法"，据乾隆本改。
[7] 黄连……去苗叶：原作"葵子赤芍药白术各七钱半"，据乾隆本及《证治准绳》改。
[8] 各：原无，据乾隆本及《证治准绳》补入。
[9] 上为末：原无，据《证治准绳》补入。
[10] 服：原无，据《证治准绳》补入。
[11] 韦：原作"违"，据乾隆本改。
[12] 两：原无，据乾隆本及《证治准绳》补入。
[13] 葵子……七钱半：原作"黄连去须七钱半细辛去苗叶"，据乾隆本及《证治准绳》改。
[14] 二：此上原有一"各"字，据乾隆本删。

[15] 焙：原无，据乾隆本补入。
[16] 远志去心三钱：原无，据乾隆本补入。
[17] 山茱萸去核：乾隆本此五字在"菟丝子酒浸一宿别捣"之后。
[18] 钱：原无，据乾隆本及《证治准绳》补入。
[19] 一：原无，据乾隆本补入。

两　菟丝子捣研，二两

为细末，酒煮山药糊和丸，如桐子大，每服七十丸，空心，盐酒下。

遗尿不禁

韭子丸

家韭子炒，六两　鹿茸四两，酥炙　肉苁蓉酒浸　牛膝酒浸　熟地黄　当归各二两　菟丝子酒浸　巴戟去心，各一两半　杜仲炒　石斛去苗　桂心　干姜各一两

为末，酒糊丸，如桐子大，每服五十丸，加至百丸，空心，食前盐汤、温酒任下。小儿遗尿者，多因胞寒，亦禀受阳气不足也，别作小丸服。

茯苓丸

赤茯苓　白茯苓　等份，为细末，以新汲水挼洗，澄去筋[1]脉，控干，复研为末，别取地黄汁与好酒，同于银石器内熬成膏，搜[2]和，丸如桐子大，每服一丸，细嚼，空心，用盐酒送下。

关　格

柏子仁汤

人参　半夏　白茯苓　陈皮　柏子仁　甘草炙　麝香少许，另研

生姜煎，入麝香调匀和服，加郁李仁更妙。

人参散

人参　麝香　片脑各少许

上末，甘草汤调服。

既济丸

熟附子童便浸　人参各一钱　麝香少许

上末之，糊丸，如桐子大，麝香为衣，每服七丸，灯心汤下。

头　痛

顺气和中汤

黄芪一钱半　人参一钱　白术　陈皮　当归　芍药各五分　甘草炙　升麻　柴胡各三分　蔓荆子　川芎　细辛各二分

水煎服。

清空膏

羌活　防风各一两　柴胡七钱　川芎五钱　甘草炙，一两半　黄连炒，一两　黄芩三两，一半酒制，一半炒

为细末，每服二钱，热盏内入茶少许，汤调如膏，抹在口内，少用白汤，临卧送下。

清上泻火汤

羌活三钱　酒知母　酒黄芩各二[3]钱半　黄芪　酒黄柏各一[4]钱　防风　升麻各七分　柴胡　藁本　酒黄连　生地黄　甘草各五分　川芎　荆芥　蔓荆子各二分　苍术　当归各三分　细辛　红花各少许

分作二服，每服水二盏，煎一盏，去渣，稍热服，食远。

补气汤

黄芪八分　甘草炙　当归身各二钱　柴胡　升麻各二分　细辛少许　麻黄炒　苦丁香各半钱

上水煎服。

---

[1] 筋：原作“根”，乾隆本同，据及《证治准绳》改。

[2] 搜：原无，据乾隆本补入。

[3] 二：乾隆本作“一”，可参。

[4] 一：原无，据乾隆本补入。

川芎散

川芎　细辛　羌活　槐花　甘草炙　香附子　石膏各半两　荆芥　薄[❶]荷　菊花　防风去叉[❷]　茵陈各一两

为末，每服二钱，食后茶清调下，日三服。忌动风物。

又方

青黛二钱半　蔓荆子　川芎各一钱二分　郁金　芒硝　细辛根各一钱　石膏一钱三分　薄荷叶二钱　红豆一粒

上为末，搐鼻。

又方

川芎　柴胡各二钱　细辛　半夏曲　人参　前胡　防风　甘菊花　甘草炙，各一钱　薄[❸]荷少许

作一服，水二钟，姜三片，煎一钟，食后服。

又方

甘菊花　石膏[❹]　川芎　白僵蚕生，各六钱

上为极细末，每服三钱，茶清调下。

细辛散

细辛二分　川芎七分　柴胡二钱　黄芩酒炒，一钱　生黄芩五分[❺]　瓦粉二分　甘草炙，一钱半　黄连酒炒，七分　芍药五分

每服三钱，水煎，食后温服。

清震汤

升麻[❻]　苍术泔浸一宿，各一两　荷叶一个全者

为末，每服五钱，用水二钟，煎八分，食后服升麻汤，河间云是《局方》。

愈风饼子

川乌炮，半两　川芎　甘菊　白芷　防风　细辛　天麻　羌活　荆芥　薄[❼]荷　甘草炙，各一两

上为细末，水浸蒸饼为剂，捏作饼子，每服三五饼，细嚼，茶、酒送下，不计[❽]时候。

人参消风散

川芎　羌活　防风　人参　茯苓去皮　白僵蚕炒　藿香叶　荆芥穗　甘草炙　蝉壳去土，各二两　厚朴去皮，姜制　陈皮去白，各半两

为细末，每服二钱，茶清调下。

选奇汤

防风　羌活各三钱　酒黄芩一钱，冬不用，如能食，热痛者[❾]加之　甘草三钱，夏生、冬炙用

每服三钱，水煎，稍热服，食后，时时。

生熟地黄丸

生地　熟地　玄参　石斛　蜜丸[❿]

羌乌散

川乌　草乌各一钱，此二味俱用童便浸二宿　细辛　羌活　片芩酒拌炒　甘草炙，各五分

为末，分二服，清茶调下。

小芎辛汤

川芎三钱　细辛洗去土　白术各二钱　甘草一钱

水二钟，姜二片，煎八分，食远服。

透顶散

细辛表白者，三茎　瓜蒂一[⓫]个　丁香

---

❶ 薄：原作“萡”，据乾隆本改。
❷ 叉：原作“㕚”，据乾隆本改。
❸ 薄：原作“萡”，据乾隆本改。
❹ 膏：原作“賫”，据乾隆本改。
❺ 分：原作“九”，据乾隆本改。
❻ 麻：乾隆本此下有一“汤”字。
❼ 薄：原作“萡”，据乾隆本改。
❽ 计：原作“许”，据乾隆本改。
❾ 者：原无，据乾隆本补入。
❿ 丸：原无，据乾隆本补入。
⓫ 一：乾隆本作“七”，可参。

三粒　糯米七粒　脑子　麝香各一黑豆大

上将麝、脑乳钵内研极细，却将前四味研匀，另自治为末，然后入乳钵内荡[1]起脑、麝令匀，用瓦罐子盛之，谨[2]闭罐口。患人随左右搐之一大豆许，良久出涎一升许则安。

红豆搐鼻散

麻黄根炒，半钱　苦丁香半钱[3]　红豆十粒　羌活烧　连翘各三钱

上五味为末，鼻内搐之。

眩　晕

补肝养荣汤

当归　川芎各二钱　芍药　熟地黄　陈皮各一钱半　甘菊花一钱　甘草五分

水二钟，煎八分，食前服。

旋覆花汤

旋覆花　半夏　橘红　干姜各一两　槟榔　人参　甘草　白术各半两

㕮，每服一两，姜水煎。

青黛散

猪牙皂角一个　玄胡索一分　青黛少许

上为末，水调豆许，鼻内灌之，其涎自出。先仰卧灌鼻，俟喉中酸味，即起身，涎出，口咬铜钱一文，任流下。

三五七散

天雄炮，去皮　细辛洗去土，各三两[4]　山茱萸去核　干姜炮，各五两　防风　山药炒，各七两

为末，每服二钱，食前温酒下。

生料正元饮

红豆炒　干姜炮　陈皮去白，各三钱　人参　白术　甘草炙　茯苓去皮，各二两　肉桂去粗皮　川乌炮，去皮，各两半[5]　附子炮，去皮尖　山药姜汁浸炒　川芎　乌药去木　干葛各一两　黄芪炙，一两半

上为末，每服三钱，水煎，加生姜三片，枣一枚，盐少许，食前温服。

茸珠丸

好辰砂　草乌　瞿麦　黄药子各一[6]两

上为粗末，瓷碗一个，以姜汁涂炙数次，入砂在内，上铺诸药，复以盏盖了，掘一小坑，安碗在内，用熟炭五斤，煅令火尽，吹去草药灰，取辰砂研细，或只独用辰砂末。每服一钱半，淡姜汤下。或加用鹿茸，去毛，切片酒浸，为末，三两，和黄枣肉，丸如桐[7]子大，每服三四十丸，人参汤调下，空心服熟砂有毒，更宜[8]斟酌。

半夏白术天麻汤

天麻五分　半夏汤洗，一钱半　白术一钱　人参　苍术　橘皮　黄芪　泽泻　白茯苓各五分　神曲一钱，炒　大麦糵一钱半　干姜三分　黄柏二分

上㕮咀，每服半两，水二钟，煎一钟，去渣热服，食前。

项强痛

驱邪汤

麻黄　桂枝　杏仁　甘草　防风　羌活　独活　川芎　藁本　柴胡　家葛　白芷　升麻

---

❶ 荡：原作“汤”，据乾隆本及《证治准绳》改。
❷ 谨：原作“调”，据乾隆本改。
❸ 钱：原作“前”，据乾隆本改。
❹ 两：原作“前”，据乾隆本改。
❺ 两半：乾隆本作“半两”，可参。
❻ 一：原无，据乾隆本补入。
❼ 桐：乾隆本作“梧”。
❽ 宜：原作“而”，据乾隆本改。

上生姜、薄荷水煎服又方：多加紫金藤。

消风豁痰汤

黄芩酒炒　羌活　红花　半夏姜制　陈皮　白茯苓　甘草　独活　防风　白芷　家葛　柴胡　升麻

上生姜煎[1]服又方：多加紫金藤。

加味胜湿汤

羌活　独活　藁本　防风　蔓荆子　川芎　苍术泔浸炒　黄柏酒炒　荆芥　甘草炙。

上生姜煎服又方：多加紫金藤。

疏风滋血汤

当归　川芎　白芍药　熟地黄　羌活　独活　红花　牛膝[2]　防风　白芷　家葛　升麻　甘草　柴胡　桃仁

上生姜煎服又方：多加紫金藤。

胸痛

小陷胸汤

黄连一两　半夏半升，洗　瓜蒌实大者一枚

以水六升，先煮蒌取三升，去滓，内诸药取二升，去滓，分温三服。

大陷胸丸

大黄半斤，苦寒　葶苈半升，熬，苦寒　芒硝半斤，咸寒　杏仁半升，去皮尖，熬黑，苦甘温

上四味，扬筛二味，内杏仁、芒硝，合研如脂，和散，取如弹丸一枚，别捣甘遂末一钱匕，白蜜二合，水二升，煮取一升，温顿服之，一宿乃下，更服取下为效。

[1] 煎：原作“前”，据乾隆本改。
[2] 膝：原作“腠”，据乾隆本改。

心痛

九痛丸

附子炮，二两　生狼牙炙香　巴豆去皮心，炒，研如脂，各半两　人参　干姜　吴茱萸各一两

为末，蜜丸，如桐子大，酒下，初服三丸，日三服，弱者二丸。

煮黄丸

雄黄研，一两　巴豆五钱，去皮心，研如泥

上入白面二两，同研匀，滴水丸，如桐[3]子大，滚浆水煮十二丸，滤，入冷浆水内令沉冷，每用时用浸药冷浆下一丸，一日十二时尽十二丸，以微利为度不必尽剂。

扶阳助胃汤

附子炮，去皮脐，二钱　干姜炮，一钱半　草豆蔻　益智仁　楝参　甘草炙　官桂　白芍药各一钱　吴茱萸　陈皮　白术各五分

姜枣煎。

草豆蔻丸

草豆蔻一钱四分，面裹煨熟，去皮　吴茱萸汤泡去苦味　益智仁　僵蚕炒，各八分　当归身　青皮各六分　神曲　姜黄各四分　生甘草三分　桃仁去皮，七个　半[4]夏汤泡七次，一钱　泽泻一钱，小便利减半　麦穗炒黄，一钱半[5]　甘草六分　柴胡四分，详胁下痛，多少与之　人参　黄芪　陈皮各八分

上除桃仁另研如泥外，为极细末，同

[3] 桐：原作“同”，据乾隆本改。
[4] 半：原作“桊”，据乾隆本改。
[5] 麦穗炒黄一钱半：原在“陈皮各八分”下，据乾隆本移至此。

碾匀，汤浸炊饼为丸，桐子大，每服三十丸，熟白汤送下，食远。旋斟酌多少用之。

清中汤

黄连　山栀子炒，各二钱　陈皮　茯苓各一钱半　半夏一钱，姜汤泡七次　草豆蔻仁捶碎　甘草炙，各七分

水二钟，姜三片，煎八分，食前❶服。

星半安中汤

南星　半❷夏各一钱半，俱姜汤泡　滑石　香附　枳壳麸❸炒　青皮醋炒　木香　苍术米泔浸一宿炒　砂仁　山栀炒黑　茯苓　橘红各一钱　甘草炙，五分

水二钟，姜三片，煎八分服。

海蛤丸

海蛤烧为灰，研极细，过数日火毒散用之　瓜蒌仁带瓤同研

上以海蛤入瓜蒌内，干湿得所，为丸，每服五十丸。

加味七气汤

蓬术　青皮　香附俱米醋炒，各一钱半　玄胡索二❹钱　姜黄一钱　草豆蔻仁八分　三棱泡，七分　桂心五分　益智仁七分　陈皮八分　藿香七分　炙甘草四分

水二钟，煎八分服。

失笑散

五灵脂净好者　蒲黄等份

为末，每二钱用黄醋一杓熬成膏，再入水一盏，煎七分，热服。

妙香散

山药姜汁炙　茯苓去皮　茯神去皮　远志去心，炒　黄芪各一❺两　人参　桔梗去芦　甘草炙，各半两　木香煨，二钱　辰砂三钱，另研　麝香一钱，另研

为细末，每服二钱，温酒调下。

煨肾散

甘遂面包不令透水，煮百余沸，取出用冷水浸过，去面焙干

为末，三钱，豮❻猪腰子细批破，以盐椒淹透，掺药末在内，荷叶包裹烧熟，温酒嚼服。治腰胯痛欲泻，止则饮新汲水，寒痰所滞者宜之。

腹　痛

木香顺气散

木香　附子　槟榔　青皮醋炒　陈皮　厚朴姜汁炒　苍术米泔浸一宿炒　枳壳麸❼炒　砂仁各一钱　甘草五分

水二钟，姜三片，煎❽八分，食前服。

真武汤

茯苓　芍药　生姜各三两　白术二两　附子一枚，炮，去皮，破八片

上五味，以水八升，煮取三升，去滓❾，温服七合，日三服。

正阳散

麝香一钱，细研　干姜炮　甘草炙，各二钱半　附子一两，炮，去皮脐　皂荚一两，酥炙，去皮弦

上为细末，每服二钱，白汤调，温服。

回阳丹

硫黄　附子炮　木香　全蝎　荜澄茄

---

❶ 前：原作“煎”，据乾隆本及《证治准绳》改。

❷ 半：此下原衍一“半”字，据乾隆本删。

❸ 麸：原作“谷”，据乾隆本及《证治准绳》改。

❹ 二：乾隆本作“一”，可参。

❺ 一：原无，据乾隆本补入。

❻ 豮（fén）：原作“猿”，据乾隆本改。同“豮”，阉割过的猪。

❼ 麸：原作“面”，据乾隆本改。

❽ 煎：原作“前”，据乾隆本改。

❾ 滓：原缺，据乾隆本补入。

吴茱萸洗，炒，各半两　干姜炮，二钱半

上为末，酒糊为丸，如桐子大，生姜汤下三五十丸，并二三服，热投之，衣被取汗。

威灵散

灵仙　当归　没药　木香　肉桂

为末，热酒下。

当归散

当归　赤芍　刘寄奴　没药　玄胡　枳实

为末，热酒下。

神圣复气汤

柴胡　羌活各一钱　藁本　甘草各八分　半夏汤泡　升麻各七分　白葵花五朵，去心　归身酒洗浸，六分　人参　防风　桃仁汤浸，去皮，研　郁李仁汤浸，去皮，各五分　干姜炮　黑附子炮，去皮脐，各三分

上作一服，水五盏，煎至二盏，入黄芪　草豆蔻面煨，去皮秤，各一钱　陈皮五分　上件❶入在❷内，再煎至一盏，再入下项药：黄柏五分，酒浸　黄连三分，酒浸　枳壳三分　生地黄三分，酒浸　以上四味，预一日另用新水浸，又次入：细辛二分　川芎　蔓荆子各三分　预一日用水半大盏，分作二处浸。此三味并黄柏等药，前正药作一大盏，不去渣，入此浸药，再上火煎至一大盏，去❸渣，稍热空心服。忌肉食。

芍药甘草汤

芍药二两　甘草一两

㕮咀，每服五钱，水煎。

腰　痛

橘香丸

橘核炒　茴香炒　胡芦巴炒　菴蕳子炒　破故纸炒　附子炮，各等份

为末，酒煮面糊和丸，梧子大，每服三四十丸，食前盐汤送下。

摩腰膏

附子尖　乌头尖　南星各二钱半　朱砂　雄黄　樟脑　丁香各一钱半　干姜一钱　麝香大者五粒，小者加之

为末，蜜丸，龙眼大，每一丸用姜汁化开如厚粥，火上烘❹热，放掌上摩腰中，候药尽贴腰上，即烘绵衣缚定，腰热如火，间二日用一丸。

独活寄生汤

独活　桑寄生如无，以川续断代之　杜仲去皮切，炒去丝　牛膝　细辛　秦艽　茯苓　桂心　防风　川芎　人参各一钱半　甘草　当归　芍药　干地黄各一❺钱

水二盏，姜五片，同煎七分，食前服。

苍术汤

苍术五钱　柴胡三钱　防风一钱❻半❼　黄柏一钱半

水煎，空心，食前服。

独活汤

羌活一钱　防风　独活　肉桂各三钱　甘草炙，二钱　当归尾五钱　桃仁五十粒　连翘五钱　汉防己　黄柏酒浸，各一两　泽泻　大黄煨，各三钱

每服五钱，酒半盏，水一盏，同煎，

---

❶ 件：原作“伴”，据《证治准绳》改。
❷ 在：原无，据乾隆本及《证治准绳》补入。
❸ 去：此下原衍一“去”字，据《证治准绳》删。

❹ 烘：原作“共”，据乾隆本改。
❺ 一：原无，据乾隆本补入。
❻ 钱：原无，据乾隆本补入。
❼ 半：此下原有一“芎”字，据乾隆本删。

热服。

羌活汤

羌活二钱 防风一钱半 甘草生、熟各半钱 草豆蔻 黄柏 葛根各五分 砂仁一钱 陈皮六分 知母二钱半 黄芪二钱 苍术 升麻 独活 柴胡各一钱

为粗末，作二服，水煎。

乳香趁痛散

虎胫骨酒炙黄 败龟酒炙，各二两 麒麟竭 赤芍药 当归 没药 防风 自然铜煅，醋淬，细研 白附子炮 辣桂去粗皮 白芷 苍耳子微炒 骨碎补炒，去毛，各三两 牛膝[1] 天麻 槟榔 五加皮 羌活各一两

为末，每服一钱，温酒调下，加全[2]蝎妙[3]。

普贤正气散

陈皮 半夏 苍术 厚朴 藿香 甘草 生姜各等份

每服五钱，水二盏，葱二段，黑豆百粒，煎服。

人参顺气散

人参 川芎 桔梗 白术 白芷 陈皮 枳壳 麻黄去节 乌药 白姜炮 甘草炙，一钱

水二钟，煎一钟，或为细末，以甘草汤调服[4]一方有五加皮一钱。

调肝散

半夏制，三分 辣桂 宣木瓜 当归 川芎 牛膝 细辛各二分 石菖蒲 酸枣仁荡去皮，微炒 甘草炙，各一分

每服三钱，姜五片，枣二枚，煎服。

无比[5]山药丸

赤石脂煅 茯神 山茱萸去核 熟地黄酒浸 巴戟去心 牛膝去苗，酒浸 泽泻以上各一两 杜仲去皮切，姜汁炒 菟丝子酒浸 山药以上各三两 五味子拣，六两 肉苁蓉酒浸，四两

为末，蜜丸，桐子大，每服三十丸，空心，温酒或盐汤送下。

胁肋痛

当归龙荟丸

当归酒洗 草龙胆酒浸 山栀炒黑 黄连酒炒 黄柏酒炒 黄芩酒炒，各一两 大黄酒浸 芦荟 青黛水飞，各半两 木香二钱半 麝香半钱，别研

为细末，炼蜜丸，如小豆大，小儿如麻子大，姜汤下二三十丸。忌发热诸物，兼服防风通圣散。见中风。

枳壳煮散

枳壳麸炒，四两，先煎 细辛 川芎 桔梗 防风各二两 葛根一两半 甘草二两

为粗末，每服四钱，水一盏半，姜、枣同煎七分，去滓温服。

补肝汤

山茱萸 当归 五味子炒，杵 山药 黄芪炒 川芎 木瓜各半两 熟地 白术炒，各一钱 独活 酸枣仁炒，各四钱

每服五钱，枣引。

---

[1] 膝：原作“膝”，据乾隆本改。
[2] 全：原作“金”，据乾隆本改。
[3] 妙：原作“如”，据乾隆本改。
[4] 调服：原无，据乾隆本补入。
[5] 比：原作“此”，据乾隆本改。

臂 痛

琥珀散

赤芍药　蓬莪术　京三棱　牡丹皮去木　刘寄奴去梗[1]　玄胡索炒，去皮　乌药　当归去芦，酒浸　熟地黄酒浸　官桂不见火，各一两

上前五味，用乌豆一升，生姜半斤切片，米醋四升同煮，豆烂[2]为度，焙干，入后五味同为细末，每服二钱，温酒调服。

却劳散

人参　甘草　黄芪　当归　芍药　熟地黄　阿胶　紫菀各等份

每服五钱，水二盏，姜三片，枣二枚，煎八分，温服。又方有五味子。

舒经汤

片姜黄二钱。如无则以嫩莪术代之　赤芍药　当归　海桐皮去粗[3]皮　白术以上各一钱半　羌活　甘草炙，各一钱

作一服，水一钟，姜三片，煎一钟，去滓，磨沉香汁少许，食前[4]服。

身体痛

甘草附子汤

甘草　白术各一两　桂枝二两　附子炮，一枚

上㕮咀，作四剂，水煎[5]，温服。

当归拈痛汤

羌活　甘草炙　黄芩酒炒　茵陈酒炒，各半两　人参　苦参酒洗　升麻　葛根　苍术　当归身各二钱　白术一钱半　泽泻　猪苓　防风　知母[6]酒洗，各三钱

水煎，不拘时服。

麻黄复煎汤

麻黄去节，用水五盏[7]，先煮令沸，去沫渣，再煎至三盏，方入下药　黄芪各二钱半　白术　人参　柴胡根　防风　生地黄各五分　甘草三分　羌活　黄柏各一钱　杏仁三个，去皮尖

上入麻黄汤内，煎至一盏，临卧勿饱服。

活血丹

熟地黄三两　当归　白术　白芍药　续断　人参各一两

末之，酒糊丸，如桐子大，每服百丸。

四物苍术各半汤即四物汤与苍术各半两煎服，下活血丹

面

升麻加黄连汤

升麻　葛根各一钱　白芷七分　甘草炙，五分　白芍药五分　酒黄连四分　生犀末　川芎　荆芥穗　薄荷各三分

上剉如麻豆大，用水半盏，当[8]先浸川芎、荆芥穗、薄荷外，都作一服，水二盏，煎一盏，入先浸三味煎七分，去渣，食后温服。忌酒、湿、面、五辛。

---

[1] 梗：原作“足”，据乾隆本改。
[2] 烂：原作“栏”，据乾隆本改。
[3] 去粗：原作“皮祖”，据乾隆本改。
[4] 前：原作“煎”，据乾隆本改。
[5] 煎：原作“前”，据乾隆本改。
[6] 母：原作“每”，据乾隆本改。
[7] 盏：原作“盗”，据乾隆本改。
[8] 当：乾隆本无此字。

升麻加附子汤

升麻　葛根　白芷　黄芪各七分　甘草炙五分　黑附子炮，七分　人参　草豆蔻各五分　益智仁三分

上剉如麻豆大，都作一服，水三盏，连须白葱头二茎，同煎一盏，去渣温服[1]，食前。

清肺饮

连翘　川芎　白芷　黄连[2]　黄芩　荆芥　桑皮　苦参　山栀　贝母　甘草

耳

犀角饮子

犀角镑　木通　石菖蒲　甘菊花去根枝　玄参　赤芍药　赤小豆炒，各二钱　甘草炙，一钱

水二钟，姜五片，煎一钟，无时服。

犀角散

犀角屑　甘菊花　前胡　枳壳麸炒黄　石菖蒲　羌活　泽泻　木通　生地黄　各半两　麦门冬去心，二两　甘草炙，二钱半

为末，每服三钱，水煎，去滓温服。

本事地黄汤[3]

生地黄一两半　枳壳　羌活　桑白皮各一两　磁石捣碎，水淘三二十次，去尽赤汁为度，二两　甘草　防风　黄芩木通各半两

为粗末，每服四钱，水煎，去滓，日二三服。

益肾散

磁石制　巴戟　川椒开口[4]者，各一两　石菖蒲　沉香各半两

上为细末，每服二钱，用猪肾一只细切，和以葱白、少盐、并药，湿纸十重裹煨，令香熟，空心，细嚼，温酒送下。

桂星散

辣桂　川芎　当归　石菖蒲　细辛　木通　木香　白蒺藜炒，去刺　麻黄去节　甘草炙，一钱　白芷梢　天南星煨、制各一钱半

水二钟，葱白二根，紫苏[5]五叶，姜五片，煎一钟，食后服。一方加全蝎去毒一钱。

磁石丸

磁石火煅，醋淬七次　防风　羌活　黄芪盐水浸，焙　木通去皮　白芍药　桂心不见火，各一两　人参半两

为细末，用羊肾一对，去脂膜捣烂，打酒糊为丸，桐子大，每服五十丸，空心，温酒、盐汤下。

清神散

甘菊花　白僵蚕炒，各半两　羌活　荆芥穗　木通　川芎　防风各四钱　木香一钱　石菖蒲　甘草各一钱半

为末，每服二钱，食后茶清调服。

通气散

茴香　木香　全蝎　玄胡索　陈皮　菖蒲各一钱　羌活　僵蚕　川芎　蝉蜕各半钱　穿山甲二钱　甘草一钱半

为末，每服三钱，温酒调下。

通神散

全蝎一枚　地龙　土狗各二个　明矾半生半煅　雄黄各半两　麝香一字

上为末，每用少许，葱白蘸入耳中，闭气，面壁坐一时三日一次。

---

❶ 服：原无，据乾隆本补入。
❷ 连：此下原衍“黄连”，据乾隆本删。
❸ 汤：原作“丸”，据乾隆本改。
❹ 口：原作“日”，据乾隆本改。
❺ 苏：原作“𩐈”，据乾隆本改。

通耳法

磁石用紧者，如豆大一块　穿山甲烧存性，为末，一字

上二味，用新绵花裹了，塞所患耳内，口中衔少生铁，觉耳内如风雨声即愈。

追风散

藜芦　雄黄　川芎　石菖蒲　全蝎　白芷　藿香　鹅不食草　薄荷　苦丁香各等份　麝香少许

上为细末，每用些少吹鼻中。如无鹅不食草，加片脑少许。

蓖麻子丸

蓖麻子三十一个，去油用　皂角煨，取肉半锭　生地龙中者一条　全蝎二个，焙　远志去心　磁石火煅，醋淬七次，研细，水飞　乳香各二钱

上为细末，以黄蜡熔和为丸塞[1]耳中。

胜金透关散

川乌头一个，炮　细辛各二钱　胆矾半钱　鼠胆一具

上为细末，用鼠胆调和匀，再焙令干，研细，却入麝香半字，用鹅毛管吹入耳中，吹[2]时口含茶清，待少时。

龙齿散

龙齿　人参　白茯苓　麦门冬去心　远志去心，各半两　丹砂　铁粉　龙脑　牛黄　麝香各二钱半，俱另研

为细末，研匀，每服半钱匕，食后，用沸汤调服，日三服。

芎归饮

川芎　当归　细辛各半两　石菖蒲　官桂　白芷各三钱

每服三钱，水二盏，入紫苏、姜、枣，煎至一盏服。

黄芪丸

黄芪一两　沙苑蒺藜炒　羌活各半两　黑附子大者一个　羯羊[3]肾一对，焙干

为末，酒糊丸，桐子大，每服四十丸，煨葱、盐汤下。

鼠粘子汤

桔梗半两　桃仁一钱　柴胡　黄芪各三分　连翘　黄芩　鼠粘子　当归梢　生地黄　黄连各二分　蒲黄　炙甘草　草龙胆　昆布　苏木　生甘草各一分　红花少许

水煎，稍热服，食后。忌寒药。

柴胡清肝[4]饮

川芎　当归　白芍　生地　柴胡　黄芩　山栀　花粉　防风　牛蒡　连翘甘草

作痒亦可服。

柴胡聪耳汤

柴胡三钱　连翘四钱　水蛭半钱，炒，另研　虻虫三个，去翅足，研　麝香少许，研　当归身　人参　炙甘草各一钱

上除另研外，以水二盏，姜三片，煎至一盏，下水蛭等末，再煎一二沸，食远，稍热服。

蔓荆子散

蔓荆子　赤芍药　生地黄　桑白皮　甘菊花　赤茯苓　川升麻　麦门冬去心　木通　前胡　炙甘草各一钱

水二盏，姜三片，枣[5]二枚，煎一盏服。

红绵散

白矾二钱　胭脂二字

研匀，先用绵杖子展去脓及黄水尽，

---

❶ 塞：原作“寒”，据乾隆本改。
❷ 吹：原无，据乾隆本补入。
❸ 羊：原作“血”，据乾隆本改。
❹ 肝：原作“服”，据乾隆本改。
❺ 枣：原作“芩”，据乾隆本改。

用别绵杖子引药入耳中，令到底掺之，即干。

透冰丹治一切风疾

川大黄去粗皮　山栀　蔓荆子去白皮　白茯苓去皮　益智仁去皮　威灵仙去芦头，洗，焙干　白芷各半两　香墨烧，醋淬，干，研细　麝香研，各一钱　茯神去木，半两　川乌二两，用河水浸半月，切作片，焙干，用盐炒　天麻去苗　仙灵脾叶洗，焙

为细末，炼蜜和如麦饭相似，以真酥涂杵臼，捣万杵。如干，旋入蜜令得所，和成剂。每服旋丸如桐子大，用薄荷自然汁同温酒化下两丸。中风涎潮，皂荚、白矾汤化四丸。小儿惊风，薄[1]荷汁化下一丸。

益气聪明汤

黄芪　人参各五钱　升麻一钱半　葛根二钱　蔓荆子三钱　芍药　黄柏酒炒，各二钱　炙甘草一钱

每服四钱，水二盏，煎一盏，临睡热服，五[2]更再煎服。

鼻

防风汤

防风半两　栀子七枚　升麻一两　石膏研，三两　桂去皮，半两　麻黄去节，七钱半　木通一两二钱半

上㕮咀，每服三钱，水煎，空心温服，日再[3]。

清肺饮

辛夷六分　黄芩[4]　山栀　麦冬　百合　石膏　知母各一钱　甘草五分　枇杷叶三片　升麻三分

辛夷膏

辛夷叶二两　细辛　木通　木香　白芷　杏仁汤浸，去皮尖，研，各半两

上用羊髓猪脂二两和药，于石器内慢火熬成膏，取赤黄色，放冷，入龙脑、麝香各一钱，为丸，绵裹塞鼻中，数日内脱落即愈。

乌犀丸

乌犀镑　羚羊角镑　牛黄研　柴胡净，各十[5]两　丹砂研　天门冬去心　贝母去心，炒　胡黄连　人参各半两　麦门冬去心，焙　知母各七钱　黄芩　炙甘草各二钱半

为细末，研匀，炼蜜丸，如梧子大，每服二十丸，空心，温酒送下。

犀角散

犀角屑　木通　升麻　赤茯苓　黄芪　马牙硝　杏仁去皮尖、双仁，炒黄，各半两　麦门冬去心，一两　朱砂研　龙脑研　炙甘草各二钱半

为末，每服一钱，食后，竹叶汤调下。

桑根白皮散

桑根白皮　木通　大黄剉，炒[6]各二两　升麻一两半　石膏　葛根各三两　甘草炙[7]赤，一[8]两

每服三钱，水一盏，煎六分，食后温服。

---

[1] 薄：原无，据乾隆本补入。
[2] 五：原无，据乾隆本补入。
[3] 上㕮咀……日再：此十五字原无，据乾隆本补入。
[4] 芩：原作“苓”，据乾隆本改。
[5] 十：乾隆本作“一”，可参。
[6] 炒：原作“各”，据乾隆本改。
[7] 炙：原作“夫”，据乾隆本改。
[8] 一：原作“两”，据乾隆本改。

宣脑散

川郁金　川芎　青黛　薄荷[1]　小黄米各二分

上为细末，每用少许，口噙冷水，搐鼻中。

口

生津方

兜铃　水芹　旋覆花　酱瓣草俱鲜者，取汁　薄荷叶　五倍子各四两

捣作饼，盦[2]七日，出白毛，又采前四种取汁拌捣，待干，又拌汁捣，不拘通数。每用五厘，入口津液涌溢。

金花丸

黄连　黄柏　黄芩　栀子　大黄便秘加之

等份，末之，水丸，每服三十丸，白汤下。

升麻饮

升麻　玄参　黄连　羚羊角镑　黄芩　葛根　大黄　麦门冬去心　羌活　防风　甘菊花各半两　人参　知母　炙甘草各二钱半

上㕮咀，每服三钱，水一盏，煎七分，去滓温服，食后。一方无人参，有牛蒡子。

黄连散

黄连　朴硝　白矾各半两　薄荷一两

上为粗末，用腊月黄牛胆，将药入胆内，风头挂两月取下。如有口疮，旋将药研细，入于口疮上，去其热涎[3]即愈。

赴筵散

黄连　黄芩　黄柏　栀子　干姜　细辛

等份，为末，搽之。

滋阴四物汤即四物汤加黄柏、知母、丹皮、肉桂

柳花散

黄柏一钱　青黛二钱　肉桂一钱　冰片二分

为末，敷之。

玄参散

玄参　升麻　独活　麦冬　黄芩　黄柏　大黄　栀仁　前胡　犀角　炙草

冰硼散

冰片五分　朱砂六分　玄明粉　硼砂各五钱

为末，搽之。

口疳药

薄[4]荷末三分　儿茶一分半　黄柏一厘　龙骨醋煅，二厘　白芷二厘半，肿痛倍用　生甘草五厘　珍珠五厘　冰片五[5]厘

研细末，口疳吹之即愈。初起热甚倍薄荷。久病多加儿茶、龙骨、珍珠即长肉。痧痘后，去黄柏、龙骨，加牛黄。疳重加滴乳石、朱砂各少许。

清热补气汤

人参　白术　茯苓　当归　白芍各一钱　升麻　五味　麦冬　玄参　炙甘草各五分　如不应，加姜、附。

加减甘露饮

熟地黄　生地黄　天门冬去心　黄

---

❶ 荷：此下原衍“小黄”，据乾隆本删。
❷ 盦（ān）：覆盖。
❸ 涎：原作“延”，据乾隆本改。
❹ 薄：原作“蒲”，据乾隆本改。
❺ 五：乾隆本作“三”，可参。

芩[1] 枇杷叶去毛 山茵陈 枳壳 金钗 石斛各一两 甘草 犀角各五钱

为末，每服二钱，水一盏，煎七分，临卧温服。小[2]儿量减。

唇

济阴地黄丸

五味子 熟地黄杵膏 麦门冬 当归 肉苁蓉 山茱萸去核 干山药 枸杞子 甘州菊花 巴戟肉各等份

为末，蜜丸，桐子大，每服七八十丸，空心，食前，白汤送下。

柴胡清肝散

柴胡 黄芩炒，各一钱 黄连炒 山栀炒，各七分 当归一[3]钱 川芎六分 生地黄一钱 升麻八分 牡丹皮一钱 甘草三分

上水煎服。

泻黄饮子

白芷 升麻 枳壳麸炒 黄芩 防风各一钱半 半夏姜汤泡七次，一钱 石斛一钱二分 甘草七分

水二钟[4]、姜三片，煎八分，饭后服。

栀子金花汤

黄连 黄芩 黄柏 栀子 大黄

齿

羌活附子汤

麻黄去节 黑附子炮，各三分 羌活 苍术各五分 黄芪一分 防风 甘草 升麻 白僵蚕炒，去丝 黄柏 白芷各三分 佛耳草有寒嗽者用之，如无不用

上水煎服。

白芷散

麻黄去节 草豆蔻各一钱半 黄芪 桂枝[5]各二钱 吴茱萸 白芷各四分 藁本三分 羌活八分 当归身 熟地黄各五分 升麻一钱

上为细末，先[6]用水漱洗，以药擦之。

立效散

防风一钱 升麻七分 炙甘草三分 细辛二分 草龙胆酒洗，四分

上水一盏，煎五分，去滓，以匙抄在口中滞痛处，少时立止。

清胃散

生地黄酒洗，三分 升麻 牡丹皮半钱 当归身三分 拣黄连三分，如连不好，更加二分，夏倍之

上五味，同为细末，水煎至一半，候冷呷之。

独活散

防风 川芎 独活 石膏 荆芥 升麻 干葛 生地黄 细辛 白芷 赤芍药 黄芩 甘草

上加薄[7]荷煎服。

茵陈散

茵陈 连翘 半夏 荆芥穗 麻黄 升麻 黄芩 牡丹皮 射干 羌活 独活 大黄炮 薄荷 僵蚕各二钱半 细辛半两 牵牛一两

为细末，每服三钱，水一盏，先煎汤熟，下药末搅一搅，急泻出，食后，连滓热服。

---

❶ 芩：原作“苓”，据乾隆本改。
❷ 小：原作“水”，据乾隆本改。
❸ 一：乾隆本作“二”，可参。
❹ 钟：原作“钱”，据乾隆本改。
❺ 枝：原作“桂”，据乾隆本改。
❻ 先：原作“朱”，据《证治准绳》改。
❼ 薄：原作“蒲”，据乾隆本改。

当归龙胆散

升麻一钱[1]　麻黄　生地黄　当归梢　白芷　草豆蔻　羊胫骨灰　草龙胆　黄连各等份

上为末，擦之。

益智木律散

草豆蔻二钱二分　益智仁　当归身　熟地黄　羊胫骨灰各五分　木律二分　升麻一钱半　黄连四分

上为细末，擦之。如寒牙疼，去木律。

草豆蔻散

草豆蔻一钱二分　黄连　升麻各二钱半　细辛叶　防风各二分　熟地黄　羊胫骨灰各五分　当归身六分

为细末，痛处擦之。

麝香散

麝香少许　升麻一钱[2]　黄连　草豆蔻各二钱半　熟地黄　麻黄各一分　益智仁二分半　羊胫骨灰二钱　人参　生地黄　当归　汉防己酒制，各三分

为细末，每用少许擦牙疼处，噙良久，有涎吐去。

升麻散

细辛焙　黄柏　知母　防已　黄连　升麻　白芷　蔓荆子　牛蒡子　薄荷

上薄荷汤调服及擦牙根，或煎服亦可。

牢牙散

升麻[3]　生地黄　石膏各一钱　白茯苓　玄参各二分　羊胫骨灰　梧桐律各三分　黄连一钱三分　麝香少许，另研

上为细末，研匀，每用少许，临卧揩牙，复以温水漱去。

又方

槐枝　柳枝各长四寸，四十九枝　皂角不蛀者，七茎　盐四十文重

上同入瓷瓶内，黄泥固济，糠火烧一夜，候冷取出，研细，用如常法。

白牙散

升麻一钱　羊胫骨灰二钱　白芷七分　石膏一钱半　麝香少许

上为细末，先用温水漱口，擦之妙。

羊胫散

地骨五钱　羊胫烧灰，五钱　石膏五钱　升麻五钱

为末，擦牙。

还少丹

熟地二两　山药　牛膝酒浸　枸杞酒浸，各两半　萸肉　茯苓　杜仲姜汁炒　远志去心　五味子炒　楮实酒炒　小茴香炒　巴戟酒浸　肉苁蓉酒浸，各一两　石菖蒲五钱

加枣肉，蜜丸，盐汤或酒下。

甘露饮

枇杷叶刷去毛　熟地黄　天门冬去心，焙　枳壳去瓤，麸炒　山茵陈去梗　生地黄　麦门冬去心，焙　石斛[4]去芦　炙甘草　黄芩

上等份，为末，每服二钱，水一盏，煎七分，去滓，食后临卧。小儿量减与之。

露蜂房散

露蜂房炙　荆芥　川椒去目及[5]合口者，炒出汗　地骨皮　松节　青盐　白矾枯，各一两

为细末，每用半钱，绵裹于患处咬之，有涎吐之。

---

❶ 一钱：原无，据乾隆本补入。
❷ 一钱：原作“二麻”，据乾隆本改。
❸ 二：乾隆本作“一”，可参。
❹ 麻：此下原衍一“三”字，据乾隆本删。
❺ 及：原作“反”，据乾隆本改。

川升麻散

川升麻　白附子炮，各一两

为细末，研匀，于八月内取生地黄四斤，洗去土，绞取汁二大盏，即下药搅，令匀，放瓷器中。每用以柳枝绵裹，一头点药，炙令热，烙齿根下缝中，更涂膏少许即验。

芜荑消疳汤

雄黄　芜荑　生大黄　芦荟　川黄连　胡黄连　黄芩

芦荟消疳饮

芦荟　柴胡　黄连　胡连　牛蒡❶　玄参　桔梗　栀子　石膏　薄荷　羚羊角各五分　甘草　升麻各三分　竹叶十片

人中白散

人中白二钱　儿茶一钱　黄柏　薄荷　青黛各六分　冰片五厘

搽之，使涎流出。

清阳散火汤

升麻　白芷　黄芩　牛蒡❷　连翘　石膏　防风　当归　荆芥　蒺藜各一钱　甘草五分　煎服。

舌

玄参升麻汤

玄参　升麻　犀角　赤芍药　桔梗　贯众　黄芩　甘草各等份

每服四钱，水煎。

清热化痰汤

贝母　天花粉　枳实炒　桔梗各一钱　黄芩　黄连各一钱二分　玄参　升麻各七分　甘草五分

❶ 蒡：原作“镑”，据乾隆本改。
❷ 蒡：原作“膀”，据乾隆本改。

上❸水煎服。

牛黄散

牛黄研　汉防己各七钱半　犀角二钱半　羚羊角屑❹　人参　桂心　牛蒡子炒　生地黄　炙甘草各半两

为细末，研匀，每服三钱，水一中盏，煎六分，连滓温服，不时。

升麻汤

升麻　赤芍药　人参　桔梗　干葛　甘草

上㕮咀，姜煎，温服。一方有黄连、黄芩、大黄、玄参、麦门冬。

碧雪

芒硝　青黛　寒水石　石膏煅，各飞、研　朴硝　硝石　马牙硝各等份

甘草煎汤二升，入诸药再煎，用柳枝不住❺搅令溶，方入青黛和匀，倾入砂盆内，冷即成霜，研末。每用少许，以津含化。如喉❻闭，以竹管吹入喉中❼。

花粉散

花粉　胡连　黄芩各八分　僵蚕　鲜皮各五分　大黄五分　牛黄　滑石各二分五厘

为末，竹叶汤服二钱。

泻心汤

当归　白芍　生地　麦冬　犀角　山栀　黄连❽各一钱　甘草　薄荷各五分

甘露饮

枇杷叶　石斛　黄芩　麦门冬去心　生地黄　炙甘草等份

上㕮咀，每服五钱，水二盏，煎八

❸ 上：此上原有一“一”字，据乾隆本删。
❹ 屑：原作“犀”，据乾隆本改。
❺ 住：原作“生”，据乾隆本改。
❻ 喉：原作“猴”，据乾隆本改。
❼ 喉中：原无，据《证治准绳》补入。
❽ 连：原无，据乾隆本补入。

分，去滓，无时，温服。

清热补血汤

当归酒洗　川芎　芍药　熟地黄酒洗，各一钱　玄参七分　知母　五味子　黄柏　麦门冬去心　柴胡　牡丹皮各五分

上水煎服。

咽喉

清咽利膈汤

牛蒡子炒，研　连翘去心　荆芥　防风　栀子生，研　桔梗　玄参　黄连　金银花　黄芩　薄❶荷　甘草各一钱，生　大黄　朴硝各一钱

水二钟，淡竹叶二钱，煎八分，食远服。

桐油饯

温水半碗，加桐油四匙，搅匀，用硬鸡翎蘸入喉内捻之，连探四五次，其痰壅出，再探再吐，以人醒声高为度。

益气清金汤

苦桔梗三钱　黄芩二钱　浙贝母去心，研　麦冬去心　牛蒡子各一钱五分，炒，研　人参　白茯苓　陈皮　生栀子研　薄❷荷　甘草各一钱，生　紫苏五分

竹叶三十片，水三钟，煎一钟，食远服，渣再煎服。

消瘤碧玉散

硼砂三钱　冰片　胆矾各三分　共研细末，用时以箸头蘸药点患处。

解毒雄黄丸《局方》、《准绳》巴豆十四粒，余各一两

雄黄二钱五分　郁金二钱五分　巴豆二十粒，去❸皮、油

共为细末，醋糊为丸，如绿豆大，热茶清下七丸，吐出顽痰立苏，未吐再服。已死，心头犹热，斡❹开口灌之，无有不活。小儿惊风、痰壅，二三丸。

金丹消肿出痰，性迅利，善走内，轻症不宜用

枪硝一钱八分　蒲黄四分，生　僵蚕一钱　牙❺皂一分半　冰片一分

研细，共为末，吹入。

碧丹清热祛风，解毒，出痰涎，轻症用之。重症与金丹合用，痰壅金六碧四，因病轻重，定药多寡

玉丹三分　百草霜半茶匙　玄丹一厘　甘草灰三茶匙　冰片五厘　薄荷去根，春夏四分，秋冬二分

共为末吹欲出痰，加制牙皂少许。

玄丹❻吹喉用

白肥灯草水湿透，用竹管浸湿，以湿纸塞紧一头，将灯草纳管内，以箸❼筑实口，用湿纸封塞，入炭火煅烟绝，管通红，取出，先湿一砖，将管放砖上，以碗覆之，待冷取起，剥去外管灰、两头纸灰，内灯草灰黑色成团者佳。

甘桔汤

苦桔梗一两　炙甘草二两

每服三钱，水一盏，煎七分，食后温服。

牛黄清心丸

九转胆星一两　雄黄　黄连末各二钱　茯神　元参　天竺黄　五倍末　荆芥　防风　桔梗　犀角末　当归各一钱　冰片　麝香　珍珠各五分，豆腐煮　京牛黄　轻粉各三分

❶ 薄：原作“蒲”，据乾隆本改。
❷ 薄：原作“蒲”，据乾隆本改。
❸ 去：原作“皮”，据乾隆本改。
❹ 斡：原作“幹”，据乾隆本改。
❺ 牙：原作“无”，据乾隆本改。
❻ 丹：原作“参”，据乾隆本改。
❼ 箸：原作“筋”，据乾隆本改。

各研极细，共和一处，再研匀，甘草熬膏和丸，如龙眼大，朱砂为衣，日中晒干，收入磁瓶内，将瓶口堵严，勿令出气，临服时[1]一丸，薄荷汤磨服。

喉痹饮

桔梗　玄参　牛蒡　贝母[2]　荆芥　薄荷　僵蚕　甘草　前胡　忍冬花　花粉　灯心

紫血散

犀角镑　羚羊角镑　石膏　寒水石　升麻各一两　元参二两　甘草八钱，生　沉香剉　木香剉，各五钱

水五碗煎药，剩汤一碗，将渣用绢滤去，将汤再煎滚，投提净朴硝三两六钱，文火慢煎，水气将尽，欲凝结之时，倾入碗内，下朱砂、冰片各三钱，金铂一百张，各预研细和匀，将药碗安入凉水盆中，候冷，凝如雪为度。大人每用一钱，小儿二分，十岁者五分，徐徐咽之即效。或用淡竹叶、灯心煎汤化服亦可。咽喉肿痛等症，吹之亦效。

八宝珍珠散

儿茶　川连末　川贝母去心，研　青黛各一钱五分　红褐烧灰存性　官粉　黄柏末　鱼脑石微煅　琥珀末各一钱　人中白二钱，煅　硼砂八分　冰片六分　京牛黄　珍珠各五分，豆腐内煮半炷香时，取出研末　麝香三分

各研极细末，共兑一处，再研匀，以细笔管吹入喉内烂肉处。

广笔鼠粘汤

生地黄　浙贝母各三钱，去心，研　元参　甘草各二钱五分，生　鼠粘子酒炒，研　花粉　射干　连翘各二钱，去心　白僵蚕一钱，炒，研

苦竹叶二十片，水二钟，煎八分，饥时服。

矾精散

白矾不拘多少研末，用方砖一块，以火烧红，洒水于砖上，将矾末布于砖上，以磁盘覆盖，四面灰壅一日夜，矾飞盘上，扫下用，二钱　白霜梅二个，去核　真明雄黄　穿山甲各一钱，炙

共研细末，以细笔管吹入喉内。

清凉散

硼砂三钱　人中白二钱，煅　黄连末一钱　南薄荷六分　冰片五分　青黛四分

共为极细末，吹入喉癣腐处。

清灵膏

薄荷三钱　贝母二钱　甘草六分　百草霜六分　冰片三分　玉丹二钱　玄丹八分

上细末，蜜调，噙化，随津咽入。

甘桔射干汤

桔梗二钱　甘草　射干　连翘　山豆根　牛蒡[3]　玄参　荆芥　防风各一钱　竹叶煎。

木香四七丸

木香五分　射干　羚羊角　犀角　槟榔各一钱　玄参　桑白皮　升麻各一钱五分　半夏　厚朴　陈皮各一钱　赤茯苓

生姜煎服。

清咽屑

半夏制，一两　橘红　川大黄酒制，各五钱　茯苓　紫苏叶　风化硝　直僵蚕炒　桔梗各二钱　连翘　诃子肉　杏仁　甘草各一钱二分

上为末，姜汁、韭汁和捏成饼，晒

---

[1] 临服时：似作“临卧时服”。

[2] 母：此下原衍一“荆”字，据乾隆本删。

[3] 蒡：原作“膀”，据乾隆本改。

干，筑碎，如小米粒[1]大，每用少许，置舌上干咽之，食后、临卧为佳。

玉丹吹喉用

明矾碎如豆大，入倾银罐内，以木炭火煅，不住手搅，无块为度。再用好硝打碎[2]、徐徐投下十分之三。再用官硼打碎，亦投下十分之三。少顷，再投入生矾，俟痒，再入前投硝、硼，如是渐增，直待铺起罐口，高发如馒头样方止。然后驾生炭火烧至干枯，用瓦一片覆罐上，待片时取出，将牛黄末少许，用水五六匙和之，即以匙抄滴丹上，将罐仍入火烘干，取下，连罐并瓦覆在净地上，用纸盖之，再用瓦覆之，过七日收用。留轻松无竖纹者用。

雪梅丹吹喉用

大青梅破开去核，将明矾入内，竹签钉住，武火煅梅烬，勿用，止用白矾，轻白如腻粉，用出涎清痰甚捷，此秘方也。

玉屑无忧散

玄参去芦　贯众去芦　滑石研　砂仁　黄连去须　甘草炙　茯苓　山豆根　荆芥穗各半两　寒水石煅，一两　硼砂一钱

为细末，每服一钱，干掺舌上，以清水咽下。

瘖

七珍散

人参　石菖蒲　生地　川芎各一两　细辛　防风　辰砂另研，各半两

上为细末，每服一钱，薄[3]荷汤下。

发声散

瓜蒌皮剉　白僵蚕去头　甘草各等份，各炒黄

上为细末，每服三钱，温酒或生姜自然汁调下。用五分，绵裹噙化，咽津亦得，日两三服。

玉粉丸

半夏五钱　草乌二钱半，炒　桂二分半

姜汁糊丸，芡实大，每夜含化一丸。

蛤蚧丸

蛤蚧一对，去嘴足，温水浸去膜，刮了血脉，醋炒　诃子煨，去核　阿胶炒　生地　麦冬去心　细辛去苗　炙甘草各五钱

蜜丸，枣大，食远，含化。

杏仁煎

杏仁　姜汁　砂糖　白蜜各一两　五味子　紫菀各四[4]钱　通草　贝母各四钱　桑皮五钱

水煎，时服。

诃子汤

诃子四个，半生半炮　桔梗一两，半生半炙　甘草二寸，半生半炙

为细末，每服二钱，童便一盏，水一盏，煎五七沸，温服。甚者不过三服愈。

又方

大诃子四个　桔梗三两　甘草二两，制法同上

每服一钱匕，入沙糖一小块，水五盏，煎至三盏，时时细呷，一日服尽，其效甚捷。

皮毛须发肌肉筋骨四肢二阴

苇茎汤

苇茎[5]二升　薏苡仁炒　瓜瓣各半升，

---

[1] 粒：原无，据乾隆本补入。
[2] 碎：原作“碎”，据乾隆本改。
[3] 薄：原作“萡”，据乾隆本改。

[4] 四：乾隆本作“七”，可参。
[5] 苇茎：原作“茎苇”，据乾隆本改。

即冬❶瓜仁　桃仁五十粒，去皮尖，炒，研

水煎服。

八仙汤

当归　茯苓各一钱　川芎　熟地　陈皮　半夏　羌活各七分　白芍八分　人参　秦艽　牛膝各六分　白术四钱　桂枝三分　柴胡　甘草各四分　防风五分

三青膏染须

生胡桃皮，生酸石榴皮，生柿子皮，先将石榴剜去子，入丁香装满，共秤过分两，然后将胡桃皮、柿子皮秤等份，晒干，同为细末，用牛乳和匀，盛于锡瓶中，封口，埋马粪内，十日取出，将线一条扯紧，点药于中试之，如走至两头皆黑者，药即中用，如不然，再埋马粪中数日，即照此法染须发。

厥

人参固本丸

人参二两　熟地　生地　麦冬炒　天冬炒，各四两

蜜丸。

蒲黄汤

蒲黄一❷两，炒褐色　清酒十六盏，热沃之

温服。

二十四味流气饮

丁香　肉桂　草果　麦门冬　赤茯苓　木通　槟榔　枳壳　厚朴　木瓜　青皮　陈皮　木香　人参　白术　大腹皮　甘草　紫苏　香附　菖蒲　蓬莪术

四逆汤

甘草二两，炙　干姜一两半　附子一枚，生用，去皮，破八片

水三升，煮一升二合，去滓分温❸再服。强人可附子一枚，干姜三两。

六物附子汤

附子　肉桂　防己各四钱　炙甘草二钱　白术　茯苓各三钱

通脉四逆汤

甘草炙，三两　干姜三两，强人可四两　附子大者一枚，生用，去皮，破八片

上三味，以水三升，煮取一升二合，去滓，分温再服。加减法：面色赤者，加葱九茎，葱味辛，以通阳气。腹中痛者，去葱，加芍药二两，芍药之酸，通塞❹痢腹中，痛为气不通也。呕者加生姜二两，辛以散之，呕为气不散也。咽痛者，去芍药，加桔梗一两，咽中如结，加桔梗则能散之。痢止脉不出者，去桔梗，加人参二两❺，痢止脉不出者亡血也，加人参以补之。经曰：脉微而利，亡血也，四逆加人参汤主之。脉病皆与方相应者，乃可服也。

当归四逆汤

当归三两，辛❻温　桂枝三两，辛热　芍药三两，酸咸　细辛二两，辛热　大枣二十五个　甘草二两，炙，甘平　通草二两，甘平

上七味，以水八升，煮取三升，去滓，温服一升，日三服。

抽搐

凉惊丸

龙胆末　防风末　青黛研，各三钱匕

---

❶ 冬：原作“各”，据乾隆本改。
❷ 一：乾隆本作“二”，可参。
❸ 分温：原作“温服”，据《证治准绳》改。
❹ 塞：原作“寒”，据乾隆本改。
❺ 二两：乾隆本作“一个”，可参。
❻ 辛：原作“卒”，据乾隆本改。

钩藤末，二钱匕　牛黄　麝香各一字匕　黄连末，五钱匕　龙脑研，一钱匕

同研，面糊丸，粟米大，每服三五丸至一二十丸，煎金银汤下。

续断丸

续断酒浸　川芎[1]　当归酒浸　半夏姜制　橘红　干姜炮，各一两　桂心　甘草炙，各半两

上为细末，蜜丸，桐子大，每服百丸，白汤下。

续命煮散

防风　独活　当归　人参　细辛　葛根　芍药　川芎　甘草　熟地黄　远志　荆芥　半夏各五钱　桂心七[2]钱半

每服一两，水二盏，生姜三片，煎八分，通口服。汗多者加牡蛎粉一钱半。

独活汤

独活　羌活　人参　防风　当归　细辛　茯苓　远志　半夏　桂心　白薇　菖蒲　川芎各五钱　甘草炙，二钱半

每服一两，水二盏，姜五片，煎八分，食后温服。

颤　振

摧肝丸

牛胆南星　钩藤　黄连酒炒　滑石水飞　铁华粉各一两　青黛三钱　僵蚕炒，五钱　天麻酒洗，二两　辰砂飞，五钱　大[3]甘草二钱

为末，以竹沥一碗，姜汁少许，打糊丸，绿豆大，食后及夜，茶下一钱五分。忌鸡、羊肉。

参术汤

人参　白术　黄芪各一钱　白茯苓　炙甘草　陈皮各一钱

水煎，食前服。甚者加附子童便制，一钱。

补心丸

当归酒洗，一两半　川芎　粉甘草[4]各一两　生地黄一两半　远志去心，二两半　酸枣仁炒　柏子仁各三两，去油　人参一两　朱砂五钱，另研　金箔二十片　麝香五[5]钱　琥珀　三钱　茯神七钱　牛胆南星五钱　石菖蒲六钱

上为细末，蒸饼糊丸，如绿豆大，朱砂为衣，每服七八十丸，津咽下，或姜汤送下。

定振丸

天麻蒸熟　秦艽去芦　全[6]蝎去头尾　细辛各一两　熟地黄　生地黄　当归酒洗　川芎　芍药煨，各二两　防风去芦　荆芥各七钱　白术　黄芪各一两五钱　威灵仙酒洗，五钱

为末，酒糊丸，桐子大，每服七八十丸，食远，白汤下或温酒送下。

脚　气

苡仁酒

薏苡仁　牛膝各二两　海桐皮　五加皮　独活　防风　杜仲各一两　熟地黄一两半　白术半两

上为粗末，入生绢袋内[7]，用好酒五升浸，春秋冬二七日，夏月盛热，分作数帖，逐帖浸酒。每日空心温服一盏或半

---

❶ 芎：原作“芎”，据乾隆本改。
❷ 七：乾隆本作“十”，可参。
❸ 大：原作“炙”，据乾隆本及《证治准绳》改。
❹ 草：原无，据乾隆本补入。
❺ 五：乾隆本作“一”，可参。
❻ 全：原作“金”，据乾隆本改。
❼ 内：原作“肉”，据乾隆本改。

盏，日三四服，常令酒气醺醺不绝。久服觉皮肤下如数百条虫行，即风湿气散。

羌活导滞汤

羌活　独活各半两　防己三钱　大黄酒煨，一两　当归三钱　枳实麸炒，二钱

每服五钱或七钱，水二盏，煎至七分，温服。微利则已，量虚实加减。

加味败[1]毒散

人参去芦　赤茯苓去皮　甘草炙　川芎　前胡去芦　柴胡去芦　羌活去芦　独活去芦　枳壳去瓤，麸炒　桔梗去芦　大黄　苍术米泔浸，各等份

每服五七钱，水一盏半，姜五片，薄荷五叶，煎至一盏，热服。皮肤瘙痒、赤疹，加蝉蜕。

加味二妙丸

苍术一两　酒黄柏一两　牛膝[2]盐、酒炒　酒当归　川萆薢　防己　龟板酥炙，各五钱

酒糊丸。

茱萸丸

吴茱萸　木瓜各等份

为细末，酒糊丸，如桐子大，每服五十丸至百丸，温酒送下。或以木瓜蒸烂研膏为丸尤佳。

茱萸木瓜汤

吴茱萸半两　干木瓜一两　槟榔二[3]两

上㕮咀，每服八钱，以水一钟半，生姜五片，煎至一钟，去滓温服，不拘时候。

大腹子散

大腹子　紫苏　木通　桑白皮　羌活　木瓜　荆芥　赤芍药　青皮　独活各一两　枳壳二两

每服四钱，水一盏，姜五片，葱白七寸煎，去渣，空心，温服。

三脘散

独活　白术　木瓜焙干　大腹皮炙黄　紫苏各一两　甘草炙，半两　陈皮汤浸，去白　沉香　木香　川芎　槟榔麸裹煨热，各七钱半

上共杵为粗散，每服二钱半，水二盏，同煎至一盏，去渣，分三服，热服，取便利为效。

桑白皮散

桑白皮　赤茯苓去皮　柴胡去芦，各一两　生干地黄一两半　甘草炙，半两　射干　枳壳去瓤，麸炒　贝母　前胡去芦　赤芍药　天门冬去心　百合　槟榔各七钱半

每服八钱，水一盏半，生姜五片，煎六分，去渣温服，无时。

犀角散

犀角屑　枳壳去瓤，麸炒　沉香各七钱半　槟榔　紫苏茎叶　麦门冬去心　赤茯苓去皮，各一两　木香　防风各半两　石膏研细，一两

上㕮咀，每服八钱，以水一中盏半，煎至一大盏，去柤[4]，入淡竹沥一合，更煎一二沸，温服，不拘时候。

沉香散

沉香　赤芍药　木通　紫苏茎叶　诃黎勒皮　槟榔各一两　吴茱萸半两

上㕮咀，每服八钱，水一中盏半，入生姜五片，煎一大盏，去渣温服，不拘时。

半夏散

半夏汤洗七次，切片　桂心各七钱半　赤茯苓去皮　人参去芦　陈橘皮去白　前胡

---

[1] 败：原作“散”，据乾隆本及本书目录改。
[2] 膝：原无，据乾隆本补入。
[3] 二：乾隆本作“一”，可参。
[4] 柤：原作“粗”，据乾隆本改。柤：同“渣”。

去芦　槟榔各一两　紫苏叶[1]一两半

上㕮咀，每服五钱，水一钟半，姜七片，淡竹茹二钱，煎至七分，去渣温服，无时。

橘皮汤

陈橘皮去白　人参去芦　紫苏叶各一两

上㕮咀，每服八钱，姜五片，清水一盏半，煎八分，温服。

芎芷香苏饮

川芎七钱　甘草二钱　紫苏叶　干葛　白茯苓　柴胡各半两　半夏六钱　枳壳炒，三钱　桔梗生，二钱半　陈皮三钱半

每服三钱，水一盏，姜三片，枣一枚，煎八分，温服，无时。

虎骨四斤丸

宣州木瓜去瓤　天麻去芦　肉苁蓉洗净　牛膝去芦，各焙干，秤一斤　附子炮，去皮尖，二两　虎骨酥涂炙，一两

以上各如法修制，先将前四味，用无灰酒五升浸，春秋各五日，夏三日，冬十日，取出焙干，入附子、虎骨共细研末，用浸药酒打面糊丸，如桐子大，每服五十丸，食前，盐汤下。

赤白浊

清心莲子饮

黄芩　麦门冬　地骨皮　车前子　甘草炙，各一钱　石莲肉　白茯苓　黄芪蜜炒　人参各七分半

上另用麦门冬二十粒，水二盏，煎一钟，水中沉冷，空心，温服。发热加柴胡、薄荷。一方加远志、菖蒲各一钱。

萆薢分消饮

益智仁　川萆薢　石菖蒲　乌药各等份

上㕮咀，每服四钱，水一盏，入盐一捻，煎七分，食前。一方加茯苓、甘草。

妙香丸

山药姜汁炒，二两　黄芪　人参各一两　白茯苓去皮　远志去心　茯神去木，各一两　朱砂二钱　炙草二钱　桔梗三钱　木香一钱半　麝一钱

共为末，酒调服二钱。

清浊饮

石莲　茯神　山药　茯苓　芡实　熟地　枸[2]杞　莲须　牡蛎　椿根

用萹蓄二两煎汁，入前药再煎。

便浊饮

白茯苓　半夏　甘草梢　泽泻　车前　土牛膝　萆薢

小菟丝子丸

石莲肉二两　白茯苓焙干，一两　菟丝子酒浸，研，五两　山药二两，内七钱半打糊

上为细末，用山药糊搜和为丸，如梧子大，每用五十丸，温酒或盐汤下，空心服。如脚膝无力，木瓜汤下，晚食前再服。

遗　精

锁精丸

破故纸炒　青盐各四两　白茯苓　五倍子各一两

为末，酒煮糊丸，梧子大，每服三十丸，空心，温酒或盐汤下。

固本丸

山药　枸杞　五味　山萸　锁阳　酒黄柏　酒知母各一两　人参　黄芪　石

[1] 叶：原无，据乾隆本补入。

[2] 枸：原作“枹”，据乾隆本改。

莲　蛤粉各一两二钱　白术三两

山药打糊丸。

金樱丸

枸杞　金樱　莲须　芡实　莲肉　山萸各一两　当归　熟地　茯苓各一两

酒糊丸。

凤髓丹

黄柏二钱　砂仁一两　甘草五钱　猪苓　茯苓　莲蕊　半夏　益智仁各二钱半

芡实打糊丸。

固真散

龙骨　韭子各一钱

为末，酒调下。

远志丸

茯神去木　白茯苓去皮　人参　龙齿各一两　远志去心，姜汁浸　石菖蒲各一两

为末，蜜丸，桐子大，以辰砂为衣，每服七十丸，空心，热姜汤下。

交感汤

茯神四两，香附一斤❶，蜜丸，弹子大，名交感丹。若用此方加甘草少许，为末，热汤调服，则名交感汤。治心肾不交，遗泄，能益气清神，降火升水。

玉华白丹

钟乳粉炼成者，一两　白石脂净瓦阁起煅红，研细，水飞　阳起石用甘锅于大火中煅令通红取出，酒淬，放阴地令干，各半两　左顾牡蛎七钱，洗，用韭子捣汁，盐泥❷固济，火煅，取白者

上四味，各研，令细如粉，方拌和作一处令研匀，一二日，以糯米粉煮糊为丸，如芡实大，入地坑出火毒一宿，每服一粒，空心，浓煎人参汤，放冷送下，熟水亦得。

固阳丸

黑附子炮，三两　川乌头炮，二两　白龙骨一两　补骨脂　舶上茴香　川楝子各一两七钱

为末，酒糊丸，如桐子大，每服五十丸，空心，温酒送下。

猪苓丸

用半夏一两，破如豆大，猪苓末二两，先将一半炒半夏，色黄不令焦，出火毒，取半夏为末，糊丸，桐子大，候干。更用前猪苓末一半同炒，微裂，入砂瓶内养之，空心，温酒、盐汤❸下三四十丸。常服，于申未间温❹酒下半夏有利性，而猪苓导水，盖肾闭，导气使通之意也。

茯神汤

茯神去皮，一钱半　远志去心　酸枣仁炒，各一钱二分　石菖蒲　人参　白茯苓各一钱　黄连　生地黄各八分　当归一钱，酒洗　甘草四分

水二钟，莲子七枚，捶碎，煎八分，食前服。

黄柏丸

川黄柏炒褐色

水丸。

清心丸

黄柏一两　冰片一钱

蜜丸，每十丸，麦冬汤下。

珍珠粉丸

黄柏皮新瓦上炒赤　真蛤粉各一斤

为末，滴水丸，桐子大，每服百丸，温酒下。一方加知母、牡蛎各等份，黄柏盐酒制。

---

❶ 斤：原作“片”，据乾隆本改。
❷ 泥：此下原衍一“泥”字，据乾隆本删。
❸ 汤：原作“温”，据乾隆本改。
❹ 温：此下原衍一“温”字，据乾隆本删。

秘真丸

龙骨一两　大诃子皮五枚　缩砂仁半两　朱砂一两，研细，留一分为衣

面糊丸，绿豆大，每服一二十丸，温酒、熟水任下，不可多服。

八仙丹

伏火朱砂　真磁石　赤石脂　代赭石　石中黄　禹余粮石　乳香　没药各一两

上为末，研匀极细，糯米浓饮丸，桐子大或豆大，每服一粒，空心，盐汤下。

金锁正元丹

五倍子八两　补骨脂酒浸，炒，十两　肉苁蓉洗　紫巴戟去心　胡芦巴炒，各一斤　茯苓去皮，六两　龙骨二两　朱砂三两，别研

上为末，入研药令匀，酒糊丸，梧子大，每二十丸，空心，盐、酒任下。

龙胆泻[1]肝丸

柴胡梢　泽泻各一钱　车前子　木通各五分　当归梢　龙胆草　生地黄各三分

上㕮咀，水三大盏，煎一盏，空心，稍热服，更以美膳压之。

封髓丹

黄柏　甘草　缩砂仁

阳　痿

固真汤

升麻　柴胡　羌活各一钱　炙甘草　泽泻各一钱半　草龙胆炒　知母炒　黄柏各二钱

剉如麻豆大，水三盏，煎一盏，稍热，空腹服[2]，更以美膳压之。

柴胡胜湿汤

泽泻　升麻各一钱半　生甘草　黄柏酒制，各二钱　草龙胆　当归梢　羌活　柴胡　麻黄根　汉防己　茯苓各一钱　红花少许　五味子二十粒

上水三大盏，煎一盏，稍热服，食前。忌酒、湿、面、房事。

疝

当归温疝汤

当归　白芍　附子　肉桂　延胡索　小茴香　川楝子　泽泻　吴茱萸　白茯苓

水煎服。

乌桂汤

川乌　蜂蜜　肉桂　白芍　炙甘草　生姜　大枣

水煎服。

十味苍柏散

苍术　黄柏　香附　青皮　益智　甘草　小茴香　南山楂　延胡索　桃仁　附子

茴陈五苓散

茴香　川楝子　五苓散见伤湿　盐　葱

大黄皂刺汤

大黄　皂刺各三钱

酒煎服。

夺命汤

吴茱萸君　肉桂　泽泻　白茯苓

青木香丸

青木香五钱，酒、醋浸，炒　吴茱萸一两　香附一两，醋炒　荜澄茄　乌药　小茴香各五钱　川楝肉五钱，用巴豆二十一枚，研碎拌炒黄赤，去巴豆

为末合均，葱涎为小丸，每服三钱，酒、盐任下立效，能治一切疝痛。

---

[1] 泻：原无，据乾隆本补入。
[2] 服：原作"腹"，据乾隆本改。

茴香楝实丸

川楝肉　小茴香　马蔺花　芫花醋炒变焦色　山茱萸　吴茱萸　食茱萸　青皮　陈皮各一两

为末，醋糊为小丸，酒送二钱。

羊肉汤

羊肉一斤　姜五两　当归三两

水八升，煎三升，服七合，日二服。

喝起汤

杜仲炒去丝　芦巴芝麻炒　破故纸炒　小茴盐水浸　萆薢各一钱　胡桃一个　盐少[1]许

救痛散

肉蔻　木香各五分　三棱　马蔺花醋炒　金铃子　茴香各一钱

痛时热酒煎服。

木香神效散

川楝三个　巴豆二个，同炒黄赤色，去巴豆　萆薢五分　石菖蒲　青木香各一钱　荔枝核二个　麝香少许　茴香炒，六分　盐少许

水酒各半煎。

茄[2]神散

猪苓　泽泻　赤苓　赤芍　青皮　小茴　故纸　川楝　木通　车前　石韦　腹皮　官桂　槟榔　香附　急性子　红花子

七治金铃丸

川楝子四十九个，以斑蝥、巴豆肉各二十四个，莱菔子二钱半，各炒楝子七个，去斑蝥、巴豆、莱菔不用。又以盐一钱，小茴、故纸、黑丑各二钱，各炒楝子七个，盐、小茴、故纸、黑丑留用。外加大茴、青木香、广木香、辣桂各二钱五分，酒糊丸，盐汤下三十丸。

脱　肛

凉血清肠散

生地黄　当归　芍药各一钱二分　防风　升麻　荆芥各一钱　黄芩炒　黄连　香附炒　川芎　甘草各五分

上水煎服。

槐花散

槐花　槐角炒香黄，各等份

上为末，用羊血蘸药，炙热食之，以酒送下。

薄荷散

薄荷　骨碎补　金樱根　甘草

上水煎，入酒一匙，空心服。

收肠养血和气丸

白术炒　当归　白芍药炒　川芎　槐角炒　山药　莲肉各一两　人参七钱　龙骨煅　五倍子炒　赤石脂各五钱

上末之，米糊丸，如梧桐子大，每服七十丸，米饮送下。

龙骨散

龙骨　诃子各二钱半　没石子二枚　粟壳　赤石脂各二钱

上末之，每服一钱，米饮调下。

涩肠散

诃子　赤石脂　龙骨各等份

上末之，腊茶少许，和药糁肠头上，绢帛揉入，又以鳖头骨煅，少入枯矾为末，入药同上。

磁石散

磁石半两，火煅，醋淬七次

为末，每服一钱，空心，米饮调下。

---

[1] 少：原作"炒"，据乾隆本改。
[2] 茄：原作"茄"，据乾隆本改。

喜笑不休

黄连解毒汤

黄连　黄柏　黄芩　山栀

惊

黄连安神丸

朱砂三[1]钱半　黄连三钱　炙草　当归各一钱三分　生地八分

蜜丸，灯心汤下。

十味温胆汤

半夏汤泡　枳实麸炒　陈皮去白，各二钱　白茯苓去皮一钱半　酸枣仁炒　远志去心，甘草汁煮　五味子　熟地黄酒洗，焙　人参去芦，各一钱　粉草炙，五分

水二钟，生姜五片，红枣一枚，煎一钟，不时服。

养心汤

黄芪　茯神　茯苓　半夏　当归　川芎各一钱半　远志　枣仁　辣桂　柏仁　五味人参各一钱　炙草五分

水煎服。如觉胸中有痰是停水，加槟榔、赤茯苓。

寒水石散

寒水石煅　滑石水飞，各一两　生甘草二钱半

上为末，每服二钱，热则新汲水下，寒则姜、枣汤下，加龙胆少许尤佳。

加味四七汤

半夏姜制，二钱半　苏叶　茯神各一钱　白茯苓去皮，一钱半　厚朴姜制，一钱半　远志去心，甘草汁煮　粉草炙　石菖蒲各五分

生姜二片，红枣一枚，水煎，不时服。

温胆汤

半夏　枳实　竹茹各一钱　陈皮一钱五分　炙草四分　茯苓七分

水煎服。

十四友丸

柏子仁另研　远志汤浸，去心，酒洗[2]蒸　酸枣仁炒香　紫石英明亮者　干熟地黄　当归酒洗　白茯苓去皮　茯神去木　人参去芦　黄芪蜜炙　阿胶蛤粉炒　肉桂去粗皮，各一两　龙齿二两　辰砂另研，二钱半

上为末，炼蜜丸，如桐子大，每服三四十丸，食[3]后，枣汤送下。

镇心丹

熟地黄　生地黄　山药　天冬　麦冬去心　柏子仁　茯神各四两，一方七两　辰砂另研，为衣　桔梗炒，各三两　远志去心，甘草煮三四沸，七两　石菖蒲节密[4]者，十六两　当归去芦，六两　龙骨一两

上为细末，炼蜜为丸，如梧子大，每服三四十丸，空心，米饮吞下，温酒亦得，渐加至五十丸，宜常服。

又方

酸枣仁去皮，炒，二钱半　车前子去土　白茯苓去皮　麦门冬去心　五味子　茯[5]神去木　肉桂去皮，不见火，各一两二钱半　龙齿　熟地黄酒浸，蒸　天门冬去心　远志去心，甘草水煮　山药姜汁制，各一两半　人参去芦　朱砂细研，为衣，各半两

上为末，炼蜜丸，如桐子大，每服三十丸，空心，米汤、温酒任下。

---

❶ 三：乾隆本作“二”，可参。

❷ 洗：乾隆本作“酒”，可参。
❸ 食：原作“全”，据乾隆本改。
❹ 密：原作“蜜”，据乾隆本改。
❺ 茯：此下原衍一“茯”字，据乾隆本删。

远志丸

远志去心，姜汁淹　石菖蒲各五钱　茯神去皮、木　茯苓　人参　龙齿各一两

上为末，炼蜜丸，如桐子大，辰砂为衣，每服七十丸，食后、临卧，熟水下。

悸

定志丸

人参一两五钱　菖蒲　远志　茯苓　茯神各一两　朱砂一钱　白术　麦冬各五钱

蜜丸。

恐

人参散

人参　枳壳　五味子　桂心　甘菊花　茯神　山茱萸　枸杞子各七钱半　柏子仁　熟地黄各一两

上为细末，每服二钱，温酒调下。

茯神散

茯神一两　远志　防风　细辛　白术　前胡　人参　桂心　熟地黄　甘菊花各七钱半　枳壳半两

上为末，每服三钱，水一盏，姜三片，煎六分，温服。

补胆防风汤

防风一钱　人参七分　细辛　川芎甘草　茯苓　独活　前胡各八分

上为粗末，每服四大[1]钱，水一盏半，枣二枚，煎八分，食前服。

健　忘

朱雀丸

茯神四两　沉香香附可代，一两

蜜丸，人参汤下。

安神定志丸

人参一两五钱　白术　茯苓　茯神　远志　石菖蒲　枣仁　麦冬各一两　牛黄一钱　辰砂二钱五分　圆眼四两

熬膏，加炼蜜四两为丸，辰砂为衣，每三十丸，日三服。

孔圣枕中丹

败龟板酥炙　龙骨研末，入鸡腹煮一宿　远志　菖蒲各等份

上为末，每服酒调一钱，日三服。

茯苓汤

半夏　陈[2]皮　茯苓　益智　香附　人参各一钱　炙草五分　乌梅二个　竹沥　姜汁

烦　躁

栀子豉汤

栀子十四枚，擘　香豉四合

上二味，以水四升，先煮栀子得二升半，内豉取一升半，去滓，分二服，温进一服，得吐者止后服。

竹叶石膏汤

竹叶二把　石膏一斤　人参三两　炙草二两　麦冬一升　半夏　粳米各半升

加姜煎。

竹茹汤

淡竹茹一两

---

[1] 大：原作“六”，据乾隆本改。

[2] 陈：原作“陂”，据乾隆本改。

水煎服。

朱砂安神丸

朱砂一钱，研[1]，水飞　黄连净酒炒，一钱半　甘草炙，五分　生地黄　当归头各一钱

上为极细末，蒸饼为丸，如黄米大，每服十丸，津下。

麦门冬汤

麦冬去心，七升　甘草炙，二两　粳米三合　半夏一升　人参三两　大枣十二枚

水一斗二升，煎六升，温服一升，日三夜一。

妙香丸

巴豆三百十五粒，去皮心膜，炒熟　冰片　牛黄　腻粉　麝香各三两　辰砂飞，九两　金箔九十片

各研匀，炼黄蜡六两，入白蜜三分，同炼匀为丸，每重一两，分作三十丸。如治潮热积热，伤寒结胸，发黄狂走，躁热口干，面赤，大小便不通，煎大黄、炙甘草汤下一丸。毒痢下血，煎黄连汤，调腻粉少许下。酒毒、食毒、茶毒、气毒、风痰、伏痞、吐逆[2]等，并用腻粉、龙脑、米饮下。中毒吐血，闷乱，烦躁欲死者，用生人血即乳汁下。小儿百病，惊痫涎潮搐搦，用龙脑、腻粉、蜜汤下绿豆大二丸。诸积食积热，颊赤烦躁，睡卧不宁，惊哭泻痢，并用金银薄荷汤下，更量岁数加减。大人及妇人，因病伤寒时疾，阴阳气变，结伏毒气，胃中喘躁，眼赤潮发不定，七八日以上至半月未安，医所不明，证候脉息交乱者，可服一丸。或分作二丸，并用龙脑、腻粉、米饮调半盏下。下后仍将此丸拾起，水洗净，以油单纸裹，埋入地中，五日取出，可再与。一丸可用三次。如要药速行，用针刺一孔子，冷水浸少时服。

三物黄芩汤

黄芩五钱　苦参一两　生地黄二两

水四升，煮取一升，温服，多吐下虫。

不得卧

酸枣仁汤

枣仁二升　甘草一两　知母　茯苓　川芎各一两

狂癫痫

生铁落饮

生铁四十斤[3]，烧红，砧上煅之，有花堕[4]地，名铁落。用水二斗，煮取一斗，入后药：石膏三两　龙齿研　白茯苓去皮　防风去芦，各一两半　玄参　秦艽各一两上为粗散，入铁汁中煮取五升，去渣，入竹沥一升和匀，温服二合，无时，日五服。

抱胆丸

水银二两　朱砂二两，细研　黑铅一两半　乳香一两，研细

上将黑铅入铫子内，下水银结成砂子，次下朱砂、乳香，乘热用柳木槌研匀，丸鸡头大。每服一丸，空心，井花水吞下。病者睡[5]时，切莫惊动，觉来即安，再一丸可除根。

宁志膏

人参　酸枣仁各一两　辰砂五钱　乳

---

[1] 研：原作"砂"，据乾隆本改。
[2] 逆：乾隆本作"利"，可参。

[3] 斤：原作"片"，据乾隆本改。
[4] 堕：原作"随"，据乾隆本改。
[5] 睡：原作"得"，据乾隆本改。

香二钱半

为细末，炼蜜和丸，如弹子大，每服一丸，薄荷汤送下。

一醉膏

用无灰酒二碗，香油四两和匀，用杨柳枝二十条，逐条搅一二百下，候油与酒相入成膏，煎至八分，灌之熟睡，则醒或吐下即安矣。

灵苑辰砂散

辰砂一两，须光明有墙壁者　酸枣仁半两，微炒　乳香半两，光莹者

上量所患人饮酒几何，先令恣饮沉醉，但勿令吐。至静室中，以前药都作一服，温酒调一盏，令顿饮。如饮酒素少人，但令随量取醉，服药讫便令卧。病浅者半日至一日，病深者三两日，令家人潜伺之，鼻息调匀，且勿唤觉，亦不可惊触使觉，待其自醒，即神魂定矣。万一惊寤，不可复治。吴正肃公少时心病，服此一剂，五日方寤，遂瘥。

寿星丸

天南星一斤　掘坑深二尺，用炭火五斤，于坑内烧红，取出炭扫净，用酒一升浇之，将南星趁热下坑，内用盆急盖讫，泥壅合，经一宿取出，再焙干为末。琥珀四两，另研　朱砂一两，研，飞，以一半为衣

上和匀，猪心血三个，生姜汁打面糊，搅令稠黏，将心血和入药末，丸如桐子大，每服五十丸，煎人参汤，空心送下，日三服。

天门冬地黄膏

天门冬十斤，汤浸二日，去心　生地黄肥净者，三十斤

上二味，安木臼内捣一二千杵，取其汁，再入温汤更捣，又取其汁，不论几次，直待二药无味方止。以文、武火熬成膏子，盛瓷器内，每服一匙，温酒化下，无时，日进三服。

妙功丸

丁香　木香　沉香各半两　乳香研　麝香另研　熊胆各二钱半　白丁香三百粒　轻粉四钱半　雄黄研　青皮去白　黄芩　胡黄连各半两　黄连　黑牵牛炒　荆三棱煨　甘草炙　蓬莪茂　陈皮去白　雷丸　鹤虱各一两　大黄一两半　赤小豆三百粒　巴豆七粒，去皮心膜油

上为细末，荞面一两半作糊和匀，每两作十丸，朱砂飞过一两为衣，阴干。每服一丸，用温水浸一宿，去水，再用温水化开，空心服之。小儿量减服。十年病一服即愈，若未愈，三五日再服，重者不过三服。

牛黄丸

牛黄研　麝香各半两，研　虎睛一对　蜣螂去头足翅　犀角屑　安息香　独活去芦　茯神去木　远志去心　甘草炙，各一两　防风去芦，一两半　人参去芦　铁粉研　朱砂水飞　龙齿各二两，研

上为细末，同研令匀，炼蜜和丸，捣五七百下，丸如梧子大，每服三十丸，荆芥汤下，无时。

杨氏五痫丸

白附子半两，炮　半夏二两，汤洗　皂角二两，搥碎用，水半升，揉汁去柤，与白矾一处熬干为度，研　天南星姜制　白矾生　乌蛇酒浸，各一两　全蝎炒，二钱　蜈蚣半条　白僵蚕炒，一两半　麝香三字，研　朱砂二钱半，水飞　雄黄水飞，一钱半[1]

为细末，生姜汁煮面糊丸，如桐子[2]

---

[1] 雄黄水飞一钱半：此七字原无，据乾隆本补入。

[2] 桐子：乾隆本作“梧桐”，可参。

大，每服三十丸，温生姜汤送下，食后服。

五痫通明丸

用羊肝一具　肥牙皂一斤，去筋皮，水三碗，同羊肝煮干，去肝，将牙皂焙干为末　半夏六两，每个切四块　箭头朱砂一两五钱，同半夏炒黄色，去朱砂　南星生，二两　黑牵牛二两，微炒

共为末，姜汁丸，朱砂为衣，每七十丸，姜汤下。忌鱼、鸡、母猪、牛、羊等肉。

方后附录

七　方

大方　有君一臣三佐九之大方病势大而邪不一，不可以一二味治者宜之。有分两大而顿服之大方肝、肾及下部病者宜之。肝、肾下部位远，若小剂徐呷，则力微势缓，才到下部即散，故必大剂急啜，乃能及下也。

小方　有君一臣二之小方病小无兼证者宜之。有分两少而徐呷之小方心肺及上部病者宜之。

缓方　有甘以缓之之缓方甘草、饴、蜜之属。有以丸缓之之缓方丸之行，比汤、散为迟。有品味众多之缓方品众则递相拘制，不得各骋其性。有无毒治病之缓方无毒则性纯而功缓。有气味俱薄之缓方气味俱薄则力弱，故功缓。

急方　有急病急攻之急方如中风卒厥，用通关散之类。有汤、散荡除之急方汤、散之行比丸为速。有毒药之急方毒性上通下泻，以夺病势。

有气味俱厚之急方气味俱厚，则力猛[1]行急。

按小而兼缓，病在上部而缓者宜之。大而兼急，病在下部而急者宜之。小而兼急，病在上部而急者宜之。大而兼缓，病在下部而缓者宜之。又病大者宜大，小者宜小，治主宜缓，治客宜急，各有攸当。

奇方　有独用一物之奇方。有合奇数一三五七九之奇方。

偶方　有二味相配之偶方。有合偶数二四六八十之偶方。有二方相合之偶方。

按王太仆云：汗须以偶气乃足以外发，下须以奇乃不至攻伐太过。其意盖以奇为小方，偶为大方。小方治近在脏腑，大方治远在皮毛也。然则奇偶即大小二方耳，而复立此者，盖亦有奇大于偶者，故又立此二方，以见治法之变动不居耳，然不必泥。观仲景桂枝汤汗以五味，大承气汤下以四味，可见矣。

复方　王太仆以复方即偶方，谬也。当依后人二方相合为偶，数方相合为复之说。又张子和引《内经》奇之不去则偶之，偶之不去则反佐以取之之说，以解复方。谓複乃反復之义，盖奇之不去，则反用偶方，偶之不去，则覆用反佐，反复重叠，以治其病也，亦通。

十　剂徐之才所定

宣可去壅壅，上壅也。病在膈上，如气上壅。而呕哕用姜、橘、藿香，以宣散之。痰壅上膈，用瓜蒂等以宣吐之。中风口噤，胸膈迷闷，用通关散以嚏之皆是。

通可去滞但滞耳，未至上壅也。如气滞用木香、槟榔，水滞用木通、防己，郁滞用香附、抚芎之类。汪讱菴以宣与通相类，改通为行水，不知宣单就上部言，通则兼中下二部言也。

补可去弱精弱以熟地、苁蓉、羊肉补之。气弱以人参之属补之。

---

[1] 猛：此下原衍一“猛”字，据乾隆本删。

泄可去闭滞❶，但行之滞耳。闭，则竟不行矣。如小❷便闭用葶苈，大便闭用硝、黄之类。

轻可去实如表邪实用麻黄汤、香苏散轻扬之剂是也。

重可去怯如气怯神浮，用朱砂镇之之类。

滑可去着着，黏着也。因脏腑干涩，有所粘着而不行，惟滑可以去之。如大肠着，用麻仁、郁李❸，小肠着，用葵子、滑石之类。

涩可去脱如汗脱用牡蛎、五味，肠脱用肉果、诃皮、粟壳，津脱用五味、乌梅，精脱用莲蕊，血脱用地榆之类。

燥可去湿如湿胜用桑皮、茯苓，寒湿姜、附、胡椒，气湿苍术、白术，湿痰半夏、南星、蛤粉，湿热黄连、黄柏、山栀之类。

湿可去枯湿则润，故枯燥可去。

服药法则

急服　**有通口直饮**重剂，治下部宜之。**有趁热连饮**轻剂、偶剂，发汗宜之。

缓服　**有趁热徐徐小饮**治肺病宜。**有不用气随津自下**治咽喉病宜。

冷服　**有寒剂冷服**治大热病宜。**有热剂冷服**治假热病宜。

热服　**有热剂热服**治大寒病宜。**有寒剂热服**治假寒病宜。

温服　**有补药温服**取温补意。**有平药温服**病不犯大寒热者宜。

空心服　**有五更空心服**病在肾、肝，宜取其再睡一番，药入肾、肝。**有早起空心服**补下、治下宜。**有空心服后即压以食**。治肾恐妨心，治命门恐妨肺者宜。

食后服　**有食后即服**病在胸膈者宜。**有食远方服**病在中脘者宜，或病在胸膈用峻下药，恐饮食方在胃口，下早致胸结者亦宜。

临卧服　**有服后正卧**病在胸膈，素有积者宜。**有服后左右侧卧**病在左右肋，使药直至病所。**有服后去枕卧**病在肺及在膈以上者宜。**一二滚服**发散，治上病者宜。**百十滚服**温补，治中脘病者宜。**浓煎服**治下部病者宜。**巳未午初服**于阴中引提阳气，宜补中益气汤、提疟汤皆是。

煎药用水歌

急流性速堪通便，宜吐回澜水即逆流水。最宜。百沸气腾能取汗，甘澜劳水意同之流水杓扬万遍，名甘澜水，又名劳水。黄齑❹水吐痰和食，霍乱阴阳水可医见霍乱。新汲无根皆取井将旦首汲曰井❺华水，无时首汲曰新汲水，出甃❻未放曰无根水，除烦去热补阴施。地浆解毒兼清暑掘墙阴黄土，以水入坎中，搅取浆，澄清用，腊雪寒冰治疫奇。更有一般蒸汗水如蒸酒法蒸水，以管接取，倒汗用之，奇功千古少人知。功堪汗吐何须说，滋水清金理更微肺热而肾涸，清金则津液下泽，此气化为水，天气下为雨也。肾涸而肺热，滋阴则津液上升，此水化为气，地气上为云也。蒸水使水化为气，气复化水，有循环相生之妙，用之最精。

---

❶ 滞：原作“泄”，据乾隆本改。
❷ 小：原作“半”，据乾隆本改。
❸ 李：原作“季”，据乾隆本改。

❹ 齑（jī）：细，碎。黄齑水，就是用盐腌制咸菜中产生的黄色卤水。李时珍在该药集解项下曰：“此乃作黄齑菜水也。”并言其“酸，咸，无毒”，有“吐诸痰饮宿食”的功效。
❺ 井：原作“升”，据乾隆本改。
❻ 甃（zhòu）：砖砌的井壁。